Taschenatlas der Pharmakologie

Heinz Lüllmann, Klaus Mohr,
Albrecht Ziegler

2., überarbeitete und erweiterte Auflage
157 Farbtafeln von Jürgen Wirth

1994
Georg Thieme Verlag Stuttgart · New York

em. Prof. Dr. med. Heinz Lüllmann
Institut für Pharmakologie,
Universität Kiel

Prof. Dr. med. Klaus Mohr
Abteilung für Pharmakologie
und Toxikologie,
Pharmazeutisches Institut,
Universität Bonn

Prof. Dr. rer. nat. Albrecht Ziegler
Institut für Pharmakologie,
Universität Kiel

Gestaltung der Farbtafeln:

Prof. Jürgen Wirth
Fachbereich Gestaltung,
Fachhochschule Darmstadt

*Die Deutsche Bibliothek –
CIP-Einheitsaufnahme*

Lüllmann, Heinz:
Taschenatlas der Pharmakologie / Heinz
Lüllmann ; Klaus Mohr ; Albrecht Ziegler.
Farbtaf. von Jürgen Wirth. – 2., überarb.
Aufl. – Stuttgart ; New York : Thieme,
1994
NE: Mohr, Klaus:; Ziegler, Albrecht:

Geschützte Warennamen (Warenzeichen) werden *nicht* besonders kenntlich gemacht. Aus dem Fehlen eines solchen Hinweises kann also nicht geschlossen werden, daß es sich um einen freien Warennamen handele.

Das Werk, einschließlich aller seiner Teile, ist urheberrechtlich geschützt. Jede Verwertung außerhalb der engen Grenzen des Urheberrechtsgesetzes ist ohne Zustimmung des Verlages unzulässig und strafbar. Das gilt insbesondere für Vervielfältigungen, Übersetzungen, Mikroverfilmungen und die Einspeicherung und Verarbeitung in elektronischen Systemen.

1. Auflage 1990
1. Französische Ausgabe, 1991
1. Japanische Ausgabe, 1992
1. Spanische Ausgabe, 1992
1. Englische Ausgabe, 1993

© 1990, 1994 Georg Thieme Verlag,
Rüdigerstraße 14, D-70469 Stuttgart
Printed in Germany

Satz: Druckhaus Götz GmbH,
D-71636 Ludwigsburg, gesetzt auf CCS
Textline (Linotronic 630)

Druck: K. Grammlich,
D-72124 Pliezhausen

ISBN 3-13-707702-8   1 2 3 4 5

Wichtiger Hinweis:

Wie jede Wissenschaft ist die Medizin ständigen Entwicklungen unterworfen. Forschung und klinische Erfahrung erweitern unsere Erkenntnisse, insbesondere was Behandlung und medikamentöse Therapie anbelangt. Soweit in diesem Werk eine Dosierung oder eine Applikation erwähnt wird, darf der Leser zwar darauf vertrauen, daß Autoren, Herausgeber und Verlag große Sorgfalt darauf verwandt haben, daß diese Angabe dem Wissensstand bei Fertigstellung des Werkes entspricht.

Für Angaben über Dosierungsanweisungen und Applikationsformen kann vom Verlag jedoch keine Gewähr übernommen werden. Jeder Benutzer ist angehalten, durch sorgfältige Prüfung der Beipackzettel der verwendeten Präparate und gegebenenfalls nach Konsultation eines Spezialisten festzustellen, ob die dort gegebene Empfehlung für Dosierungen oder die Beachtung von Kontraindikationen gegenüber der Angabe in diesem Buch abweicht. Eine solche Prüfung ist besonders wichtig bei selten verwendeten Präparaten oder solchen, die neu auf den Markt gebracht worden sind. Jede Dosierung oder Applikation erfolgt auf eigene Gefahr des Benutzers. Autoren und Verlag appellieren an jeden Benutzer, ihm etwa auffallende Ungenauigkeiten dem Verlag mitzuteilen.

Vorwort zur 2. Auflage

Die Pharmakologie entwickelt sich rasch weiter. Dies betrifft sowohl den Zuwachs an Grundlagenwissen wie auch die Fortschritte in der Arzneimitteltherapie. Ein Beispiel bietet das serotoninerge System, wo unterschiedliche Subtypen des Serotonin-Rezeptors entdeckt und Subtyp-selektive Arzneistoffe geschaffen wurden, die neue pharmakotherapeutische Möglichkeiten erschließen.

Angesichts der schnellen Entwicklung des Faches ist es notwendig, ein Pharmakologie-Buch in kurzen Abständen zu überarbeiten und dabei neue Erkenntnisse aufzunehmen, Überholtes fortzulassen und den aktuellen Stand der therapeutischen Prinzipien darzustellen.

Aus der Leserschaft erhielten wir zur ersten Auflage viele Hinweise und Anregungen, für die wir dankbar sind. Sehr hilfreich für die Vorbereitung der 2. Auflage war die Zusammenarbeit mit Herrn Professor D. Bieger (St. John's, Canada) an der englischsprachigen Ausgabe des Taschenatlas. Frau Professor Ulrike Holzgrabe und Herrn U. Sürig (Bonn) danken wir für die freundliche Überlassung molekülgraphischer Bilder. Dank gilt außerdem den Studierenden von Medizin und Pharmazie der Universitäten Kiel und Bonn, die konstruktive Buchkritiken verfaßten.

Wir hoffen, mit der nun vorliegenden 2. Auflage den Studenten, den Ärzten und Apothekern, den anderen Angehörigen der Heilberufe sowie schließlich auch den interessierten Laien ein gutes Hilfsmittel an die Hand zu geben, um sich einen Überblick über die Arzneimittelkunde zu verschaffen.

Heinz Lüllmann, Kiel　　　　　　　　　　　　　　　　　　Jürgen Wirth, Darmstadt
Klaus Mohr, Bonn
Albrecht Ziegler, Kiel
im Frühjahr 1994

Vorwort zur 1. Auflage

Pharmakologie ist – im engeren Sinne – die Lehre von den Arzneimitteln. Der Taschenatlas der Pharmakologie bietet eine kurzgefaßte Darstellung der Arzneimittellehre in Wort und Bild. Der erste Teil, die Allgemeine Pharmakologie, widmet sich Aspekten der Arzneimittellehre, die vom speziellen Arzneistoff unabhängig betrachtet werden können, z. B. Zubereitungsformen von Arzneistoffen, Aufnahme, Verteilung und Ausscheidung; Vorstellungen zu den molekularen Mechanismen der Wirkung von Arzneistoffen. Im zweiten Teil, der Speziellen Pharmakologie, werden die verschiedenen Arzneistoffgruppen vorgestellt. Dies geschieht unter Betonung von funktionellen und therapeutischen Aspekten: Das Augenmerk ist weniger auf die chemischen Eigenschaften der Arzneistoffe gerichtet als vielmehr auf die Art ihrer Einwirkung auf Körperfunktionen sowie die sich daraus ergebenden therapeutischen Anwendungsmöglichkeiten.
Bei der Gestaltung der Graphiktafeln wurde versucht, mit „visuellen Modellen" komplizierte Zusammenhänge zu erläutern. Die Verwendung diagrammhafter Darstellungen führt zwangsläufig zur Reduzierung von an sich komplexen Strukturen und Systemen. So mußte z. B. auf eine ausführliche Wiedergabe von anatomischen Details verzichtet werden, um die Verständlichkeit einer Graphik nicht zu beeinträchtigen. Die graphischen Darstellungen von Stoffen, Organen und Systemen sind dem jeweiligen Thema entsprechend hierarchisch geordnet. Reale Größenverhältnisse bleiben dabei unberücksichtigt. Farbe und Größe unterscheiden bedeutende und unbedeutende Teile einer Graphik. Die bildliche Darstellung in Form der Tafeln und die schriftliche Erläuterung im gegenüberliegenden Text ergänzen einander. Pharmakologische Sachverhalte und Zusammenhänge sollen durch das Bild übersichtlich und einsehbar gemacht werden. Daneben soll die hoffentlich einprägsame und ansprechende Präsentation helfen, die Fülle der Informationen zu einer Vielzahl vorhandener Arzneimittel aufzunehmen und im Gedächtnis zu behalten.
Der Taschenatlas ist für verschiedene Leserkreise gedacht. Er will Studierenden der Medizin, Zahnmedizin und Pharmazie dienen, sich die grundlegenden Kenntnisse rasch anzueignen, gleichsam den Rohbau eines pharmakologischen Wissensgebäudes zügig zu errichten. Es ist der Wunsch der Autoren, daß die aus dem Atlas erworbenen Grundkenntnisse den Studierenden befähigen, sich besonders effektiv aus Vorlesungen und ausführlichen Lehrbüchern zusätzliches Wissen anzueignen und so das Wissensgebäude zu vervollkommnen. Der Taschenatlas will darüber hinaus Ärzten und Apothekern eine Hilfe sein, schon Gewußtes in die Erinnerung zu rufen und pharmakotherapeutische Zusammenhänge auf einen Blick zu überschauen. Der Taschenatlas der Pharmakologie will schließlich auch all jenen eine anschauliche Informationsquelle sein, die an der Arzneimitteltherapie interessiert sind.
Wir danken Herrn Dr. L. Matéfi, Basel, Frau Prof. Dr. Renate Lüllmann-Rauch, Herrn Studienrat J. Mohr und Herrn Dr. H. J. Pfänder (alle Kiel) für die Hilfe bei der Gestaltung einzelner Tafeln. Für die Überlassung eines Faksimile aus dem Codex Konstantinopolitanus sei der Österreichischen Nationalbibliothek gedankt.

Heinz Lüllmann, Klaus Mohr, Albrecht Ziegler	Jürgen Wirth
Kiel	Darmstadt
im Frühjahr 1990	

Inhaltsverzeichnis

Allgemeine Pharmakologie 1

Geschichte der Pharmakologie 2

Arzneistoffherkunft
  Droge und Wirkstoff 4
  Arzneimittelentwicklung 6

Arzneistoffdarreichung
  Darreichungsformen für die Anwendung über den Mund, am Auge und an
  der Nase 8
  Darreichungsformen für die parentale, inhalative, rektale und vaginale
  sowie cutane Anwendung 12
  Arzneistoffdarreichung durch Inhalation 14
  Dermatika 16
  Von der Applikation zur Verteilung im Körper 18

Zelluläre Wirkorte
  Mögliche Angriffspunkte von Pharmaka 20

Verteilung im Körper
  Äußere Schranken des Körpers 22
  Blut-Gewebe-Schranken 24
  Membrandurchtritt 26
  Möglichkeiten der Verteilung eines Wirkstoffs 28
  Bindung von Arzneistoffen an Plasmaproteine 30

Arzneistoff-Elimination
  Die Leber als Ausscheidungsorgan 32
  Biotransformation von Arzneistoffen 34
  Enterohepatischer Kreislauf, Kopplungsreaktionen 38
  Niere als Ausscheidungsorgan 40
  Elimination von lipophilen und hydrophilen Wirkstoffen 42

Pharmakokinetik
  Wirkstoffkonzentration im Körper in Abhängigkeit von der Zeit –
  die Exponentialfunktion 44
  Zeitverlauf der Wirkstoffkonzentration im Plasma 46
  Kumulation: Dosis, Dosisintervall und Auslenkung des Plasmaspiegels ... 50
  Änderung der Eliminationscharakteristik im Verlauf der
  Arzneistofftherapie 50

Quantifizierung der Arzneistoffwirkung
  Dosis-Wirkungs-Beziehung 52

Konzentrations-Effekt-Beziehung 54
Konzentrations-Bindungs-Kurven 56

Arzneistoff-Rezeptor-Interaktion
   Bindungsarten 58
   Agonisten – Antagonisten 60
   Enantioselektivität der Arzneimittelwirkung 62
   Rezeptorarten 64
   Funktionsweise von G-Protein-gekoppelten Rezeptoren 66
   Zeitverlauf von Plasmakonzentration und Wirkung 68

Unerwünschte Arzneimittelwirkungen
   Unerwünschte Arzneimittelwirkungen 70
   Arzneimittelallergie 72
   Schädigung des Kindes durch Arzneimitteleinnahme in Schwangerschaft
   und Stillzeit 74

Arzneistoff-unabhängige Wirkungen
   Placebo, Homöopathie 76

Spezielle Pharmakologie 79

Pharmaka zur Beeinflussung des Sympathikus
   Sympathisches Nervensystem 80
   Aufbau des Sympathikus, Überträgerstoffe im Sympathikus 82
   Adrenerge Synapse 82
   Adrenozeptor-Subtypen und Katecholamin-Wirkungen 84
   Struktur-Wirkungs-Beziehungen bei Sympathomimetika 86
   Indirekt sympathomimetisch wirkende Substanzen 88
   α-Sympathomimetika, α-Sympatholytika 90
   β-Sympatholytika (β-Blocker) 92
   Differenzierung von β-Blockern 94
   Antisympathotonika 96

Pharmaka zur Beeinflussung des Parasympathikus
   Parasympathisches Nervensystem 98
   Cholinerge Synapse 100
   Parasympathomimetika 102
   Parasympatholytika 104

Nicotin
   Ganglionäre Übertragung 108
   Veränderung von Körperfunktionen durch Nicotin 110
   Folgen des Tabakrauchens 112

Biogene Amine
   Biogene Amine – Wirkungen und pharmakologische Beeinflußbarkeit
   Dopamin, Histamin 114
   Serotonin 116

Vasodilatantien
Vasodilatantien – Übersicht 118
Organische Nitrate 120
Calcium-Antagonisten 122
ACE-Hemmstoffe 124

Glattmuskulär wirksame Pharmaka
Pharmaka zur Beeinflussung glattmuskulärer Organe 126

Herzwirksame Pharmaka
Übersicht über die Möglichkeiten zur Beeinflussung der Herzfunktion 128
Vorgänge bei Kontraktion und Erschlaffung 128
Herzglykoside 130
Andere positiv inotrope Wirkstoffe 132
Behandlungsprinzipien bei chronischer Herzmuskelinsuffizienz 132
Wirkstoffe zur Behandlung von Herzarrhythmien 134
Elektrophysiologische Wirkungen der Antiarrhythmika vom
Na-Kanal-blockierenden Typ 136

Antianämika
Wirkstoffe zur Behandlung von Anämien 138
Vitamin B_{12} 138
Folsäure 138
Eisen-Verbindungen 140

Antithrombotika
Prophylaxe und Therapie von Thrombosen 142
Cumarin-Derivate, Heparin 144
Fibrinolytische Therapie 146
Hemmung der Thrombozytenaggregation 148
Hemmung der Erythrozytenaggregation 148

Plasmaersatzmittel 150

Pharmaka gegen Hyperlipidämien
„Lipidsenker" 152

Diuretika
Diuretika – Übersicht 154
Natriumchlorid-Rückresorption in der Niere, Osmotische Diuretika 156
Diuretika vom Sulfonamid-Typ 158
Kalium-sparende Diuretika, Etacrynsäure, Adiuretin und Derivate 160

Pharmaka gegen peptische Ulcera
Wirkstoffe gegen Magen- und Zwölffingerdarm-Geschwüre 162

Laxantien
Laxantien, Füllungsperistaltik-auslösende Stoffe 166
Darm-irritierende Laxantien, Laxantien-Mißbrauch 168

Dünndarm-irritierendes Laxans Ricinolsäure 170
Dickdarm-irritierende Laxantien 170
Gleitmittel 170

Antidiarrhoika
Wirkstoffe zur Behandlung einer Diarrhoe („Durchfall") 174

Weitere Magen-Darm-Mittel 176

Pharmaka zur Beeinflussung des motorischen Systems
Pharmaka zur Beeinflussung des motorischen Systems 178
Muskelrelaxantien 180
Depolarisierende Muskelrelaxantien 182
Antiparkinson-Mittel 184
Antiepileptika 186

Pharmaka zur Unterdrückung von Schmerzen
Schmerzentstehung und -leitung 188

Antipyretische Analgetika
Eicosanoide 190
Antipyretische Analgetika 192
Nicht-steroidale Antirheumatika 194
Wärmeregulation des Körpers und Antipyretika 196

Lokalanästhetika 198

Opioide
Analgetika vom Morphin-Typ, Opioide 204
Anwendung und Pharmakokinetik von Opioiden 208
Behandlung chronischer Schmerzen mit Opioiden 208

Narkotika
Narkose und Narkotika 210
Inhalationsnarkotika 212
Injektionsnarkotika 214

Hypnotika
Schlafmittel, Hypnotika 216
Schlafschwelle – Schlafbereitschaft, Behandlung von Schlafstörungen ... 218

Psychopharmaka
Benzodiazepine 220
Pharmakokinetik von Benzodiazepinen, Abhängigkeitspotential 222
Pharmakotherapie bei Cyclothymie 224
Pharmakotherapie bei endogener Depression, Trizyklische Antidepressiva . 224
Pharmakotherapie bei Manie, Lithium-Ionen,
Prophylaxe der Cyclothymie 228
Pharmakotherapie bei Schizophrenie, Neuroleptika 230
Psychotomimetika (Psychedelika, Halluzinogene) 234

Hormone
- Hypothalamische und hypophysäre Hormone 236
- Therapie mit Schilddrüsenhormonen 238
- Hyperthyreose und Thyreostatika 240
- Therapie mit Glucocorticoiden 242
- Androgene, Anabolika, Antiandrogene 246
- Eireifung und Eisprung, Estrogen- und Gestagen-Bildung 248
- Orale Kontrazeptiva 250
- Therapie mit Insulin 252
- Behandlung eines Insulin-bedürftigen Diabetes mellitus 254
- Behandlung des Alters-Diabetes mellitus 256
- Wirkstoffe zur Erhaltung der Calcium-Homöostase 258

Antibakterielle Pharmaka
- Pharmaka gegen bakterielle Infektionen 260
- Hemmstoffe der Zellwandsynthese 262
- Hemmstoffe der Tetrahydrofolsäure-Synthese 266
- Hemmstoffe der DNS-Funktion 268
- Hemmstoffe der Proteinsynthese 270
- Wirkstoffe gegen Mykobakterien-Infektionen 274

Antimykotika
- Wirkstoffe gegen Pilzinfektionen 276

Virustatika
- Antivirale Arzneistoffe 278

Desinfektionsmittel 282

Antiparasitäre Pharmaka
- Wirkstoffe gegen Endo- und Ektoparasiten 284
- Wirkstoffe gegen Malaria 286

Zytostatika
- Wirkstoffe gegen bösartige Tumoren 288
- Immunsuppressiva 290

Antidota 292
- Gegenmittel bei Vergiftungen, Antidota 292

Therapie spezieller Erkrankungen
- Angina pectoris 296
- Hypertonie und Antihypertensiva 300
- Formen der Hypotonie und ihre medikamentöse Behandlung 302
- Gicht und ihre Behandlung 304
- Osteoporose 306
- Rheumatoide Arthritis und ihre Behandlung 308
- Migräne und ihre Behandlung 310
- Mittel bei Erkältungskrankheiten 312
- Antiallergische Therapie 314
- Erbrechen und Antiemetika 316

Weiterführende Literatur 318

Arzneimittelverzeichnis 319

Sachverzeichnis 356

Allgemeine Pharmakologie

Geschichte der Pharmakologie

Seit Menschengedenken wird versucht, bei Erkrankungen von Mensch und Tier mit Arzneimitteln zu helfen. Das Wissen um die Heilkraft bestimmter Pflanzen oder Mineralien wurde schon im Altertum in Kräuterbüchern niedergelegt. Der Glaube an die Heilkraft der Pflanzen und bestimmter Stoffe beruhte ausschließlich auf überliefertem Wissen, welches als Erfahrungsgut keiner kritischen Überprüfung unterzogen wurde.

Die Idee

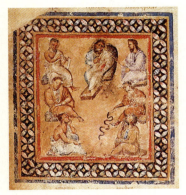

Claudius Galen (129–200) versuchte als erster, den theoretischen Hintergrund der Arzneimitteltherapie zu bedenken. Neben der Erfahrung sollte gleichwertig die Theorie, die das Erfahrene und Beobachtete interpretiert, eine sinnvolle Anwendung von Arzneimitteln ermöglichen.
„Die Empiriker sagen, alles werde durch die Erfahrung gefunden. Wir aber meinen, es werde teils durch die Erfahrung, teils durch die Theorie gefunden. Es ist nämlich weder die Erfahrung noch die Theorie alleine geeignet, alles herauszufinden".

Der Anstoß

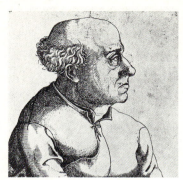

Theophrastus von Hohenheim, genannt Paracelsus (1493 – 1541), begann das von der Antike überkommene Lehrgebäude in Frage zu stellen und forderte die Kenntnis des Wirkstoffs in einem verordneten Mittel (er wehrte sich damit gegen die unsinnigen Stoffgemische der mittelalterlichen Medizin). Er selbst verordnete chemisch definierte Stoffe so erfolgreich, daß er aus Mißgunst der Giftmischerei bezichtigt wurde. Gegen diese Anklage verteidigte er sich mit dem für die Pharmakologie zum Axiom gewordenen Satz: *„Wenn ihr jedes Gift richtig erklären wollet, was ist dann kein Gift? Alle Dinge sind ein Gift und nichts ist ohne Gift, nur die Dosis bewirkt, daß ein Ding kein Gift ist".*

Geschichte der Pharmakologie

Von den Anfängen

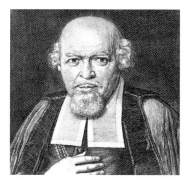

Johann Jakob Wepfer (1620–1695) nutzte als erster gezielt das Tierexperiment für die Überprüfung des Wahrheitsgehaltes einer Aussage über eine pharmakologische oder toxikologische Wirkung.
„*Ich überlegte mir vielerlei. Endlich beschloß ich, die Sache durch Experimente aufzuklären*".

Die Institutionalisierung

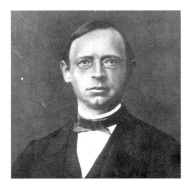

Rudolf Buchheim (1820–1879) begründete das erste Universitätsinstitut für Pharmakologie im Jahre 1847 in Dorpat (Tartu) und leitete damit auch die Verselbständigung der Pharmakologie als Wissenschaft ein.

Er strebte neben einer Beschreibung von Wirkungen deren Erklärung über die chemischen Eigenschaften der Substanzen an.
„*Die Arzneimittellehre ist eine theoretische, d. h. erklärende Wissenschaft, und hat die Aufgabe, uns die Arzneimittel bezüglichen Erkenntnisse darzubieten, durch welche die Richtigkeit unseres Urteils über ihre Brauchbarkeit am Krankenbett gefördert werden kann*".

Konsolidierung – Allgemeine Anerkennung

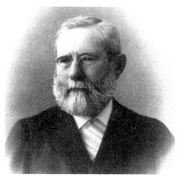

Oswald Schmiedeberg (1838–1921) verhalf zusammen mit seinen Schülern (12 von ihnen wurden auf pharmakologische Lehrstühle berufen) der Pharmakologie in Deutschland zu hohem Ansehen. Er begründete zusammen mit dem Internisten Bernhard Naunyn (1839 bis 1925) die erste regelmäßig und bis zum heutigen Tage erscheinende Zeitschrift für Pharmakologie.

Status quo
Nach 1920 entstanden neben den schon bestehenden universitären Instituten pharmakologische Forschungsstätten in der pharmazeutischen Industrie. Nach 1960 wurden an vielen Universitäten und in der Industrie zusätzlich Abteilungen für Klinische Pharmakologie eingerichtet.

Droge und Wirkstoff

Die bis zum Ende des letzten Jahrhunderts zur Behandlung von Krankheiten eingesetzten Arzneien waren Produkte der belebten und unbelebten Natur, meist getrocknete, aber auch frische Pflanzen oder Pflanzenteile. In diesen können Stoffe enthalten sein, die eine heilende (therapeutische) Wirkung entfalten, aber auch Stoffe, die eine Giftwirkung (toxische Wirkung) haben.

Um über medizinisch anwendbare Produkte aus dem Pflanzenreich ganzjährig und nicht nur zum Zeitpunkt ihrer Ernte verfügen zu können, wurden bereits im frühen Altertum Pflanzen durch Trocknen oder durch Einlegen in Pflanzenöle oder Alkohol haltbar gemacht. Bei der Trocknung einer Pflanze oder eines pflanzlichen oder tierischen Produktes entsteht eine **Droge**. Umgangssprachlich wird die Bezeichnung „Droge" meist für Rauschgifte und Wirkstoffe mit hohem Abhängigkeits- und Mißbrauchspotential benutzt, wissenschaftlich angewandt beinhaltet der Begriff Droge jedoch keine Information über die Qualität der Wirkung. Drogen sind die getrockneten Blätter der Pfefferminze oder getrocknete Lindenblüten genauso wie die getrockneten Blüten und Blätter der weiblichen Hanfpflanze (Marihuana) oder deren Harz (Haschisch) sowie der getrocknete Milchsaft der Mohnpflanze, der zuvor durch Anritzen von Samenkapseln gewonnen wurde **(Rohopium)**.

Beim Einlegen von Pflanzen oder Pflanzenteilen in Alkohol (Ethanol) entstehen *Tinkturen*. Dabei werden pharmakologisch wirksame Bestandteile aus der Pflanze durch den Alkohol extrahiert. Tinkturen enthalten nicht das gesamte Spektrum der in der Pflanze oder Droge vorhandenen Stoffe, sondern nur diejenigen, die sich in Alkohol lösen. Im Falle der Opiumtinktur sind diese Inhaltsstoffe die **Alkaloide** (basische Pflanzeninhaltsstoffe): Morphin, Codein, Narkotin = Noscapin, Papaverin, Narcein und andere mehr.

Die Wahl eines Naturproduktes oder eines Extraktes zur Behandlung einer Erkrankung bedeutet also meist die Gabe einer ganzen Reihe möglicherweise sehr unterschiedlich wirksamer Stoffe. Dabei kann die Dosis eines Einzelstoffes in der angewandten Menge des Naturproduktes je nach dessen Herkunft (Pflanzenstandort), Gewinnung (Erntezeitpunkt) und Lagerung (Lagerdauer und -bedingungen) großen Schwankungen unterliegen. Aus den genannten Gründen kann auch das Verhältnis der Einzelsubstanzen zueinander stark variieren.

Beginnend mit der Reindarstellung von Morphin durch F. W. Sertürner (1783–1841) wurden in den pharmazeutischen Laboratorien die Wirkstoffe aus den Naturprodukten in chemisch reiner Form isoliert.

Ziele der Reindarstellung der Inhaltsstoffe sind:
1. Identifikation des oder der wirksamen Inhaltsstoffe
2. Analyse der biologischen Wirkung *(Pharmakodynamik)* der einzelnen Inhaltsstoffe; Analyse ihres „Schicksals" im Körper *(Pharmakokinetik)*
3. Gewährleistung einer exakten und gleichbleibenden Dosis durch die Verwendung des isolierten Inhaltsstoffes für die Therapie
4. Möglichkeit der chemischen Synthese; diese bietet die Unabhängigkeit von einem beschränkten natürlichen Vorkommen, und sie schafft die Voraussetzung für die Untersuchung des Zusammenhangs zwischen Wirkung und chemischer Struktur. Am Ende derartiger Bemühungen kann die Synthese von Abwandlungsprodukten des ursprünglichen Inhaltsstoffes stehen, die sich durch günstigere pharmakologische Eigenschaften auszeichnen.

Arzneistoffherkunft

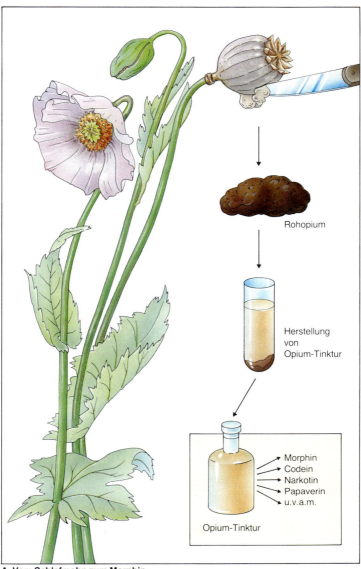

A. Vom Schlafmohn zum Morphin

Arzneimittelentwicklung

Am Anfang der Entwicklung steht die **Synthese** neuer chemischer Verbindungen. Substanzen mit komplizierter Struktur lassen sich aus Pflanzen (z. B. Herzglykoside), aus tierischem Gewebe (z. B. Heparin), aus Kulturen von Mikroorganismen (z. B. Penicillin G) oder menschlichen Zellen (z. B. Urokinase) oder mittels gentechnischer Verfahren gewinnen (z. B. Humaninsulin). Je mehr über den Zusammenhang zwischen Struktur und Wirkung bekannt ist, desto gezielter kann nach neuen Wirkstoffen gesucht werden.

Über die Wirkungen der neuen Substanzen gibt die **präklinische Prüfung** Auskunft. Zur ersten Orientierung können biochemisch-*pharmakologische Untersuchungen* (z. B. Rezeptor-Bindungs-Experimente, S. 56) dienen oder Versuche an Zellkulturen, isolierten Zellen und Organen. Da derartige Modelle aber niemals das komplexe biologische Geschehen in einem Lebewesen zu imitieren vermögen, müssen potentielle Arzneistoffe an Tiere verabreicht werden. Erst Tierversuche zeigen, ob die gewünschte Wirkung tatsächlich eintritt und ob Giftwirkungen ausbleiben. *Toxikologische Untersuchungen* dienen zur Prüfung auf eine Giftigkeit bei akuter und chronischer Anwendung (akute und chronische Toxizität), auf eine Erbgut-Schädigung (Mutagenität), auf eine Krebserzeugung (Kanzerogenität) oder eine Mißbildungsauslösung (Teratogenität). An Tieren muß erkundet werden, wie sich die Verbindungen im Organismus hinsichtlich Aufnahme, Verteilung, Ausscheidung verhalten *(Pharmakokinetik)*. Schon in den präklinischen Untersuchungen erweist sich nur ein sehr kleiner Teil der Verbindungen als möglicherweise geeignet für die Anwendung am Menschen. Mit den Verfahren der *Pharmazeutischen Technologie* werden Darreichungsformen der Substanzen hergestellt.

Die **klinische Prüfung** beginnt in der **Phase 1** bei gesunden Versuchspersonen mit der Überprüfung, ob die im Tierversuch beobachteten Wirkungen auch am Menschen auftreten. Der Zusammenhang zwischen Dosis und Wirkung ist festzustellen. In der **Phase 2** wird an ausgewählten Patienten zum ersten Male das potentielle Arzneimittel gegen die Krankheit eingesetzt, für deren Therapie es gedacht ist. Zeigt sich eine gute Wirkung und ein vertretbares Ausmaß an Nebenwirkungen, folgt in der **Phase 3** an einem größeren Patientengut der Vergleich des therapeutischen Erfolgs des neuen Wirkstoffs mit dem der Standardtherapie. Während der klinischen Prüfung erweisen sich weitere der Substanzen als unbrauchbar. So bleibt von ca. 10 000 neusynthetisierten Substanzen schließlich 1 Wirkstoff als Arzneistoff übrig.

Die Entscheidung über die **Zulassung als Arzneimittel** trifft auf einen entsprechenden Antrag des Herstellers hin eine staatliche Behörde, in der Bundesrepublik Deutschland derzeit das Bundesgesundheitsamt. Der Antragsteller hat anhand seiner Untersuchungsergebnisse zu belegen, daß die Kriterien Wirksamkeit und Unbedenklichkeit erfüllt sind und daß die Darreichungsformen den Qualitätsnormen entsprechen.

Nach der Zulassung darf der neue Wirkstoff als Arzneimittel mit einem Handelsnamen (S. 319) auf den Markt gebracht werden und steht damit den Ärzten zur Verordnung und den Apothekern zur Abgabe an den Patienten zur Verfügung. Während der allgemeinen Anwendung wird weiter beobachtet, ob sich das Arzneimittel bewährt (**Phase 4** der klinischen Prüfung). Erst die Abwägung von Nutzen und Risiko auf der Basis langjähriger Erfahrung erlaubt letztlich die Bestimmung des therapeutischen Wertes des neuen Arzneimittels.

Arzneistoffherkunft 7

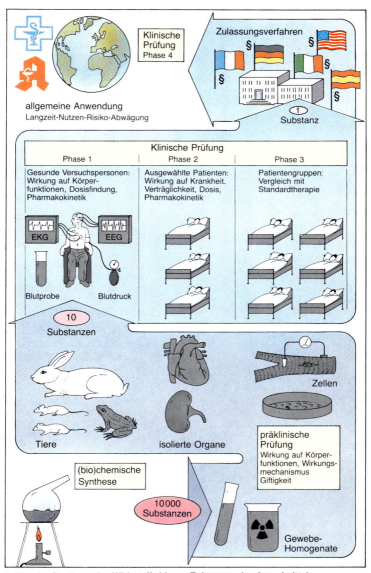

A. Von der Synthese des Wirkstoffs bis zur Zulassung des Arzneimittels

Darreichungsformen für die Anwendung über den Mund, am Auge und an der Nase

Erst in der für die therapeutische Anwendung geeigneten Form – der **Darreichungsform** – wird der Arzneistoff zum Arzneimittel. Die Darreichungsform richtet sich nach der Anwendungsart und muß die Handhabbarkeit des Arzneistoffs (z. B. Haltbarkeit, exakte Dosierbarkeit) durch Patient und Arzt gewährleisten. Mit der Herstellung geeigneter Darreichungsformen und deren Qualitätskontrolle befaßt sich die *pharmazeutische Technologie* (Galenik).

Flüssige Darreichungsformen (A) können vorliegen in Form von **Lösungen, Suspensionen** (Aufschwemmung kleiner, unlöslicher Wirkstoff-Partikel in einer Flüssigkeit, z. B. Wasser) und **Emulsionen** (Verteilung feinster Tröpfchen eines flüssigen Wirkstoffs oder einer Wirkstofflösung in einer anderen Flüssigkeit, z. B. Öl in Wasser). Da während der Lagerung Suspensionen sedimentieren und Emulsionen brechen, d. h. sich entmischen können, wird eine Lösung des Arzneistoffs angestrebt. Im Falle schwer wasserlöslicher Substanzen wird dieses Ziel häufig durch Zusatz von Ethanol (oder anderen Lösungsvermittlern) erreicht. So gibt es *wäßrige* und *alkoholische Tropflösungen*. Diese Lösungen gelangen in speziellen Tropfflaschen in die Hand des Patienten, der durch die Entnahme einer bestimmten Tropfenzahl (die Größe der Tropfen wird durch die Abtropffläche an der Flaschenöffnung und von der Viskosität und Oberflächenspannung der Lösung bestimmt) die Einzeldosis exakt abmessen kann. Der Vorteil der Tropflösung ist, daß über die Anzahl der Tropfen die Dosis den individuellen Bedürfnissen des Patienten genau angepaßt werden kann. Ihr Nachteil besteht in der Schwierigkeit, die es insbesondere durch Krankheit oder Alter behinderten Patienten bereitet, eine bestimmte Tropfenzahl abzumessen. Bei der Lösung des Arzneistoffs in einem größeren Volumen – üblicherweise *Saft* oder *Mixtur* genannt – wird die Einzeldosis mit einem Meßlöffel abgemessen. Ohne speziellen Meßlöffel kann die Dosierung auch eß- oder teelöffelweise erfolgen. Die sehr unterschiedliche Größe handelsüblicher Eß- bzw. Teelöffel (grobe Richtwerte 15 ml bzw. 5 ml) läßt dann allerdings keine besonders hohe Genauigkeit der Einzeldosis zu.

Augentropfen und Nasentropfen (A) sind zum Aufbringen auf die Augenbindehaut bzw. die Nasenschleimhaut bestimmt. Um die Kontaktzeit zu verlängern, wird bei Nasentropfen die Viskosität der Wirkstofflösung erhöht.

Feste Darreichungsformen sind **Tabletten, Dragées** und **Kapseln (B).** Bei **Tabletten** handelt es sich um einen scheibenförmigen Körper, der durch Zusammenpressen von Wirk-, Füll-, Spreng- und anderen Hilfsstoffen erhalten wird. Der Füllstoff (z. B. Milchzucker, Calciumsulfat) hat die Funktion, der Tablette eine Gesamtgröße zu geben, die sie leicht handhabbar und schluckbar macht. Es muß bedacht werden, daß die Einzeldosis vieler Arzneistoffe im Bereich weniger mg oder sogar darunter liegt. Um eine Vorstellung vom Gewicht 10 mg zu geben, ist unten ein Viereck markiert, dessen Papiergewicht 10 mg entspricht. Der Sprengstoff (Stärke, die bei Benetzung mit Wasser quillt, oder $NaHCO_3$, das bei Kontakt mit der Magensäure CO_2-Gas entwickelt) beschleunigt den Zerfall der Tablette. Die Hilfsstoffe sind für die Herstellung der Tablette, die Lagerfähigkeit und die Identifizierbarkeit (Farbe) von Bedeutung.

Die Brausetablette gehört nicht zu den festen Darreichungsformen, da sie unmittelbar vor der Einnahme in Wasser gelöst und damit eine Lösung eingenommen wird.

Arzneistoffdarreichung

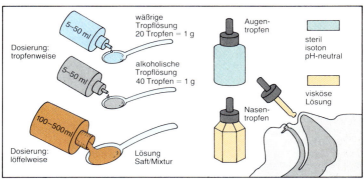

A. Flüssige Darreichungsformen

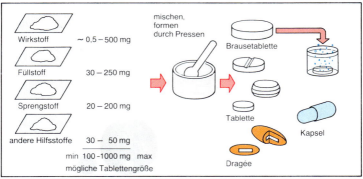

B. Feste Darreichungsformen für die orale Anwendung

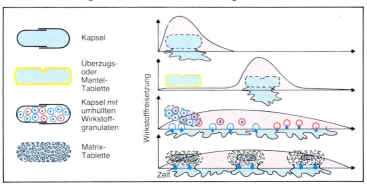

C. Steuerung der Wirkstofffreisetzung

Bei **Dragées** handelt es sich um eine Form der **Überzugstablette**. Der Dragée-Kern oder die Tablette werden mit Überzügen z. B. aus Wachs versehen, um leicht verderbliche Arzneistoffe vor Zersetzung zu schützen, einen schlechten Geschmack oder Geruch zu verdecken, um das Verschlucken zu erleichtern oder um eine farbliche Kennzeichnung anzubringen. **Kapseln** bestehen aus einer meist länglichen Hülse – üblicherweise aus Gelatine –, die den Wirkstoff in Form eines Pulvers, eines präparierten Granulates (S. 9 **C**) oder seltener auch in Form einer Lösung enthält.

Bei der **Matrixtablette** ist der Wirkstoff in ein Gerüst eingebettet, aus dem er bei Benetzung der Tablette durch Diffusion in die Umgebung freigesetzt wird. Im Gegensatz zur Lösung, aus welcher der Wirkstoff unmittelbar resorbiert werden kann (**A**, Bahn 3), muß bei der Anwendung fester Darreichungsformen zunächst die Tablette zerfallen oder die Kapsel sich öffnen **(Desintegration)**, bevor die Auflösung des Arzneistoffs **(Dissolution)** und damit ein Übertritt über die Magen-Darm-Schleimhaut und eine Aufnahme in die Blutbahn **(Resorption)** stattfinden können. Da die Desintegration der Tablette und die Dissolution des Wirkstoffs bei Tablette und Kapsel Zeit in Anspruch nehmen, wird nach deren Zufuhr die Resorption im wesentlichen aus dem Darm erfolgen (**A** Bahn 2). Bei Applikation einer Lösung beginnt die Aufnahme in das Blut bereits im Magen (**A** Bahn 3).

Zum Schutz säureempfindlicher Wirkstoffe kann durch einen Überzug (z. B. mit Wachs oder einem Polymer aus Zelluloseacetat) die Desintegration im Magen verhindert werden. Die dann im Duodenum erfolgende Desintegration und Dissolution läuft unverändert schnell ab (**A**, Bahn 1), d. h. die Wirkstoff-Freisetzung an sich ist nicht verlangsamt.

Die **Wirkstoff-Freisetzung** und damit der Ort und die Geschwindigkeit der Resorption können durch die Wahl geeigneter Herstellungsverfahren bei Matrixtablette, bei Dragée bzw. Überzugstablette und bei der Kapsel gesteuert werden.

Im Falle der Matrixtablette geschieht dies durch Einarbeiten des Wirkstoffs in ein Gerüst, aus dem er bei Kontakt mit dem Magen-Darm-Saft langsam ausgelaugt wird. Beim Transport der Matrixtablette wird der Wirkstoff entlang der passierten Darmabschnitte freigesetzt und von dort resorbiert (**A**, Bahn 4). Hierbei ändert sich die äußere Form der Tablette nicht.

Im Falle der Überzugstablette bzw. des Dragées kann die Dicke des Überzugs so gewählt werden, daß er sich entweder in den oberen Darmabschnitten (**A**, Bahn 1) oder aber erst in den unteren Abschnitten des Darmes löst und den Wirkstoff zur Resorption freigibt (**A**, Bahn 5). So kann z. B. durch Wahl einer Auflösungszeit, die der Dünndarmpassage entspricht, eine Freisetzung im Dickdarm erreicht werden.

Eine zeitliche Streckung **(Retardierung)** der Wirkstoff-Freigabe kann auch erreicht werden, wenn der Wirkstoff in einer Kapsel als Wirkstoffgranulat vorliegt, dessen Partikel mit unterschiedlich dicken Filmen, z. B. aus Wachs überzogen wurden. Diese lösen sich abhängig von der Schichtdicke auf und geben damit den Wirkstoff unterschiedlich rasch zur Lösung und Resorption frei. Das für die Kapsel dargestellte Prinzip läßt sich auch bei Tabletten verwirklichen, wenn Partikel (Pellets) mit unterschiedlich dicken Überzügen zur Herstellung der Tablette verwendet werden. *Retard-Tabletten* weisen gegenüber *Retard-Kapseln* den Vorteil auf, daß sie beliebig teilbar sind, d. h. auch kleinere Einzeldosen als die durch die Tablette vorgegebene sind möglich.

Die Retardierung der Wirkstoff-Freisetzung wird vorgenommen, wenn ein rasches Anfluten des Wirkstoffs im Blut unerwünscht ist oder wenn bei Wirkstoffen mit sehr kurzer Verweilzeit im Körper die Wirkung durch eine beständige Nachlieferung aus dem Darm verlängert werden soll.

Arzneistoffdarreichung

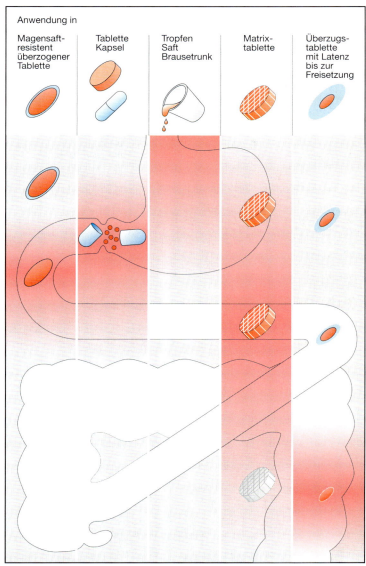

A. Orale Darreichung: Wirkstoff-Freisetzung, Resorption

Darreichungsformen für die parenterale (1), inhalative (2), rektale und vaginale (3) sowie cutane (4) Anwendung

Arzneistoffe müssen nicht unbedingt peroral, d. h. durch Verschlucken, sondern sie können auch **parenteral** zugeführt werden. Unter „parenteraler" Darreichung wird üblicherweise die Injektion verstanden, obwohl auch bei der Inhalation oder bei einer Aufbringung auf die äußere Haut der Darm als Resorptionsort umgangen *(parenteral)* wird.

Intravenös, intramuskulär oder subcutan injiziert wird ein Wirkstoff meist als Lösung **(Injektionslösung)**, seltener als eine Kristallsuspension intramuskulär, subcutan oder auch intraartikulär. Die Injektionslösung muß frei von Infektionserregern, fiebererzeugenden Stoffen (Pyrogenen) und von Schwebstoffen sein. Sie sollte, um eine Gewebeschädigung am Injektionsort zu vermeiden, möglichst den gleichen osmotischen Druck und den gleichen pH-Wert wie die Körperflüssigkeiten aufweisen. Injektionslösungen werden in luftdicht abgeschlossenen Behältnissen aus Glas oder Kunststoff aufbewahrt. Bei **Ampullen** und **Mehrfachentnahmeflaschen** wird die Lösung über eine Kanüle in eine Injektionsspritze aufgesogen, die **Zylinderampulle** wird in ein spezielles Injektionsbesteck eingelegt, das den Ampulleninhalt über eine Injektionsnadel auszudrücken gestattet. Von einer Infusion wird gesprochen, wenn eine Lösung über einen längeren Zeitraum intravenös zugeführt wird. An **Infusionslösungen** sind die gleichen Anforderungen zu stellen wie an Injektionslösungen.

Wirkstoffe können als **Aerosol** auf die Schleimhaut der von außen zugängigen Körperhöhlen, z. B. Atemtrakt (S. 14), aufgesprüht werden. Ein Aerosol ist die Aufwirbelung (Dispersion) flüssiger oder fester Partikel in einem Gas, z. B. in Luft. Zur Herstellung eines Aerosols wird eine Wirkstofflösung oder ein sehr feinkörniges Wirkstoffpulver über eine Düse mit Druckluft zerstäubt **(Zerstäuber)**.

Zur Applikation des Wirkstoffs auf die Schleimhaut von Enddarm oder Vagina dienen **Zäpfchen (Suppositorien)** bzw. **Vaginaltabletten.** Im Falle der rektalen Applikation kann eine Resorption mit systemischer Wirkung beabsichtigt sein, oder die Wirkung beschränkt sich wie bei der Vaginaltablette auf den Applikationsort. Der Wirkstoff wird in ein Material (Fett, wasserlösliche Glycerin-Gelatine, Polyethylenglykol) eingearbeitet, das bei Zimmertemperatur fest ist und im Enddarm oder in der Vagina schmilzt. Der entstehende Film breitet sich über die Schleimhaut aus und ermöglicht einen Übertritt des Wirkstoffs in die Schleimhaut.

Puder, Salben und **Pasten** (S. 16) werden auf die äußere Haut aufgetragen. In vielen Fällen enthalten sie keinen Wirkstoff, sondern dienen dem Schutz oder der Pflege der Haut. Es können aber auch Arzneistoffe eingearbeitet werden, wenn eine lokale Wirkung in der äußeren Haut oder, seltener, ein systemischer Effekt angestrebt wird.

Transdermale therapeutische Systeme werden auf die Haut aufgeklebt. Sie enthalten ein Reservoir, aus dem der Wirkstoff heraus diffundiert und über die Haut resorbiert wird. Der Vorteil des transdermalen therapeutischen Systems besteht in der Möglichkeit, ein Depot des Wirkstoffs am Körper zu fixieren, aus dem der Wirkstoff in den Körper wie bei einer Infusion abgegeben wird. Für diese Darreichungsform kommen nur Wirkstoffe in Frage, die 1. in der Lage sind, die Barriere Haut zu überwinden, 2. in kleinster Dosis wirksam sind (beschränkte Kapazität des Reservoirs) und 3. eine große therapeutische Breite besitzen (Dosierung nicht individuell einstellbar).

Arzneistoffdarreichung

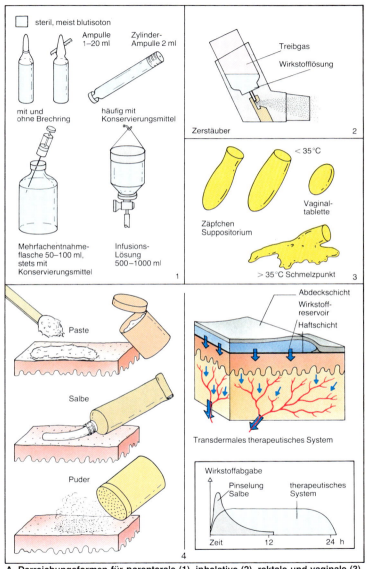

A. Darreichungsformen für parenterale (1), inhalative (2), rektale und vaginale (3) sowie cutane (4) Anwendung

Arzneistoffdarreichung durch Inhalation

Die **Inhalation** in Form eines Aerosols (S. 12) oder als Gas bzw. Dampf erlaubt es, einen Wirkstoff auf die Bronchialschleimhaut und zu einem kleinen Teil auf die Membranen der Lungenbläschen (Alveolen) zu applizieren. Diese Applikationsart kann gewählt werden, wenn mit einem Wirkstoff z. B. die Muskulatur der Bronchien oder die Konsistenz des Bronchialschleimes beeinflußt werden soll. Sie wird auch angewandt, um durch die Aufnahme über die Alveolen einen systemischen Effekt auszulösen: Inhalationsnarkotika (S. 212).

Ein **Aerosol** bildet sich bei der Zerstäubung einer Wirkstofflösung oder eines sehr feinkörnigen Wirkstoffpulvers. In den konventionellen Zerstäubern entsteht der für die Zerstäubung notwendige Luftstoß durch den Hub einer Pumpe, daher wird eine solche Zerstäubung als Hub bezeichnet und die maximal zulässige Applikationsmenge in Hüben pro Zeit angegeben. Bei der Anwendung wird der Inhalator (Zerstäuber) unmittelbar vor den Mund gehalten und während des Einatmens betätigt. Die Effektivität dieser Darreichung ist abhängig von der Position des Inhaliergerätes vor dem Munde, von der Größe der bei der Zerstäubung entstehenden Teilchen und von der zeitlichen Koordinierung zwischen Zerstäubung und Einatmung. Die Größe der Tröpfchen bestimmt die Geschwindigkeit, mit der sie vom Strom der eingeatmeten Luft mitgerissen werden und damit die **Eindringtiefe im Respirationstrakt**. Teilchen mit einem Durchmesser $> 100\,\mu m$ schlagen sich bereits im Mund- und Rachenraum nieder. Wird der Spraystoß in eine Vorsatzkammer („Spacer") gegeben und das Aerosol dann aus dieser inhaliert, reduziert sich die Aufnahme dieser großen Partikel erheblich. Tröpfchen bzw. bei Pulvern Partikel, die einen kleineren Durchmesser als $2\,\mu m$ besitzen, erreichen die Alveolen, werden aber, wenn sie nicht sedimentieren, wieder ausgeatmet.

Die Wirkstoffmenge, die sich im Bereich der Bronchien auf die das Epithel bedeckende Schleimschicht niederschlägt, wird zum Teil mit dem Bronchialschleim in Richtung Kehlkopf transportiert. Der Bronchialschleim bewegt sich aufgrund der wellenförmig koordiniert ablaufenden, in Richtung Kehlkopf schlagenden Bewegungen der Zilien des Flimmerepithels. Die physiologische Funktion dieses sog. mukoziliären Transportes ist die Entfernung von mit der Luft eingeatmeten Staubteilen. Nur ein Teil des zerstäubten Wirkstoffs gelangt überhaupt in den Respirationstrakt, und auch von diesem ist es wiederum nur ein Bruchteil, der in die Schleimhaut eindringt, während der Rest durch den mukoziliären Transport zum Kehlkopf bewegt und verschluckt wird. Unter ungünstigen Umständen gelangen 90% der inhalierten Dosis in den Magen-Darm-Trakt. Der Vorteil einer inhalativen Applikation, nämlich die lokale Anwendung, kann dann besonders gut genutzt werden, wenn Wirkstoffe eingesetzt werden, die aus dem Darm schlecht resorbiert werden (Isoprenalin, Ipratropium, Cromoglykat) oder einer präsystemischen Elimination (S. 42) unterliegen (Beclomethason, Budesonid, Flunisolid).

Aber auch dann, wenn der verschluckte Anteil des inhalierten Wirkstoffs aus dem Darm unverändert resorbiert wird, hat die inhalative Applikation den Vorteil, daß an den Bronchien höhere Wirkstoffkonzentrationen herrschen als an den übrigen Organen.

Die Effizienz des mukoziliären Transportes hängt von der Bewegung der Kinozilien und der Viskosität des Bronchialschleims ab. Die Viskosität des Schleims und die Zilientätigkeit können pathologisch verändert sein (z. B. bei „Raucherhusten", Bronchitis) und pharmakologisch nachteilig beeinflußt werden (Atropin, Antihistaminika).

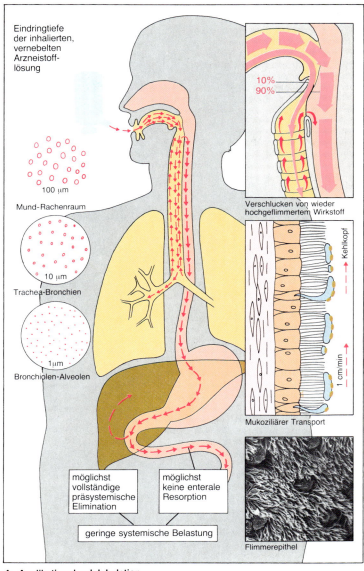

A. Applikation durch Inhalation

Dermatika

Auf die äußere Haut werden pharmazeutische Zubereitungen (**Dermatika**) in der Absicht aufgetragen, die Haut zu pflegen und vor schädlichen Einflüssen zu bewahren (**A**), oder um einen in die Zubereitung eingearbeiteten Wirkstoff in die Haut oder ggf. in den Körper gelangen zu lassen (**B**).

Dermatika als Hautschutz (A)

Der Zustand der Haut (trocken, fettarm, spröde – feucht, fettig, elastisch) und die Art der Reize (z. B. langes Arbeiten in Wasser, regelmäßige Anwendung alkoholhaltiger Desinfektionsmittel [S. 282], intensives Sonnenbad), die schädigend auf die Haut einwirken, verlangen ein breit gefächertes Spektrum von Hautschutzmitteln. Unterschieden werden nach der Konsistenz, den physikochemischen Eigenschaften (lipophil, hydrophil) und evtl. eingearbeiteten Zusätzen:

Puder. Sie werden auf die intakte Haut aufgestreut und bestehen aus Talkum, Magnesiumstearat, Siliciumdioxid oder Stärke. Sie haften auf der Haut, bilden einen Gleitfilm, der eine mechanische Irritation mildert. Puder haben einen trocknenden Effekt (große Oberfläche fördert Wasserverdunstung).

Lipophile Salbe, Fettsalbe. Sie besteht aus einer lipophilen Grundlage (Paraffinöl, Vaseline, Wollfett) und kann bis zu 10% Pulver wie z. B. Zinkoxid, Titanoxid, Stärke oder ein Gemisch aus derartigen Pulvern enthalten.

Paste, Fettpaste. Fettsalbe mit einem Zusatz von mehr als 10% pulverförmiger Bestandteile.

Lipophile Creme. Streichfähiger als Fettsalbe und Paste ist die Fettcreme, die eine Emulsion von Wasser in Fett darstellt.

Hydrogel und **hydrophile Salbe.** Sie erhalten ihre Konsistenz durch unterschiedliche Gelbildner (Gelatine, Methylcellulose, Polyethylenglykol), während die **Lotio** durch eine Aufschwemmung (Suspension) von wasserunlöslichen und festen Bestandteilen in Wasser entsteht.

Hydrophile Creme. Sie entsteht mit Hilfe von Emulgatoren als Emulsion eines Fettes in Wasser.

Alle Dermatika auf lipophiler Grundlage haften als eine wasserabstoßende Schicht auf der Haut. Sie sind nicht abwaschbar, und sie verhindern (**okkludieren**) auch den Wasserdurchtritt nach außen. Die Haut wird vor dem Austrocknen bewahrt, ihr Hydratationsgrad steigt, sie ist elastisch. Da weniger Wasser verdunsten kann, erwärmt sich die Haut unter der Okklusion.

Hydrophile Dermatika lassen sich leicht abwaschen und behindern die transcutane Wasserabgabe nicht. Die Verdunstung des Wassers macht sich in einem kühlenden Effekt bemerkbar.

Dermatika als Wirkstoffträger (B)

Um an den Wirkort zu gelangen, muß der Wirkstoff (W) die Zubereitungsform verlassen und in die Haut eintreten, wenn eine lokale Wirkung gewünscht wird, z. B. Glucocorticoid-Salbe, bzw. diese durchdringen können, wenn eine systemische Wirkung beabsichtigt wird (transdermales therapeutisches System, z. B. Nitrat-Pflaster S. 120). Die Tendenz zum Verlassen des Wirkstoffträgers (Grundlage, G) ist um so größer, je stärker sich die Lipophilie von Wirkstoff und Grundlage unterscheidet (große Tendenz: hydrophiler W und lipophile G – lipophiler W und hydrophile G). Da die Haut eine geschlossene lipophile Barriere bildet (S. 22), können nur lipophile Wirkstoffe aufgenommen werden. Hydrophile Wirkstoffe durchdringen die äußere Haut selbst dann nicht, wenn eine lipophile Grundlage den Wirkstoffträger bildet. Diese Zubereitungsform kann sinnvoll sein, wenn eine hohe Wirkstoffkonzentration an der Oberfläche der Haut benötigt wird (z. B. Neomycin-Salbe bei bakteriellen Hautinfektionen).

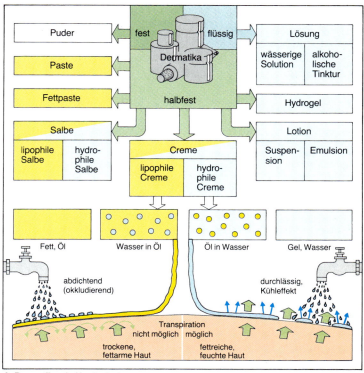

A. Dermatika als Hautschutz

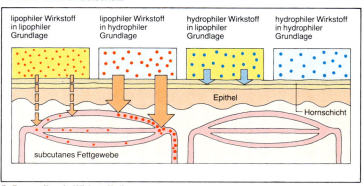

B. Dermatika als Wirkstoffträger

Von der Applikation zur Verteilung im Körper

In der Regel erreichen Arzneistoffe auf dem Weg über das Blut ihr Zielorgan. Pharmaka müssen also zunächst ins Blut gelangen. Dies geschieht im venösen Schenkel des Blutkreislaufs. Verschiedene Eintrittsorte sind möglich. Der Wirkstoff kann **intravenös** injiziert oder infundiert werden. In diesem Falle wird der Wirkstoff also unmittelbar in die Blutbahn appliziert, während er bei der **subcutanen** und der **intramuskulären** Injektion erst durch Diffusion vom Applikationsort in das Blut gelangen muß. Die genannten Verfahren sind mit einer Verletzung der äußeren Haut verbunden, was bestimmte Anforderungen an die Applikationstechnik stellt. Sehr viel häufiger wird daher die einfache Applikation durch den Mund – **peroral** – mit der anschließenden Aufnahme des Wirkstoffs über die Magen- und Darmschleimhaut in die Blutbahn gewählt. Dieser Applikationsmodus hat den Nachteil, daß der Wirkstoff grundsätzlich auf dem Wege in den großen Kreislauf erst die Leber passieren muß (Pfortadersystem). Dieser Sachverhalt ist bei Wirkstoffen zu bedenken, die in der Leber schnell chemisch verändert und möglicherweise inaktiviert werden („first-pass"-Effekt, präsystemische Elimination, S. 42). Auch bei der **rektalen** Applikation strömt zumindest ein Teil des Wirkstoffs über die Pfortader in den großen Kreislauf ein; nur die Venen aus dem letzten kurzen Abschnitt des Rektums münden direkt in die untere Hohlvene ein. Die Passage der Leber wird vollständig vermieden, wenn die Resorption buccal oder sublingual erfolgt, da das venöse Blut aus der Mundschleimhaut direkt in die obere Hohlvene abfließt. Gleiches würde für die Applikation durch **Inhalation** (S. 14) gelten. Bei dieser Applikationsart wird aber meist ein lokaler Effekt und nur in Ausnahmefällen ein systemischer Effekt beabsichtigt. Unter bestimmten Bedingungen kann ein Wirkstoff auch über die äußere Haut in Form eines **transdermalen** therapeutischen Systems (S. 12) appliziert werden. In diesem Falle wird der Wirkstoff langsam aus dem Reservoir freigegeben, durchdringt die äußere Haut und gelangt schließlich in die Blutbahn. Nur ganz wenige Arzneistoffe können transdermal appliziert werden. Die Anwendbarkeit dieses Prinzips hängt von den physikochemischen Eigenschaften des Arzneistoffs und den therapeutischen Erfordernissen (Sofortwirkung, Langzeitwirkung) ab.

Die Geschwindigkeit, mit welcher der Arzneistoff im Körper anflutet, wird auch von der Art und dem Ort der Applikation bestimmt. Am schnellsten geschieht dies nach einer **intravenösen** Injektion, weniger schnell bei **intramuskulärer** Gabe und langsam bei **subcutaner** Zufuhr. Nach Aufbringung des Wirkstoffs auf die Mundschleimhaut (**buccal, sublingual**) gelangt der Wirkstoff rascher in das Blut als bei der üblichen **peroralen** Darreichung einer Tablette, da die Arzneiform unmittelbar an den Resorptionsort gebracht wird und bei der Lösung der Einzeldosis in der Speichelflüssigkeit sehr hohe Konzentrationen entstehen, die die Aufnahme über das Epithel der Mundhöhle beschleunigen. Dies trifft nicht zu für schlecht wasserlösliche und für schwer resorbierbare Arzneistoffe. Für diese Wirkstoffe ist die perorale Applikation angezeigt, da das im Dünndarm für die Lösung vorhandene Flüssigkeitsvolumen und die für die Resorption zur Verfügung stehende Oberfläche viel größer sind als in der Mundhöhle.

Unter der **Bioverfügbarkeit** wird der Anteil der applizierten Arzneistoffdosis verstanden, der in den Kreislauf gelangt, d. h. systemisch verfügbar wird. Je größer die präsystemische Elimination eines oral applizierten Arzneistoffes, desto kleiner ist seine Bioverfügbarkeit.

Arzneistoffdarreichung 19

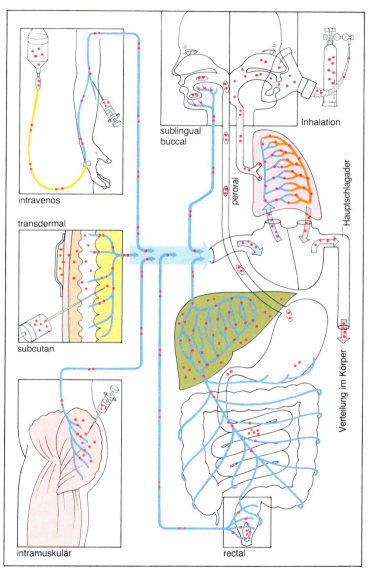

A. Von der Applikation zur Verteilung

Mögliche Angriffspunkte von Pharmaka

Mit Arzneistoffen wird versucht, gezielt Lebensvorgänge zu beeinflussen, um Krankheitserscheinungen zu lindern oder zu beseitigen. Die kleinste lebensfähige Baueinheit des Organismus ist die **Zelle.** Die äußere Zellmembran, das Plasmalemm, grenzt die Zelle sehr wirksam gegen die Umgebung ab und ermöglicht so ein weitgehend eigenständiges Innenleben. Zum *kontrollierten Stoffaustausch mit der Umgebung* dienen in die Membran eingebettete **Transportproteine,** seien es energieverbrauchende Pumpen (z. B. Na/K-ATPase, S. 130), andere Transporteinrichtungen („carrier", z. B. Na/Glucose-Cotransport, S. 174) oder Ionenkanäle (Na-Kanal, S. 136; Ca-Kanal, S. 122) **(1)**.

Die *Abstimmung der Funktion der Einzelzellen* aufeinander ist Voraussetzung für die Lebensfähigkeit des Organismus und damit wiederum des Überlebens der Zellen. Die Steuerung der Zellfunktion geschieht mittels Botenstoffen für die Übertragung von Informationen. Hierzu gehören die von Nerven freigesetzten Überträgerstoffe, „Transmitter", für deren Wahrnehmung die Zelle spezialisierte Bindungsstellen, **Rezeptoren,** in der Zellmembran bereithält. Als Signalstoffe dienen auch die aus endokrinen Drüsen abgegebenen Hormone, welche die Zelle über den Blutweg und die Extrazellulärflüssigkeit erreichen. Schließlich können Signalstoffe aus benachbarten Zellen stammen: parakrine Beeinflussung, z. B. durch Prostaglandine (S. 190).

Der **Effekt von Arzneimitteln** beruht häufig auf einem Eingriff in die Funktion von Zellen. Wirkorte können die eigentlich zur Wahrnehmung von Überträgerstoffen dienenden Rezeptoren sein (Rezeptoragonisten und -antagonisten, S. 60). Auch die Veränderung der Aktivität von Transportsystemen beeinflußt die Zellfunktion (z. B. Herzglykoside S. 130, Schleifendiuretika S. 158, Ca-Antagonisten S. 122). Substanzen können ebenfalls intrazellulär direkt in Stoffwechselvorgänge eingreifen, z. B. indem sie ein Enzym hemmen (Phosphodiesterase-Hemmstoffe, S. 132) oder aktivieren (organische Nitrate, S. 120) **(2)**.

Im Gegensatz zu den von außen auf Bestandteile der Zellmembran einwirkenden Arzneistoffen müssen im Zellinneren angreifende Substanzen die Zellmembran durchdringen.

Die **Zellmembran** besteht im Prinzip aus einer **Phospholipid-Doppelmembran** („bilayer", Dicke ca. 80 Å = 8 nm), in die Proteine eingebettet sind (integrale Membranproteine, z. B. Rezeptoren oder Transportproteine). Die **Phospholipid**-Moleküle enthalten zwei langkettige *Fettsäuren,* welche jeweils mit einer Hydroxy-Gruppe von *Glycerin* verestert sind. An die dritte Hydroxy-Gruppe des Glycerins ist *Phosphorsäure* gebunden, die ihrerseits einen *weiteren Rest* trägt, z. B. den Alkohol Cholin (Phosphatidylcholin = Lecithin), die Aminosäure Serin (Phosphatidylserin) oder den Zucker Inosit (Phosphatidylinositol). Hinsichtlich ihrer Löslichkeit sind Phospholipide amphiphil: der Teil mit den apolaren Fettsäureketten ist lipophil, der andere Teil – die *polare Kopfgruppe* – ist hydrophil. Aufgrund dieser *Löslichkeitseigenschaften* lagern sich Phospholipid-Moleküle im wäßrigen Milieu gewissermaßen „automatisch" zur Doppelschicht zusammen; die polaren Kopfgruppen nach außen zum polaren wäßrigen Milieu gerichtet, die Fettsäureketten einander zugewandt in das Membraninnere weisend **(3)**.

Das **hydrophobe Innere** der Phospholipid-Membran stellt für polare, besonders für geladene Teilchen eine nahezu undurchdringliche **Diffusionsbarriere** dar. Apolare Teilchen hingegen können die Membran gut penetrieren. Dies hat große Bedeutung für die Aufnahme, Verteilung und Ausscheidung von Arzneistoffen.

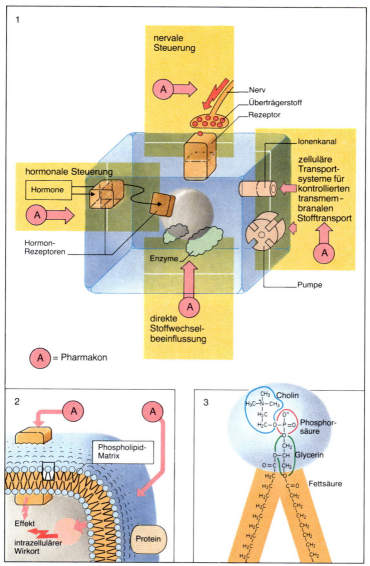

A. Mögliche Angriffspunkte zur pharmakologischen Beeinflussung der Zellfunktion

Äußere Schranken des Körpers

Vor seiner Aufnahme in die Blutbahn (Resorption) muß der Wirkstoff Barrieren überwinden, die den Körper gegen seine Umgebung abgrenzen – das Milieu interne vom Milieu externe trennen. Diese Grenze bilden die äußere Haut und die Schleimhäute.

Erfolgt die Resorption aus dem **Darm** (enterale Resorption), so ist das Darmepithel die Barriere. Das einschichtige Darmepithel besteht aus Enterozyten und schleimsezernierenden Becherzellen. Diese Zellen sind zur Darmlumenseite hin untereinander durch *zonulae occludentes* (in der schematischen Abbildung links unten durch schwarze Punkte angedeutet) verbunden. Eine *zonula occludens* (tight junction) ist ein Bereich, in dem die Phospholipid-Membranen zweier Zellen miteinander Kontakt aufnehmen und auf einer kurzen Strecke miteinander verschmelzen (halbkreisförmiger Ausschnitt der Mitte links). Diese Verschmelzungszone umgibt die Zelle ringförmig, so daß sie allseitig und lückenlos mit den Nachbarzellen verbunden ist. Insgesamt bildet sich also eine kontinuierliche Phospholipid-Schicht (gelb unterlegter Bezirk in der schematischen Zeichnung unten links) aus, die das Darmlumen (intensiv blau) vom Zellinneren und vom Interstitium (hellblau) trennt. Diese Phospholipid-Doppelschicht stellt die Darm-Blut-Schranke dar, die bei der enteralen Resorption von einem Pharmakon überwunden werden muß. Nur solche Wirkstoffe, deren physikochemische Eigenschaften einen Durchtritt durch das lipophile Innere (gelb) der Phospholipid-Doppelschicht ermöglichen oder für die ein spezieller Transportmechanismus verfügbar ist, können enteral resorbiert werden. Die Resorption von Wirkstoffen, die diese Bedingung erfüllen, erfolgt rasch, da die resorbierende Oberfläche stark vergrößert ist durch die Ausbildung von Zotten und den Bürstensaum der Zellen (submikroskopische Auffältelungen der Zellmembran). Die Resorbierbarkeit eines Arzneistoffes wird charakterisiert durch die *Resorptionsquote*: resorbierte Menge dividiert durch die im Darm zur Resorption bereitstehende Menge.

Im **Respirationstrakt** sind die Flimmerepithelzellen ebenfalls durch *zonulae occludentes* untereinander an der luminalen Seite verbunden, so daß der Bronchialraum vom Interstitium auch durch eine kontinuierliche Phospholipid-Doppelmembran abgegrenzt ist.

Bei sublingualer oder buccaler Applikation trifft der Wirkstoff in der **Mundschleimhaut** auf ein unverhorntes, mehrschichtiges Plattenepithel als Schranke. Die Zellen bilden untereinander in Form von Desmosomen (nicht abgebildet) punktuelle Kontakte aus, doch dichten diese die Interzellularspalten nicht ab. Dafür haben die Zellen die Eigenschaft, Phospholipid-haltige Membranfragmente abzusondern, die sich im Extrazellulärraum zu Schichten ordnen (halbkreisförmiger Ausschnitt Mitte rechts). Auf diese Weise entsteht auch im Plattenepithel eine kontinuierliche Phospholipid-Barriere, wenngleich diese im Gegensatz zum Darmepithel extrazellulär gelegen ist. Das gleiche Schrankenprinzip ist in dem mehrschichtigen verhornenden Plattenepithel der äußeren **Haut** verwirklicht. Die Ausbildung einer kontinuierlichen Phospholipid-Schicht bedeutet, daß auch über das Plattenepithel nur lipophile, d. h. zum Durchtritt durch Phospholipid-Membranen befähigte Wirkstoffe in den Körper eindringen können, wobei die Dicke des Epithels das Ausmaß und die Geschwindigkeit der Resorption bestimmt. Die Resorption über die äußere Haut wird durch die Hornschicht, das Stratum corneum, welches in den verschiedenen Hautbereichen sehr unterschiedlich dick ausgebildet ist, zusätzlich erschwert.

Verteilung im Körper 23

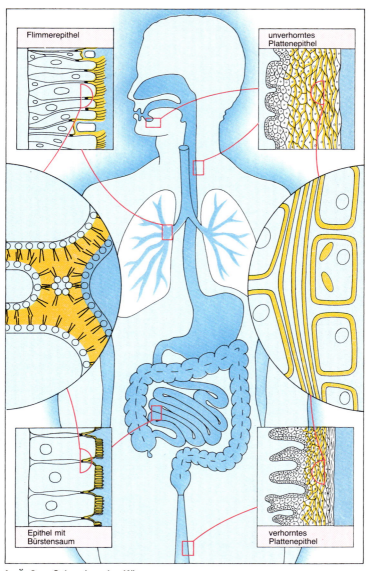

A. Äußere Schranken des Körpers

Blut-Gewebe-Schranken

Wirkstoffe werden mit dem Blut in die einzelnen Gewebe des Körpers transportiert. Der Stoffaustausch zwischen Blut und Gewebe geschieht im wesentlichen im Bereich der Kapillaren. Im weitverzweigten kapillären Strombett ist die Austauschfläche am größten und die Austauschzeit am längsten (geringe Strömungsgeschwindigkeit). Die Kapillarwand bildet also die **Blut-Gewebe-Schranke**. Sie besteht im Prinzip aus einer Endothelzellschicht und der diese umhüllenden Basalmembran (schwarze durchgezogene Linie in den schematischen Abbildungen). Die Endothelzellen sind untereinander durch Zellhaften (zonula occludens, Z in der elektronenmikroskopischen Aufnahme links oben) so „verschweißt", daß zwischen ihnen keine Spalten, Lücken oder Poren auftreten, durch die der Wirkstoff ungehindert aus dem Blut in die Interstitialflüssigkeit übertreten könnte (E: Erythrozyten-Anschnitt).

Die Blut-Gewebe-Schranke ist in den Kapillarnetzen des Körpers unterschiedlich ausgebildet. Die Durchlässigkeit der Kapillarwand für Arzneistoffe wird von den Bau- und Funktionseigentümlichkeiten der Endothelzellen bestimmt.

In den meisten Kapillarnetzen, z. B. im **Herzmuskel**, sind die Endothelzellen durch eine ausgeprägte **transzytotische Aktivität** gekennzeichnet. Dies zeigt sich an den zahlreichen Einstülpungen und Bläschen in der Endothelzelle (Pfeile in der elektronenmikroskopischen Aufnahme rechts oben). Die transzytotische Aktivität bedeutet einen Transport von Flüssigkeit aus der Blutbahn in das Interstitium und umgekehrt. Mit der Flüssigkeit können die in ihr gelösten Stoffe, also auch Wirkstoffe, die Blut-Gewebe-Schranke überwinden (AM: Aktomyosin einer Herzmuskelzelle). Bei dieser Transportart spielen die physikochemischen Eigenschaften der Wirkstoffe keine Rolle.

Daneben gibt es Kapillarnetze (z. B. im **Pankreas**), in denen die Endothelzellen sog. **Fenster** aufweisen. Zwar sind die Zellen untereinander durch Zellhaften eng verbunden, doch treten in ihnen Poren (Pfeile in der elektronenmikroskopischen Abbildung links unten) auf, die lediglich ein sog. Diaphragma enthalten. Dieses Diaphragma und die Basalmembran können von niedermolekularen Stoffen – also den meisten Arzneistoffen – ungehindert überwunden werden, aber in gewissem Grade auch von Makromolekülen, z. B. Proteinen wie Insulin (G: Insulin-Speichergranula). Das Durchtrittsvermögen wird von der Größe und der Ladung des Makromoleküls bestimmt. Endothelien mit intrazellulärer Fensterung finden sich z. B. in den Kapillarnetzen von *Darm* und *endokrinen Drüsen*.

Im Gehirn und im Rückenmark, also im **ZNS,** besitzen die Endothelzellen keine Poren, und eine transzytotische Aktivität ist kaum vorhanden. Zur Überwindung der **Blut-Hirn-Schranke** muß der Wirkstoff hier durch die Endothelzelle hindurchtreten, d. h. deren luminale und basale Membran durchdringen. Ein solcher Membrandurchtritt setzt bestimmte physikochemische Eigenschaften des Wirkstoffs (S. 26) oder einen Transportmechanismus (z. B. L-DOPA, S. 184) voraus.

Keinerlei Schranke für den Stoffaustausch zwischen Blut und Interstitium existiert in der **Leber,** wo die Endothelzellen große Fenster (100 nm Durchmesser) zum Disse'schen Raum (D) aufweisen und wo kein Diaphragma und keine Basalmembran den Stoffaustausch behindern. Diffusionsbarrieren können auch jenseits der Kapillarwand lokalisiert sein; *Plazenta-Schranke:* miteinander verschmolzene Zellen des Synzytiotrophoblasten, *Blut-Hoden-Schranke:* durch Zellhaften untereinander verbundene Sertoli-Zellen.

(Die senkrechten Balken in den elektronenmikroskopischen Aufnahmen entsprechen 1 µm).

Verteilung im Körper 25

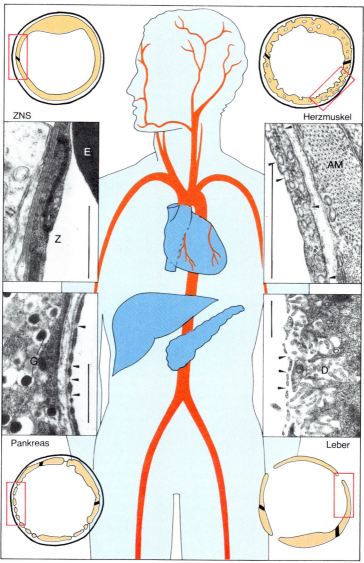

A. Blut-Gewebe-Schranken

Membrandurchtritt

Die Fähigkeit, Lipiddoppelschichten zu überwinden, ist eine Voraussetzung für die Resorption von Arzneistoffen, für ihr Eindringen in Zellen, in Zellorganellen und für die Überwindung der Blut-Hirn-Schranke. Phospholipide bilden aufgrund ihrer amphiphilen Eigenschaften Doppelschichten aus, die hydrophile Oberflächen mit hydrophobem Inneren besitzen (S. 20). Ein Stoff kann auf drei verschiedene Weisen durch diese Membran hindurchtreten.

Diffusion (A). Lipophile Stoffe (rote Punkte) vermögen aus dem Extrazellulärraum (ockerfarbene Fläche) in die Membran einzudringen, können dort angereichert werden und von dort aus die Membran in Richtung Zytosol (blaue Fläche) wieder verlassen. Die Richtung und die Geschwindigkeit des Durchtritts hängen von den Konzentrationsverhältnissen in den Flüssigkeitsräumen und in der Membran ab. Je größer der Konzentrationsunterschied (Gradient) ist, um so größer ist die in der Zeiteinheit diffundierende Wirkstoffmenge (Ficksches Gesetz). Für hydrophile Stoffe (blaue Dreiecke) stellt die Lipidmembran ein unüberwindliches Hindernis dar.

Transport (B). Unabhängig von ihren physikalisch-chemischen Eigenschaften, insbesondere der Lipophilie, können einige Arzneistoffe mit Hilfe von Transportsystemen Membranbarrieren überwinden. Voraussetzung ist, daß der zu transportierende Stoff eine Haftfähigkeit (Affinität) zu einem Transportsystem aufweist (blaues Dreieck paßt in Aussparung des „Transportsystems") und gebunden an dieses durch die Membran geschleust werden kann. *Aktiver Transport* geschieht unter Energieverbrauch entgegen einem Konzentrationsgefälle. *Erleichterter Transport* erfolgt entlang eines Gradienten.

Der Membrandurchtritt via Transportsystem kann durch einen zweiten Stoff, der ebenfalls Affinität zum Transportsystem aufweist, kompetitiv gehemmt werden. Bei mangelhafter Affinität eines Stoffes (blaue Kreise) erfolgt kein Transport. Arzneistoffe nutzen Transportsysteme für physiologische Substanzen, z. B. das Transportsystem für Aminosäuren bei der Aufnahme von L-DOPA über die Darm-Blut- und über die Blut-Hirn-Schranke (S. 184) oder jenes für basische Polypeptide bei der Aufnahme von Aminoglykosiden über die luminale Tubuluszellmembran in der Niere (S. 272). Affinität haben nur solche Wirkstoffe, die Ähnlichkeit mit dem physiologischen Substrat des Transportsystems aufweisen.

Schließlich kann der Membrandurchtritt in Form kleiner membranumhüllter Bläschen (Vesikel) erfolgen. Zwei unterschiedliche Systeme sind zu betrachten.

Transzytose (vesikulärer Transport, C). Bei der Abschnürung von Vesikeln wird ein in der Extrazellulärflüssigkeit gelöster Stoff eingeschlossen und durch die Zelle geschleust, es sei denn, eine Verschmelzung des Vesikel (Phagosomen) mit Lysosomen zu Phagolysosomen träte ein und der transportierte Stoff würde abgebaut.

Rezeptor-vermittelte Endozytose (C). Der Wirkstoff lagert sich an Rezeptoren außen an der Membran an. Die gebildeten Komplexe wandern lateral in der Membran und versammeln sich mit anderen wirkstoffbeladenen Rezeptoren. Wenn eine genügende Anzahl versammelt ist, stülpt sich die Membran an dieser Stelle ein und schnürt sich schließlich ab. Die so gebildeten Bläschen unterscheiden sich von den Phagosomen durch ihre äußere Gestalt (Stachelsaumbläschen). Sie verschmelzen nicht mit Lysosomen, sondern geben ihren Inhalt zielgerichtet z. B. an die Golgi-Membranen, den Zellkern oder auch an die gegenüberliegende Zellmembran ab. Im Gegensatz zur einfachen Transzytose setzt die rezeptorvermittelte Endozytose eine Affinität zu den Rezeptoren voraus und transportiert unabhängig von einem Gradienten.

Verteilung im Körper

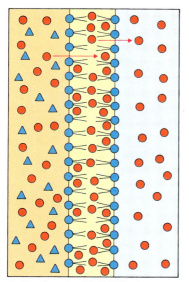

A. Membrandurchtritt: Diffusion

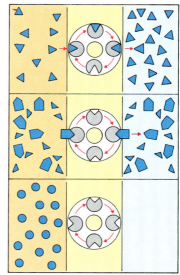

B. Membrandurchtritt: Transport

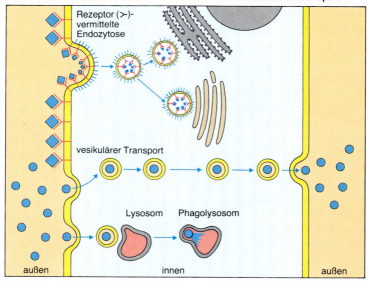

C. Membrandurchtritt: Vesikuläre Aufnahme und ggf. Ausschleusung

Möglichkeiten der Verteilung eines Wirkstoffs

Nach der Aufnahme in den Körper verteilt sich der Wirkstoff im Blut (1) und kann über dieses auch die Gewebe des Körpers erreichen. Die Verteilung beschränkt sich entweder auf den Extrazellulärraum (Plasmaraum + Interstitialraum) (2), oder sie erfolgt über diesen hinaus auch in den Zellraum (3). Bestimmte Wirkstoffe schließlich können sehr stark an Gewebestrukturen gebunden werden, so daß die zunächst im Blut herrschende Wirkstoffkonzentration aufgrund der Bindung erheblich abnimmt, obgleich keine Ausscheidung erfolgt (4).

Makromolekulare Substanzen bleiben nach ihrer Verteilung im Blut weitgehend auf den Vasalraum beschränkt, weil ihr Durchtritt durch die Blut-Gewebe-Schranke, das Endothel, selbst im Bereich gefensterter Kapillaren behindert ist. Diese Eigenschaft wird therapeutisch genutzt, wenn nach einem Blutverlust das Gefäßbett wieder aufgefüllt werden soll und Plasmaersatzlösungen infundiert werden (S. 150). Vorwiegend im Vasalraum können sich auch Substanzen finden, die mit hoher Affinität an die Plasmaproteine gebunden werden (S. 30; Bestimmung des Plasmavolumens mit Protein-gebundenen Farbstoffen). Der ungebundene, freie Wirkstoff vermag die Blutbahn zu verlassen, in einzelnen Abschnitten des Gefäßbaumes aber wegen der unterschiedlichen Ausbildung der Blut-Gewebe-Barriere (S. 24) unterschiedlich leicht. Diese regionalen Differenzen werden in der Tafel nicht dargestellt.

Die Verteilung im Körper hängt von der Fähigkeit ab, die Barriere Zellmembran zu überwinden (S. 20). Hydrophile Substanzen (z. B. Inulin) werden weder in die Zelle aufgenommen noch an äußere Zellstrukturen gebunden und können daher zur Bestimmung des Volumens der Extrazellulärflüssigkeit benutzt werden (2). Lipophile Stoffe überwinden die Zellmembran, und es kann zu einer homogenen Verteilung des Wirkstoffs in den Körperflüssigkeiten kommen (3). Das Körpergewicht läßt sich folgendermaßen unterteilen:

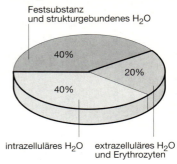

potentieller wässriger Lösungsraum für Arzneistoffe

Die weitere Aufteilung des Lösungsraumes zeigt die Tafel.

Das Verhältnis der Volumina von Interstitialflüssigkeit und Zellwasser ändert sich mit dem Lebensalter und dem Körpergewicht. Die prozentuale Größe des Volumens der Interstitialflüssigkeit ist bei Früh- und Neugeborenen größer (bis zu 50% des Körperwassers), bei übergewichtigen und bei älteren Menschen kleiner.

Die Konzentration (c) einer Lösung entspricht der in ihrem Volumen (V) gelösten Substanzmenge (D): c = D/V. Bei Kenntnis der im Körper befindlichen Arzneistoffdosis (D) und der Plasmakonzentration (c) läßt sich ein Verteilungsvolumen (V) berechnen: V = D/c. Es handelt sich hierbei aber um das *apparente* Verteilungsvolumen (V_{app}), da bei der Berechnung eine gleichmäßige Verteilung der Substanz im Körper vorausgesetzt wird. Eine homogene Verteilung ergibt sich nämlich nicht, wenn Wirkstoffe an der Zellmembran (5) oder an den Membranen von Zellorganellen (6) gebunden oder von diesen gespeichert (7) werden. V_{app} kann dann größer sein als der tatsächlich vorhandene wäßrige Lösungsraum.

Verteilung im Körper 29

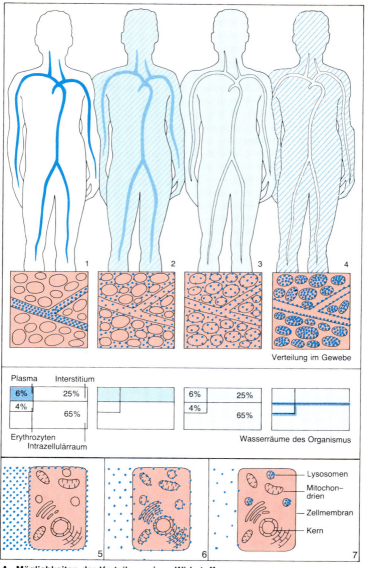

A. **Möglichkeiten der Verteilung eines Wirkstoffs**

Bindung von Arzneistoffen an Plasmaproteine

Arzneistoffmoleküle können sich im Blut an die zahlreich vorhandenen Eiweißmoleküle anlagern. Es bilden sich Arzneistoff-Protein-Komplexe.

An dieser **Proteinbindung** sind in erster Linie Albumin, in geringerem Maße auch β-Globuline und saure Glykoproteine beteiligt. Andere Plasmaproteine (z. B. Transcortin, Transferrin, Thyroxin-bindendes Globulin) spielen nur im Zusammenhang mit der Bindung von speziellen Stoffen eine Rolle. Das Ausmaß der Bindung wird bestimmt von den Konzentrationen der Reaktionspartner und der Affinität des Wirkstoffs zu den Proteinen. Albumin liegt im Plasma in einer Konzentration von 4,6 g/100 ml oder 0,6 mM vor und bietet damit eine sehr hohe Bindungskapazität. Die Affinität der Wirkstoffe zu den Plasmaproteinen ist in der Regel (K_D ca. $10^{-5}-10^{-3}$ M) erheblich niedriger als ihre Affinität zu spezifischen Bindungsstellen (Rezeptoren). Daher ist die Eiweißbindung bei den meisten Arzneistoffen im Bereich therapeutisch interessanter Konzentrationen praktisch proportional zur Konzentration (Ausnahmen hiervon Salicylsäure, bestimmte Sulfonamide).

Das Albuminmolekül weist unterschiedliche Bindungsstellen für anionische und kationische Wirkstoffmoleküle auf. Die Komplexbildung kann über Ionenbindungen erfolgen, jedoch sind auch van der Waals'sche Kräfte beteiligt (S. 58). Das Ausmaß der Bindung ist mit der Hydrophobie (Abstoßung des Wirkstoffmoleküls durch die Wassermoleküle) korreliert.

Die Bindung an die Plasmaproteine geschieht sehr rasch und ist reversibel, d. h. jeder Änderung der Konzentration des ungebundenen Wirkstoffs folgt unmittelbar eine entsprechende Änderung der Konzentration des gebundenen Wirkstoffs. Die Plasmaproteinbindung ist von großer Bedeutung, da die Konzentration des freien Anteils 1. die Stärke der Wirkung und 2. die Geschwindigkeit der Elimination bestimmt.

Bei der gleichen Gesamtkonzentration (z. B. 100 ng/ml) würde die *Wirkkonzentration* bei einem zu 10% Plasmaprotein-gebundenen Wirkstoff 90 ng/ml, bei einem zu 99% gebundenen Wirkstoff nur 1 ng/ml betragen. Die Verminderung der freien Konzentration infolge der Proteinbindung betrifft auch die Biotransformation z. B. in der Leber oder die Elimination über die Niere, weil nur der freie Anteil des Arzneistoffs im Plasma in die stoffwechselaktive Leberzelle übertritt oder glomerulär filtriert wird.

Wenn die freie Konzentration im Plasma infolge einer Biotransformation oder renalen Elimination absinkt, wird der Wirkstoff aus der Bindung an die Plasmaproteinbindung nachgeliefert. Die Plasmaproteinbindung gleicht einem Depot, das zwar die Intensität der Wirkung reduziert, aber wegen der Verzögerung der Ausscheidung die Dauer der Wirkung verlängert.

Wenn zwei Substanzen zur gleichen Bindungsstelle am Albuminmolekül Affinität aufweisen, kann es zu einer Konkurrenz um die Plasmaeiweißbindung kommen. Ein Arzneistoff kann einen zweiten aus seiner Bindung an das Protein „verdrängen" und auf diese Weise die freie (und wirksame) Konzentration des zweiten Arzneistoffs erhöhen (eine Form der **Arzneimittelinteraktion**). Die Erhöhung der freien Konzentration des verdrängten Arzneistoffs bedeutet, daß seine Wirksamkeit zunimmt, aber auch, daß seine Elimination beschleunigt wird.

Eine Abnahme der Albuminkonzentration (Lebererkrankung, nephrotisches Syndrom, schlechter körperlicher Allgemeinzustand) führt bei stark Albumin-gebundenen Wirkstoffen zu einer Änderung ihrer Pharmakokinetik.

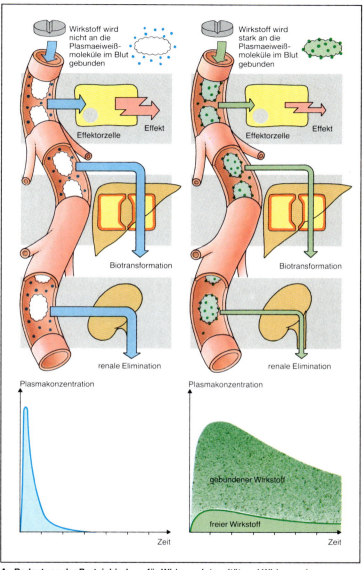

A. Bedeutung der Proteinbindung für Wirkungsintensität und Wirkungsdauer

Die Leber als Ausscheidungsorgan

Die Leber, das Hauptorgan für den Arzneimittelstoffwechsel, erhält pro Minute über die Portalvene 1100 ml Blut und weitere 350 ml über die Leberarterie. Durch die Leber fließt also beinahe ein Drittel des Herzminutenvolumens. Sie enthält in den Gefäßen und Sinus 500 ml Blut. Infolge der Aufweitung des Strömungsquerschnitts wird der Blutfluß in der Leber verlangsamt (**A**). Darüber hinaus erlaubt es das spezielle Endothel der Leber-Sinus (S. 24) selbst Proteinen, die Blutbahn rasch zu verlassen. Das durchlöcherte Endothel ermöglicht einen ungewöhnlich engen Kontakt und intensiven Stoffaustausch zwischen Blut und Leberparenchymzelle, was noch durch Mikrovilli an der dem Disse'schen Raum zugewandten Oberfläche der Leberzelle begünstigt wird.

Der Hepatozyt scheidet die Galleflüssigkeit in das vom Blutraum völlig abgeschirmte Gallekanälchen (dunkelgrün) ab. Die sekretorische Aktivität der Hepatozyten führt zu einer auf den Gallepol gerichteten Flüssigkeitsbewegung in der Zelle (**A**).

Der Hepatozyt ist mit einer Vielzahl für den Stoffwechsel bedeutungsvoller Enzyme ausgerüstet, die z. T. in den Mitochondrien, z. T. an den Membranen des rauhen (rER) oder des **glatten endoplasmatischen Retikulum** (gER) lokalisiert sind. Die Enzyme des glatten ER spielen für den Arzneistoffwechsel die größte Rolle. Hier finden unter direktem Verbrauch molekularen Sauerstoffs Oxidations-Reaktionen statt. Da diese Enzyme eine Hydroxylierung, aber auch die oxidative Spaltung einer –N–C– oder –O–C–Bindung katalysieren können, werden sie **mischfunktionelle Hydroxylasen oder Oxidasen** genannt. Der wesentliche Bestandteil dieses Enzymsystems ist das **Cytochrom P 450**.

Im oxidierten Zustand (Fe^{III}/P-450) bindet es sein Substrat (R-H). Der Komplex Fe^{III}/P450-RH wird dann durch NADPH reduziert. Er bindet O_2: O_2-Fe^{II}/P450-RH. Nach Aufnahme eines weiteren Elektrons zerfällt der Komplex in Fe^{III}/P450, H_2O und die hydroxylierte Substanz R-OH.

Lipophile Arzneistoffe werden rascher aus dem Blut in die Leberzelle aufgenommen und erreichen die in den Membranen des gER eingebetteten mischfunktionellen Oxidasen leichter als hydrophile Stoffe. Zum Beispiel (**B**) kann ein Wirkstoff, der durch einen aromatischen Substituenten (Phenylrest) lipophile Eigenschaften hat, hydroxyliert (Phase-I-Reaktion, S. 34) und damit hydrophiler werden. Neben den Oxidasen finden sich am glatten ER auch noch Reduktasen und Glucuronyltransferasen. Letztere koppeln Glucuronsäure an Hydroxy-, Carboxy-, Amin- und Amid-Gruppen (S. 38); z. B. also auch an das (in der Phase-I-Reaktion) entstandene Phenol (Phase-II-Reaktion: Kopplung). Der Phase-I-Metabolit wie auch der Phase-II-Metabolit können aus dem Hepatozyten – wahrscheinlich über einen gradientenabhängigen Transportprozeß – wieder in das Blut ausgeschleust oder in die Galle sezerniert werden. Bei einer längeranhaltenden Belastung eines der Enzyme auf den Membranen des ER, z. B. durch einen Arzneistoff wie Phenobarbital, kommt es zu einer Vermehrung des glatten ER (vgl. **C** und **D**). Diese **Enzyminduktion**, eine belastungsabhängige Hypertrophie, betrifft alle auf den Membranen des glatten ER lokalisierten Enzyme gleichermaßen. Die Enzyminduktion führt zu einer Beschleunigung der Biotransformation des auslösenden, aber auch anderer Arzneistoffe (eine Form der **Arzneimittelinteraktion**). Sie entwickelt sich bei Belastung innerhalb weniger Tage, erlaubt maximal eine Zunahme der Umsatzgeschwindigkeit um das 2–3fache und verschwindet nach Beendigung der Belastung wieder.

Arzneistoff-Elimination

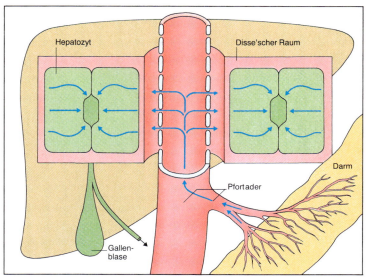

A. Strömungsverhältnisse in Pfortader, Disse'schem Raum und im Hepatozyt

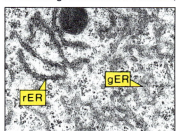

C. Normale Leberzelle

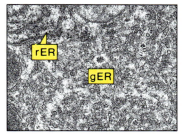

D. Leberzelle nach Phenobarbital-Zufuhr

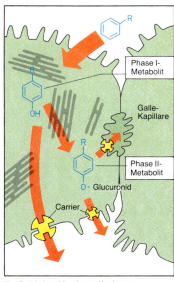

B. Schicksal hydroxylierbarer Arzneistoffe in der Leber

Biotransformation von Arzneistoffen

Viele therapeutisch genutzte Wirkstoffe werden im Körper chemisch verändert (**Biotransformation**). Meistens ist diese chemische Veränderung mit einem Verlust an Wirksamkeit und mit einer Zunahme der Hydrophilie (Wasserlöslichkeit) verbunden. Letzteres begünstigt die Ausscheidung über die Niere (S. 40). Da eine gute Steuerbarkeit der Wirkstoffkonzentration nur bei rascher Elimination gegeben ist, weisen viele Arzneistoffe eine Art Sollbruchstelle auf.

Die Esterbindung stellt eine solche Sollbruchstelle dar, die im Körper unter der Mitwirkung von Enzymen gespalten (hydrolysiert, „verseift") wird. Die *hydrolytische Spaltung* eines Arzneistoffs gehört wie eine *Oxidation, Reduktion, Alkylierung* und *Desalkylierung* zu den **Phase-I-Reaktionen** des Stoffwechsels. Darunter werden alle Stoffwechselprozesse zusammengefaßt, die mit einer Veränderung des Wirkstoffmoleküls verbunden sind. Bei den **Phase-II-Reaktionen** entstehen **Kopplungsprodukte** aus dem Arzneistoff oder seinem in einer Phase-I-Reaktion gebildeten Metaboliten z. B. mit Glucuronsäure oder Schwefelsäure (S. 38).

Als ein Beispiel für die hohe Geschwindigkeit, mit der Ester spaltbar sind, sei der Sonderfall der körpereigenen Überträgersubstanz Acetylcholin genannt. Es wird so rasch durch die an der Freisetzungsstelle lokalisierte Acetylcholinesterase (S. 100, S. 102) gespalten, daß seine therapeutische Anwendung nicht möglich ist. Die Hydrolyse anderer Ester unter der Einwirkung von Esterasen erfolgt langsamer, jedoch im Vergleich zu anderen Biotransformationsreaktionen immer noch sehr schnell. Dies wird deutlich bei dem Lokalanästhetikum Procain, das am Ort der Applikation wirksam ist, jedoch in anderen Körperregionen normalerweise keine unerwünschten Effekte auslöst, weil es schon beim Abtransport vom Applikationsort mit dem Blut durch Spaltung inaktiviert wird.

Eine Esterspaltung führt nicht grundsätzlich zu vollständig unwirksamen Metaboliten, wie das Beispiel der Acetylsalicylsäure zeigt. Das Spaltprodukt Salicylsäure ist selbst noch pharmakologisch wirksam. In bestimmten Fällen werden Wirkstoffe in Form von Estern zugeführt, um entweder die Resorption zu begünstigen (Enalapril-Enalaprilsäure, Testosteronundecanoat-Testosteron S. 246), oder eine bessere Verträglichkeit an der Magen- und Darmschleimhaut zu erreichen (Erythromycinsuccinat-Erythromycin). Der Ester selbst ist in diesen Fällen nicht wirksam, sondern das Hydrolyseprodukt. Es wird also eine unwirksame Vorstufe *(prodrug)* appliziert, aus der erst durch Hydrolyse im Blut das wirksame Molekül entsteht.

Einige Arzneistoffe, die eine Amidbindung aufweisen wie Prilocain (und natürlich auch Peptide), können durch Peptidasen hydrolysiert und damit inaktiviert werden.

Peptidasen sind darüber hinaus pharmakologisch interessant, weil sie aus biologisch inaktiven Peptiden sehr reaktionsfreudige Spaltprodukte (Fibrin S. 142) oder hochwirksame Oligopeptide (Angiotension II S. 124, Bradykinin, Enkephalin S. 204) entstehen lassen. Die an der Hydrolyse von Peptiden beteiligten Enzyme weisen eine gewisse Substratspezifität auf und sind selektiv hemmbar. Dies läßt sich am Beispiel der Bildung des Hormons Angiotensin II zeigen, welches u. a. ein Vasokonstriktor ist. Angiotensin II entsteht aus Angiotensin I durch Abspaltung der beiden C-terminalen Aminosäuren Leucin und Histidin. Die Hydrolyse wird durch die Dipeptidase „angiotensin converting enzyme" (ACE) katalysiert. Es ist durch Peptidanaloga wie Captopril (S. 124) hemmbar. Angiotensin II wird abgebaut, indem die Angiotensinase A das N-terminale Asparagin von Angiotensin II abtrennt. Das entstehende Angiotensin III besitzt keine vasokonstriktorische Wirkung.

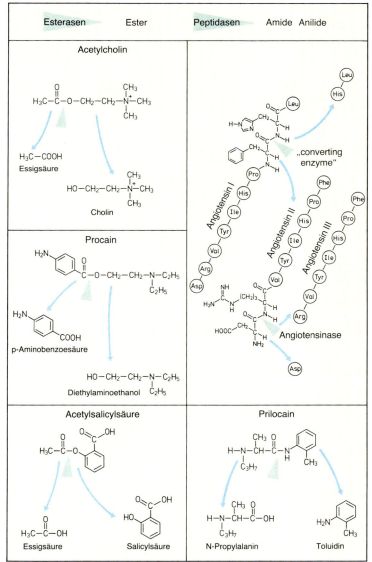

A. Beispiele für chemische Reaktionen im Arzneimittelstoffwechsel (Hydrolyse)

Oxidations-Reaktionen können unterteilt werden in solche, bei denen ein Sauerstoff in das Arzneistoffmolekül eingebaut wird, und solche, bei denen als Folge einer primären Oxidation ein Teil des ursprünglichen Moleküls verlorengeht. Zu dem ersten Typ gehören die **Hydroxylierungs**-Reaktionen, die **Epoxidbildung** und die **Sulfoxidbildung**. Hydroxyliert werden kann ein Alkylsubstituent (z. B. Pentobarbital) oder ein aromatisches Ringsystem (z. B. Propanolol). In beiden Fällen entstehen Produkte, die anschließend in einer Phase-II-Reaktion noch z. B. mit Glucuronsäure verbunden (gekoppelt, konjugiert) werden. Eine Hydroxylierung ist auch am Stickstoff unter Bildung eines Hydroxylamins (z. B. Paracetamol) möglich. Benzol, polyzyklische Aromaten (z. B. Benzpyren) und ungesättigte, zyklische Kohlenwasserstoffe können durch Monooxigenasen zu **Epoxiden** umgewandelt werden, die aufgrund ihrer starken Elektrophilie sehr reaktiv und daher leberschädigend und möglicherweise krebserzeugend sind.

Der zweite Typ der oxidativen Biotransformationsreaktionen umfaßt die **Desalkylierungs**-Reaktionen. Im Falle von Aminen beginnt die Desalkylierung am Stickstoff mit der Hydroxylierung des dem Stickstoff benachbarten C-Atoms. Das Zwischenprodukt ist nicht stabil und zerfällt zu dem desalkylierten Amin und dem Aldehyd des abgespaltenen Substituenten. Ähnlich läuft eine Desalkylierung am Sauerstoff (z. B. Phenacetin) oder am Schwefel (z. B. Azathioprin) ab.

Eine oxidative **Desaminierung**, d. h. Abspaltung einer NH_2-Gruppe, entspricht der Desalkylierung eines primären Amins (R^1 = H, R^2 = H). Das hydroxylierte Zwischenprodukt zerfällt dann in Ammoniak und den entsprechenden Aldehyd. Letzterer wird zu einem Teil zu dem entsprechenden Alkohol reduziert, zum anderen Teil zu der entsprechenden Carbonsäure oxidiert.

Reduktions-Reaktionen können an einem Sauerstoff oder an einem Stickstoff stattfinden. Ein Keto-Sauerstoff wird im Falle der Reduktion von Cortison oder Prednison zu Hydrocortison (Cortisol) bzw. Prednisolon zu einer Hydroxy-Gruppe. Dies ist übrigens ein Beispiel für die Überführung eines Arzneistoffs in die Wirkform (Bioaktivierung). Am Stickstoff spielt sich die Reduktion von Azoverbindungen oder von Nitroverbindungen (z. B. Nitrazepam) ab. Nitro-Gruppen werden über die Zwischenstufen der Nitrosoverbindung und des Hydroxylamins schließlich zu dem entsprechenden Amin reduziert. Auch die Dehalogenierung ist ein reduktiver Vorgang, bei dem der Kohlenstoff betroffen ist (z. B. Halothan S. 212).

Methyl-Gruppen können durch eine Reihe relativ spezifischer Methyltransferasen auf Hydroxyl-Gruppen (**O-Methylierung**, z. B. Noradrenalin) und auf Aminogruppen (**N-Methylierung**) bei Noradrenalin, Histamin oder Serotonin) übertragen werden.

Bei Thioverbindungen kann eine **Desulfurierung** durch Austausch eines Schwefels mit Sauerstoff (z. B. Parathion) stattfinden. Diese spezielle Desulfurierung zeigt einmal mehr, daß eine Biotransformation nicht notwendigerweise zu einer Inaktivierung führen muß: das aus Parathion (E 605) im Organismus gebildete Paraoxon (E 600) ist der eigentliche Wirkstoff (S. 102).

$$R^1-\underset{\underset{R^2}{|}}{N}-CH_2-CH_3 \longrightarrow R^1-\underset{\underset{R^2}{|}}{N}-\underset{\underset{OH}{|}}{C}H-CH_3$$

$$\downarrow$$

$$R^1-\underset{\underset{R^2}{|}}{N}-H + H-\overset{O}{\overset{\|}{C}}-CH_3$$

Desalkylierung

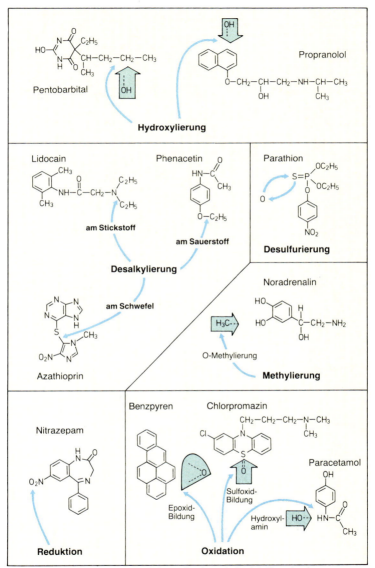

A. Beispiele für chemische Reaktionen im Arzneimittelstoffwechsel

Enterohepatischer Kreislauf (A)

Wirkstoffe, die nach oraler Aufnahme aus dem Darm resorbiert werden, gelangen mit dem Pfortaderblut zur Leber und können dort mit Glucuronsäure (**B**, dargestellt für Salicylsäure), mit Schwefelsäure (**B**, dargestellt für das deacetylierte Bisacodyl) oder mit anderen polaren Molekülen gekoppelt werden. Die hydrophilen Kopplungsprodukte können mit Hilfe von Transportmechanismen aus der Leberzelle in die Galleflüssigkeit übertreten und mit dieser schließlich wieder in den Darm gelangen, also biliär eliminiert werden. Die hydrophilen Kopplungsprodukte vermögen das Darmepithel nicht zu überwinden. Aber O-Glucuronide sind durch die β-Glucuronidasen der Bakterien im Colon spaltbar, und es kann der freiwerdende Wirkstoff erneut resorbiert (**rückresorbiert**) werden. Es ergibt sich ein **enterohepatischer Kreislauf**, durch den der Wirkstoff im Körper wie in einer Falle festgehalten scheint. Die Kopplungsprodukte treten aber aus der Leberzelle nicht nur in die Galleflüssigkeit, sondern auch in das Blut über. Glucuronide mit einem Molekulargewicht < 300 gelangen bevorzugt in das Blut, Glucuronide mit einem Molekulargewicht > 300 in einem stärkeren Ausmaß in die Galleflüssigkeit. Die von der Leberzelle in das Blut abgesonderten Glucuronide werden in der Niere glomerulär filtriert, aber aufgrund ihrer Hydrophilie nicht wie die Ausgangssubstanz rückresorbiert, sondern mit dem Harn ausgeschieden.

Arzneimittel, die einem enterohepatischen Kreislauf unterliegen, werden also langsam ausgeschieden. Zu den Arzneistoffen, die in einen enterohepatischen Kreislauf einmünden, gehören unter anderen Digitoxin und Säureantiphlogistika.

Kopplungsreaktionen (B)

Von den Kopplungsreaktionen oder Phase-II-Reaktionen ist die wichtigste die Kopplung eines Wirkstoffs oder seines Metaboliten an die *Glucuronsäure*. Die Carboxy-Gruppe der Glucuronsäure liegt bei dem pH-Wert der Körperflüssigkeiten ganz überwiegend dissoziiert vor, die negative Ladung verleiht einem glucuronidierten Molekül eine hohe Polarität und damit eine geringe Membrangängigkeit.

Die Kopplungsreaktion verläuft nicht spontan, sondern nur dann, wenn die Glucuronsäure in ihrer aktivierten Form, also gebunden an Uridin-diphosphat vorliegt. Die mikrosomalen Glucuronyltransferasen übertragen von diesem Komplex die Glucuronsäure auf das Akzeptormolekül. Wenn das Akzeptormolekül ein Phenol oder ein Alkohol ist, entsteht ein Ether-Glucuronid, erfolgt die Übertragung aber auf eine Carboxyl-Gruppe, entsteht ein Esterglucuronid. In beiden Fällen handelt es sich um O-Glucuronide. Mit Aminen können N-Glucuronide gebildet werden, die im Gegensatz zu O-Glucuroniden durch bakterielle β-Glucuronidasen nicht spaltbar sind.

Im Zytoplasma gelöste Sulfotransferasen übertragen aktivierte *Schwefelsäure* (3'-Phosphoadenin-5'-phosphosulfat) auf Alkohole und Phenole. Das Kopplungsprodukt ist wie im Falle der Glucuronide eine Säure.

Es unterscheidet sich damit von dem unter Vermittlung einer Acyltransferase gebildeten Kopplungsprodukt aus aktivierter *Essigsäure* (Acetyl-Coenzym A) und einem Alkohol oder Phenol. Dieses Kopplungsprodukt besitzt keinen Säurecharakter.

Acyltransferasen sind schließlich auch noch beteiligt an der Übertragung der Aminosäuren *Glycin* oder *Glutamin* auf Carboxysäuren. In diesen Fällen bildet sich zwischen der Carboxy-Gruppe des Akzeptormoleküls und der Amino-Gruppe der übertragenen Aminosäure eine Amidbindung aus. Die Säurefunktion von Glycin bzw. Glutamin bleibt im Kopplungsprodukt frei.

Arzneistoff-Elimination 39

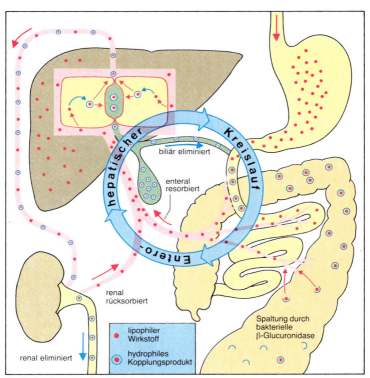

A. Enterohepatischer Kreislauf

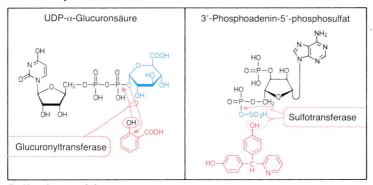

B. Kopplungsreaktionen

Niere als Ausscheidungsorgan

Die meisten Wirkstoffe werden entweder chemisch unverändert oder in Form ihrer Stoffwechselprodukte mit dem Harn, also über die Niere – renal – ausgeschieden. Die Niere ermöglicht die Ausscheidung, weil der Aufbau der Gefäßwand im Bereich der Glomerulus-Kapillaren (**B**) den ungehinderten bzw. eingeschränkten Übertritt im Blut gelöster Stoffe, die ein Molekulargewicht von < 5000 bzw. <50 000 aufweisen, erlaubt. Da, von wenigen Ausnahmen abgesehen, therapeutisch eingesetzte Wirkstoffe und deren Stoffwechselprodukte ein viel kleineres Molekulargewicht haben, werden diese **glomerulär filtriert**, gelangen also aus dem Blut in den Primärharn. Die **Basalmembran**, die das **Endothel** der Kapillare vom **Epithel** des Tubulus trennt, besteht aus geladenen Glykoproteinen und bildet für höhermolekulare Stoffe in Abhängigkeit von deren Ladung ein unterschiedlich dichtes Filtrationshindernis.

Außer durch **glomeruläre Filtration (B)** können im Blut befindliche Stoffe auch noch durch **aktive Sekretion (C)** in den Harn gelangen. Bestimmte Kationen und bestimmte Anionen werden unter Verbrauch von Energie mittels spezieller Transportsysteme in die Tubulusflüssigkeit sezerniert. Diese Transportsysteme besitzen nur eine beschränkte Kapazität. Es kann bei gleichzeitiger Anwesenheit mehrerer Substrate zu einer Konkurrenzreaktion kommen (Beispiel S. 262).

Im Verlaufe der Tubuluspassage wird das Volumen des Harns um mehr als das 100fache eingeengt, es kommt zu einer entsprechenden Konzentrierung der filtrierten Wirkstoffs bzw. der filtrierten Stoffwechselprodukte (**A**). Der sich ausbildende Konzentrationsunterschied zwischen Harn und Interstitialflüssigkeit bzw. Blut bleibt erhalten bei Stoffen, die das Tubulusepithel nicht überwinden können. Im Falle lipophiler Wirkstoffe aber wird der Konzentrationsgradient zu einer Wiederaufnahme (**Rückresorption**) eines Teils des filtrierten Stoffes führen. Der Rückresorption selbst liegt also kein aktiver Vorgang zugrunde, es handelt sich vielmehr um eine passive Diffusion. Daher ist das Ausmaß der Wiederaufnahme im Falle protonierbarer Substanzen von deren Dissoziationsgrad bzw. vom pH-Wert des Harns abhängig. Als Maß für den Dissoziationsgrad einer Substanz dient ihr pK-Wert, der den pH-Wert angibt, bei dem die Hälfte der Substanz protoniert bzw. unprotoniert vorliegt. Graphisch veranschaulicht wird dies am Beispiel eines protonierbaren Amins mit einem pK_a-Wert von 7. In diesem Falle liegt bei einem pH-Wert des Harns von 7 die Hälfte des Amins in der protonierten, hydrophilen, nicht zum Membrandurchtritt befähigten Form (blaue Punkte) vor, die andere Hälfte kann als ungeladenes Amin (rote Punkte) dem sich ausbildenden Gradienten entsprechend das Tubuluslumen verlassen. Hier stellt sich wieder ein Dissoziationsgleichgewicht zwischen der Base und der protonierten Form ein. Liegt bei einem Amin der pK_a-Wert höher (pK_a = 7,5) oder tiefer (pK_a = 6,5), so findet sich bei pH = 7 entsprechend weniger bzw. mehr des Amins in der ungeladenen und rückresorbierbaren Form. Entsprechende Verhältnisse können bei einem Wirkstoff (pK_a-Wert z. B. = 7) durch die Veränderung des Harn-pH-Wertes um eine halbe pH-Einheit nach oben oder unten erzielt werden.

Der hier für basische Substanzen erläuterte Sachverhalt gilt im Prinzip auch für saure Stoffe, nur mit dem wesentlichen Unterschied, daß z. B. bei einer –COOH-Gruppe mit zunehmender Alkalisierung des Harns (pH-Anstieg) die geladene Form entsteht, was die Rückresorption behindert.

Die gezielte Veränderung des Harn-pH-Wertes kann bei Vergiftungen mit protonierbaren Stoffen genutzt werden, um die Elimination des Giftes zu beschleunigen, z. B. Säuerung bei Methamphetamin, Alkalisierung bei Phenobarbital.

Arzneistoff-Elimination 41

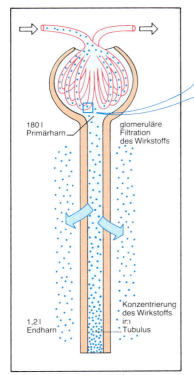

A. Filtration und Konzentrierung

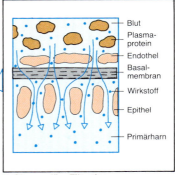

B. Glomeruläre Filtration

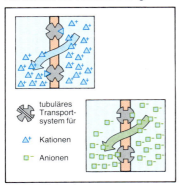

C. Aktive Sekretion

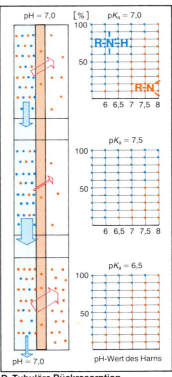

D. Tubuläre Rückresorption

Elimination von lipophilen und hydrophilen Stoffen

Die Begriffe **lipophil** und **hydrophil** (bzw. hydrophob und lipophob) beziehen sich auf die Löslichkeit von Stoffen in Medien mit geringer bzw. mit hoher Polarität. Das Blutplasma, die Interstitialflüssigkeit und das Zytosol besitzen als wäßrige Medien eine hohe Polarität, während die Lipide – zumindest im Inneren einer Lipiddoppelmembran (S. 20) – und Fett apolare Medien darstellen. Polare – also hydrophile – Stoffe lösen sich gut in polaren, lipophile hingegen gut in apolaren Medien. Wenn ein **hydrophiler Wirkstoff** in die Blutbahn gelangt – wahrscheinlich wird er nur teilweise und langsam resorbiert (nicht dargestellt) –, passiert er die Leber, ohne verändert zu werden, weil er die lipophile Barriere der Leberzellmembran nicht oder allenfalls langsam überwindet und so keinen Zugang zu den am Arzneistoffwechsel beteiligten Leberenzymen gewinnt. Er erreicht unverändert die arterielle Strombahn und die Niere, wo er filtriert wird. Im Falle einer hydrophilen Substanz ist die Bindung an die Plasmaproteine gering (die Proteinbindung nimmt mit steigender Lipophilie zu), und es steht daher bei einem hydrophilen Wirkstoff die gesamte Plasma-Konzentration zur glomerulären Filtration zur Verfügung. Der hydrophile Wirkstoff wird tubulär nicht rückresorbiert und erscheint im Endharn. Hydrophile Wirkstoffe werden **rasch renal eliminiert**.

Ein **lipophiler Wirkstoff**, der trotz Zugangs zu allen Zellen, also auch den stoffwechselaktiven Leberzellen, aufgrund seiner chemischen Natur nicht zu einem polaren Produkt umgewandelt werden kann, verweilt im Organismus. Der bei der Glomerulus-Passage filtrierte Anteil wird aus dem Tubulus rückresorbiert. Die Rückresorption ist nahezu vollständig, da die freie Konzentration eines lipophilen Wirkstoffs im Plasma gering ist (lipophile Stoffe sind häufig zu einem großen Teil an Proteine gebunden). Die für einen **lipophilen Wirkstoff**, der **keine Umwandlung** erfahren kann, geschilderten Verhältnisse sind für einen Arzneistoff unerwünscht, da bei einem derartigen Verhalten eine einmal getroffene pharmakotherapeutische Maßnahme nicht reversibel ist (fehlende Steuerbarkeit der Therapie).

Lipophile Wirkstoffe, die in der Leber zu **hydrophilen Metaboliten** verändert werden, erlauben eine bessere Steuerbarkeit, da der lipophile Stoff auf diese Weise ausscheidbar wird. Die Geschwindigkeit der Bildung des hydrophilen Stoffwechselproduktes bestimmt die Dauer der Anwesenheit des Wirkstoffs im Körper.

Verläuft die Umwandlung zu einem polaren Metaboliten rasch und sind die Metaboliten pharmakologisch unwirksam, erreicht nur ein Teil des resorbierten Wirkstoffs unverändert den Kreislauf, der andere Teil wurde **präsystemisch eliminiert**. Bei sehr rascher Biotransformation ist die Anwendung des Wirkstoffs per os nicht möglich (z. B. Glyceryltrinitrat S. 120). Der Wirkstoff muß parenteral, buccal oder transdermal zugeführt werden, um die Leber zu umgehen. Unabhängig von der Applikationsart kann ein Teil des verabreichten Arzneistoffs vor dem Eintritt in den großen Kreislauf beim Durchgang durch die Lunge von dieser aufgenommen und vorübergehend gespeichert werden. Dies imponiert auch als präsystemische Elimination.

Eine präsystemische Elimination vermindert die *Bioverfügbarkeit* eines Arzneistoffes nach oraler Zufuhr. **Absolute Bioverfügbarkeit** = systemisch verfügbare Menge/zugeführte Dosis. **Relative Bioverfügbarkeit** = Verfügbarkeit des Arzneistoffes im Testpräparat, bezogen auf ein Standardpräparat.

Arzneistoff-Elimination 43

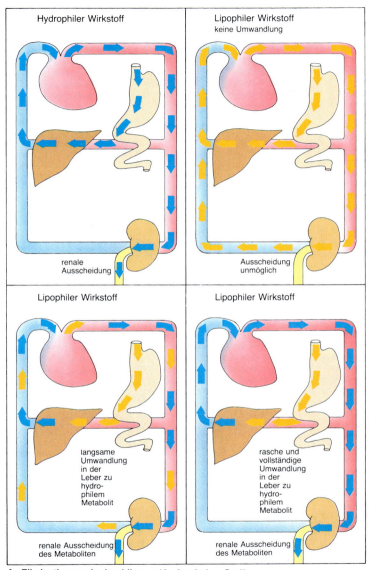

A. Elimination von hydrophilen und hydrophoben Stoffen

Wirkstoffkonzentration im Körper in Abhängigkeit von der Zeit – die Exponentialfunktion

Vorgänge wie Arzneistoffresorption und -elimination laufen mit exponentieller Gesetzmäßigkeit ab.

Hinsichtlich der **Resorption** erklärt sich dies meist aus der Tatsache, daß die Menge des pro Zeiteinheit bewegten Stoffes von der Konzentrationsdifferenz (Gradient) zwischen zwei Räumen (Kompartimenten) abhängt (Ficksches Gesetz). Bei der Resorption ist das Kompartiment mit initial hoher Konzentration der Darminhalt und das Kompartiment mit niedriger Konzentration das Blut.

Im Falle der **renalen Elimination** ist die Ausscheidung vielfach von der glomerulären Filtration abhängig, also der Substanzmenge, die im Primärharn enthalten ist. Mit fallender Konzentration der Substanz im Blut sinkt dementsprechend die pro Zeiteinheit glomerulär filtrierte Menge. Die sich ergebende exponentielle Gesetzmäßigkeit ist in (**A**) illustriert. Die exponentielle Gesetzmäßigkeit bedeutet, daß die Zeitspanne, in der sich die Konzentration jeweils halbiert, konstant ist. Diese Zeitspanne wird Halbwertzeit ($t_{1/2}$) genannt und steht mit $t_{1/2} = \ln 2 / k$ in einer festen Beziehung zur Geschwindigkeitskonstanten k, die zusammen mit der Ausgangskonzentration c_0 die (Exponential-)Beziehung vollständig beschreibt.

Die exponentielle Gesetzmäßigkeit der Prozesse erlaubt es im Falle der Elimination, ein Plasmavolumen anzugeben, das innerhalb einer Zeiteinheit vom Wirkstoff befreit würde, wenn sich der verbleibende Stoff nicht wieder homogen über den gesamten Raum verteilen würde (diese Bedingung ist in Wirklichkeit natürlich nie gegeben). Das **in einer Zeiteinheit formal vom Wirkstoff befreite Plasmavolumen** wird als **Clearance** bezeichnet. Je nachdem, ob eine Ausscheidung oder eine chemische Veränderung die Konzentration des Wirkstoffs im Blut sinken läßt, wird von einer renalen oder einer hepatischen Clearance gesprochen. In den Fällen, in denen ein Teil des im Blut befindlichen resorbierten Wirkstoffs unverändert über die Niere, ein anderer Teil nach chemischer Veränderung ausgeschieden wird, addieren sich die renale und die hepatische Clearance zur Gesamtclearance (Cl_{tot}). Sie stellt die Leistung aller an der Elimination beteiligten Vorgänge dar und ist mit der Halbwertzeit ($t_{1/2}$) und dem scheinbaren Verteilungsvolumen V_{app} (S. 28) über die Beziehung verbunden:

$$t_{1/2} = \ln 2 \times \frac{V_{app}}{Cl_{tot}}$$

Die Halbwertzeit ist um so kürzer, je kleiner das Verteilungsvolumen oder je größer die Gesamtclearance ist.

Im Falle unverändert renal ausgeschiedener Wirkstoffe kann aus der kumulativen Harnausscheidung die Eliminationshalbwertzeit ermittelt werden; die schließlich insgesamt ausgeschiedene Menge entspricht der resorbierten Menge.

Bei **hepatischer Elimination** ergibt sich meist ein exponentieller Abfall der Pharmakonkonzentration über die Zeit, weil die metabolisierenden Enzyme im konzentrationsproportionalen Bereich ihrer Aktivierungskurve arbeiten und daher mit abfallender Konzentration auch die pro Zeiteinheit umgesetzte Substanzmenge sinkt.

Die bekannteste Ausnahme bietet die Elimination von Ethanol, die zumindest bei Blutkonzentrationen $>0,2‰$ nicht exponentiell, sondern linear abfällt. Dies hängt mit der niedrigen Halbsättigungskonzentration des für den Alkoholabbau geschwindigkeitsbestimmenden Enzyms Alkohol-Dehydrogenase zusammen, die schon bei 80 mg/l ($\sim 0,08‰$) erreicht ist. Daher kann bei Ethanolkonzentrationen oberhalb von $0,2‰$ der Umsatz nicht mehr konzentrationsabhängig steigen, und die pro Zeit eliminierte Menge bleibt konstant.

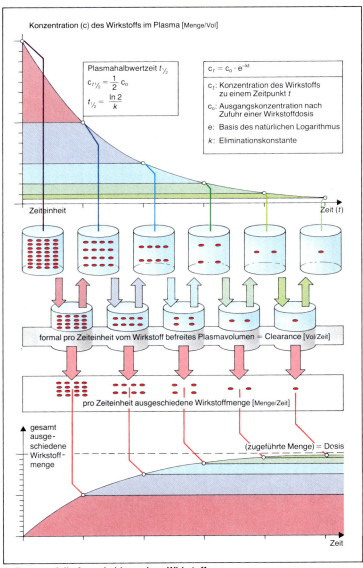

A. Exponentielle Ausscheidung eines Wirkstoffs

Zeitverlauf der Wirkstoffkonzentration im Plasma

A. Arzneistoffe werden in den Körper aufgenommen und aus diesem auf verschiedenen Wegen wieder ausgeschieden. Der Körper ist also ein offenes System, in dem sich die aktuelle Arzneistoffkonzentration aus dem Zusammenspiel von Zustrom (Invasion) und Abfluß (Elimination) ergibt. Im Falle der Zufuhr eines Wirkstoffs per os erfolgt die Resorption aus Magen und Darm. Ihre Geschwindigkeit ist von vielen Faktoren abhängig, unter anderem von der Lösungsgeschwindigkeit des Arzneistoffs (im Fall einer festen Darreichungsform), von der Geschwindigkeit, mit welcher der Magen- und Darm-Inhalt vorwärtsbewegt wird, von der Membrangängigkeit des Wirkstoffs, von der Differenz zwischen der Konzentration im Darm und der im Blut und von der Durchblutung der Darmschleimhaut. Der Zustrom aus dem Darm (**Invasion**) läßt die Konzentration im Blut ansteigen. Mit dem Blut erreicht der Wirkstoff einzelne Organe (**Verteilung**) und kann bei entsprechenden Eigenschaften von diesen auch aufgenommen werden, wobei zunächst die gut durchbluteten Gewebe (z. B. das Gehirn) einen im Vergleich zu den weniger gut durchbluteten Organen zu großen Anteil erhalten. Die Aufnahme in die Gewebe läßt die Konzentration im Blut sinken. Der Zustrom aus dem Darm nimmt ab, wenn die Konzentrationsdifferenz zwischen Darm und Blut kleiner wird. Der Blutspiegel erreicht ein Maximum, wenn die pro Zeit eliminierte Menge der pro Zeit resorbierten Menge gleichkommt. Der Abstrom von Wirkstoff in das Lebergewebe und in die Nieren bedeutet seinen Eintritt in die **Eliminationsorgane**. Der charakteristische phasenhafte Zeitverlauf der Konzentration im Plasma setzt sich somit aus den Teilprozessen **Invasion, Verteilung** und **Elimination** zusammen, wobei die einzelnen Teilprozesse sich zeitlich überlappen. Wenn die Resorption aus dem Darm langsamer abläuft als die Verteilung, bestimmen Resorption und Elimination den Blutspiegelverlauf. Dieser läßt sich dann mathematisch mit der sog. Bateman-Funktion beschreiben (k_1 und k_2 = Geschwindigkeitskonstanten für den Resorptionsvorgang und den Eliminationsvorgang). Wenn (nach rascher intravenöser Zufuhr) die Verteilung im Körper deutlich schneller erfolgt als die Elimination, stellt sich dies in einem anfänglich raschen und dann stark verlangsamten Abfall des Plasmaspiegels dar, wobei die schnelle Komponente des Abfalls als α-**Phase** (Verteilungsphase) und die langsame Komponente als die β-**Phase** (Eliminationsphase) bezeichnet wird.

B. Die Geschwindigkeit der Invasion hängt von der Applikationsart ab. Je rascher die Invasion erfolgt, desto kürzer ist die Zeit (t_{max}), die bis zum Erreichen des Plasmaspiegelmaximum (c_{max}) vergeht, desto höher ist c_{max}, und desto früher beginnt der Plasmaspiegel wieder zu fallen.

Die *Fläche unter der Plasmaspiegelkurve* (AUC, area under curve) ist bei gleicher Dosis und vollständiger Verfügbarkeit unabhängig von der Applikationsart: Gesetz von den korrespondierenden Flächen. Es wird zur Ermittlung der Bioverfügbarkeit F herangezogen. Nach Zufuhr in gleicher Dosis gilt

$$F = \frac{\text{AUC orale Zufuhr}}{\text{AUC iv Zufuhr}}$$

Die Bioverfügbarkeit entspricht dem Anteil der Wirkstoffmenge, welcher nach oraler Anwendung in den großen Kreislauf gelangt.

Auch für den Vergleich von verschiedenen Handelspräparaten, die denselben Wirkstoff in derselben Menge enthalten, wird diese Gesetzmäßigkeit genutzt: identische AUC-Werte und identischer Zeitverlauf der Blutkonzentration bedeuten **Bioäquivalenz**.

Pharmakokinetik

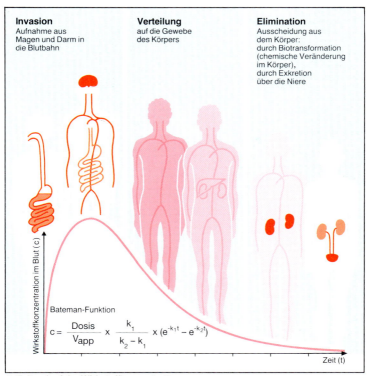

Invasion
Aufnahme aus Magen und Darm in die Blutbahn

Verteilung
auf die Gewebe des Körpers

Elimination
Ausscheidung aus dem Körper: durch Biotransformation (chemische Veränderung im Körper), durch Exkretion über die Niere

Bateman-Funktion

$$c = \frac{Dosis}{V_{app}} \times \frac{k_1}{k_2 - k_1} \times (e^{-k_1 t} - e^{-k_2 t})$$

Wirkstoffkonzentration im Blut (c)

Zeit (t)

A. Zeitverlauf der Wirkstoffkonzentration

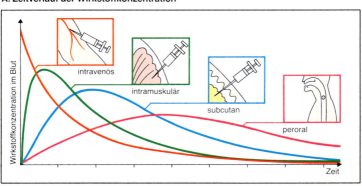

intravenös
intramuskulär
subcutan
peroral

Wirkstoffkonzentration im Blut

Zeit

B. Applikationsart und Zeitverlauf der Wirkstoffkonzentration

Zeitverlauf der Wirkstoffkonzentration bei regelmäßiger Anwendung (A)

Wird ein Arzneistoff in einer bestimmten Dosis über einen längeren Zeitraum in regelmäßigen Zeitabständen zugeführt, hängen Verlauf und Höhe des Plasmaspiegels vom Verhältnis zwischen der Halbwertzeit der Elimination und der Dauer des Applikationsintervalls ab. Wenn die mit einer Dosis zugeführte Menge vollständig ausgeschieden ist, bevor die neue Dosis eingenommen wird, ergeben sich bei wiederholter Einnahme in regelmäßigen Zeitabständen immer wieder gleiche Plasmaspiegel. Erfolgt eine Einnahme, bevor die mit der vorausgegangenen Dosis zugeführte Menge vollkommen ausgeschieden ist, muß sich diese Folgedosis zu dem Rest addieren, der von der vorausgegangenen Dosis noch im Körper vorhanden ist – der Wirkstoff **kumuliert**. Je kürzer das Applikationsintervall im Vergleich zur Eliminationshalbwertzeit gewählt wird, um so größer ist der Restbetrag, zu dem sich am Ende des Applikationsintervalls die neue Dosis addiert, desto stärker kumuliert der Wirkstoff im Körper. Bei gegebenem Applikationsintervall kumuliert der Wirkstoff jedoch nicht grenzenlos, vielmehr stellt sich ein **Kumulationsgleichgewicht** (c_{ss} „steady state") ein. Dies beruht auf der Konzentrationsabhängigkeit der Eliminationsprozesse. Je höher die Konzentration ansteigt, desto größer wird die Menge des pro Zeiteinheit eliminierten Wirkstoffs. Nach mehreren Dosen ist die Konzentration auf einen Wert geklettert, bei dem die pro Zeit eliminierte Menge der pro Zeit zugeführten Menge gleichkommt: Das Kumulationsgleichgewicht ist erreicht. Auf diesem Konzentrationsniveau spielen sich bei einer Fortsetzung der regelmäßigen Einnahme die Plasmaspiegelschwankungen ab. Die Höhe des Kumulationsgleichgewichtes (c_{ss}) hängt von der zugeführten Menge (D) pro Applikationsintervall (τ) und der Clearance Cl ab:

$$c_{ss} = \frac{D}{(\tau \times Cl)}$$

Die Geschwindigkeit, mit der das Kumulationsgleichgewicht erreicht wird, ist der Eliminationsgeschwindigkeit des Wirkstoffs korreliert (Zeit bis 90% c_{ss}: 3,3 × Eliminationszeit $t_{1/2}$).

Zeitverlauf der Wirkstoffkonzentration bei unregelmäßiger Einnahme (B)

In der Praxis erweist es sich als schwierig, einen Plasmaspiegel zu gewährleisten, der gleichmäßig um einen gewünschten Wirkspiegel unduliert. Wenn z. B. die Einnahme von zwei aufeinanderfolgenden Dosen unterlassen („?") wird, sinkt der Plasmaspiegel auf subtherapeutische Konzentrationen ab, und es bedarf einer längeren Periode der regelmäßigen Einnahme, um das gewünschte Plasmaspiegelniveau wieder zu erreichen. Die Fähigkeit und Bereitschaft des Patienten, therapeutische Maßnahmen wie vom Arzt verordnet durchzuführen, wird als „Patienten-Compliance" bezeichnet.

Die Schwierigkeit der unregelmäßigen Arzneistoffzufuhr kann übrigens auch auftreten, wenn die Tagesgesamtdosis auf drei Einzeldosen verteilt wird (3mal täglich eine Dosis) und die erste Dosis morgens zum Frühstück, die zweite Dosis zum Mittagessen und die dritte Dosis zum Abendessen eingenommen wird. Unter dieser Bedingung ergibt sich während der Nachtruhe des Patienten ein Applikationsintervall, das doppelt so lang ist wie die Intervalle am Tage. Die Konzentration im Blut kann in den frühen Morgenstunden weit unter den gewünschten und möglicherweise dringend erforderlichen Wirkspiegel gesunken sein.

Pharmakokinetik 49

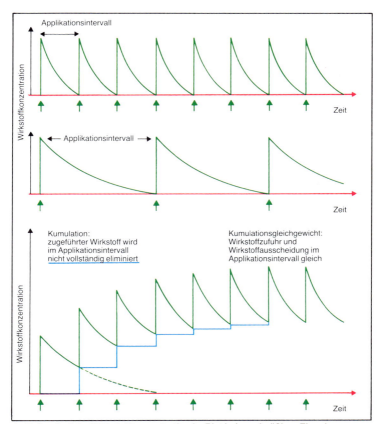

A. Zeitverlauf der Wirkstoffkonzentration im Blut bei regelmäßiger Einnahme

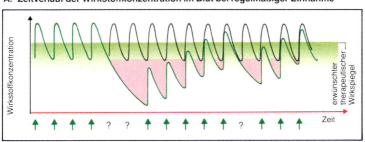

B. Zeitverlauf der Wirkstoffkonzentration bei unregelmäßiger Einnahme

Kumulation: Dosis, Dosisintervall und Auslenkung des Plasmaspiegels (A)

Die erfolgreiche Anwendung eines Arzneimittels ist bei vielen Erkrankungen nur möglich, wenn seine Konzentration über die Zeit gleichbleibend hoch ist. Diese Bedingung wird mit der regelmäßigen Einnahme angestrebt, wobei die Bedingungen so zu wählen sind, daß ein zeitweises Absinken unter die therapeutisch wirksame Konzentration genauso vermieden wird wie das vorübergehende Überschreiten der oberen Grenzkonzentration, was Vergiftungssymptome hervorrufen würde. Ein gleichförmiger Plasmaspiegel über die Zeit ist hingegen dann unerwünscht, wenn mit ihm ein Nachlassen der Wirksamkeit verbunden ist (Toleranzentwicklung), oder wenn die Anwesenheit des Wirkstoffes nur zu bestimmten Tageszeiten erforderlich ist.

Ein über die Zeit konstanter Plasmaspiegel läßt sich mit einer Dauerinfusion erreichen, wobei die Infusionsgeschwindigkeit die Höhe des Plasmaspiegels bestimmt. Dieses Verfahren wird im intensivmedizinischen Bereich regelmäßig angewandt, kommt aber sonst kaum in Betracht. Bei peroraler Zufuhr bietet sich eine Aufteilung der Tagesgesamtdosis auf mehrere, z. B. 4, 3 oder 2 Einzeldosen an. Wenn die Tagesdosis auf mehrere Einzeldosen verteilt wird, weist der mittlere Plasmaspiegel geringe Auslenkungen auf. In der Praxis zeigt sich aber, daß die Vorschrift, ein Arzneimittel mehrere Male am Tag einzunehmen, viel weniger gut befolgt wird (mangelnde Zuverlässigkeit des Patienten bei der Arzneimitteleinnahme: mangelnde „Patienten-Compliance"). Das Ausmaß der Plasmaspiegelschwankungen innerhalb eines Applikationsintervalls kann auch vermindert werden durch eine Darreichungsform (S. 10) mit protrahierter Wirkstoff-Freisetzung: Retardpräparat.

Die Geschwindigkeit, mit der bei regelmäßiger Einnahme das Kumulationsgleichgewicht erreicht wird, entspricht der Geschwindigkeit der Elimination. Als Faustregel gilt: das Kumulationsgleichgewicht ist ungefähr erreicht nach $3 \times$ Eliminations-$t_{1/2}$.

Im Falle langsam eliminierbarer und damit stark zur Kumulation neigender Wirkstoffe dauert es bei Gabe der Erhaltungsdosis lange, bis sich der für die Wirkung optimale Plasmaspiegel einstellt (Phenprocoumon, Digitoxin, Methadon). Hier kann durch eine Überhöhung der anfänglichen Dosen (Aufsättigungsdosis) rasch die Gleichgewichtskonzentration erreicht werden, das Gleichgewicht wird anschließend mit einer niedrigeren Dosis (Erhaltungsdosis) aufrechterhalten. Bei langsam eliminierbaren Substanzen reicht eine einmal tägliche Zufuhr für einen gleichmäßigen Wirkspiegel.

Änderung der Eliminationscharakteristik im Verlauf der Arzneistofftherapie (B)

Bei allen Arzneistoffen, die regelmäßig einzunehmen sind und zum erwünschten Wirkspiegel kumulieren, ist zu bedenken, daß die Bedingungen für die Biotransformation oder renale Exkretion im Verlaufe der Therapie nicht notwendigerweise konstant bleiben müssen. Es kann durch eine Enzyminduktion (S. 32) oder durch eine Änderung der Protonenkonzentration im Harn (S. 40) eine Beschleunigung eintreten. Als Folge sinkt das Kumulationsgleichgewicht auf den Wert ab, der der neuen und rascheren Elimination entspricht. Eine zunächst vorhandene Arzneimittelwirkung wird schwächer oder kann verschwinden. Umgekehrt wird bei einer Hemmung der Elimination (z. B. fortschreitende Niereninsuffizienz) bei renal ausscheidbaren Wirkstoffen) der mittlere Plasmaspiegel ansteigen, und es können sich toxische Konzentrationen einstellen.

Pharmakokinetik 51

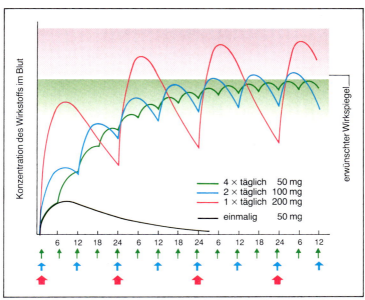

A. Kumulation: Dosis, Dosisintervall und Auslenkung des Plasmaspiegels

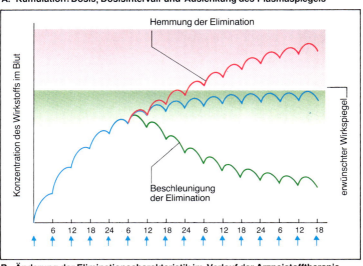

B. Änderung der Eliminationscharakteristik im Verlauf der Arzneistofftherapie

Dosis-Wirkungs-Beziehung

Die Wirkung einer Substanz hängt von der applizierten Menge, der Dosis, ab. Wird eine Dosis gewählt, die nicht ausreicht, um die für die Wirkung kritische Schwellenkonzentration zu überschreiten (unterschwellige Dosierung), bleibt die Wirkung aus. In Abhängigkeit von der Natur des zu erfassenden Effektes wird bei einem Individuum mit steigender Dosis eine zunehmend stärkere Wirkung erfaßbar sein, und es kann eine *Dosis-Wirkungs-Beziehung* bestimmt werden. So ist die Wirkung eines fiebersenkenden oder eines blutdrucksenkenden Arzneimittels abgestuft erfaßbar, indem das Ausmaß der Temperatursenkung oder der Drucksenkung gemessen wird.

Die Dosis-Wirkungs-Beziehung kann aber interindividuell verschieden sein. Es werden also für den gleichen Effekt bei verschiedenen Menschen unterschiedliche Dosierungen benötigt. Dies ist besonders deutlich bei Reaktionen, die der „Alles-oder-Nichts"-Regel folgen.

Zur Illustration diene das Straubsche Schwanz-Phänomen (**A**). Weiße Mäuse reagieren auf Morphin mit einer Erregung, die sich in einer abnormen Haltung des Schwanzes und der Extremitäten bemerkbar macht. Die Dosisabhängigkeit dieses Phänomens zeigt sich an Kollektiven (z. B. Gruppen zu 10 Tieren), denen steigende Dosen von Morphin appliziert werden. Bei niedriger Dosierung reagieren nur die empfindlichsten Tiere, bei steigender Dosierung zeigt ein zunehmend größerer Teil der Tiere das Straubsche Phänomen, bei sehr hoher Dosierung sind alle Individuen eines Kollektivs betroffen (**B**). Es ergibt sich eine Beziehung zwischen der Häufigkeit der Tiere mit einer Reaktion und der applizierten Dosis. Bei 2 mg/kg reagiert ein Tier von 10, bei 10 mg/kg sind es schon 5 von 10 Tieren.

Die *Dosis-Häufigkeits-Beziehung* resultiert wie gesagt aus der unterschiedlichen Empfindlichkeit der Individuen, die in der Regel wie im gewählten Beispiel log-normal verteilt ist (**C**, rechte Graphik). Wird die Summenhäufigkeit (Zahl der Tiere, die insgesamt bei einer bestimmten Dosis eine Reaktion zeigen) gegen die applizierte Dosis bei logarithmisch geteilter Achse für die Dosis (**C**, linke Graphik) aufgetragen, entsteht ein Sigmoid, dessen Wendepunkt bei der Dosis liegt, bei der die Hälfte eines Kollektivs auf den Wirkstoff reagiert hat. Der Dosisbereich, in dem sich die Dosis-Häufigkeits-Beziehung abspielt, wird von der Schwankungsbreite der Empfindlichkeit der Individuen bestimmt.

Die Bestimmung der Dosis-Wirkungs-Beziehung für eine abgestufte Reaktion bei einer Gruppe von Menschen wird also durch die interindividuelle unterschiedliche Empfindlichkeit erschwert. Die Messungen werden an einer repräsentativen Stichprobe durchgeführt und die Ergebnisse „gemittelt". Therapeutisch empfohlene Dosierungen sind deshalb für die Mehrheit der Patienten adäquat, aber es gibt Ausnahmen.

Die Ursache für die unterschiedliche Empfindlichkeit kann pharmakokinetische Gründe haben (gleiche Dosis → unterschiedlicher Blutspiegel) oder pharmakodynamische (gleiche Blutspiegel → unterschiedlicher Effekt).

Quantifizierung der Arzneistoffwirkung

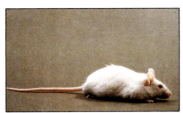
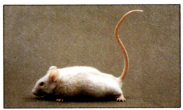

A. Haltungsanomalie der Maus nach Morphin-Gabe

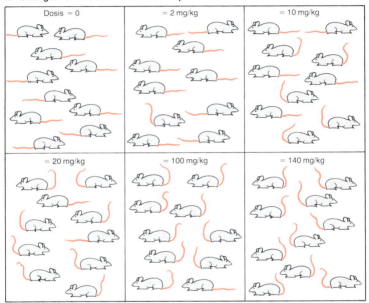

B. Auftreten des Effektes in Abhängigkeit von der Dosis

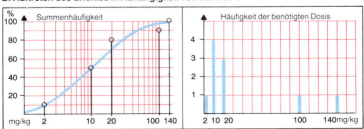

C. Dosis-Häufigkeits-Beziehung

Konzentrations-Effekt-Beziehung (A)

Für den therapeutischen und den toxischen Effekt (also für die Pharmakodynamik) ist in der Regel die Wirkung an einem oder einigen wenigen Organen entscheidend, z. B. für die Durchblutung der Einfluß auf die Weite der Blutgefäße. Es wird experimentell angestrebt, die für eine Wirkung entscheidenden Organe aus dem Verband der übrigen Organe zu isolieren, um an ihnen die Wirkung genauer untersuchen zu können, beispielsweise gefäßverengende Stoffe an isolierten Präparaten aus verschiedenen Provinzen des Gefäßbaumes, so der Portalvene, der Unterschenkelvene oder der Mesenterial-, Coronaroder Basilararterie. In vielen Fällen lassen sich Organe oder Organteile in einer geeigneten Nährlösung mit ausreichendem Sauerstoffangebot und geeigneter Temperatur über Stunden lebensfähig und voll funktionsfähig halten. Die Reaktion des Präparates auf einen physiologischen oder pharmakologischen Reiz wird mit einem der Funktion des isolierten Organs möglichst adäquaten Meßsystem erfaßt, z. B. die Verengung eines Blutgefäßes mit Hilfe der Änderung des Abstandes zweier Bügel, die das Gefäß aufgespannt halten, registriert wird.

Das Arbeiten an isolierten Organen bietet folgende *Vorteile:*
1. die Kenntnis der Wirkstoffkonzentration, die am Gefäß herrscht;
2. die bessere Überschaubarkeit und einfachere Zuordnung der Effekte;
3. die Vermeidung von Gegenreaktionen, die bei einer Untersuchung am intakten Organismus die eigentliche Wirkung teilweise kompensieren könnten; z. B. kann die Herzfrequenzsteigernde Wirkung von Noradrenalin am intakten Organismus nicht gezeigt werden, weil der gleichzeitig ausgelöste Blutdruckanstieg eine Gegenregulation hervorruft, die im Endeffekt die Frequenz sinken läßt;
4. die Möglichkeit, Substanzwirkungen bis zur maximalen Ausprägung des Effektes zu untersuchen; z. b. wäre es am intakten Organismus unmöglich, negativ chronotrope Effekte bis zum Herzstillstand zu verfolgen.

Die *Nachteile* der Isolierung sind:
1. die unvermeidbaren Verletzungen des Gewebes bei der Präparation,
2. der Verlust der physiologischen Kontrolle der Funktion des isolierten Gewebes,
3. die unphysiologischen Umgebungsbedingungen.

Die Nachteile spielen eine geringere Rolle, wenn an solchen isolierten Systemen lediglich ein Vergleich der Wirkungsstärke verschiedener Substanzen angestellt werden soll.

Konzentrations-Effekt-Kurven (B)

Bei Steigerung der Konzentration in gleichen Schritten nimmt der *Zuwachs an Effekt* stetig ab und geht schließlich asymptotisch gegen Null, je mehr man sich der maximal wirksamen Konzentration nähert. Die Konzentration, bei der eben gerade ein Maximaleffekt ausgelöst werden kann, ist nicht exakt bestimmbar, wogegen die Konzentration, die die Hälfte des maximal möglichen Effektes (EC_{50}, EC = *effective concentration*) bewirkt, gut ermittelt werden kann (EC_{50} = Wendepunkt des Sigmoids bei Darstellung der Konzentrations-Effekt-Beziehung mit logarithmisch geteilter Konzentrationsachse). Neben der EC_{50} sind zur vollständigen Charakterisierung einer Konzentrations-Wirkungs-Beziehung Angaben zur Größe des maximal möglichen Effektes (E_{max}) und zur Steilheit der Beziehung (Konzentrationsbereich, in dem sich die Beziehung abspielt) erforderlich.

Quantifizierung der Arzneistoffwirkung

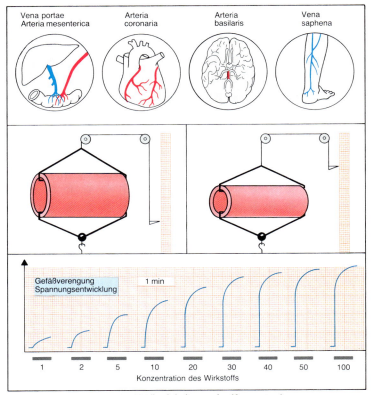

A. Messung des Effekts in Abhängigkeit von der Konzentration

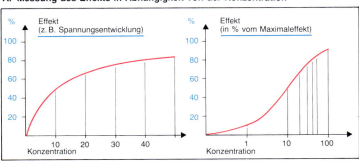

B. Konzentrations-Effekt-Kurven

Konzentrations-Bindungs-Kurven

Wirkstoffmoleküle müssen, um ihren Effekt auslösen zu können, an die Zellen des Erfolgsorgans gebunden werden. Diese Bindung geschieht häufig an spezifischen Zellstrukturen, an den Rezeptoren. In Untersuchungen zur Bindung von Wirkstoffen kann deren Affinität (Haftneigung) zu den Bindungsstellen und die Kinetik der Wechselwirkung analysiert und der Bindungsort selbst charakterisiert werden.

Untersuchungen über die Affinität und Zahl derartiger Bindungsstellen werden häufig an Membransuspensionen verschiedener Gewebe durchgeführt. Diesem experimentellen Ansatz liegt die Hoffnung zugrunde, daß die Bindungsstellen bei der Homogenisation ihre charakteristische Eigenschaft behalten. Wenn die Bindungsstellen in dem Medium, in dem die Membranfragmente suspendiert sind, ohne Behinderung zugänig sind, dann entspricht die Konzentration am „Wirkort" der Konzentration im Medium. Den Membransuspensionen wird der zu untersuchende Wirkstoff (radioaktiv markiert, um niedrige Konzentrationen quantitativ erfassen zu können) zugesetzt. Nach erfolgter Bindung werden die Membranfragmente und das Medium z. B. durch Filtration voneinander getrennt, und die Menge des an die Membranfragmente gebundenen Wirkstoffs wird gemessen. Die Bindung erfolgt proportional zur Konzentration so lange, wie sich die Verminderung der Zahl der *freien* Bindungsstellen nicht bemerkbar macht ($c = 1$ und $B \sim 10\%$ der maximal möglichen Bindung; $c = 2$ und $B \sim 20\%$). Mit zunehmender Absättigung der Bindungsstellen nimmt die Zahl freier und zur Reaktion bereiter Bindungsstellen ab, und der Zuwachs an Bindung entspricht nicht mehr der Erhöhung der Konzentration (um die Bindung von 10 auf 20% zu steigern, ist im dargestellten Beispiel eine Konzentrationserhöhung um 1 erforderlich; um sie von 70% auf 80% zu steigern, eine solche von 20!).

Das **Massen-Wirkungs-Gesetz** beschreibt die hyperbolische Abhängigkeit der Bindung (B) von der Ligandenkonzentration (c). Die Beziehung ist charakterisiert durch die Affinität ($1/K_D$) und die maximale Bindung (B_{max}), d. h. Gesamtzahl der Bindungsstellen pro Gewichtseinheit Membranhomogenat.

$$B = B_{max} \cdot \frac{c}{c + K_D}$$

K_D ist die Gleichgewichtsdissoziationskonstante und entspricht derjenigen Ligandenkonzentration (c), bei der 50% der Bindungsstellen besetzt sind. Die in (**A**) angegebenen und in (**B**) in die Konzentrations-Bindungs-Kurven eingetragenen Werte für B ergeben sich, wenn $K_D = 10$ gesetzt wird.

Mit Bindungsexperimenten kann auf elegante Weise die unterschiedliche Affinität verschiedener Liganden zu einer Bindungsstelle ermittelt werden.

Die Schwierigkeit bei diesen experimentell einfach durchzuführenden Bindungsuntersuchungen ist die eindeutige Zuordnung der charakterisierten Bindungsstellen zu dem pharmakologischen Effekt und die Identifikation der pharmakologisch wichtigen Bindungsstellen in den Fällen, in denen mehr als eine Bindungsstellen-Population vorhanden ist. Daher darf erst dann von einer Rezeptorbindung gesprochen werden, wenn gezeigt ist, daß
1. die Bindung sättigbar ist *(Sättigbarkeit),* 2. Substanzen aus anderen Wirkstoffgruppen nicht gebunden werden *(Spezifität),* 3. die *Bindungsaffinitäten der speziellen Wirkstoffe mit deren pharmakologischer Wirksamkeit korreliert* sind.

Das Bindungsexperiment liefert Information über die Affinität eines Liganden, sagt aber nichts darüber aus, ob ein Ligand ein Agonist oder ein Antagonist ist (S. 60)!

Mittels radioaktiver Arzneistoffe lassen sich Bindungsstellen, d. h. Rezeptorproteine, markieren und dann biochemisch weiter analysieren.

Quantifizierung der Arzneistoffwirkung 57

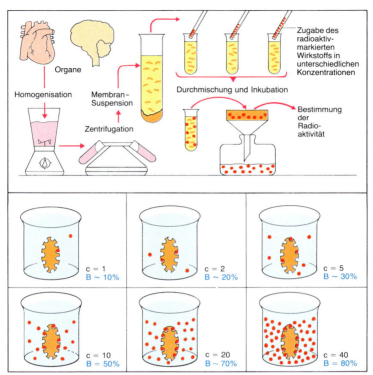

A. Messung der Bindung (B) in Abhängigkeit von der Konzentration (c)

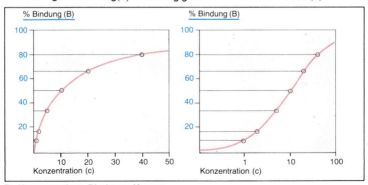

B. Konzentrations-Bindungs-Kurven

Bindungsarten

Vorbedingung dafür, daß ein Wirkstoff eine Körperfunktion beeinflussen kann, ist seine Kontaktaufnahme mit einer körpereigenen Struktur.

Kovalente Bindung. Zwei Atome gehen eine kovalente Bindung ein, wenn jedes der beiden mindestens ein Elektron zu einer gemeinsamen Elektronenwolke beisteuert. Dieser Zustand eines gemeinsamen Elektronenpaares wird in Strukturformeln in Form eines Bindungsstriches dargestellt. Die kovalente Bindung ist „fest" und nicht oder nur schlecht reversibel. Wenige Arzneistoffe binden sich kovalent. Die Bindung und damit eventuell der Effekt bleiben auch nach Beendigung der Pharmakon-Zufuhr lange bestehen, so daß die Therapie schlecht steuerbar ist. Beispiele sind alkylierende Zytostatika (S. 290) oder Organophosphate (S. 102). Bei der Biotransformation von Pharmaka stattfindende Kopplungsreaktionen stellen auch eine kovalente Anknüpfung dar (z. B. einer Glucuronsäure, S. 38).

Nicht-kovalente Bindung. Es bildet sich keine gemeinsame Elektronenwolke aus. Die Bindung ist reversibel und typisch für Pharmaka. Ein Pharmakon haftet meist über mehrere Kontaktstellen an seinem Wirkort, so daß mehrere der nachfolgend dargestellten Bindungsarten beteiligt sein können.

Elektrostatische Anziehung (A). Eine positive und eine negative Ladung ziehen sich gegenseitig an.

Ion-Ion-Interaktion: Ein Ion ist ein Teilchen mit einer positiven (Kation) oder negativen Ladung (Anion), d. h. das Atom hat in seiner Elektronenwolke ein fehlendes bzw. überschüssiges Elektron. Die Anziehung zwischen entgegengesetzt geladenen Ionen besitzt eine große Reichweite und ist bei geladenen Wirkstoffen die zuerst einwirkende, zum Bindungsort hinziehende Kraft. Die Ionenbindung hat eine relativ hohe Festigkeit.

Dipol-Ion-Interaktion: Wenn die Aufenthaltswahrscheinlichkeit von Bindungselektronen nicht gleichmäßig über beide Atomkerne verteilt ist, so trägt ein Atom eine negative (δ^-), das andere Atom eine positive Partialladung (δ^+). Das Molekül bietet einen negativen und einen positiven Pol, *Polarität*. Es liegt ein *Dipol* vor. Eine Partialladung kann eine elektrostatische Interaktion eingehen mit einem entgegengesetzt geladenen Ion.

Dipol-Dipol-Interaktion ist die elektrostatische Anziehung zwischen entgegengesetzten Partialladungen. Überbrückt ein Wasserstoff-Atom mit positiver Partialladung zwei Atome mit negativer Partialladung, liegt eine Wasserstoffbrücken-Bindung vor.

Eine **van der Waals'sche Bindung (B)** bildet sich zwischen unpolaren Molekülbestandteilen, die in enge Nachbarschaft zueinander geraten sind. Spontan auftretende, vorübergehende Abweichungen von der gleichmäßigen Verteilung der Elektronen (momentane Dipole von sehr geringer Ausprägung, $\delta\delta$) induzieren entgegengesetzte Veränderungen im Nachbarmolekül. Die van der Waals'sche Bindung ist also auch eine Form der elektrostatischen Anziehung, aber von sehr geringer Stärke.

Hydrophobe Interaktion (C). Die Anziehung zwischen den Wasser-Dipolen ist so stark, daß ein apolares, d. h. ungeladenes Teilchen sich kaum dazwischenschieben bzw. aufhalten kann. Die aufeinander zustrebenden H_2O-Moleküle drängen das apolare Teilchen gewissermaßen aus ihrer Mitte. Im Organismus haben apolare Teilchen dementsprechend eine höhere Aufenthaltswahrscheinlichkeit in einer nicht-wäßrigen, apolaren Umgebung, z. B. zwischen den Fettsäureketten innerhalb von Zellmembranen oder an den apolaren Teilen eines Rezeptors.

Arzneistoff-Rezeptor-Interaktion

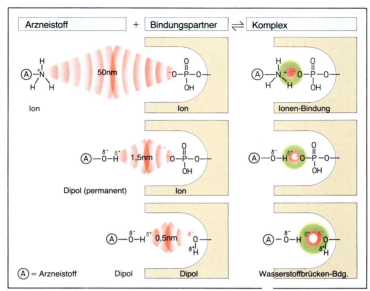

A. Elektrostatische Anziehung

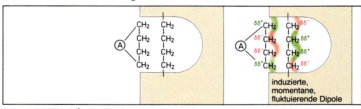

B. van der Waals'sche Bindung

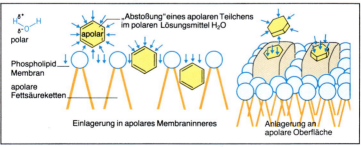

C. Hydrophobe Interaktion

Agonisten – Antagonisten (A)

Löst ein Wirkstoff durch Wechselwirkung mit einer Bindungsstelle einen spezifischen Effekt aus, muß das Wirkstoffmolekül neben der **Affinität** (Haftneigung) auch noch die Fähigkeit besitzen, die Bindungsstelle – den Rezeptor – so zu beeinflussen, daß eine Veränderung der Zellfunktion stattfindet. Die zusätzliche Eigenschaft wird als „**intrinsische Aktivität**" bezeichnet. Affinität und intrinsische Aktivität zusammen kennzeichnen einen **Agonisten.**

Es gibt Substanzen, in deren Gegenwart die Wirkung von Agonisten abgeschwächt ist; sie wirken also anti-agonistisch, oder kurz **antagonistisch.**

Kompetitive Antagonisten besitzen ebenfalls Affinität zu den Rezeptoren, doch führt bei ihnen die Bindung nicht zu einer Veränderung der Zellfunktion. Kompetitive Antagonisten haben also keine intrinsische Aktivität. Bei gleichzeitiger Anwesenheit von Agonist und kompetitivem Antagonist kommt es zu einer Konkurrenz beider Moleküle um den Rezeptor. Affinität und Konzentration der beiden Konkurrenten entscheiden darüber, ob Agonist oder Antagonist gebunden wird – ob ein Effekt ausgelöst wird oder nicht. So kann durch Steigerung der Konzentration des Agonisten eine bestehende Blockade aufgehoben werden (**kompetitiver Antagonismus**). Mit anderen Worten, die Konzentrations-Wirkungs-Kurve eines Agonisten ist in Gegenwart eines Antagonisten zu höheren Konzentrationen („nach rechts") verschoben.

Diese Art von Antagonisten setzt eine reversible Bindung des Antagonisten an den Rezeptor voraus. Erfolgt die Dissoziation eines Antagonisten vom Rezeptor langsam oder ist sie unmöglich (irreversible Bindung), kann eine bestehende Blockade durch Erhöhung der Konzentration des Agonisten nicht aufgehoben werden.

Im Gegensatz zum kompetitiven Antagonisten wird ein **allosterischer Antagonist** außerhalb des eigentlichen Rezeptorareals gebunden. Diese Bindung löst eine Veränderung des Rezeptors aus, so daß dessen Affinität für einen Agonisten gesenkt wird. Es ist auch möglich, daß die allosterische Verformung des Rezeptors die Affinität eines Agonisten steigert, somit ein **allosterischer Synergismus** vorliegt.

Ein **inverser Agonist** (nicht abgebildet) beeinflußt durch Interaktion mit dem Rezeptor die Zellfunktion in entgegengesetzter Weise wie ein „normaler" Agonist. In der klassischen Nomenklatur müßte dem inversen Agonisten eine negative intrinsische Aktivität zugeordnet werden. Die Wirkung inverser Agonisten kann durch Antagonisten aufgehoben werden.

Funktioneller Antagonismus (B)

Beeinflussen zwei Agonisten auf ganz unterschiedlichen Wegen dieselbe Größe (z. B. die Bronchialweite), aber in entgegengesetzter Richtung (Adrenalin → Erweiterung; Histamin → Verengung), liegt ein funktioneller Antagonismus vor. Als ein anderes Beispiel diene Insulin und Adrenalin, die sich in ihrer Wirkung auf den Blutglucose-Spiegel wie funktionelle Antagonisten verhalten. Da beim funktionellen Antagonismus ganz unterschiedliche Vorgänge beteiligt sind und diese nicht die gleiche maximale Wirkung – nur in entgegengesetzter Richtung – entfalten müssen, ergibt sich kein berechenbares Wechselspiel, wie es beim kompetitiven Antagonismus der Fall ist.

Die Bezeichnung **chemischer** Antagonismus wird benutzt, wenn eine Substanz durch Komplexbildung die Wirkung einer anderen verhindert (z. B. EDTA mit Ca^{2+}, Protamin mit Heparin).

Arzneistoff-Rezeptor-Interaktion

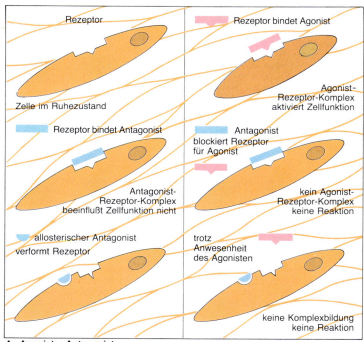

A. Agonist – Antagonist

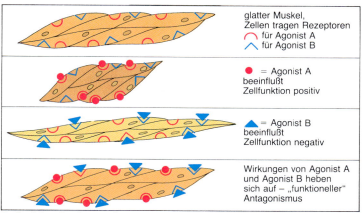

B. Funktioneller Antagonismus

Enantioselektivität der Arzneimittelwirkung

Viele Arzneimittel sind Racemate (z. B. β-Blocker oder Säureantiphlogistika), u. a. auch das Anticholinergikum *Benzetimid* (**A**). Ein **Racemat** enthält zwei spiegelbildlich aufgebaute Verbindungen, die (wie linke und rechte Hand übereinander gelegt) nicht miteinander zur Deckung gebracht werden können: **chirale** (händige) **Verbindungen** oder **Enantiomere**. Ursache für die Chiralität ist meist ein Kohlenstoff-Atom mit vier verschiedenen Substituenten *("asymmetrisches Zentrum")*. Die Enantiomerie ist eine besondere Form der Stereoisomerie. Nicht-spiegelbildliche Stereoisomere heißen **Diastereomere** (z. B. Chinidin/Chinin).

Die Atomabstände sind bei den Enantiomeren (aber nicht bei den Diastereomeren) gleich. Daher besitzen Enantiomere **gleiche physikochemische Eigenschaften** (z. B. Löslichkeit, Schmelzpunkt), und bei einer chemischen Synthese fallen in der Regel beide Formen in gleicher Menge an. In der Natur, unter Mitwirkung von Enzymen, entsteht dagegen meist nur eines der Enantiomere.

In Lösungen **lenken** Enantiomere die **Schwingungsebene linear polarisierten Lichtes in entgegengesetzte Richtung** ab: „rechts-" bzw. „linksdrehende Form" (Präfixe: *d* oder (+) bzw. *l* oder (–)). Die Ablenkungsrichtung gibt keinen Hinweis auf die räumliche Struktur der Enantiomere! Die absolute Konfiguration läßt sich nach bestimmten Regeln mittels der Präfixe S und R beschreiben. Unter Bezug auf den Aufbau von D- und L-Glycerinaldehyd ist bei einigen Verbindungen auch eine Benennung als D- und L-Form möglich.

Für eine biologische Wirkung müssen Arzneistoffe Kontakt mit Reaktionspartnern im Körper aufnehmen. Dabei kann eines der Enantiomere bevorzugt werden: Enantioselektivität.

Enantioselektivität der Affinität. Bietet ein Rezeptor Haftstellen für drei der Substituenten (in (**B**) symbolisiert durch Kegel, Kugel, Dreieck und Würfel) am „asymmetrischen Kohlenstoff (C), paßt meist nur eines der beiden Enantiomere optimal. Es hat dann eine höhere Bindungsneigung. So weist *Dexetimid* eine fast 10 000fach stärkere Affinität zu mACh-Rezeptoren (S. 98) auf als *Levetimid*; (–),S-Propranolol ist 100fach affiner als die (+),R-Form.

Enantioselektivität der intrinsischen Aktivität. Die Art der Kontaktaufnahme mit dem Rezeptor bestimmt auch, ob ein Effekt ausgelöst wird, d. h., ob eine Substanz intrinsische Aktivität hat oder nicht, also agonistisch oder antagonistisch wirkt. Beispielsweise ist beim Racemat *Dobutamin* das (–)-Enantiomer ein Agonist an sympathischen α-Rezeptoren, während die (+)-Form antagonistisch wirkt.

Inverse Enantioselektivität an einem weiteren Rezeptor. Dasjenige Enantiomer, welches für den einen Rezeptor die weniger geeignete Paßform hat, kann für die Interaktion mit einem anderen Rezeptor optimal konfiguriert sein. Bei *Dobutamin* besitzt das (+)-Enantiomer eine 10fach höhere Affinität zu β-Adrenozeptoren als das (–)-Enantiomer; beide wirken agonistisch. Dagegen beruht der α-Rezeptor stimulierende Effekt auf der (–)-Form (s. o.).

So wie für die Wechselwirkung mit Rezeptoren ausgeführt, besteht in gleicher Weise die Möglichkeit einer **Enantioselektivität der Interaktion mit Enzymen und Transportproteinen.** Die Enantiomere können unterschiedliche Affinität und Umsetzbarkeit aufweisen.

Schlußfolgerung: Die in einem Racemat enthaltenen Enantiomere können sich in ihren pharmakodynamischen und pharmakokinetischen Eigenschaften unterscheiden, also zwei verschiedenartige Wirkstoffe darstellen.

Arzneistoff-Rezeptor-Interaktion

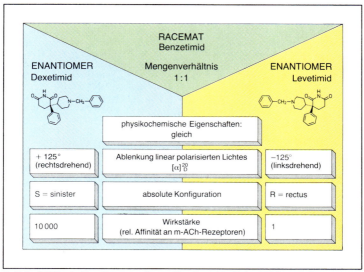

A. Beispiel für ein Enantiomeren-Paar mit unterschiedlicher Wirksamkeit an einem stereoselektiven Rezeptor

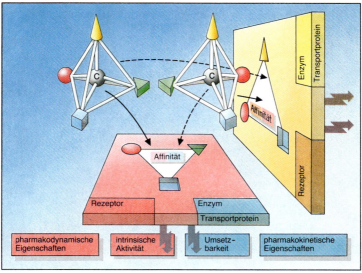

B. Mögliche Ursachen für unterschiedliche pharmakologische Eigenschaften von Enantiomeren

Rezeptorarten

Rezeptoren sind Makromoleküle, welche die Aufgabe haben, einen Überträgerstoff zu binden und die Bindung in einen Effekt, d. h. eine Änderung der Zellfunktion, umzusetzen. Es gibt unterschiedlich aufgebaute Rezeptoren, und die Art, mit der ihre Besetzung in einen Effekt umgewandelt wird (**Signaltransduktion**)**,** kann sich ebenfalls unterscheiden.

G-Protein-gekoppelte Rezeptoren (A) bestehen aus einer Aminosäurekette, die sich mehrfach in Form von α-Helices durch die Membran windet. Im extramembranalen Bereich ist das Molekül an verschiedenen Stellen mit Zuckerresten versehen (glykosyliert). Vermutlich sind die sieben transmembranalen Domänen in Form eines Kreises angeordnet, der zentral eine Vertiefung mit Haftstellen für den Überträgerstoff enthält. Die Anlagerung des Überträgerstoffes oder eines ähnlichen, auch agonistisch wirkenden Pharmakons induziert eine Änderung der Konformation des Rezeptorproteins. Dadurch wird es befähigt, mit einem G-Protein (Guanylnucleotid-bindendes Protein) Kontakt aufzunehmen. G-Proteine liegen am inneren Blatt der Plasmalemm und bestehen aus drei Untereinheiten: α-,β-,γ-Untereinheit. Es gibt verschiedene G-Proteine. Diese unterscheiden sich hauptsächlich im Aufbau der α-Untereinheit. Der Kontakt mit dem Rezeptor aktiviert das G-Protein, so daß dieses seinerseits ein Protein (Enzym, Ionenkanal) beeinflussen kann. Ein großer Teil der Überträgerstoffe wirkt über G-Protein-gekoppelte Rezeptoren. Näheres ist auf S. 66 beschrieben.

Ein Beispiel für einen **Ligand-gesteuerten Ionenkanal (B)** bietet der nikotinische Cholinozeptor der motorischen Endplatte. Der Rezeptorkomplex besteht aus 5 Protein-Untereinheiten, die ihrerseits jeweils vier transmembranale Domänen enthalten. Die gleichzeitige Bindung zweier Acetylcholin-(ACh-)Moleküle an die beiden α-Untereinheiten bewirkt eine Öffnung des Ionenkanals mit Eintritt von Na^+ (und Austritt von K^+), Membrandepolarisation und Auslösung eines Aktionspotentials (S. 178). Die ganglionären N-Cholinozeptoren bestehen offenbar nur aus α- und β-Untereinheiten ($\alpha_2\beta_3$). Ein Teil der Rezeptoren des Überträgerstoffes γ-Aminobuttersäure (GABA) gehört in diese Rezeptorfamilie: der $GABA_A$-Rezeptortyp enthält einen Chloridkanal (und darüber hinaus eine Benzodiazepin-Bindungsstelle, S. 220). Glutamat und Glycin wirken über Ligand-gesteuerte Ionenkanäle.

Ein **Ligand-gesteuertes Enzym (C)** stellt das Insulin-Rezeptorprotein dar. Es handelt sich um einen katalytischen Rezeptor. Bindet sich Insulin an die extrazelluläre Ligand-Bindungsstelle, wird im intrazellulären Teil eine Tyrosinkinase-Aktivität „angeschaltet". Die Phosphorylierung von Proteinen zieht eine Änderung der Zellfunktion nach sich. Die Rezeptoren für die Wachstumshormone gehören ebenfalls zum Typ der katalytischen Rezeptoren.

Proteinsynthese-regulierende Rezeptoren (D) finden sich für Steroidhormone primär im Cytosol (wandern nach Ligandbindung in den Zellkern) und für das Schilddrüsenhormon im Kern der Zelle. Die Bindung des Hormons legt eine normalerweise verborgene Domäne des Rezeptorproteins frei, was die Bindung an bestimmte Nucleotidsequenzen eines Gens ermöglicht und so dessen Transkription reguliert (meistens wird die Transkription initiiert bzw. verstärkt, seltener blockiert).

Arzneistoff-Rezeptor-Interaktion

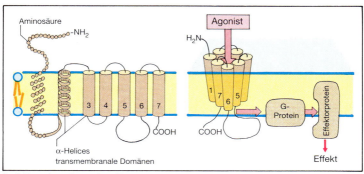

A. G-Protein gekoppelter Rezeptor

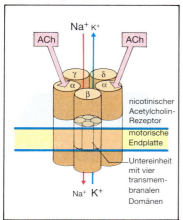

B. Ligand gesteuerter Ionenkanal

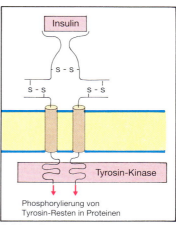

C. Ligand gesteuertes Enzym

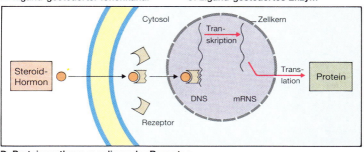

D. Proteinsynthese regulierender Rezeptor

**Funktionsweise von
G-Protein-gekoppelten Rezeptoren**

Der Mechanismus der Signaltransduktion ist bei den G-Protein-gekoppelten Rezeptoren im Prinzip gleich (**A**). Infolge der Bindung eines Agonisten an den Rezeptor ändert sich die Konformation des Rezeptorproteins. Diese Änderung pflanzt sich auf das G-Protein fort: Die α-Untereinheit gibt GDP ab und bindet GTP, löst sich von den beiden anderen Untereinheiten, tritt in Kontakt mit einem Effektorprotein und verändert dessen Funktionszustand. Die α-Untereinheit vermag das gebundene GTP langsam zu GDP zu hydrolysieren. $G_α$-GDP besitzt keine Affinität zum Effektorprotein und findet sich wieder mit der β-Untereinheit zusammen (**A**). G-Proteine können seitlich (lateral) in der Membran diffundieren; sie sind nicht einem einzelnen Rezeptorprotein zugeordnet. Jedoch besteht eine Zuordnung zwischen Rezeptortypen und G-Protein-Typen (**B**). Auch unterscheiden sich die α-Untereinheiten der einzelnen G-Proteine bezüglich ihrer Affinität zu verschiedenen Effektorproteinen und bezüglich der Art des Einflusses auf das Effektorprotein. Gα-GTP vom G_s-Protein *s*timuliert die Adenylatcyclase, während Gα-GTP von G_i sie hemmt (*i*nhibiert). Zu den G-Protein-gekoppelten Rezeptoren gehören die muscarinischen Acetylcholinrezeptoren, die Rezeptoren für Noradrenalin, Adrenalin, Dopamin, Histamin, Morphin, Prostaglandine, Leukotriene und viele andere Überträgerstoffe und Hormone.

Als Effektorproteine für G-Protein-gekoppelte Rezeptoren sind in erster Linie die **Adenylatcyclase** (ATP → intrazellulärer Botenstoff **cAMP**), die Phospholipase C (Phosphatidylinositol → intrazelluläre Botenstoffe **Inositoltriphosphat** und **Diacylglycerin**) und Kanalproteine zu nennen (**B**).

Über die zelluläre **cAMP** Konzentration lassen sich zahlreiche Zellfunktionen steuern, da cAMP die Aktivität von Proteinkinase A erhöht, welche die Übertragung von Phosphatresten auf Funktionsproteine katalysiert. Bei einer Erhöhung der cAMP-Konzentration nimmt u. a. der Tonus glatter Muskulatur ab, steigt die Kontraktionskraft des Herzmuskels und werden Glykogenolyse und Lipolyse gesteigert (S. 84). Die Phosphorylierung des Ca-Kanalproteins erhöht dessen Neigung, sich bei einer Membrandepolarisation zu öffnen. Angemerkt sei, daß cAMP durch Phosphodiesterase inaktiviert wird. Hemmstoffe des Enzyms halten die zelluläre cAMP-Konzentration hoch und lösen ähnliche Wirkungen aus wie Adrenalin.

Auch das Rezeptorprotein kann von einer Phosphorylierung betroffen sein und infolgedessen die Fähigkeit zur Aktivierung des G-Proteins verlieren. Dies ist ein Mechanismus, der zur Abnahme der Empfindlichkeit einer Zelle bei andauernder Rezeptorstimulation durch einen Agonisten beitragen kann.

Die Aktivierung der Phospholipase führt zu einer Spaltung des Membranphospholipids Phosphatidylinositol-4,5-bisphosphat in **Inositoltriphosphat** (Inositol-P_3) und **Diacylglycerin** (DAG). Inositol-P_3 fördert die Freisetzung von Ca^{2+} aus Speichern, was z. B. die Kontraktion glatter Muskelzellen, den Glykogenabbau oder eine Exozytose in Gang setzt. Diacylglycerin stimuliert die Proteinkinase C, welche bestimmte Serin- und Threonin-haltige Enzyme phosphoryliert.

Die α-Untereinheit bestimmter G-Proteine vermag ein **Kanalprotein** zur Öffnung anzustoßen. Auf diesem Wege können beispielsweise K^+-Kanäle aktiviert werden (ACh-Wirkung auf Sinusknoten, Opioid-Wirkung auf neuronale Erregungsübertragung).

Arzneistoff-Rezeptor-Interaktion

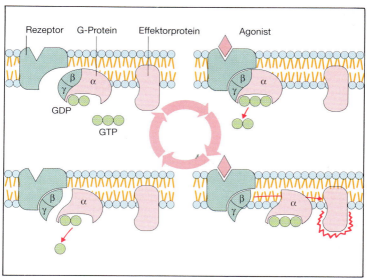

A. G-Protein vermittelte Wirkung eines Agonisten

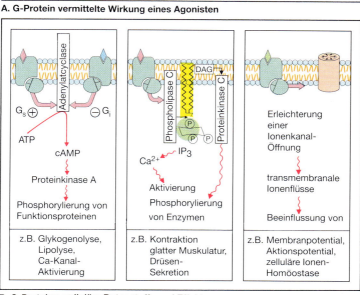

B. G-Proteine, zelluläre Botenstoffe und Effekte

Zeitverlauf von Plasmakonzentration und Wirkung

Nach der Zufuhr eines Wirkstoffs steigt seine Konzentration im Plasma an, erreicht ein Maximum und sinkt danach aufgrund der Elimination allmählich wieder auf den Ausgangswert zurück (S. 46). Die zu einem bestimmten Zeitpunkt im Plasma erreichte Konzentration hängt von der applizierten Dosis ab. Im Bereich therapeutischer Dosierungen besteht bei vielen Arzneimitteln ein linearer Zusammenhang zwischen der Höhe des Plasmaspiegels und der Dosis (**Dosis-lineare Kinetik; (A)** – beachte die unterschiedliche Skalierung der Ordinate). Dies ist allerdings bei solchen Wirkstoffen nicht gegeben, bei denen die an der Elimination beteiligten Prozesse schon im Bereich der therapeutischen Plasmakonzentrationen so weit aktiviert sind, daß bei einer weiteren Steigerung der Konzentration keine proportionale Zunahme der Elimination mehr erfolgen kann. Unter diesen Bedingungen wird bei höheren Dosen ein relativ geringerer Anteil des Wirkstoffs pro Zeit eliminiert.

Der Zeitverlauf der *Wirkung* und der Zeitverlauf der *Konzentration* im Plasma sind nicht identisch, da die **Konzentrations-Wirkungs-Beziehung** einer hyperbolischen Funktion folgt (**B**, s. auch S. 54). Dies bedeutet, daß auch bei einer Dosis-linearen Kinetik der Zeitverlauf der Wirkung eine Dosisabhängigkeit aufweist (**C**).

Bei Anwendung von niedrigen Dosen (im Beispiel 1) durchläuft der Plasmaspiegel einen Konzentrationsbereich (0–0,9), in dem die Änderung der Konzentration noch annähernd linear mit der Änderung der Wirkung verknüpft ist. Die Zeitverläufe von Konzentration im Plasma und Wirkung (**A** und **C**, jeweils linke Graphik) sind sich sehr ähnlich. Wird dagegen eine hohe Dosis appliziert (100), so bewegt sich der Plasmaspiegel lange Zeit in einem Konzentrationsbereich (zwischen 90 und 20), wo Änderungen der Konzentration keine wesentlichen Änderungen der Wirkung hervorrufen. Es bildet sich daher nach hohen Dosen (100) in der Zeit-Wirkungs-Kurve eine Art Plateau aus. Die Wirkung nimmt erst dann ab, wenn der Plasmaspiegel so weit abgefallen ist (unter 20), daß Änderungen des Plasmaspiegels sich in der Wirkintensität bemerkbar machen.

Die Dosisabhängigkeit des Zeitverlaufs der Wirkung wird praktisch ausgenutzt, wenn durch Überhöhung der an sich für die Wirkung erforderlichen Dosis die Dauer der Wirkung verlängert werden soll. Dies geschieht z. B. bei Penicillin G (S. 262), wenn eine Einnahme im achtstündlichen Abstand empfohlen wird, obwohl die Substanz mit einer Halbwertzeit von 30 Minuten eliminiert wird. Dieses Vorgehen ist natürlich nur dann möglich, wenn die Dosisüberhöhung nicht mit toxischen Effekten verbunden ist.

Es ergibt sich, daß bei regelmäßiger Anwendung eine nahezu konstante Wirkung erzielt werden kann, obgleich die Plasmaspiegel innerhalb des Dosisintervalls stark undulieren.

Der hyperbolische Zusammenhang zwischen der Konzentration im Plasma und der Wirkung erklärt, warum der Zeitverlauf der Wirkung im Gegensatz zur Konzentration im Plasma nicht mit exponentieller Gesetzmäßigkeit zu beschreiben ist. Eine Halbwertzeit kann nur für die Invasion und die Elimination, also die Änderung des Plasmaspiegels, nicht aber für den Wirkungseintritt oder für das Nachlassen der Wirkung angegeben werden.

Arzneistoff-Rezeptor-Interaktion

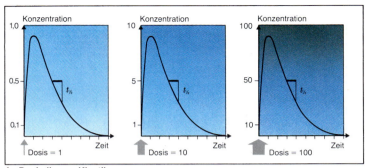

A. Dosis-lineare Kinetik

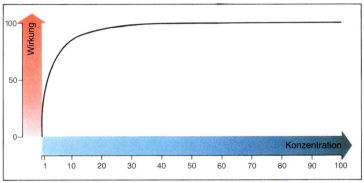

B. Konzentrations-Wirkungs-Beziehung

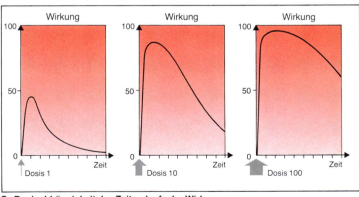

C. Dosisabhängigkeit des Zeitverlaufs der Wirkung

Unerwünschte Arzneimittelwirkungen

Die erwünschte (Haupt-)Wirkung eines Arzneimittels ist, Körperfunktionen so zu verändern, daß die krankheitsbedingten Beschwerden des Patienten abnehmen. Ein Arzneimittel kann aber daneben auch unerwünschte (Neben-)Wirkungen auslösen, die ihrerseits Beschwerden verursachen, Krankheiten hervorrufen oder gar zum Tode führen.

Ursachen für unerwünschte Wirkungen: Überdosierung (A). Der Wirkstoff wird in einer höheren Dosis verabreicht, als für die Hauptwirkung erforderlich; dies zieht andere Körperfunktionen in „Mitleidenschaft". Morphin (S. 204) wirkt beispielsweise in der richtigen Dosis durch Beeinflussung von Schmerzbahnen im ZNS ausgezeichnet schmerzdämpfend. Bei Gabe überhöhter Mengen hemmt es das Atemzentrum, eine Atemlähmung droht. Die Dosisabhängigkeit beider Effekte ist in Form von Dosis-Wirkungs-Kurven (DWK) darstellbar. Der Abstand zwischen den DWK zeigt den Unterschied zwischen therapeutischer und toxischer Dosis an. Dieser „Sicherheitsabstand" heißt therapeutische Breite.

„Erst die Dosis macht das Gift" (Paracelsus). Dies gilt für alle Wirkstoffe, u. a. auch „Umweltgifte". *Nicht eine Substanz als solche ist toxisch!* Die Beurteilung eines Gefährdungsgrades setzt die Kenntnisse voraus 1. in welcher Dosis die Substanz einwirkte und 2. in welcher Dosis Schädigungen auftreten können.

Erhöhte Empfindlichkeit (B). Wegen einer Überempfindlichkeit bestimmter Körperfunktionen kommt eine unerwünschte Wirkung schon bei normaler Dosis vor. Eine erhöhte Empfindlichkeit des Atemzentrums gegenüber Morphin findet sich bei Patienten mit chronischer Lungenerkrankung, bei Neugeborenen oder unter der Einwirkung von atemdepressiver Pharmaka. Die DWK rückt nach links, eine geringere Morphin-Dosis reicht für die Atemlähmung aus. Eine Überempfindlichkeit kann auch auf einer genetisch bedingten Stoffwechselanomalie beruhen. So rufen manche Arzneimittel (z. B. Primaquin, Sulfamethoxazol) bei Menschen mit einem Glucose-6-phosphat-Dehydrogenase-Mangel einen vorzeitigen Erythrozyten-Abbau (Hämolyse) hervor. Die Forschungsrichtung *Pharmakogenetik* beschäftigt sich mit der Bedeutung des Genotyps für die Reaktion auf Arzneimittel.

Die genannten Formen der Überempfindlichkeit sind von der Allergie zu trennen, welche auf einer Reaktion des Immunsystems beruht (S. 72).

Mangelnde Spezifität (C). Bei „richtiger" Dosis und normaler Empfindlichkeit treten unerwünschte Wirkungen auf, weil das Arzneimittel nicht spezifisch nur auf das zu beeinflussende (erkrankte) Gewebe oder Organ wirkt. Beispielsweise bindet sich das Parasympatholytikum Atropin zwar nur an Acetylcholin-Rezeptoren vom Muscarin-Typ, diese finden sich aber in den verschiedensten Organen. Das Antihistaminikum bzw. Neuroleptikum Promethazin vermag darüber hinaus verschiedene Rezeptor-Typen zu beeinflussen (NA = Noradrenalin). Somit ist seine Wirkung weder Organ-spezifisch noch Rezeptor-spezifisch. Die Folgen einer mangelnden Spezifität lassen sich häufig vermeiden, wenn das Arzneimittel nicht den Blutweg benötigt, um in das Zielorgan zu gelangen, sondern lokal applizierbar ist (z. B. Zufuhr von Parasympatholytika als Augentropfen oder als Inhalationslösung).

Bei jeder Anwendung eines Arzneimittels muß mit unerwünschten Wirkungen gerechnet werden. Vor jeder Arzneimittelverordnung hat daher eine **Nutzen-Risiko-Abwägung** zu erfolgen. Dies setzt die Kenntnis von Haupt- und Nebenwirkungen voraus.

Unerwünschte Arzneimittelwirkungen

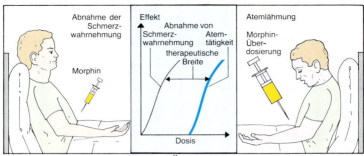

A. Unerwünschte Arzneimittelwirkung: Überdosierung

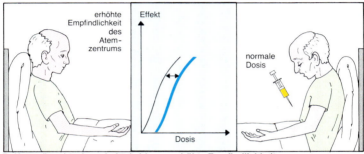

B. Unerwünschte Arzneimittelwirkung: erhöhte Empfindlichkeit

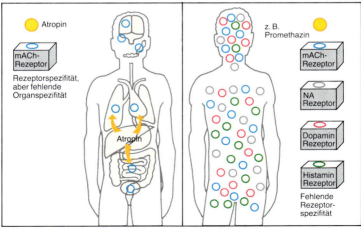

C. Unerwünschte Arzneimittelwirkung: mangelnde Spezifität

Arzneimittelallergie

Die physiologische Aufgabe des Immunsystems besteht darin, in den Organismus eingedrungene körperfremde Partikel (z. B. Bakterien) zu beseitigen. Immunreaktionen können unnötigerweise oder überstark ablaufen und dem Organismus schaden, z. B. bei allergischen Reaktionen gegen Arzneimittel (Wirkstoff oder pharmazeutischer Hilfsstoff). Nur wenige Arzneistoffe (z. B. körperfremde Proteine) weisen eine ausreichende Molekülgröße auf, um allein einen Stimulus für eine Immunreaktion bieten zu können, ein **Antigen** bzw. Immunogen darzustellen. Meist muß sich der Wirkstoff (als sog. **Hapten**) erst an ein körpereigenes Protein binden, um als Antigen zu wirken. Im Falle von Penicillin G beispielsweise neigt ein Spaltprodukt (Penicilloyl-Gruppe) zur kovalenten Bindung an Proteine.

Beim **Erstkontakt** mit dem Wirkstoff wird das Immunsystem sensibilisiert: Im lymphatischen Gewebe vermehren sich Antigen-spezifische Lymphozyten der B-Zell-(Antikörperbildung) und T-Zell-Reihe und hinterlassen sog. Gedächtniszellen. Diese Vorgänge bleiben meist klinisch stumm. Beim **Zweitkontakt** sind schon Antikörper vorhanden, und die Gedächtniszellen vermehren sich rasch; eine bemerkbare Immunantwort tritt auf: allergische Reaktion. Sie kann selbst bei niedriger Dosis sehr heftig sein. Vier **Reaktionstypen** werden unterschieden:

Typ 1, anaphylaktische Reaktion.

Arzneistoff-spezifische Antikörper vom *IgE-Typ* lagern sich mit ihrem F_c-Stück an Rezeptoren auf der Oberfläche von *Mastzellen* an. Die Bindung des Pharmakon ist der Stimulus zur Freisetzung von Histamin und anderen Mediatoren. Im schwersten Falle tritt ein lebensbedrohlicher, anaphylaktischer Schock auf mit Blutdruckabfall, Bronchospasmus (Asthma-Anfall), Ödemen im Kehlkopf-Bereich, Quaddelbildung (Urtikaria), Erregung der Darmmuskulatur mit spontanem Stuhlabgang (S. 314).

Typ 2, zytotoxische Reaktion.

Arzneistoff-Antikörper-(IgG-)Komplexe entstehen auf der *Oberfläche von Blutzellen,* sei es, daß sich dort primär Arzneistoff-Moleküle oder schon im Blut entstandene Komplexe anlagern. An den Komplexen findet eine *Aktivierung von Komplement-Faktoren* statt. Dieses sind verschiedene Proteine, welche in inaktiver Form im Blut kreisen und durch einen entsprechenden Stimulus sukzessive kaskadenartig aktiviert werden. „Aktiviertes Komplement" kann (normalerweise gegen Infektionserreger gerichtet) *Zellmembranen zerstören* und so zum Zelltod führen, die Phagozytose fördern, neutrophile Granulozyten anlocken (Chemotaxis) und Entzündungsreaktionen fördern. Die Komplementaktivierung auf Blutzellen hat deren Untergang zur Folge: hämolytische Anämie, Granulozytopenie, Thrombozytopenie.

Typ 3, Immunkomplex-Vasculitis

(Serumkrankheit, Arthus-Reaktion). *Arzneistoff-Antikörper-Komplexe* schlagen sich an *Gefäßwänden* nieder, *Komplement* wird aktiviert, eine *Entzündung* ausgelöst. Angelockte neutrophile Granulozyten setzen beim Versuch, die Komplexe zu phagozytieren, lysosomale Enzyme frei, welche die Gefäßwand schädigen (Entzündung, Vasculitis). Symptome können sein: Fieber, Exanthem, Lymphknotenschwellung, Arthritis, Nephritis, Neuritis.

Typ 4, Kontaktekzem.

Ein auf die Haut applizierter Wirkstoff bindet sich an die Oberfläche von spezifisch gegen ihn gerichteten *T-Lymphozyten.* Diese geben Botenstoffe *(Lymphokine)* in ihre Umgebung ab, welche Makrophagen aktivieren und eine Entzündungsreaktion hervorrufen.

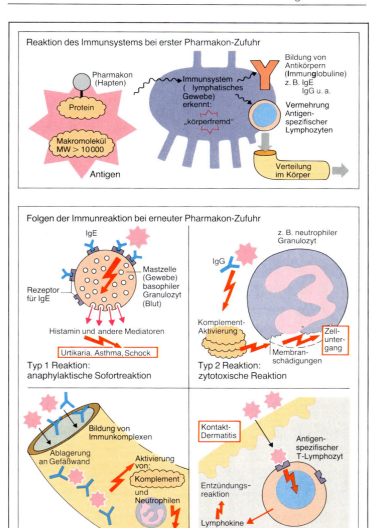

A. Unerwünschte Arzneimittelwirkung : Allergische Reaktion

Schädigung des Kindes durch Arzneimitteleinnahme in Schwangerschaft und Stillzeit

Von der Mutter eingenommene Wirkstoffe können auf das Kind übertreten und bei diesem unerwünschte Wirkungen verursachen.

Schwangerschaft (A). Besonders die durch das Schlafmittel Thalidomid (Contergan®) ausgelösten Mißbildungen der Gliedmaßen lenkten die Aufmerksamkeit darauf, daß Arzneistoffe *mißbildungserzeugend, teratogen* sein können. Die möglichen Arzneistoff-induzierten Wirkungen beim Kind lassen sich in zwei Gruppen einteilen.

1. Wirkungen, die sich aus den Wirkstoff-typischen pharmakologischen Effekten ableiten. Beispiele sind: Vermännlichung weiblicher Feten durch androgen wirkende Hormone; Hirnblutungen durch orale Antikoagulantien; Bradykardie durch β-Blocker.

2. Wirkungen, die spezifisch am sich ausformenden Organismus entstehen und aus den sonstigen pharmakologischen Eigenschaften des Wirkstoffes nicht vorhersagbar sind.

Bei der Abschätzung des Risikos, das eine Arzneimitteleinnahme in der Schwangerschaft bedeutet, sind folgende Punkte zu berücksichtigen.

a) *Zeitpunkt der Arzneimittelanwendung.* Die möglichen Folgen einer Arzneimittelwirkung hängen von dem Entwicklungsstadium der Frucht ab, wie es in (**A**) ausgeführt ist. So ist auch die Gefährdung durch einen Arzneistoff mit spezifischer Wirkung zeitlich begrenzt; z. B. üben Tetracycline ihre Effekte auf Zähne und Knochen erst nach dem 3. Schwangerschaftsmonat aus, wenn die Mineralisation beginnt.

b) *Plazentagängigkeit.* Die meisten Pharmaka können in der Plazenta vom mütterlichen Blut in das Blut des Kindes gelangen. Die Diffusionsbarriere bilden die verschmolzenen Zellen des Synzytiotrophoblasten. Seine Durchlässigkeit für Substanzen ist höher, als es der Begriff „Placentaschranke" vermuten läßt.

c) *Teratogenität des betreffenden Pharmakon.* Für bekannte, häufig angewandte Pharmaka liegen statistisch fundierte Risikoabschätzungen vor. Viele Pharmaka haben keine nachweisbare mißbildungserzeugende Potenz. Für neueingeführte Pharmaka ist in der Regel eine statistisch gesicherte Risikoabschätzung noch nicht möglich.

Gesichert ist eine teratogene Wirkung z. B. bei Derivaten der Vitamin-A-Säure (Acitretin, Isotretinoin [interne Anwendung bei Hauterkrankungen]) sowie bei oralen Antikoagulantien und Tetracyclinen. Eine besondere Form der Schädigung beim Kind kann das Estrogen-artig wirkende Diethylstilbestrol induzieren, wenn es Müttern während der Gravidität verabreicht wird: Bei den Töchtern kommt es im Alter von ca. 20 Jahren zum gehäuften Auftreten von Carcinomen der Cervix und Vagina.

Bei der Nutzen-Risiko-Abwägung ist auch der Nutzen zu bedenken, der sich für das Kind aus einer adäquaten Behandlung der Mutter ergibt. So kann z. B. auf die Therapie mit Antiepileptika nicht verzichtet werden, weil eine unbehandelte Epilepsie das Kind mindestens ebenso gefährdet wie eventuell die Gabe von Antiepileptika.

Stillzeit (B). Es besteht die Möglichkeit, daß ein im mütterlichen Organismus vorhandenes Pharmakon in die Milch übergeht und so vom Kind aufgenommen wird. Bei der Beurteilung eines Gefährdungsgrades sind die in (B) dargestellten Aspekte zu berücksichtigen. Im Zweifelsfalle ist durch Abstillen eine Gefährdung des Kindes einfach zu verhindern.

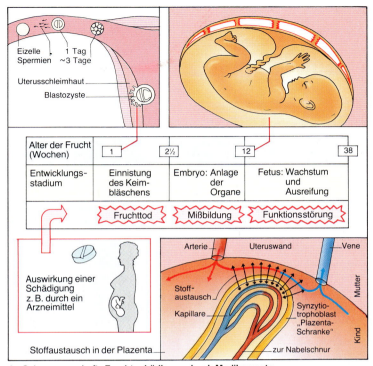

A. Schwangerschaft: Fruchtschädigung durch Medikamente

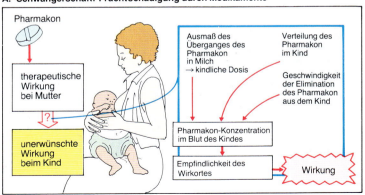

B. Stillzeit: Medikamenten-Einnahme der Mutter

Placebo (A)

Ein Placebo ist eine Darreichungsform ohne wirksamen Inhaltsstoff, ein Scheinmedikament. Eine Placebo-Gabe kann sowohl erwünschte (Beschwerdelinderung) als auch unerwünschte Wirkungen auslösen. Dies beruht auf einer Veränderung der seelischen Situation des Patienten als Folge der „Behandlung" durch den Arzt.

Bewußt oder unbewußt kann der Arzt zu erkennen geben, wie sehr ihn der Patient mit seinen Kümmernissen interessiert, wie sicher er sich seiner Diagnose und des Wertes seiner Therapiemaßnahmen ist. Bei einem menschliche Wärme, Kompetenz und Zuversicht ausstrahlenden Arzt wird sich der Kranke in guten Händen fühlen, Ängste verlieren und optimistisch der Heilung entgegenblicken.

Der körperliche Zustand bestimmt die seelische Lage, umgekehrt kann diese aber auch das körperliche Befinden beeinflussen. Man denke an im Kriege schwer Verwundete, die während des Kampfes um das Überleben ihre Verletzungen kaum bemerkten und erst in der Sicherheit des Lazarettes heftigste Schmerzen empfanden; oder an den Patienten mit einem peptischen Ulcus als Folge seelischer Bedrängnis, dem „etwas auf den Magen geschlagen ist".

Klinische Prüfung. Im Einzelfall kann es unmöglich sein, zu entscheiden, ob für einen Therapieerfolg der Wirkstoff selbst oder die therapeutische Situation verantwortlich war. Es muß bei einer Anzahl von Patienten nach den Regeln der Statistik ein Vergleich der Wirkungen von Arzneistoff (Verum) und Placebo durchgeführt werden: *Placebo-kontrollierte Studie.* Vorausschauend geplant ist eine *prospektive Studie* (Retrospektiv: der Entschluß zur Analyse wird erst nach Abschluß der Behandlung gefaßt). Die Patienten sind zufallsmäßig *(„randomisiert")* auf die zwei Gruppen zu verteilen: *Verum- und Placebo-Gruppe*. Bei einer *Doppelblind-Untersuchung* weiß außer den Patienten auch der behandelnde Arzt nicht, welcher Patient Verum und welcher Placebo einnimmt. Schließlich kann in einem zweiten Behandlungszyklus ein Tausch zwischen Verum und Placebo vorgenommen werden: *Überkreuz-(cross over-)* Untersuchung. So ist der Vergleich zwischen Arzneistoff- und Placebo-Effekten nicht nur zwischen zwei Patienten-Kollektiven, sondern auch innerhalb einer Patienten-Gruppe möglich.

Homöopathie (B) ist eine alternative, von Samuel Hahnemann ab 1800 entwickelte Therapiemethode. Seine Vorstellung war: Eine „Droge" (hier im Sinne von Arznei), die in normaler (schulmedizinischer, allopathischer) Dosierung ein bestimmtes Mosaik von Symptomen hervorruft, könne in sehr niedriger Dosis bei einem Patienten, dessen Krankheitssymptome gerade diesem Symptomen-„Profil" gleichen, zur Heilung führen (Ähnlichkeitsregel, Simile-Prinzip). Dem Körper wohne die Kraft zur Selbstheilung inne, und diese Kraft könne durch die niedrigst dosierte Substanz aktiviert werden, was zur Selbst-Heilung anstoße. Bei seinem Patienten muß der Homöopath nicht die Krankheitsursache diagnostizieren, sondern die Droge finden, deren Symptomen-„Profil" mit der Krankheitssymptomatik am besten übereinstimmt: Arzneimitteldiagnose. Diese Droge wird dann stark verdünnt („potenziert") angewandt.

Eine direkte Wirkung auf Körperfunktionen ist für homöopathische Arzneimittel nicht nachweisbar. Die Heilerfolge beruhen auf der Suggestivkraft des Homöopathen und der Erwartungshaltung des Kranken.

Wenn eine Erkrankung stark seelisch beeinflußt wird und keine wirksamen Therapiemöglichkeiten bestehen, wäre zu befürworten, die Suggestivkraft als therapeutisches Mittel auszunutzen. Die Homöopathie ist eines der möglichen Verfahren.

Arzneistoff-unabhängige Wirkungen 77

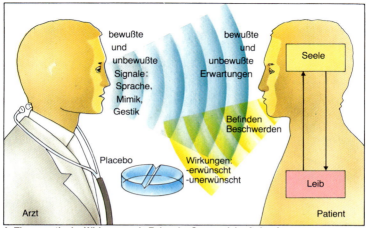

A. Therapeutische Wirkungen als Folge der Suggestivkraft des Arztes

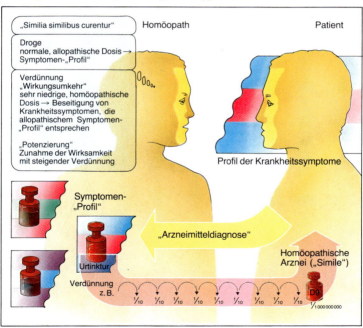

B. Homöopathie: Vorstellungen und Vorgehen

Spezielle Pharmakologie

Sympathisches Nervensystem

Im Verlaufe der Evolution mußte ein effizientes Steuerungssystem ausgebildet werden, um die einzelnen Organfunktionen zunehmend komplizierter Lebewesen aufeinander abzustimmen und um ihre Leistung rasch an sich ändernde Umgebungsbedingungen anpassen zu können. Dieses Steuerungssystem besteht aus dem Zentralnervensystem mit Gehirn und Rückenmark, sowie zwei getrennten Wegen zur Kommunikation mit den peripheren Organen, nämlich dem somatischen und dem vegetativen Nervensystem. Das **somatische Nervensystem** (Nerven der Oberflächen- und Tiefensensibilität, der Sinnesorgane und der Skelettmuskeln) dient dazu, den Zustand der *Umwelt* zu erfassen und situationsgerechte Körperbewegungen zu steuern (Sinneswahrnehmung: Bedrohung → Reaktion: Flucht oder Angriff). Das **vegetative Nervensystem** kontrolliert zusammen mit dem endokrinen System die *Innenwelt*. Es stimmt die Funktion der inneren Organe auf die jeweiligen Bedürfnisse des Organismus ab. Die nervale Steuerung erlaubt eine sehr rasche Anpassung, während das endokrine System den Funktionszustand langfristig regelt. Die Aktivität des vegetativen Nervensystems ist weitgehend der willkürlichen Kontrolle entzogen, es funktioniert selbständig (daher auch **autonomes Nervensystem**). Seine zentralen Anteile liegen in Hypothalamus, Hirnstamm und Rückenmark.

Das vegetative Nervensystem hat einen **sympathischen** und einen **parasympathischen** (S. 98) Anteil. Beide Anteile führen in ihren Bahnen neben den efferenten (vom ZNS fortleitenden) auch afferente Nerven. Bei Organen, die sowohl sympathisch wie parasympathisch innerviert sind, löst die Aktivierung des Sympathikus bzw. Parasympathikus meist entgegengesetzte Reaktionen aus.

Bei Erkrankungen (Störungen von Organfunktionen) wird häufig versucht, mit Hilfe von Pharmaka, welche die Funktion des vegetativen Nervensystems beeinflussen, „steuernd" so auf die Organfunktionen einzuwirken, daß diese sich normalisieren.

Der biologische Effekt von Substanzen, die hemmend oder erregend auf Sympathikus bzw. Parasympathikus wirken, läßt sich zwanglos herleiten, wenn man sich vor Augen führt, zu welchem Zwecke Sympathikus bzw. Parasympathikus dienen **(Folgen einer Sympathikus-Aktivierung, A)**. Eine Aktivierung des sympathischen Teils des vegetativen Nervensystems kann vereinfachend als die Maßnahme des Körpers betrachtet werden, rasch einen Zustand höchster Leistungsfähigkeit, wie er bei Kampf oder Flucht notwendig ist, herzustellen.

Beides erfordert eine starke Skelettmuskeltätigkeit. Den Muskeln müssen ausreichend Sauerstoff und Nährstoffe zugeführt werden, deshalb steigt die Durchblutung der Skelettmuskeln, die Frequenz und Kontraktionskraft des Herzens nehmen zu, so daß es mehr Blut in den Kreislauf pumpt. Durch Verengung der Blutgefäße für die Eingeweide wird der Blutstrom außerdem zu der Muskulatur umgeleitet. Da die Verdauung der Nahrung im Darm in diesem Zustand entbehrlich ist und nur stört, wird der Vorantransport des Darminhaltes gebremst, indem die Peristaltik abnimmt und die Schließmuskeln sich verengen. Um das Nährstoffangebot für Herz und Muskeln trotzdem zu erhöhen, müssen aus der Leber Glucose und aus dem Fettgewebe Fettsäuren in das Blut abgegeben werden. Die Bronchien sind erweitert, so daß das Atemvolumen und damit die Sauerstoff-Aufnahme in das Blut steigen kann.

Auch die Schweißdrüsen sind sympathisch innerviert (feuchte Hände bei Aufregung), sie stellen bezüglich der Überträgersubstanz (Acetylcholin) eine Ausnahme dar (S. 106).

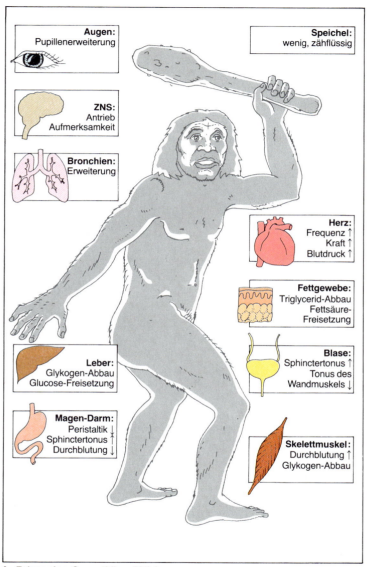

A. Folgen einer Sympathikus-Aktivierung

Aufbau des Sympathikus

Die efferenten sympathischen Neurone ziehen aus dem Rückenmark zum paravertebralen Grenzstrang (Aufreihung sympathischer Ganglien parallel zur Wirbelsäule). Die **Ganglien** stellen Anhäufungen von Kontaktstellen (Synapsen) dar zwischen den Neuronen, die aus dem Rückenmark kommen (1. oder **präganglionäres Neuron**), und Nervenzellen, die ihre Fortsätze weiter in die Körperperipherie entsenden (2. oder **postganglionäres Neuron**). Sie nehmen dort mit den Zellen des Erfolgsorgans in der postganglionären Synapse Kontakt auf. Daneben existieren 1. Neurone, die ihre Umschaltstelle erst im Erfolgsorgan haben, und solche, die ohne Umschaltung zum Nebennierenmark ziehen.

Überträgerstoffe im Sympathikus

Während an den Synapsen **zwischen dem 1. und 2. Neuron Acetylcholin** als chemische Übertragersubstanz dient (Prinzip der cholinergen Übertragung S. 98), erfüllt an den Synapsen des **2. Neurons Noradrenalin** diese Funktion (**B**). Ein 2. sympathisches Neuron kann nicht nur mit *einer* Zelle des Erfolgsorgans eine Synapse bilden, es verzweigt sich vielmehr, und jeder Fortsatz nimmt im Vorbeiziehen Kontakt mit mehreren Zellen auf. Im Bereich dieser Synapsen finden sich Verdickungen des Nervenaxon (**Varikositäten**), die wie Perlen einer Kette bei jedem Kontakt des Nerven mit einer Erfolgszelle aufeinander folgen. So werden bei einer Erregung des Nerven größere Zellgebiete aktiviert, obwohl die Wirkung des aus dem 2. Neuron freigesetzten Noradrenalin jeweils auf den Bereich der Synapse beschränkt bleibt.

Eine Erregung der zum Nebennierenmark ziehenden 1. Neurone löst dort mittels Acetylcholin-Freisetzung eine Ausschüttung von **Adrenalin** aus (S. 108), das sich mit dem Blut im Körper verteilt (**Hormon, A**).

Adrenerge Synapse

Noradrenalin ist im Bereich der Varikositäten in kleinen, von einer Membran umschlossenen Bläschen (Vesikel, Grana; $\varnothing\ 0{,}05 - 0{,}2\ \mu m$) gespeichert. In diese Bläschen hinein wird Dopamin aufgenommen, das im Axoplasma aus Tyrosin über verschiedene Zwischenstufen synthetisiert wurde. Dopamin wird dann durch das Enzym Dopamin-β-Hydroxylase zu Noradrenalin umgewandelt. Bei elektrischer Erregung des sympathischen Nerven entleert ein Teil der Vesikel seinen Inhalt und damit das Noradrenalin in den synaptischen Spalt. Das freigesetzte Nor**adren**alin reagiert mit **Adrenozeptoren**, die postsynaptisch an der Membran der Erfolgszelle oder auch präsynaptisch an der Membran der Varikosität vorhanden sind. Die Erregung der präsynaptischen α_2-Rezeptoren führt zu einer Hemmung der Noradrenalin-Freisetzung. Sie vermitteln eine negative Rückkoppelung zur Kontrolle des Freisetzungsvorganges.

Die Wirkung des ausgeschütteten Noradrenalin klingt schnell ab: ca. 90% werden durch einen aktiven Transport rasch aus dem synaptischen Spalt zunächst in das Axoplasma und von dort in die Speichervesikel zurückgenommen (**neuronale Wiederaufnahme**). Ein kleiner Teil des Noradrenalin wird durch das Enzym Catechol**amin-O-Me**thyl-Transferase (COMT, im Cytosol der Zellen des Erfolgsorgans), ein anderer durch die Mon**o**aminoxidase (MAO, in den Mitochondrien von Nervenzellen und Zellen des Erfolgsorgans) inaktiviert.

Reich ausgestattet mit diesen Enzymen ist die Leber, so daß sie erheblich zum Abbau von im Blut befindlichem Noradrenalin und Adrenalin beiträgt.

Endprodukt des Abbaus der Katecholamine durch COMT und MAO ist Vanillinmandelsäure.

Pharmaka zur Beeinflussung des Sympathikus

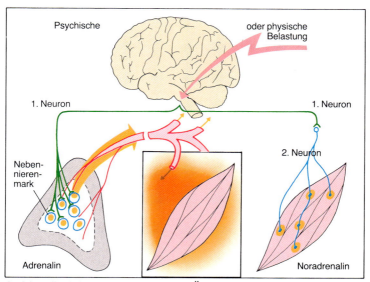

A. Adrenalin als Hormon, Noradrenalin als Übertragerstoff

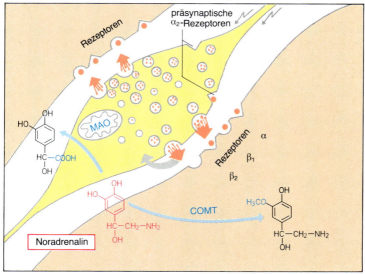

B. 2. Neuron des Sympathikus, Varikosität, Noradrenalin-Freisetzung

Adrenozeptor-Subtypen und Katecholamin-Wirkungen

Nach pharmakologischen Gesichtspunkten lassen sich die α_1, α_2 (S. 90), β_1- und β_2-Adrenozeptoren unterscheiden. Deren Dichte ist in den einzelnen Geweben sehr unterschiedlich. Agonisten an Adrenozeptoren (**direkte Sympathomimetika**) können für verschiedene therapeutische Effekte genutzt werden.

Wirkungen auf glatte Muskulatur

Die gegensätzlichen Auswirkungen einer Erregung von α- und β_2-Rezeptoren an glatter Muskulatur beruhen auf den Unterschieden in der Signaltransduktion (S. 66). In A ist dies für die Gefäßmuskulatur illustriert. α_1-Rezeptorstimulation bewirkt über den intrazellulären Botenstoff Inositoltriphosphat (IP$_3$) eine vermehrte intrazelluläre Freisetzung von Calcium-Ionen. Zusammen mit dem Protein Calmodulin vermag Ca^{++} die Myosin-Kinase zu aktivieren, was über eine Phosphorylierung des Kontraktionsproteins Myosin zum Tonusanstieg führt (--> Vasokonstriktion).

cAMP hemmt die Aktivierung der Myosin-Kinase. β_2-Rezeptoren vermitteln über ein aktivierendes G-Protein G$_s$ eine Steigerung der cAMP-Bildung (--> Vasodilatation), α_2-Rezeptoren über das inhibitorische G$_i$ eine Hemmung der cAMP-Produktion (--> Vasokonstriktion).

Eine **Vasokonstriktion** durch lokal applizierte α-Sympathomimetika wird genutzt beim Zusatz von Adrenalin zu Lokalanästhetika (S. 200) oder in Form abschwellender Nasentropfen (Naphazolin, Tetryzolin, Xylometazolin, S. 90, 312, 314). Systemisch angewandtes Adrenalin ist bei der Behandlung des anaphylaktischen Schocks zur Steigerung des Blutdrucks wichtig.

Bronchodilatation. Die über β_2-Rezeptoren vermittelte *Bronchialerweiterung* (z. B. durch Fenoterol, Salbutamol) ist eine der wesentlichen Behandlungsmaßnahmen bei Asthma bronchiale (S. 314).

Tokolyse. Die Hemmwirkung von β_2-Sympathomimetika (z. B. Fenoterol) auf die Wehentätigkeit des Uterus kann zur *Unterdrückung vorzeitiger Wehen* (drohende Frühgeburt) genutzt werden. Eine β_2-vermittelte Vasodilatation mit drohendem Blutdruckabfall führt reflektorisch zu Tachykardie, zu der auch eine gewisse β_1-stimulierende Wirkung der Substanzen beiträgt.

Herzwirkungen. Katecholamine steigern über β_1-Rezeptoren via cAMP alle Herzfunktionen: *Schlagkraft* (positiv inotrope Wirkung), *Verkürzungs- und Erschlaffungsgeschwindigkeit, Schlagfrequenz* (chronotrope W.), *Erregungsausbreitung* (dromotrope W.), *Erregbarkeit* (bathmotrope W.). Im Schrittmachergewebe wird die *diastolische Depolarisation* beschleunigt, so daß die Schwelle für die Auslösung des Aktionspotentials eher erreicht wird (positiv chronotrop, **B**). Die kardiale Wirkung der β-Sympathomimetika kann bei einem Herzstillstand genutzt werden: Adrenalin-Gabe. Die Anwendung von β-Mimetika bei Herzmuskelschwäche ist mit dem Risiko von Herzarrhythmien verbunden.

Stoffwechselwirkungen. Über β_2-Rezeptoren via cAMP wird in der Leber und im Skelettmuskel der *Abbau von Glykogen (Glykogenolyse)* zu Glukose gesteigert. Aus der Leber wird die Glukose in das Blut abgegeben. Im Fettgewebe werden Triglyceride zu Fettsäuren verseift *(Lipolyse, über β_3-Rezeptoren?),* welche dann in das Blut gelangen. Die Stoffwechseleffekte von Katecholaminen lassen sich therapeutisch nicht nutzen.

Pharmaka zur Beeinflussung des Sympathikus

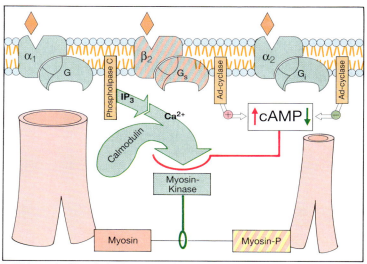

A. Wirkung der Katecholamine auf die Gefäßweite

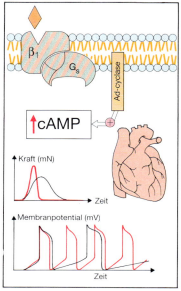

B. Herzwirkung der Katecholamine

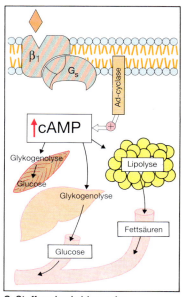

C. Stoffwechselwirkung der Katecholamine

Struktur-Wirkungs-Beziehungen bei Sympathomimetika

Mit Adrenalin ist eine gezielte Beeinflussung eines Rezeptor-Subtyps nicht möglich, da es eine gleich hohe Affinität zu allen α- und β-Rezeptoren besitzt. Es eignet sich auch nicht für die orale Zufuhr, weil es schlecht resorbiert und präsystemisch eliminiert werden würde.

Das Katecholamin Noradrenalin (Katechol ist eine Trivialbezeichnung für o-Hydroxyphenol) unterscheidet sich von Adrenalin durch eine hohe Affinität zu α-Rezeptoren und eine geringe zu β_2-Rezeptoren. Bei der synthetischen Substanz Isoprenalin sind die Verhältnisse umgekehrt (**A**):

Noradrenalin $\rightarrow$ α, β_1
Adrenalin $\rightarrow$ α, β_1, β_2
Isoprenalin $\rightarrow$ β_1, β_2

Die Kenntnis des Zusammenhanges zwischen chemischer Struktur und Wirkung **(Struktur-Wirkungs-Beziehung)** erlaubt die Synthese von Sympathomimetika, die eine besonders hohe Affinität zu einem Subtyp der Adrenozeptoren aufweisen.

Das gemeinsame chemische Bauprinzip aller **direkten Sympathomimetika** (d.h. Agonisten an Adrenozeptoren) ist die *Phenylethylamin-Struktur*. Die *Hydroxy-Gruppe in der Seitenkette* ist für die Affinität sowohl zu α- wie zu β-Rezeptoren von Bedeutung. Die *Substitution am Stickstoff* läßt die Affinität zu α-Rezeptoren abnehmen und die zu β-Rezeptoren zunehmen, wobei mit einem Isopropyl-Rest bereits ein Optimum der Affinität zu β-Rezeptoren erreicht ist (Isoprenalin = Isopropylnoradrenalin). Die weitere Vergrößerung dieses Substituenten begünstigt eine Wirkung an β_2-Rezeptoren (β_2-Prävalenz, z. B. Fenoterol, Salbutamol). Beide *Hydroxy-Gruppen* am aromatischen Ring sind für die Affinität notwendig, eine hohe Affinität zu α-Rezeptoren ist an die Stellung der Hydroxy-Gruppen in 3,4-Position geknüpft, die Affinität zu β-Rezeptoren ist auch bei Derivaten gegeben, welche die Hydroxy-Gruppen in 3,5-Position tragen (Orciprenalin, Terbutalin, Fenoterol).

Die Hydroxy-Gruppen im Molekül der Katecholamine setzen die Lipophilie dieser Substanzen sehr stark herab. Die Polarität wird durch den bei physiologischem pH-Wert überwiegend protoniert vorliegenden Stickstoff verstärkt. Ein Verzicht auf eine oder alle Hydroxy-Gruppen bedeutet eine Verbesserung der Penetration durch Membranschranken (Darm-Blut-Schranke: Resorbierbarkeit nach oraler Anwendung; Blut-Hirn-Schranke: zentralnervöse Effekte), aber gleichzeitig einen Verlust an Rezeptoraffinität.

Das Fehlen einer oder beider Hydroxy-Gruppen ist mit einer Zunahme der **indirekten sympathomimetischen Wirkung** verbunden, worunter die Fähigkeit einer Substanz zu verstehen ist, Noradrenalin aus seinen Speichern freizusetzen, ohne selbst ein Agonist an Adrenozeptoren zu sein (S. 88).

Eine Änderung der Stellung der Hydroxy-Gruppen am Ring (Orciprenalin, Terbutalin) oder deren Substitution (Salbutamol) schützt vor dem Abbau durch COMT (S. 82). Den Abbau durch MAO verhindert die Einführung eines kleinen Alkyl-Restes an dem dem Stickstoff benachbarten C-Atom (Ephedrin, Methamphetamin); die Substitution des Stickstoffs mit einem größeren Rest als der Methyl-Gruppe (z. B. Ethyl- bei Etilefrin) erschwert den Abbau durch MAO (S. 82).

Da sich die Anforderungen an die chemische Struktur für eine hohe Affinität und für die Eigenschaften, die eine orale Anwendung ermöglichen, nicht decken, müssen bei der Wahl eines Wirkstoffes Kompromisse eingegangen werden. Soll die hohe Affinität von Adrenalin ausgenutzt werden, ist die Resorbierbarkeit aus dem Darm nicht gegeben (Adrenalin, Isoprenalin); wird dagegen eine akzeptable Verfügbarkeit auch nach oraler Anwendung gewünscht, müssen Abstriche an der Affinität zu Rezeptoren hingenommen werden (Etilefrin).

Pharmaka zur Beeinflussung des Sympathikus

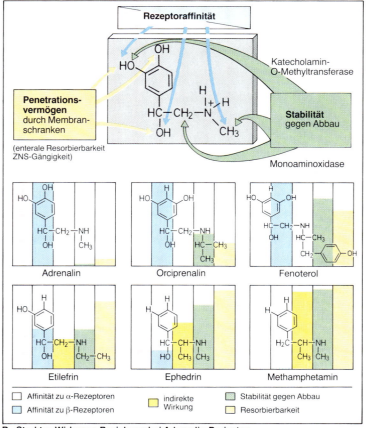

A. Chemische Struktur von Katecholaminen und Affinität zu α- und β-Rezeptoren

B. Struktur-Wirkungs-Beziehung bei Adrenalin-Derivaten

Indirekt sympathomimetisch wirkende Substanzen

An der adrenergen Übertragung sind neben den **Rezeptoren** die Systeme für die **aktive Wiederaufnahme** aus dem synaptischen Spalt durch die Zellmembran hindurch in das Cytosol (Axoplasma), für die Aufnahme aus dem Axoplasma in die Grana sowie das abbauende Enzym **Monoaminoxidase (MAO)** beteiligt. Noradrenalin besitzt zu Rezeptoren, zu den Transportsystemen und abbauenden Enzymen Affinität. Chemisch abgewandelte Stoffe unterscheiden sich von Noradrenalin im Verhältnis der Affinitäten zu den genannten Systemen (S. 86) und beeinflussen bevorzugt die eine oder andere Funktion.

Hemmstoffe der Monoaminoxidase (A) treffen die vorwiegend in den Mitochondrien lokalisierte MAO, welche die Noradrenalin-Konzentration im Axoplasma niedrig hält. Bei einer Hemmung des Enzyms steigt die Noradrenalin-Konzentration an. Da auch Dopamin durch MAO inaktiviert wird, steht bei einer Hemmung des Enzyms mehr Dopamin für die Synthese von Noradrenalin zur Verfügung. Die in den Grana gespeicherte Noradrenalin-Menge nimmt wegen der Enzymhemmung zu und ebenso die pro Erregung freigesetzte Menge Noradrenalin.

Die Hemmung der MAO beeinflußt im Zentralnervensystem neben der Speicherung von Noradrenalin auch die von Dopamin und Serotonin, und so kommt es dort – möglicherweise als Folge der größeren Bedeutung dieser Überträgerstoffe – zu einer allgemeinen Aktivierung und Antriebssteigerung (thymeretische Wirkung). *Tranylcypromin* dient in besonderen Fällen als Antidepressivum. Es blockiert durch kovalente Bindung dauerhaft die beiden Subtypen MAO_A und MAO_B. *Moclobemid* ist ein reversibler Hemmstoff von MAO_A; es wird ebenfalls als Antidepressivum verwendet. Der MAO_B-Hemmstoff *Selegilin* findet als Antiparkinson-Mittel Verwendung; hier geht es um die Steigerung der Dopamin-Konzentration (S. 184).

Indirekte Sympathomimetika (B) sind Wirkstoffe, welche die Noradrenalin-Konzentration im synaptischen Spalt erhöhen, sei es durch eine Hemmung der Wiederaufnahme *(Cocain:* indirektes Sympathomimetikum und Lokalanästhetikum), durch eine Förderung der Freisetzung, durch die Hemmung des Abbaus durch MAO oder durch die Summe der drei Effekte *(Amphetamin, Methamphetamin,* sog. **Weckamine**). Die Effektivität indirekter Sympathomimetika kann nachlassen und schließlich erlöschen (**Tachyphylaxie**), wenn es zu einer Entleerung Plasmalemm-naher Noradrenalin-Speicher kommt.

Indirekte Sympathomimetika können die Blut-Hirn-Schranke überwinden und erzeugen als zentrale Effekte ein Gefühl des körperlichen Wohlbefindens, der Antrieb wird gesteigert, die Stimmung gehoben (**Euphorie**) und das Gefühl von Hunger oder körperlicher Erschöpfung unterdrückt. Nach dem Abklingen treten Verstimmung und Abgeschlagenheit auf. Diese Nachwirkungen sind mitverantwortlich für das Verlangen nach einer Wiederholung der Anwendung (hohes Abhängigkeitspotential). Um den Mißbrauch zu verhindern, wurden diese Wirkstoffe der Betäubungsmittel-Verschreibungsverordnung (BtMVV) unterstellt.

Bei der mißbräuchlichen Anwendung von Amphetamin-artigen Wirkstoffen zur akuten Steigerung der Leistungsfähigkeit *(„Doping")* besteht die Gefahr einer gefährlichen körperlichen Überlastung. Da ein Ermüdungsgefühl fehlt, vermag z. B. ein Sportler die letzten Leistungsreserven zu mobilisieren. Im Extremfall kann ein Herz-Kreislauf-Versagen auftreten (**B**).

Chemisch dem Amphetamin ähnlich sind die sog. Appetitzügler (*Anorektika,* z. B. Fenfluramin). Auch diese können zur Abhängigkeit führen. Ihr therapeutischer Nutzen ist fragwürdig.

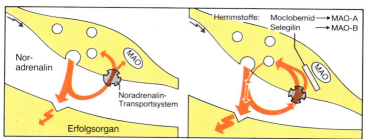

A. Monoaminoxidase – Hemmstoffe

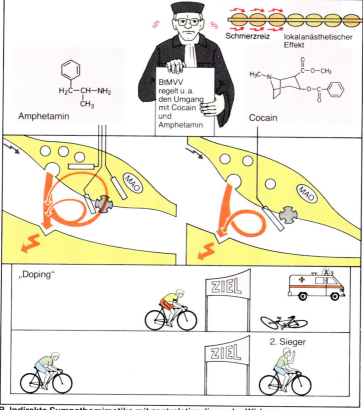

B. Indirekte Sympathomimetika mit zentralstimulierender Wirkung und Abhängigkeitspotential

α-Sympathomimetika, α-Sympatholytika

α-Sympathomimetika können genutzt werden:
Systemisch bei bestimmten Formen eines zu niedrigen Blutdrucks zur Blutdrucksteigerung (S. 302) und
lokal zur Abschwellung der Nasenschleimhaut oder der Augenbindehaut (S. 312, S. 314) sowie
als Zusatz zu Lokalanästhetika (S. 200) zur Erzeugung einer lokalen „Blutleere". Bei der lokalen Anwendung kommt es infolge der Drosselung der Durchblutung zu einem Sauerstoff-Mangel (**A**). Im Extremfall kann dies zu einem Untergang des Gewebes führen. Von dieser Gefahr sind insbesondere die Akren (Körperenden, z. B. Finger, Zehen, Ohren) betroffen; deshalb darf hier bei einer Lokalanästhesie kein Vasokonstriktor zugesetzt werden.

Der Vasokonstriktion durch ein α-Sympathomimetikum folgt eine Phase der Mehrdurchblutung (**reaktive Hyperämie, A**). Diese Reaktion läßt sich bei der Anwendung von α-Sympathomimetika (Naphazolin, Tetryzolin, Xylometazolin) in Form von Nasentropfen beobachten. Zunächst wird durch die Vasokonstriktion die Durchblutung der Nasenschleimhaut vermindert und damit auch der Kapillardruck. Die in den Interstitialraum ausgetretene Flüssigkeit, die das Anschwellen der Nasenschleimhaut bedingt, kann über die Venen abfließen. Die Sekretion von Nasenschleim nimmt wegen des reduzierten Flüssigkeitsangebotes ab. Bei Schnupfen wird die Nasenatmung wieder möglich. Nach dem Abklingen der vasokonstriktorischen Wirkung kommt es aber in der Phase der Hyperämie erneut zu einem Austritt von Plasmaflüssigkeit in den Interstitialraum, die Nase ist wieder „verstopft", und der Patient sieht sich veranlaßt, die Anwendung der Nasentropfen zu wiederholen. So droht ein Teufelskreis, der zur chronischen Anwendung der Nasentropfen führt. Diese wird „Privinismus" genannt, da Privin© die Handelsbezeichnung der ersten im großen Maßstabe vertriebenen Nasentropfen dieser Art ist. Der andauernde Sauerstoff-Mangel kann zur irreversiblen Schädigung der Nasenschleimhaut führen.

α-Sympatholytika (**B**). Die Reaktion von Noradrenalin mit α-Adrenozeptoren läßt sich durch α-Sympatholytika (α-Adrenozeptor-Antagonisten, α-Blocker) hemmen. Dies ist therapeutisch bei einem zu hohen Blutdruck nutzbar (Vasodilatation → peripherer Widerstand ↓, Blutdruck ↓; S. 118). Die ersten α-Sympatholytika blockierten die Wirkung von Noradrenalin nicht nur an den *postsynaptischen* $α_1$-*Adrenozeptoren*, sondern auch an den *präsynaptischen* $α_2$-*Rezeptoren* (**unspezifische α-Blocker;** z. B. Phenoxybenzamin, Phentolamin).

Präsynaptische $α_2$-Adrenozeptoren haben die Funktion von Fühlern zur Messung der Noradrenalin-Konzentration im synaptischen Spalt: Die Erregung präsynaptischer $α_2$-Rezeptoren hemmt die weitere Freisetzung von Noradrenalin. Umgekehrt hat ihre Blockade die ungebremste Freisetzung von Noradrenalin zur Folge. Dies macht sich an den Synapsen im Herzmuskel bemerkbar, an denen postsynaptisch auch $β_1$-Adrenozeptoren vorliegen: Tachykardie, Tachyarrhythmie.

Selektive $α_1$-Sympatholytika ($α_1$-**Blocker**, z. B. Prazosin oder das länger wirksame Doxazosin) besitzen keine Affinität zu den $α_2$-Adrenozeptoren. Sie unterdrücken eine Erregung der $α_1$-Adrenozeptoren, ohne gleichzeitig die Noradrenalin-Freisetzung zu steigern.

$α_1$-Blocker werden bei Bluthochdruck eingesetzt (S. 300). Da sie dem Körper eine Verengung der Gefäße unmöglich machen, kann beim Aufrichten das Blut „in den Beinen versacken" (orthostatische Fehlregulation: Herzminutenvolumen ↓, Blutdruck ↓, ZNS-Durchblutung ↓, „Schwarz-werden" vor den Augen, Ohnmacht; S. 302).

Pharmaka zur Beeinflussung des Sympathikus

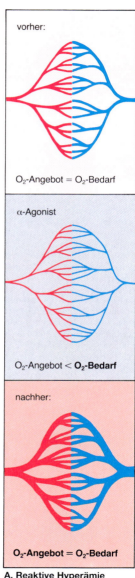

A. Reaktive Hyperämie nach α-Sympathomimetika

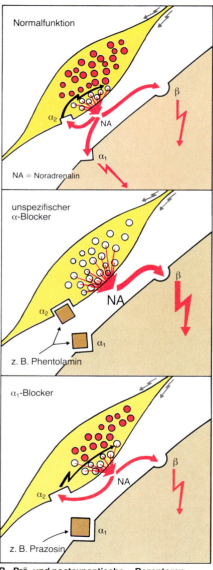

B. Prä- und postsynaptische α-Rezeptoren sowie α-Sympatholytika

β-Sympatholytika (β-Blocker)

β-Sympatholytika sind Antagonisten von Noradrenalin und Adrenalin an den β-Adrenozeptoren, sie besitzen keine Affinität zu α-Rezeptoren.

Therapeutische Wirkungen.

β-Blocker schirmen das Herz durch die Blockade von $β_1$-Rezeptoren vor den Sauerstoff-zehrenden Auswirkungen einer Erregung des Sympathikus ab (S. 296), eine Steigerung der Herzarbeit ist nicht mehr möglich („Herz im Schongang"). Dies wird bei Angina pectoris ausgenutzt, um eine Belastung des Herzens zu verhindern, die einen Anfall auslösen könnte (*Angina-pectoris-Prophylaxe,* S. 298). β-Blocker dienen auch zur *Senkung der Herzfrequenz* (Sinustachykardie, S. 134). β-Blocker erniedrigen einen überhöhten Blutdruck. Der Mechanismus ihrer *antihypertensiven Wirkung* ist unklar. Lokal am Auge werden β-Blocker bei erhöhtem Augeninnendruck *(Glaukom)* angewandt; sie senken die Kammerwasser-Produktion.

Unerwünschte Wirkungen.

β-Blocker werden sehr häufig angewandt und meist gut vertragen, wenn ihre Kontraindikationen beachtet werden. Risiken treten insbesondere dann auf, wenn der Körper für die Aufrechterhaltung einer Funktion die ständige Aktivierung von β-Rezeptoren benötigt.

Herzinsuffizienz: Bei einer Herzmuskelschwäche ist das Herz auf eine ständige sympathische Stimulierung angewiesen, um ein genügend hohes Herzzeitvolumen fördern zu können. Ein dem Gesunden entsprechendes Herzzeitvolumen wird erreicht, indem durch eine Aktivierung des Sympathikus Schlagkraft und -frequenz erhöht werden. Der sympathische Antrieb fällt unter β-Blockade weg, Schlagvolumen und Frequenz sinken: eine latente Herzmuskelinsuffizienz wird manifest, eine bereits manifeste Herzinsuffizienz verschlechtert sich (**A**).

Bradykardie, AV-Block: Der Wegfall des sympathischen Antriebs kann eine zu starke Senkung der Herzfrequenz sowie Störungen der Erregungsüberleitung von den Herzvorhöfen auf die Herzkammern hervorrufen.

Asthma bronchiale: Eine erhöhte sympathische Aktivität verhindert bei Patienten mit einer Neigung zur krampfartigen Verengung der Bronchien (Bronchialspasmen bei Asthma bronchiale, bei Raucher-Bronchitis) einen Bronchospasmus. Bei einer Blockade der $β_2$-Rezeptoren kommt es unter diesen Umständen zu Atemnot (**B**).

Hypoglykämie bei Diabetes mellitus: Wenn bei einem Diabetes mellitus unter der Behandlung mit Insulin oder einem oralen Antidiabetikum eine Hypoglykämie droht, wird Adrenalin ausgeschüttet. Dies stellt über eine Erregung von $β_2$-Rezeptoren in der Leber vermehrt Glucose bereit. β-Blocker unterdrücken sowohl die Gegenregulation als auch die Adrenalin-vermittelten Warnzeichen einer Hypoglykämie (z. B. Herzklopfen): Gefahr eines hypoglykämischen Schocks.

Durchblutungsstörungen: Bei einer Blockade der $β_2$-Rezeptoren fällt der über diese vermittelte gefäßerweiternde Effekt von Adrenalin weg, während der α-Rezeptor-vermittelte konstriktorische Effekt unbeeinflußt bleibt: periphere Durchblutung ↓ – *„kalte Hände, kalte Füße".*

β-Blocker haben eine **„anxiolytische"** Wirkung, die auf der Unterdrückung der charakteristischen Zeichen einer psychisch bedingten Adrenalin-Freisetzung (Herzklopfen, Zittern) beruhen könnte, welche ihrerseits „Angst" oder „Lampenfieber" verstärken. Die Aufmerksamkeit wird durch β-Blocker nicht vermindert. Deshalb werden β-Blocker gelegentlich von Rednern und Musikern vor „großen" Auftritten eingenommen (**C**). „Lampenfieber" ist jedoch keine Erkrankung, die einer medikamentösen Therapie bedarf.

Pharmaka zur Beeinflussung des Sympathikus

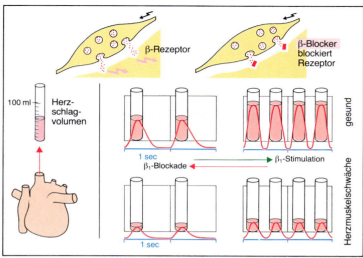

A. β-Sympatholytika: Wirkung auf Herzfunktion

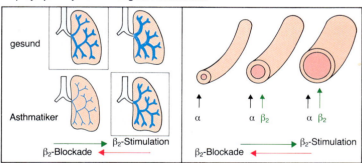

B. β-Sympatholytika: Wirkung auf Weite von Bronchien und Gefäßen

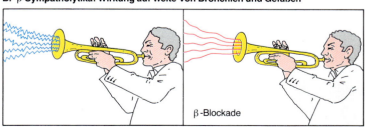

C. „Anxiolytische" Wirkung der β-Sympatholytika

Differenzierung von β-Blockern

β-Sympatholytika besitzen als gemeinsame chemische **Grundstruktur** die Seitenkette der β-Sympathomimetika (vergl. Isoprenalin mit den β-Blockern Propranolol, Pindolol, Atenolol). Die Grundstruktur ist über eine Methylen- und Sauerstoff-Brücke in der Regel mit einem aromatischen Substituenten verbunden. Der Kohlenstoff in der Seitenkette, der die Hydroxy-Gruppe trägt, bildet ein Chiralitätszentrum. Von wenigen Ausnahmen abgesehen (Penbutolol, Timolol) liegen alle β-Sympatholytika als Racemate (S. 62) vor.

Das linksdrehende Enantiomer besitzt eine mehr als 100fach höhere Affinität zu den β-Rezeptoren als das rechtsdrehende und ist daher praktisch allein für den β-blockierenden Effekt verantwortlich. Die Seitenkette und der Substituent am Stickstoff sind wichtig für die Affinität zu den β-Rezeptoren, während der aromatische Substituent dafür entscheidend ist, ob die Substanz noch eine **intrinsische sympathomimetische Aktivität** (ISA) besitzt, also ein partieller Agonist (bzw. partieller Antagonist) ist. Ein partieller Agonismus bzw. Antagonismus liegt vor, wenn ein Wirkstoff eine intrinsische Aktivität hat, die aber so gering ist, daß selbst bei der Besetzung aller verfügbaren Rezeptoren nur ein Bruchteil des Effektes ausgelöst werden kann, den ein voller Agonist hervorruft. In Gegenwart eines partiellen Agonisten ist die Wirkung eines vollen Agonisten (z.B. Isoprenalin) abgeschwächt, weil die Bindung des vollen Agonisten behindert wird. Partielle Agonisten wirken also auch antagonistisch, halten aber selbst eine gewisse Rezeptorerregung aufrecht. Am Effekt scheint ein partieller β-Rezeptor beteiligt zu sein. Es ist fraglich, ob die Eigenschaft ISA bei einem β-Blocker einen therapeutischen Vorteil bedeutet.

Als kationisch amphiphile Arzneistoffe können β-Blocker entsprechend ihrer Lipophilie in hoher Konzentration Na-Kanäle blockieren und damit die Erregbarkeit des Herzens und die Ausbreitung der Erregung hemmen: **membranstabilisierender Effekt.** Bei den üblichen therapeutischen Dosen wird die für diese Effekte notwendige Konzentration aber nicht erreicht.

Es gibt β-Sympatholytika, die eine höhere Affinität zu den β_1-Rezeptoren am Herzen als zu den β_2-Rezeptoren entfalten: **Cardioprävalente β-Blocker** (Metoprolol, Acebutolol, Atenolol, Bisoprolol). Die „Cardioprävalenz" geht aber bei keinem β-Sympatholytikum so weit, daß es ohne Bedenken bei Patienten mit Asthma bronchiale oder bei Diabetikern angewandt werden könnte (S. 92).

Der chemische Aufbau der β-Blocker ist auch für die **pharmakokinetischen Eigenschaften** entscheidend. Mit Ausnahme der hydrophilen Vertreter (z.B. Atenolol) werden die β-Sympatholytika enteral vollständig resorbiert. Sie unterliegen dann aber zum Teil einer erheblichen **präsystemischen Elimination (A).**

Alle genannten Unterscheidungsmöglichkeiten sind für die Therapie kaum von Bedeutung.

Um so kurioser mutet die **Vielfalt des Angebots (B)** an. 1965 wurde mit Propranolol der erste β-Blocker in die Therapie eingeführt; 30 Jahre später sind 26 chemisch unterschiedliche β-Blocker im Handel. Diese bedenkliche Entwicklung ist typisch für eine Stoffgruppe, die therapeutisch eine große Rolle spielt und bei der die Wirkstruktur festliegt. Durch Molekülvariation kann zwar eine neue chemische („patentfähige") Substanz, aber kein andersartig wirkender Arzneistoff geschaffen werden. Darüber hinaus werden solche Wirkstoffe, die nicht mehr dem Patentschutz unterliegen, noch zusätzlich von verschiedenen Herstellern mit jeweils anderen Handelsbezeichnungen angeboten (allein Propranolol wurde 1993 von 14 Herstellern unter 12 verschiedenen Namen angeboten).

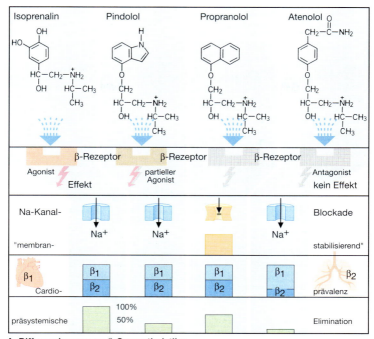

A. Differenzierung von β-Sympatholytika

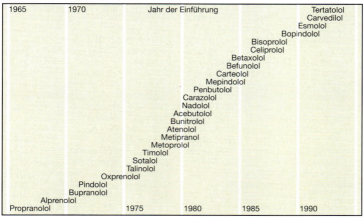

B. Lawinenartige Zunahme der in den Handel eingeführten β-Sympatholytika

Antisympathotonika

Antisympathotonika sind Wirkstoffe, welche die Aktivität des sympathischen Nervensystems, den „Sympathotonus", vermindern. Sie wirken blutdrucksenkend (Indikation: Bluthochdruck, S. 300), doch wird ihre praktische Anwendung durch eine schlechte Verträglichkeit erheblich eingeschränkt.

Clonidin ist ein α_2-Agonist, der aufgrund seiner hohen Lipophilie (Dichlor-substituierter Benzol-Ring!) die Blut-Hirn-Schranke überwindet. Die Erregung *post*synaptischer α_2-Rezeptoren dämpft das Vasomotorenzentrum, so daß dieses einen niedrigeren Blutdruck toleriert bzw. einstellt. Daneben wird durch die Aktivierung präsynaptischer α_2-Rezeptoren (S. 82, S. 90) in der Peripherie die Noradrenalin(NA)-Freisetzung vermindert. Neben seiner hauptsächlichen Anwendung als Antihypertensivum kann es auch dazu dienen, in der Therapie von Opioid-Süchtigen Entzugssymptome abzumildern.

Nebenwirkungen. Müdigkeit, Mundtrockenheit; bei abrupter Beendigung der Therapie mit Clonidin droht ein überschießender Blutdruckanstieg.

α-Methyl-DOPA (DOPA = **D**ih**y**dr**o**x**y****p**henyl**al**an**in**) wird als Aminosäure aktiv über die Blut-Hirn-Schranke aufgenommen und im Gehirn zu α-Methyldopamin decarboxyliert und anschließend zu α-Methyl-NA hydroxyliert. Die Decarboxylierung von α-Methyl-DOPA bindet einen Teil der Decarboxylase-Aktivität, so daß der Umsatz von DOPA zu Dopamin beeinträchtigt und schließlich weniger NA gebildet wird. Die *falsche Übertragersubstanz* α-Methyl-NA kann gespeichert werden, besitzt aber im Vergleich zum physiologischen Übertragerstoff eine höhere Affinität zu α_2- als zu α_1-Rezeptoren und löst daher ein ähnliches Wirkungsmuster wie Clonidin aus.

Nebenwirkungen. Müdigkeit, orthostatische Dysregulation, extrapyramidalmotorische, Parkinsonismus-artige Symptome (S. 184), Hautreaktionen, Leberschädigung, immunhämolytische Anämie.

Reserpin, ein Alkaloid der Rauwolfia-Pflanze, hebt das Speichervermögen für biogene Amine (NA, Dopamin = DA, Serotonin = 5HT) auf, indem es eine für die Speicherung notwendige ATPase hemmt. Die bei einer Erregung freisetzbare Menge an NA nimmt ab. In geringerem Ausmaß ist auch die Freisetzung von Adrenalin aus dem Nebennierenmark beeinträchtigt. Bei höheren Dosierungen kommt es zu einer irreversiblen Schädigung der Speichervesikel („pharmakologische Sympathektomie"), deren Neubildung Tage bis Wochen in Anspruch nimmt. Reserpin dringt in das Zentralnervensystem ein. Auch dort wird das Speichervermögen für biogene Amine beeinträchtigt.

Nebenwirkungen. Störungen der Extrapyramidal-Motorik mit Parkinson-Symptomatik (S. 184), Sedierung, Distanzierung und Depression (Beeinträchtigung des Speichervermögens für biogene Amine im ZNS), Schwellung der Nasenschleimhaut („Reserpin-Schnupfen"), Abnahme von Libido und Potenz, Appetitsteigerung.

Guanethidin besitzt eine hohe Affinität zu den Transportsystemen für NA in der Axonmembran und in der Vesikelmembran. Es wird an Stelle von NA gespeichert, ohne jedoch dessen Funktion wahrnehmen zu können. Darüber hinaus „stabilisiert" es die axonale Membran, so daß die Ausbreitung der elektrischen Erregung am sympathischen Nervenende behindert ist. Die Speicherung und Ausschüttung von Adrenalin aus dem Nebennierenmark wird nicht beeinflußt.

Nebenwirkung. Blutdruckkrisen sind möglich: Bei einer seelischen Erregung des Patienten wird Adrenalin freigesetzt; die resultierende Blutdrucksteigerung kann besonders stark ausgeprägt sein, da jede längerfristige Ausschaltung des Sympathikus zu einer Katecholamin-Überempfindlichkeit der Erfolgsorgane führt.

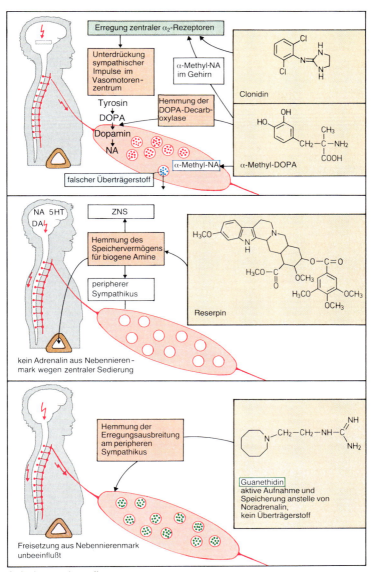

A. Antisympathotonika

Parasympathisches Nervensystem

Folgen einer Parasympathikus-Aktivierung. Das parasympathische Nervensystem reguliert Prozesse, die mit der Energieaufnahme (Nahrungsaufnahme, Verdauung, Resorption) und -speicherung zusammenhängen. Diese Vorgänge laufen bei körperlicher Ruhe ab, so daß ein geringes Atemvolumen (Bronchien enggestellt) und eine niedrige Herztätigkeit ausreichen. Die Sekretion von Speichel und von Darmsekreten dient der Verdauung der Nahrung, der Transport des Darminhalts wird aufgrund der gesteigerten peristaltischen Bewegungen bei erniedrigtem Tonus der Schließmuskeln beschleunigt. Zur Entleerung (Miktion) kann die Wandspannung der Harnblase erhöht und der Tonus des Blasenschließmuskels erniedrigt werden. Eine Erregung parasympathischer Nervenfasern (s. u.) führt zur Engstellung der Pupille und zur stärkeren Krümmung der Linse, so daß die Dinge in der Nähe scharf gesehen werden können (Akkommodation).

Aufbau des Parasympathikus. Die Zellkörper der präganglionären parasympathischen Fasern sind im Hirnstamm und im Sakralmark lokalisiert. Die Fasern aus dem Hirnstamm laufen über den II. Hirnnerven (N. oculomotorius) und das Ganglion ciliare zum Auge, über den VII. Hirnnerven (N. facialis) und das G. pterygopalatinum bzw. G. submandibulare zu den Tränendrüsen bzw. sublingualen und submandibulären Speicheldrüsen, über den IX. Hirnnerven (N. glossopharyngeus) und das G. oticum zur Glandula parotis sowie über den X. Hirnnerven (N. vagus) zu den Brust- und Bauchorganen. Ungefähr 75% aller parasympathischen Fasern sind im N. vagus enthalten. Die Neurone des sakralen Parasympathikus innervieren Colon, Rektum, Harnblase und den unteren Teil der Ureter sowie die äußeren Geschlechtsorgane.

Überträgerstoff Acetylcholin. Acetylcholin (ACh) dient als Überträgersubstanz an der postganglionären Synapse des Parasympathikus genauso wie an der ganglionären Synapse (von Sympathikus und Parasympathikus) und an der motorischen Endplatte, doch trifft es in den genannten Synapsen auf unterschiedliche Rezeptoren:

Lokalisation	Agonist	Antagonist	Rezeptor-Typ
vom 2. Neuron des Parasympathikus innervierte Zellen	ACh, Muscarin	Atropin	muscarinischer ACh-Rezeptor, ein G-Protein-gekoppelter Rezeptor
Zelleib des 2. Neurons in Ganglien von Sympathikus und Parasympathikus	ACh, Nicotin	Trimetaphan	nicotinischer ACh-Rezeptor, ein Ligand-gesteuerter Ionenkanal
motorische Endplatte	ACh, Nicotin	d-Tubocurarin	

Die Existenz unterschiedlicher Rezeptoren in den einzelnen cholinergen Synapsen ermöglicht eine spezifische pharmakologische Beeinflussung.

Pharmaka zur Beeinflussung des Parasympathikus

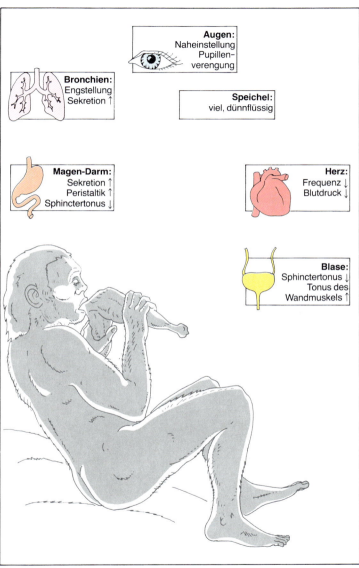

A. Folgen einer Parasympathikus-Aktivierung

Cholinerge Synapse

An der postganglionären Synapse des parasympathischen Nerven ist **Acetylcholin** die Überträgersubstanz. Es ist in den Vesikeln, die im Axoplasma am Nervenende in großer Dichte vorhanden sind, in hoher Konzentration gespeichert. Es entsteht aus **Cholin** und aktivierter Essigsäure (**Acetylcoenzym A**) unter der Einwirkung des Enzyms **Cholin-Acetyl-Transferase**. Das sehr polare Cholin wird aktiv in das Axoplasma aufgenommen. Das spezifische Transportsystem findet sich ausschließlich an der Membran cholinerger Axone und Nervenendigungen. Der Mechanismus der Ausschüttung ist nicht in allen Einzelheiten bekannt. Die Vesikel sind über das Protein Synapsin im Netzwerk des Cytoskeletts verankert, was ihre Konzentrierung nahe der präsynaptischen Membran erlaubt, aber ihre Fusion mit dieser Membran verhindert. Bei einer Erregung des Nerven wird die axoplasmatische Ca^{2+}-Konzentration erhöht, Proteinkinasen werden stimuliert, und es kommt zu einer Phosphorylierung von Synapsin. Diese bewirkt eine Lösung membrannaher Vesikel aus ihrer Verankerung, was deren Fusion mit der präsynaptischen Membran ermöglicht. Bei der Verschmelzung schütten sie ihren Inhalt in den synaptischen Spalt aus. Acetylcholin diffundiert rasch durch den synaptischen Spalt (das Acetylcholinmolekül ist etwas mehr als 0,5 nm lang, der synaptische Spalt kann so eng sein wie 30–40 nm). An der postsynaptischen Membran – also der Membran des Erfolgsorganes – reagiert es mit seinen **Rezeptoren**. Diese Rezeptoren können auch durch das Alkaloid Muscarin erregt werden: es handelt sich um **Muscarin-Rezeptoren (M-Cholinozeptoren)**. Im Gegensatz hierzu wird die Wirkung von Acetylcholin an den Rezeptoren der ganglionären Synapse und der motorischen Endplatte (S. 98) durch Nicotin imitiert: **Nicotin-Rezeptor**.

Nach der Freisetzung in den synaptischen Spalt wird Acetylcholin sehr schnell durch die ortsständige, spezifische **Acetyl-Cholinesterase** und durch die im Serum und in der Interstitialflüssigkeit gelöste, weniger spezifische Serum-Cholinesterase (Butyrylcholin-Esterase) gespalten und damit vollständig inaktiviert.

M-Cholinozeptoren können nach ihrem molekularen Aufbau, der Art der Signaltransduktion und der Affinität verschiedener Liganden unterschiedlichen Subtypen zugeordnet werden. Hier sollen die Subtypen M_1, M_2 und M_3 vorgestellt werden. M_1-Rezeptoren finden sich an Nervenzellen, z. B. in *Ganglien*, wo ihre Aktivierung das *Überspringen einer Erregung* vom 1. auf das 2. Neuron erleichtert. Über M_2-Rezeptoren werden die Acetylcholineffekte am *Herzen* vermittelt: Die Öffnung von Kalium-Kanälen führt zu einer Verlangsamung der diastolischen Depolarisation und einer *Abnahme der Herzfrequenz*. M_3-Rezeptoren spielen eine Rolle für den Tonus *glatter Muskulatur* z. B. des Darmes, der Bronchien. Ihre Erregung veranlaßt eine Stimulation der Phospholipase C, eine Depolarisation der Membran und eine *Tonuserhöhung* des Muskels. M_3-Rezeptoren finden sich auch auf *Drüsenzellen*, deren Funktion ebenfalls wieder nach einer Stimulierung der Phospholipase C gesteigert wird. Im *Gehirngewebe* sind alle drei Subtypen des Muscarin-Rezeptors nachgewiesen worden, sie sind dort an der Steuerung zahlreicher Funktionen beteiligt: *corticale Erregbarkeit, Gedächtnis, Lernvorgänge, Schmerzverarbeitung,* und *Kontrolle der Aktivität im Hirnstamm*. Diese Aktivitäten sind bislang aber noch nicht einzelnen Rezeptorsubtypen zuzuordnen.

Eine Aktivierung von M_3-Cholinozeptoren am *Gefäßendothel* kann zur Freisetzung von Stickoxid (NO) führen und so indirekt eine *Gefäßdilatation* bewirken (S. 120).

Pharmaka zur Beeinflussung des Parasympathikus 101

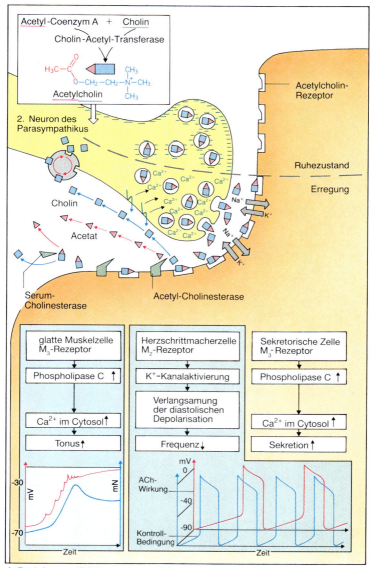

A. Reaktion von Erfolgsorganen auf Acetylcholin-Freisetzung am parasympathischen Nervenende

Parasympathomimetika

Acetylcholin (ACh) selbst ist aufgrund der sehr raschen Inaktivierung durch die Acetylcholinesterase (AChE) therapeutisch nicht anwendbar, seine Wirkung läßt sich aber mit anderen Substanzen, direkten oder indirekten Parasympathomimetika, imitieren.

Direkte Parasympathomimetika. Der Cholinester *Carbachol* erregt Muscarin-Rezeptoren (direktes Parasympathomimetikum), wird jedoch von der *Acetyl*cholinesterase nicht gespalten. Carbachol kann deshalb bei lokaler Anwendung am Auge (Glaukom) und bei systemischer Anwendung (Darmatonie, Blasenatonie) wirksam werden.

Auch die Alkaloide *Pilocarpin* (aus Pilocarpus jaborandus) und *Arecolin* (aus Areca catechu, Betelnuß) wirken als direkte Parasympathomimetika; sie entfalten als tertiäre Amine auch zentrale Effekte. Der zentrale Effekt muscarinartiger Wirkstoffe besteht in einer belebenden, leicht stimulierenden Wirkung, die wahrscheinlich bei dem in Südasien weit verbreiteten Kauen der Betelnuß gesucht wird. Therapeutische Verwendung findet aber nur das Pilocarpin und auch dieses nur lokal am Auge bei Glaukom.

Indirekte Parasympathomimetika. Das ortsständige Enzym Acetylcholinesterase (AChE) kann selektiv gehemmt werden. Dies hat eine Erhöhung der ACh-Konzentration an den Rezeptoren in cholinergen Synapsen zur Folge, und die endogen freigesetzte Übertragersubstanz steht länger zur Verfügung. Hemmstoffe des Enzyms sind daher indirekte Parasympathomimetika. Die Hemmung des Enzyms macht sich an allen Synapsen bemerkbar, an denen ACh Übertragerfunktion besitzt. Bei den Hemmstoffen handelt es sich entweder um Ester der Carbaminsäure (**Carbamate** wie *Physostigmin, Neostigmin*) oder um Ester der Phosphorsäure (**Organophosphate** wie *Paraoxon* = E 600, entsteht aus *Nitrostigmin* = Parathion = E 605).

Die Vertreter beider Stoffgruppen reagieren wie ACh mit der AChE. Sie können als falsche Substrate der AChE aufgefaßt werden. Die Ester werden im Komplex mit dem Enzym gespalten. Der geschwindigkeitsbestimmende Schritt bei der Hydrolyse von ACh ist die **Deacetylierung** des Enzyms, ein Vorgang, der nur Millisekunden in Anspruch nimmt und so die hohe Wechselzahl und hohe Aktivität der AChE erlaubt. Die **Decarbaminoylierung** des Enzyms, die bei der Hydrolyse eines Carbamates notwendig ist, erfordert Stunden bis Tage. Das Enzym ist so lange blockiert, wie es carbaminoyliert ist. Die Abspaltung des Phosphat-Restes, die **Dephosphorylierung** des Enzyms, ist praktisch unmöglich, das Enzym ist in diesem Fall irreversibel blockiert.

Anwendung. Das quartäre Carbamat Neostigmin wird als indirektes Parasympathomimetikum bei *postoperativer Darm- oder Blasenatonie* eingesetzt. Darüber hinaus wird es benötigt, um den relativen ACh-Mangel an der motorischen Endplatte bei einer Myasthenia gravis auszugleichen oder um die muskelrelaxierende Wirkung von nicht-depolarisierenden Muskelrelaxantien (S. 180) zu verkürzen (Aufhebung der Curarisierung vor Beendigung einer Narkose). Das tertiäre, ZNS-gängige Carbamat Physostigmin kann als Antidot bei *Vergiftungen mit Atropin-artig wirkenden Substanzen* eingesetzt werden, da es auch die AChE im Zentralnervensystem erreicht. Carbamate (Neostigmin, Pyridostigmin, Physostigmin) und Organophosphate (Paraoxon, Ecothiopat) können lokal am Auge zur *Glaukombehandlung* angewandt werden. Carbamate und Organophosphate werden auch als Insektizide genutzt. Sie zeichnen sich zwar durch eine hohe akute Toxizität für den Menschen, aber auch durch einen im Vergleich zu DDT raschen chemischen Zerfall nach dem Ausbringen aus.

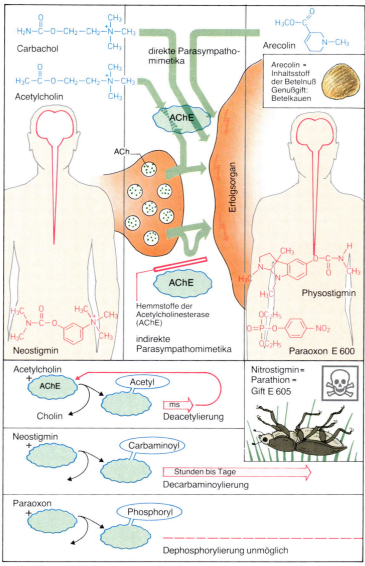

A. Direkte und indirekte Parasympathomimetika

Parasympatholytika

Die Erregung des **Parasympathikus** führt an den Synapsen, die das 2. Neuron mit den Zellen der Erfolgsorgane bildet, zu einer Freisetzung von Acetylcholin. Die Auswirkungen sind in der Tafel zusammengefaßt (blaue Pfeile). Bei Anwendung von Parasympathomimetika werden einige der Wirkungen therapeutisch genutzt (S. 102).

Substanzen, die am Muscarin-Rezeptor antagonistisch wirken, heißen **Parasympatholytika** (Musterbeispiel: das Alkaloid **Atropin;** Wirkung in der Tafel rot markiert).

Ihre therapeutische Anwendung wird durch die mangelhafte Organselektivität erschwert. Möglichkeiten für eine gezielte Beeinflussung sind
- lokale Anwendung
- Wahl von Wirkstoffen mit günstiger Membrangängigkeit
- Gabe von Rezeptor-Subtyp spezifischen Wirkstoffen.

Parasympatholytika können therapeutisch genutzt werden zur

1. Hemmung der Drüsensekretion:

Hemmung der Bronchialsekretion. Die **Prämedikation** mit Atropin vor einer Inhalationsnarkose bremst die mögliche Hypersekretion von Bronchialschleim, der während der Narkose nicht abgehustet werden kann.

Hemmung der Magensäuresekretion mit Pirenzepin. An der Stimulierung der Magensäuresekretion durch ACh ist ein Subtyp des Muscarin-Rezeptors, der M_1-Rezeptor beteiligt (S. 164). Zu diesem besitzt Pirenzepin eine höhere Affinität als zu den anderen M-Rezeptoren (S. 100). M_1-Rezeptoren wurden außer in der Magenwand auch im Gehirn nachgewiesen, doch bleibt Pirenzepin dort ohne Wirkung, da es nicht genügend lipophil ist, um die Blut-Hirn-Schranke zu durchdringen. Pirenzepin wird zur Behandlung von **Magen-** und **Zwölffingerdarm-Geschwüren** verwandt (S. 162).

2. Erschlaffung glatter Muskulatur:

Bronchodilatation bei erhöhtem Atemwegswiderstand **(Asthma bronchiale,** spastische Bronchitis) durch das Parasympatholytikum Ipratropium. Bei Inhalation dieser quartären Verbindung werden andere Organe weniger beeinflußt, da die Resorption gering ist.

Spasmolyse bei **Gallen-** oder **Nierenkolik** durch N-Butylscopolamin (S. 126). Wegen des quartären N ist es nicht ZNS-gängig, muß aber parenteral appliziert werden. N-Butylscopolamin wirkt offenbar besonders gut spasmolytisch, weil es zusätzlich ganglienblockierend und direkt muskelerschlaffend ist.

Tonussenkung des M. sphincter pupillae und Weitstellung der Pupille durch lokale Gabe von Homatropin oder Tropicamid **(Mydriatika),** um den Augenhintergrund untersuchen zu können. Für den diagnostischen Eingriff ist nur eine kurzfristige Pupillenerweiterung erforderlich. Der Effekt der genannten Wirkstoffe klingt im Vergleich zum Effekt von lokal appliziertem Atropin (der über Tage anhalten kann) rasch ab.

3. Beschleunigung der Herzaktion:

Ipratropium wird angewandt, um bei Bradykardie die *Herzfrequenz* zu steigern oder um bei einem AV-Block die *Erregungsüberleitung* im Herzen zu fördern. Als quartäre Ammonium-Verbindung dringt es nicht in das Gehirn ein, so daß die Gefahr von ZNS-Störungen (s. u.) herabgesetzt ist. Es wird aber auch schlecht aus dem Darm resorbiert (Resorptionsquote $< 30\%$); um dennoch einen ausreichenden Blutspiegel zu erzeugen, muß es erheblich höher dosiert werden als bei parenteraler Gabe.

Durch Gabe von Atropin läßt sich ein reflektorischer **Herzstillstand** vermeiden, wie er auftreten kann infolge einer N.-vagus-Erregung z. B. bei Narkose-Einleitung, Magenspülung, endoskopischen Eingriffen.

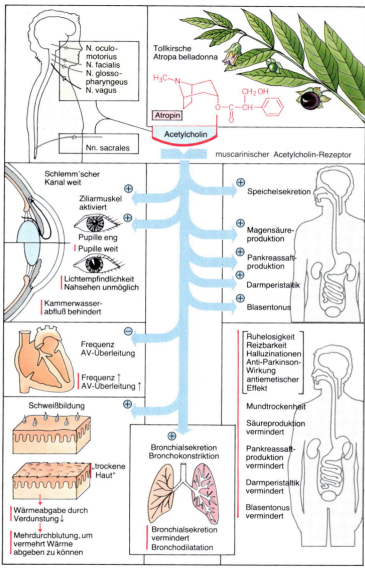

A. Auswirkungen einer Erregung bzw. Blockade des Parasympathikus

4. Dämpfung im Zentralnervensystem:

Zur *Prophylaxe einer Kinetose* (Bewegungskrankheit, **„Seekrankheit"**, S. 316) dient Scopolamin (evtl. transcutan in Form eines Pflasters appliziert). Scopolamin ($pK_a = 7{,}2$) durchdringt die Blut-Hirn-Schranke schneller als Atropin ($pK_a = 9$), da ein größerer Anteil in der ungeladenen, membrangängigen Form vorliegt.

Sedierung bei **Erregungszuständen** (Agitiertheit) mit Scopolamin. Es hat im Gegensatz zu Atropin eine sedierende Wirkung, die auch vorteilhaft bei seiner Anwendung zur Prämedikation einer Narkose genutzt werden kann.

Zurückdrängen der Symptome bei **Parkinson'scher Erkrankung,** die mit dem relativen Überwiegen von ACh im Corpus striatum zusammenhängen, z. B. mittels Benzatropin (S. 184). Die als Antiparkinson-Mittel eingesetzten Anticholinergika durchdringen die Blut-Hirn-Schranke gut. Bei gesicherter zentraler Wirkung sind die peripheren Wirkungen weniger ausgeprägt als bei Atropin.

Kontraindikationen für Parasympatholytika

Glaukom: Da bei erschlafftem M. sphincter pupillae der Abfluß des Kammerwassers behindert ist, steigt der Augeninnendruck.

Miktionsstörungen bei einer Prostatavergrößerung, da die Schwächung der parasympathisch gesteuerten Blasenmuskulatur die Harnentleerungsstörung verstärkt.

Atropin-Vergiftung. Parasympatholytika zeichnen sich durch eine große therapeutische Breite aus. Die selten lebensgefährliche Vergiftung mit Atropin ist durch die folgenden peripheren und zentralen Effekte gekennzeichnet:

Periphere Effekte: **Tachykardie, Mundtrockenheit;** Erhöhung der Körpertemperatur **(Hyperthermie)** als Folge der Hemmung der Schweißsekretion. Die Erregungsübertragung erfolgt auch in den Schweißdrüsen cholinerg, obwohl diese vom Sympathikus innerviert werden. Die Hemmung der Schweißsekretion nimmt dem Körper die Möglichkeit, im Stoffwechsel erzeugte Wärme durch Verdunstung von Schweiß abzuführen: Verdunstungskälte (S. 196). Kompensatorisch kommt es zu einer Weitstellung der Hautgefäße **(Hautrötung)**, um Wärme über eine vermehrte Hautdurchblutung abzugeben. Als Folge der verminderten Darmperistaltik tritt eine **Obstipation** auf.

Zentrale Effekte: Motorische Unruhe, die sich bis zu Tobsuchtsanfällen steigern kann, psychische Störungen, **Verwirrtheitszustände** und **Halluzinationen** (deutscher Name der Stammpflanze von Atropin: **Tollkirsche**).

Die Empfindlichkeit insbesondere gegenüber den zentralen Vergiftungserscheinungen ist bei älteren Menschen erhöht. Man bedenke die Vielzahl von Arzneistoffen mit Atropin-artigen Nebenwirkungen: trizyklische Antidepressiva, Neuroleptika, Antihistaminika, Antiarrhythmika, Antiparkinson-Mittel.

Die Therapie der schweren **Atropin-Vergiftung** umfaßt neben allgemeinen und symptomatischen Maßnahmen (Magenspülung, Wärmeableitung durch kalte Bäder) die Gabe des indirekten Parasympathomimetikum Physostigmin (S. 102), das im Gegensatz zu Neostigmin ZNS-gängig ist.

„Atropin"-Vergiftungen können vorkommen z. B. durch Aufnahme der beerenähnlichen Früchte der Tollkirsche (Kinder) oder bei Überdosierung von z. B. trizyklischen Antidepressiva in suizidaler Absicht.

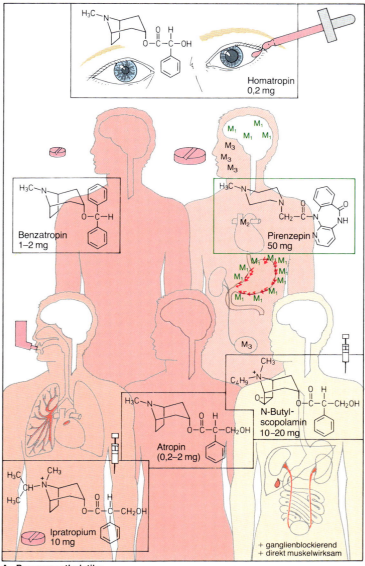

A. Parasympatholytika

Ganglionäre Übertragung

Ein efferenter vegetativer Nerv besteht – unabhängig davon, ob sympathisch oder parasympathisch – grundsätzlich aus zwei hintereinander geschalteten Neuronen. Die Kontaktstelle (Synapse) zwischen dem 1. und dem 2. Neuron befindet sich gehäuft in den **Ganglien,** weshalb beim 1. und 2. Neuron auch vom prä- und postganglionären Neuron gesprochen wird. Die elektrische Erregung (Aktionspotential) des 1. Neurons führt zur Freisetzung von Acetylcholin (ACh) in den Ganglien. ACh erregt Rezeptoren, die im Bereich der Synapse auf der Membran des 2. Neurons liegen. Die Erregung dieser Rezeptoren öffnet den unspezifischen Kationen-Kanal, den das Rezeptorprotein enthält (S. 64), so daß das Membranpotential abnimmt. Wird eine genügend große Anzahl dieser Rezeptoren gleichzeitig erregt, wird ein Schwellenpotential erreicht, bei dem es zu einer raschen Depolarisation kommt, die dann zu einem über das 2. Neuron fortgeleiteten Aktionspotential führt. Im Normalzustand rufen nicht alle über das präganglionäre Neuron ankommenden Aktionspotentiale im 2. Neuron wieder fortgeleitete Aktionspotentiale hervor. Die ganglionäre Synapse hat eine Filtereigenschaft (**A**).

An den Rezeptoren auf der neuronalen Membran im Bereich der ganglionären Synapse kann der Effekt von ACh auch durch Nicotin ausgelöst werden: **Nicotin-Rezeptor.**

Ganglionäre Wirkung von Nicotin. Wird dem Körper Nicotin in kleiner Menge zugeführt, erregt dieses die ganglionären Rezeptoren. Es kommt zu einer Teildepolarisation, fortgeleitete Aktionspotentiale entstehen aber nicht. Nun genügt jedoch eine geringere Menge von freigesetztem ACh als unter Kontrollbedingungen für die Auslösung eines fortgeleiteten Aktionspotentials. Nicotin *in niedriger Konzentration* wirkt ganglienerregend, es ändert die Filtereigenschaft der ganglionären Übertragung, die Frequenz der Aktionspotentiale des 2. Neurons nähert sich der des 1. Neurons (**B**). *In höherer Konzentration* wirkt Nicotin ganglienblockierend. Die gleichzeitige Erregung vieler Nicotin-Rezeptoren läßt das Membranpotential so weit absinken, daß ein Aktionspotential nicht mehr entstehen kann, auch wenn eine noch so intensive und koordinierte Freisetzung von ACh stattfindet (**C**).

Nicotin imitiert zwar die Wirkung von ACh an den Rezeptoren, mit ihm kann aber die für die ganglionäre Erregung notwendige hochfrequente Änderung der Agonisten-Konzentration im synaptischen Spalt nicht erreicht werden: Die Nicotin-Konzentration im synaptischen Spalt kann nicht so rasch wie die von ACh bei dessen Freisetzung aus dem Nervenende aufgebaut werden, und Nicotin wird auch nicht so rasch wie ACh aus dem synaptischen Spalt eliminiert.

Die ganglionären Rezeptoren für ACh können durch *Trimetaphan* blokkiert werden (**Ganglienblocker**). Dieses hat selbst keine intrinsische Aktivität und ist ein typischer Antagonist.

Hexamethonium repräsentiert Ganglienblocker mit einem anderen Wirkungsmechanismus: Es blockiert den unspezifischen Ionenkanal des Rezeptorproteins.

Bestimmte 1. Neurone des Sympathikus ziehen, ohne im Grenzstrang umgeschaltet zu werden, zu den Zellen des Nebennierenmarks. Diese entsprechen entwicklungsgeschichtlich den Zelleibern postganglionärer sympathischer Neurone. Eine Erregung des 1. Neurons führt im Nebennierenmark ebenfalls zur ACh-Freisetzung, wodurch die Zellen zur Adrenalin-Abgabe in das Blut angeregt werden (**D**). Kleine Dosen von Nicotin, die nur eine Teildepolarisation induzieren, bewirken daher eine Freisetzung von Adrenalin (S. 110, 112).

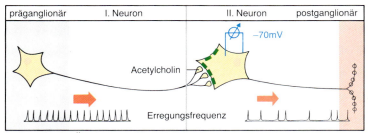

A. Ganglionäre Übertragung: Normalzustand

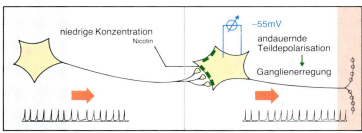

B. Ganglionäre Übertragung: Ganglienerregung durch Nicotin

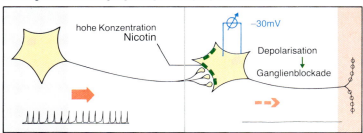

C. Ganglionäre Übertragung: Ganglienblockade durch Nicotin

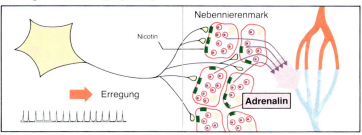

D. Nebennierenmark: Adrenalin-Freisetzung durch Nicotin

Veränderung von Körperfunktionen durch Nicotin

Das Tabak-Alkaloid **Nicotin** vermag in niedriger Konzentration über eine Erregung von nicotinischen Acetylcholin-Rezeptoren eine Teildepolarisation in Ganglien hervorzurufen: Ganglienerregung (S. 108). Eine gleichartige Wirkung hat Nicotin in zahlreichen anderen Nervengebieten. Die verschiedenen Wirkungen seien, geordnet nach der betroffenen Struktur, genauer betrachtet.

Vegetative Ganglien. Von der Erregung der Ganglien sind sowohl der sympathische wie auch der parasympathische Teil des vegetativen Nervensystems betroffen. Die Aktivierung des Parasympathikus macht sich bemerkbar in einer gesteigerten *Magensaftproduktion* (Rauchverbot bei peptischem Ulcus) und einer Erhöhung der *Darmtätigkeit* („laxierender Effekt" der ersten Zigarette am Morgen: Defäkation; Durchfall beim „Anfänger").

Die parasympathisch bedingte Tendenz zur Abnahme der *Herzfrequenz* wird durch die gleichzeitige Stimulierung des Sympathikus und des Nebennierenmarks überkommen.

Die Stimulierung von sympathischen Nerven führt infolge der Noradrenalin-Ausschüttung zu einer *Vasokonstriktion,* der periphere Widerstand nimmt zu.

Nebennierenmark. Die Freisetzung von Adrenalin hat auf der einen Seite Kreislaufeffekte: *Herzfrequenz* und *peripherer Widerstand* nehmen zu. Auf der anderen Seite kommt es zu einer Beeinflussung des Stoffwechsels: Durch Abbau von Glykogen und Freisetzung von Fettsäuren werden die für die Energiegewinnung geeigneten Substrate bereitgestellt. Das Hungergefühl wird unterdrückt. Die Stoffwechsellage entspricht der bei einer körperlichen Aktivierung – „stiller Streß".

Barorezeptoren. Die Teildepolarisation der Barorezeptoren läßt diese bereits bei einem vergleichsweise geringen Anstieg des Blutdrucks mit einer Drosselung der sympathischen Aktivität reagieren.

Hypophysenhinterlappen. Die Freisetzung von Vasopressin (Adiuretin) hat einen antidiuretischen Effekt (S. 160); der vasokonstriktorische Effekt macht sich erst bei sehr hohen Konzentrationen des Hormons bemerkbar.

Glomus caroticum. Die Ansprechempfindlichkeit auf einen Anstieg der CO_2-Konzentration nimmt zu, und eine Erhöhung der *Atemfrequenz* ist die Folge.

Druck-, Temperatur- und Schmerzrezeptoren. Die Sensibilität gegenüber entsprechenden Reizen wird erhöht.

Area postrema. Sensibilisierung der Chemorezeptoren kann zur *Erregung des Brechzentrums* führen.

Der Vollständigkeit halber sei angefügt, daß Nicotin an der **motorischen Endplatte** in niedriger Konzentration ebenfalls die Erregbarkeit steigert. Diese Wirkung kann sich bei starken Rauchern in Krämpfen z. B. der Wadenmuskulatur und in „Muskelkater" äußern.

Wegen der Vielfalt der Wirkungen eignet sich Nicotin nicht für eine therapeutische Anwendung.

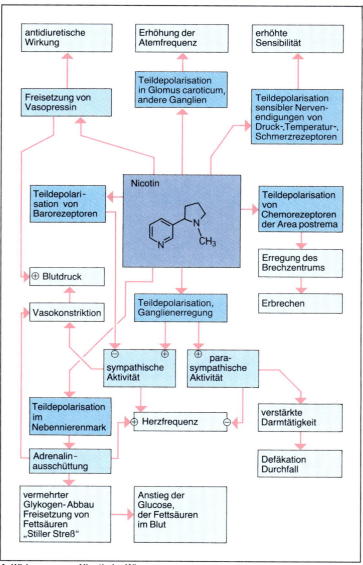

A. Wirkungen von Nicotin im Körper

Folgen des Tabakrauchens

Die getrockneten und fermentierten Blätter der Pflanze Nicotiana tabacum, einem Nachtschattengewächs, werden als Tabak bezeichnet. Tabak wird meistens geraucht, seltener geschnupft und gekaut. Bei der Verbrennung von Tabak entstehen ca. 4000 Verbindungen in nachweisbarer Menge, wobei die Belastung des Rauchers mit Fremdstoffen nicht nur von der Qualität des Tabaks und der Anwesenheit eines Filters, sondern auch von der Geschwindigkeit des Abbrennens (Temperatur in der Glut) und der Tiefe der Inhalation abhängt.

Tabak enthält 0,2–5% Nicotin. Im Tabakrauch liegt es auf kleinen Teerpartikeln verteilt vor. Nicotin wird über die Bronchien und die Lunge rasch resorbiert (bereits 8 Sekunden nach der ersten Inhalation läßt sich Nicotin im Gehirn nachweisen). Das Plasmaspiegelmaximum für Nicotin erreicht beim Rauchen einer Zigarette einen Bereich von 25–50 ng/ml. Die auf S. 110 geschilderten Wirkungen treten auf. Die Nicotinkonzentration im Plasma fällt nach Beendigung des Rauchens aufgrund von Verteilungsvorgängen initial rasch ab, die terminale Elimination erfolgt mit einer Halbwertszeit von 2 Stunden. Nicotin wird durch Oxidation abgebaut.

Möglicherweise ist die durch Zigarettenrauchen verursachte Erhöhung des **Risikos einer Gefäßerkrankung** eine Folge der chronischen Einwirkung von Nicotin: coronare Herzkrankheit (u. a. Infarkt), zentrale (u. a. Schlaganfall) oder periphere Durchblutungsstörungen („Raucherbein"). Zumindest wird Nicotin als ein die Progredienz einer Arteriosklerose begünstigender Faktor diskutiert. Es erhöht durch die Freisetzung von Adrenalin die Konzentration von Glucose und freien Fettsäuren im Plasma, ohne daß diese energiereichen Substrate für eine körperliche Aktivität unmittelbar benötigt werden. Ferner steigert es die Plättchenaggregabilität, senkt die fibrinolytische Aktivität des Blutes und erhöht die Blutgerinnungsneigung.

Für die Folgen des Tabakrauchens ist jedoch nicht nur Nicotin, sondern auch die Summe der anderen im Tabakrauch enthaltenen Substanzen verantwortlich, von denen einige nachgewiesenermaßen **cancerogene** Eigenschaften besitzen.

Die mit dem Tabakrauch inhalierten Staubteilchen müssen zusammen mit dem Bronchialschleim vom Flimmerepithel aus dem Respirationstrakt herausbefördert werden. Die Aktivität der Flimmerbewegung wird jedoch durch den Tabakrauch gehemmt: Der mukoziliäre Transport ist beeinträchtigt. Dies begünstigt eine bakterielle Infektion und ist eine der Ursachen für die chronische Bronchitis, die bei regelmäßigem Tabakrauchen auftritt (Raucherhusten). Die chronische Schädigung der Bronchialschleimhaut könnte eine wichtige Ursache sein für das erhöhte Risiko eines Rauchers, an einem Bronchialcarcinom zu erkranken.

Statistische Untersuchungen belegen eindrucksvoll, wie stark das Risiko, an einem Herzinfarkt oder an einem Bronchialcarcinom zu sterben, mit der Zahl der täglich gerauchten Zigaretten ansteigt.

Andererseits zeigen die Statistiken aber auch, daß das erhöhte Risiko, an einem Herzinfarkt oder an einem anderen cardiovaskulären Ereignis zu sterben, nach Beendigung des Rauchens im Verlaufe von 5–10 Jahren beinahe auf das Risiko von Nichtrauchern fällt. In gleicher Weise geht die Gefahr, daß ein Bronchialcarcinom auftreten könnte, zurück.

Die abrupte Beendigung regelmäßigen Tabakrauchens ist nicht mit schweren körperlichen Entzugssymptomen verbunden. Im allgemeinen wird über erhöhte Nervosität, mangelnde Konzentrationsfähigkeit und Gewichtszunahme geklagt.

Nicotin 113

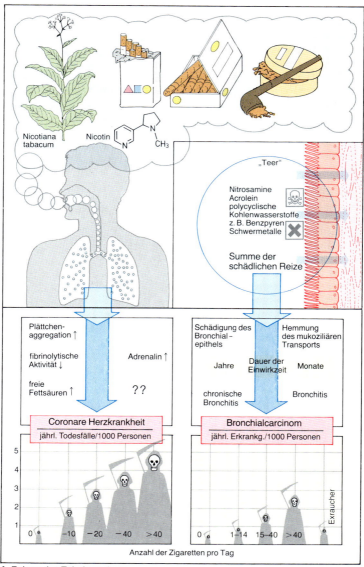

A. Folgen des Tabakrauchens

Biogene Amine – Wirkungen und pharmakologische Beeinflußbarkeit

Dopamin (A). *Vorkommen und Wirkungen.* Als Vorstufe von Noradrenalin und Adrenalin (S. 82) findet sich Dopamin in sympathischen Neuronen und im Nebennierenmark. Im ZNS dient Dopamin auch selbst als Botenstoff: Im Striatum moduliert es die Extrapyramidalmotorik (S. 184), in der Area postrema vermittelt es den Brechreiz (S. 316), im Hypophysen-Vorderlappen hemmt es die Freisetzung von Prolactin (S. 236).

Die Dopamin-Rezeptoren sind G-Protein-gekoppelt. Es lassen sich verschiedene Subtypen unterscheiden. Therapeutisch wichtig sind der D_1- und D_2-Typ. Die genannten Wirkungen sind D_2-Rezeptor-vermittelt. Bei Infusion von Dopamin kommt es durch D_1-Rezeptor-Stimulation zur Erweiterung der Nieren- und Mesenterialarterien. Dieser Effekt wird therapeutisch bei Schockzuständen genutzt. Bei höheren Dosierungen treten durch β_1-Adrenozeptor-Erregung verursachte Herzwirkungen hinzu, schließlich erfolgt über α-Rezeptoren eine Vasokonstriktion.

Nicht zu verwechseln ist Dopamin mit Dobutamin, das α-und β-Adrenozeptoren, aber *nicht* Dopamin-Rezeptoren stimuliert (S. 62).

Dopamin-artige Wirkstoffe. Durch Zufuhr der Vorstufe L-Dopa läßt die körpereigene Dopamin-Synthese steigern (Indikation: Morbus Parkinson, S. 184). Erregend auf die D_2-Rezeptoren wirkt der D_2-Agonist Bromocriptin (Ind.: M. Parkinson; Prolactin-Senkung zum Abstillen, bei Amenorrhoe; Akromegalie; S. 236). Typische Nebenwirkungen dieser Substanzen sind Übelkeit und Erbrechen. *Dopamin-antagonistisch* wirken Neuroleptika (S. 230) und das Antiemetikum Metoclopramid (S. 316). Hemmend greifen auch die Antihypertensiva Reserpin und α-Methyl-Dopa ein (S. 96). Eine typische Nebenwirkung der Hemmstoffe sind extrapyramidal-motorische Störungen.

Histamin (B). *Vorkommen und Wirkungen.* Histamin wird in Blut- und Gewebsmastzellen gespeichert. Es spielt eine Rolle bei entzündlichen und allergischen Reaktionen (S. 314) und bewirkt Bronchokonstriktion, Steigerung der Darmperistaltik, Erweiterung und Permeabilitätssteigerung kleiner Gefäße. In der Magenschleimhaut kann es aus enterochromaffin-artigen Zellen freigesetzt werden und stimuliert die Belegzellen zur Säuresekretion. Im ZNS dient Histamin als Übertragerstoff. Zwei Rezeptor-Subtypen sind therapeutisch wichtig, H_1- und H_2-Rezeptoren (G-Protein-gekoppelt). An der Gefäßwirkung sind beide Rezeptor-Typen beteiligt. Außerdem gibt es H_3-Rezeptoren, die neuronal lokalisiert sind.

Antagonisten. Die meisten der sog. *H_1-Antihistaminika* blockieren auch andere Rezeptoren, z. B. muscarinische Acetylcholin-Rezeptoren oder auch Dopamin-Rezeptoren. Die H_1-Antihistaminika werden benutzt als antiallergische Wirkstoffe (z. B. Bamipin, Chlorphenoxamin, Clemastin, Dimetinden, Mebhydrolin, Pheniramin); als Antiemetika (Meclozin, Dimenhydrinat; S. 316); als (rezeptfreie) Schlafmittel (z. B. Diphenhydramin; S. 216). Promethazin bildet den Übergang zu den Psychopharmaka vom Typ der Phenothiazin-Neuroleptika (S. 230). Unerwünschte Wirkungen der meisten H_1-Antihistaminika sind Müdigkeit (eingeschränkte Verkehrstüchtigkeit!) und Atropin-artige Effekte (z. B. Mundtrockenheit, Obstipation). Terfenadin und Astemizol wirken kaum sedierend und kaum Atropin-artig. *H_2-Antihistaminika* (z. B. Cimetidin, Ranitidin, Famotidin) hemmen die Magensäure-Produktion und dienen zur Behandlung von petischen Ulcera (S. 164).

Hemmstoffe der Histamin-Freisetzung. Eine der Wirkungen der sog. „Mastzell-Stabilisatoren" Cromoglicinsäure und Nedocromil besteht darin, die Freisetzung von Histamin aus Mastzellen zu vermindern (S. 314). Die Substanzen werden lokal appliziert.

Auch einige H_1-Antihistaminika können die Mediatorfreisetzung aus Mastzellen hemmen, z. B. Oxatomid und Ketotifen. Die Substanzen werden systemisch angewandt.

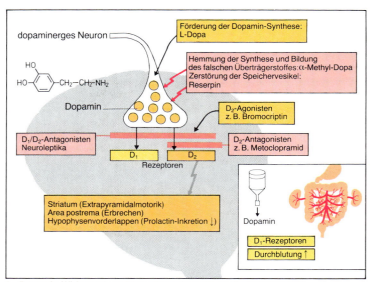

A. Dopamin-Wirkungen und ihre pharmakologische Beeinflußbarkeit

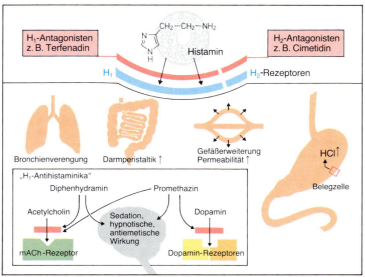

B. Histamin-Wirkungen und ihre pharmakologische Beeinflußbarkeit

Serotonin

Serotonin (5-Hydroxy-Tryptamin, 5-HT). *Vorkommen.* 5-HT wird in den enterochromaffinen Zellen des Darmepithels aus L-Tryptophan synthetisiert. Auch in Nervenzellen des Plexus myentericus und des Zentralnervensystems wird Serotonin gebildet und übernimmt die Funktion einer Überträgersubstanz. Blutplättchen können Serotonin nicht synthetisieren, vermögen es jedoch aufzunehmen und zu speichern.

Serotonin-Rezeptoren. Biochemisch und pharmakologisch lassen sich derzeit 6 verschiedene Rezeptoren unterscheiden: 5-HT_1 mit drei Untertypen, 5-HT_2, 5-HT_3 und 5-HT_4. Die meisten Rezeptortypen sind G-Protein-gekoppelt. Der Subtyp 5-HT_3 enthält einen nicht-selektiven Ionenkanal (Ligandgesteuerter Ionenkanal, S. 64).

Serotonin-Wirkungen. **Herz-Kreislauf-System.** Die Wirkungen auf das Herz-Kreislauf-System sind komplex, weil Serotonin an verschiedenen Orten über seine verschiedenen Rezeptor-Subtypen unterschiedliche, z. T. gegensätzliche Wirkungen auslösen kann. Über 5-HT_2-Rezeptoren an glatter Gefäßmuskulatur wirkt es direkt vasokonstriktorisch. Indirekt kann es auf verschiedenen Wegen die Gefäße erweitern und den Blutdruck senken: Über 5-HT_{1A}-Rezeptoren vermag es sympathische Neurone im Hirnstamm und in der Peripherie zu hemmen, so daß der Sympathotonus fällt; über 5-HT_1-artige Rezeptoren fördert es im Gefäßendothel die Abgabe von vasodilatierenden Mediatoren (EDRF S. 120; Prostacyclin S. 148). Aus den Plättchen freigesetztes 5-HT ist an der Thrombenbildung, der Hämostase und an der Pathogenese des Schwangerschaftshochdrucks beteiligt.

Ketanserin ist ein Antihypertensivum, das als Antagonist an 5-HT_2-Rezeptoren wirkt. Ob dieser Effekt jedoch die Blutdrucksenkung bedingt, ist fraglich, weil Ketanserin zugleich α-Rezeptoren blockiert.

Sumatriptan ist ein Migräne-Therapeutikum, welches an 5-HT_{1D}-Rezeptoren als Agonist wirkt und möglicherweise so die Hirndurchblutung günstig beeinflußt.

Magen-Darm-Trakt. Serotonin aus Neuronen im Plexus myentericus oder aus den enterochromaffinen Zellen steigert, vermittelt über 5-HT_4-Rezeptoren, die Darmmotilität und die enterale Flüssigkeitssekretion.

Cisaprid ist ein Pharmakon, das die Propulsivmotorik in Magen, Dünndarm und Dickdarm fördert. Man nennt es auch ein *Prokinetikum.* Es wird bei gastrointestinalen Motilitätsstörungen angewandt. Sein Wirkungsmechanismus ist nicht aufgeklärt, möglicherweise ist die Erregung von 5-HT_4-Rezeptoren wichtig.

Zentralnervensystem. Serotoninerge Neurone spielen eine Rolle bei verschiedenen zentralnervösen Funktionen, wie man aus der Wirkung von Pharmaka ersehen kann, die mit Serotonin interferieren.

Fluoxetin ist ein Antidepressivum, das die Inaktivierung freigesetzten Serotonins durch neuronale Rückaufnahme hemmt. Es wirkt relativ stark antriebssteigernd und gilt in der Gruppe der Antidepressiva als Mittel der zweiten Wahl. Zum Wirkungsbild gehört auch eine Appetit-Abnahme.

Buspiron ist ein Angst-lösendes Pharmakon; für seine Wirkung mag die Erregung von zentralen 5-HT_{1A}-Rezeptoren bedeutungsvoll sein.

Ondansetron besitzt eine eindrucksvolle Wirkung gegen das Erbrechen am Beginn und während einer Therapie mit Zytostatika. Es ist ein Antagonist am 5-HT_3-Rezeptor.

Psychedelika *(LSD)* und Psychotomimetika (z. B. *Mescalin, Psilocybin*) können eine Veränderung der Bewußtseinslage, Halluzinationen und Angstvorstellungen möglicherweise unter Vermittlung von 5-HT-Rezeptoren auslösen.

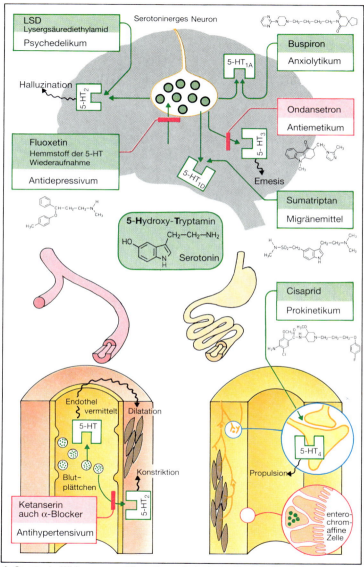

A. Serotonin-Wirkungen und ihre pharmakologische Beeinflußbarkeit

Vasodilatantien – Übersicht

Die Gefäßweite reguliert die Verteilung des Blutes im Kreislauf. Die Weite des venösen Strombettes bestimmt das Blutangebot an das Herz, d. h. Schlagvolumen und Herzminutenvolumen (HMV). Die Weite der arteriellen Gefäße bestimmt den peripheren Widerstand. HMV und peripherer Widerstand sind für den arteriellen Blutdruck entscheidend (S. 302).

In (**A**) sind die therapeutisch wichtigsten Vasodilatantien aufgeführt; die Reihenfolge entspricht ungefähr der Anwendungshäufigkeit. Einige der Pharmaka beeinflussen den venösen und den arteriellen Schenkel des Kreislaufs mit unterschiedlicher Wirksamkeit (Breite des Balkens).

Anwendungsmöglichkeiten. *Vasodilatantien des arteriellen Schenkels:* Blutdrucksenkung bei Hypertonie (S. 300), Verminderung der Herzarbeit bei Angina pectoris (S. 298), Senkung des Auswurfwiderstandes bei Herzinsuffizienz (S. 132). *Vasodilatantien des venösen Schenkels:* Reduktion des Blutangebotes an das Herz bei Angina pectoris (S. 298) oder bei Herzinsuffizienz (S. 132). Die praktische therapeutische Anwendung wird bei den einzelnen Wirkstoffgruppen genannt.

Gegenregulation bei Blutdruckabfall durch Vasodilatantien (B). Durch *Sympathikus*-Aktivierung erreicht der Organismus mittels einer Zunahme der Herzfrequenz („Reflextachykardie") bzw. des HMV einen Blutdruck-Anstieg. Die Patienten bemerken „Herzklopfen". Die Aktivierung des *Renin-Angiotensin-Aldosteron* (RAA)-Systems mündet in eine Zunahme des Blutvolumens (Gewichtszunahme, ggf. Ödeme) und damit ebenfalls des HMV.

Die Gegenregulationsvorgänge lassen sich pharmakologisch hemmen (β-Blocker, ACE-Hemmstoffe, Diuretika).

Wirkungsmechanismen. Der Tonus der glatten Gefäßmuskulatur kann auf verschiedene Weise herabgesetzt werden. Vor stimulierenden Botenstoffen wie z. B. Angiotensin II oder Noradrenalin schützen die ACE-Hemmstoffe bzw. die α-Adrenozeptor-Antagonisten. Die Wirkung erschlaffender Mediatoren simulieren Prostacyclin-Analoga wie Iloprost oder Prostaglandin-E_1-Analoga wie Alprostadil. Auf der Ebene von Kanalproteinen greifen Ca-Antagonisten ein, welche den depolarisierenden Ca^{2+}-Einstrom hemmen, und Kaliumkanal-Aktivatoren, welche den hyperpolarisierenden K^+-Ausstrom fördern. Den Zellstoffwechsel beeinflussen die Stickstoffmonoxid freisetzenden organischen Nitrate.

Einzelne Vasodilatantien.

Andernorts besprochen werden Nitrate (S. 120), Ca-Antagonisten (S. 122), α_1-Antagonisten (S. 90) und Nitroprussid-Natrium (S. 120).

Dihydralazin und **Minoxidil** (genauer: ein Sulfat-gekoppelter Metabolit) erweitern Arteriolen und werden zur Hypertonie-Behandlung verwandt. Sie eignen sich wegen der Gegenregulationsmöglichkeiten des Organismus nicht zur Monotherapie. Der Wirkungsmechanismus von Dihydralazin ist unklar, Minoxidil fördert möglicherweise die Öffnung von Kalium-Kanälen. Besondere Nebenwirkungen sind bei Dihydralazin ein Lupus erythematodes; bei Minoxidil die Zunahme der Körperbehaarung – lokal aufgetragen soll es „Glatzenträgern" helfen.

Bei **Diazoxid** steht nach intravenöser Zufuhr die Erweiterung von Arteriolen im Vordergrund; es kann bei krisenhafter Blutdrucksteigerung angewandt werden. Nach peroraler Gabe tritt eine Hemmwirkung auf die Insulin-Inkretion hervor, so daß Diazoxid auch bei Insulin-produzierenden Pankreastumoren einsetzbar ist. Beide Effekte beruhen zellulär vermutlich auf der Aktivierung von Kalium-Kanälen.

Vasodilatierend sind auch das Methylxanthin Theophyllin (S. 314), der Phosphodiesterase-Hemmstoff Amrinon (S. 132), Prostacycline (S. 148) und Nicotinsäure-Derivate (S. 152).

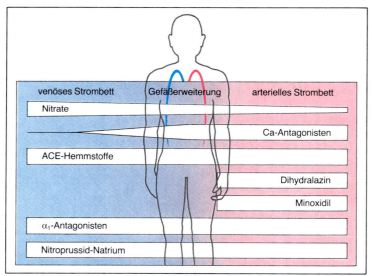

A. Gefäßerweiternde Pharmaka (Vasodilatantien)

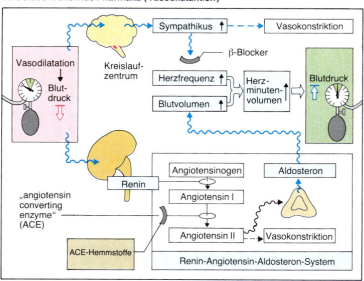

B. Gegenregulation bei Blutdruckabfall durch Vasodilatantien

Organische Nitrate

Verschiedene Ester der Salpetersäure (HNO_3) mit mehrwertigen Alkoholen wirken erschlaffend auf glatte Gefäßmuskulatur, so Glyceryltrinitrat und Isosorbiddinitrat. Der *Effekt ist im venösen Strombett stärker als im arteriellen.* Therapeutisch genutzt werden die Folgen, die diese Kreislaufeffekte für das Herz haben. Die Abnahme von venösem Blutangebot und (arteriellem) Auswurfwiderstand entlastet das Herz (Senkung von Vor- und Nachlast, S. 298). Dadurch bessert sich die Sauerstoff-Bilanz. Krampfartige Verengungen der größeren Coronararterien (Coronarspasmen) werden verhindert.

Indikation ist meist die *Angina pectoris* (S. 296), seltener eine schwere Form der chronischen oder der akuten Herzinsuffizienz. Bei regelmäßiger Zufuhr höherer Dosierungen mit konstanten Blutspiegeln schwindet die Wirksamkeit im Sinne einer Gewöhnung des Organismus: Erhöhung der Toleranz. Die *„Nitrat-Toleranz"* ist vermeidbar, wenn täglich ein „Nitrat-freies Intervall" eingehalten wird, z. B. nachts.

Als **unerwünschte Wirkung** kommen am Beginn der Therapie häufig Kopfschmerzen vor, wohl bedingt durch die Erweiterung von Gefäßen im Kopfbereich. Gegenüber diesem Effekt tritt ebenfalls eine Gewöhnung ein – auch bei Einhaltung der täglichen „Nitrat-Pause". Bei zu hoher Dosis drohen Blutdruckabfall, Reflextachykardie (die ihrerseits Anlaß zu einem Angina-pectoris-Anfall sein kann), Kollaps.

Wirkungsmechanismus. Die Tonussenkung der glatten Gefäßmuskelzelle beruht vermutlich auf einer Aktivierung der Guanylatcyclase mit Erhöhung des cGMP-Spiegels. Die Aktivierung kommt durch *freigesetztes Stickstoffmonoxid* zustande. NO kann physiologischerweise als Botenstoff von Endothelzellen an die umliegenden glatten Muskelzellen abgegeben werden („endothelium derived relaxing factor", EDRF). Die organischen Nitrate benutzen somit einen angelegten Weg, was ihre hohe Wirksamkeit erklärt. Die Freisetzung von NO erfolgt in der Gefäßmuskelzelle unter Verbrauch von Sulfhydryl (SH)-Gruppen; die „Nitrat-Toleranz" könnte mit einer Verarmung der Zelle an SH-Donatoren zusammenhängen.

Glyceryltrinitrat (GTN; Nitroglycerin) zeichnet sich durch eine hohe Membrangängigkeit und eine sehr geringe Stabilität aus. Es ist Mittel der Wahl zur Behandlung von Angina-pectoris-Anfällen. Hierzu wird es über die Mundschleimhaut (Zerbeißkapsel, Spray) zugeführt; die Wirkung tritt innerhalb von 1–2 min ein! Wegen einer nahezu vollständigen präsystemischen Elimination ist es für eine perorale Zufuhr schlecht geeignet. Die transdermale Zufuhr (Nitrat-Pflaster) erlaubt ebenfalls die Umgehung der Leber. **Isosorbiddinitrat (ISDN)** ist gut membrangängig, stabiler als GTN und wird zum Teil in das schwächer, aber viel länger wirksame 5-Isosorbidmononitrat (ISMN) abgebaut. Auch ISDN kann sublingual appliziert werden, seine Hauptanwendung ist jedoch die perorale Zufuhr zum Zwecke einer länger anhaltenden Wirkung. **ISMN** eignet sich wegen höherer Polarität und langsamerer Resorption nicht zur sublingualen Gabe. Peroral zugeführt wird es resorbiert und nicht präsystemisch eliminiert.

Molsidomin selbst ist unwirksam. Nach oraler Zufuhr wird es im Körper protrahiert in die Wirkform umgesetzt. Eine „Nitrat-Toleranz" ist anscheinend weniger zu befürchten.

Nitroprussid-Natrium enthält eine NO-Gruppe, ist aber kein Ester. Es erweitert gleichermaßen die venöse und die arterielle Strombahn. Unter Intensivüberwachung wird es zur *kontrollierten Blutdrucksenkung* infundiert. Zur Inaktivierung von Cyanid-Gruppen, die Nitroprussid freisetzt, kann Natriumthiosulfat dienen (S. 294).

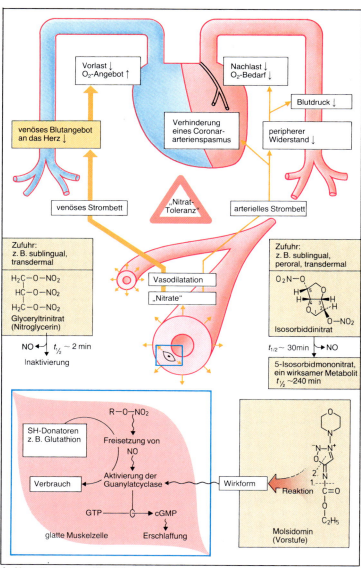

A. Vasodilatantien: „Nitrate"

Calcium-Antagonisten

Bei einer elektrischen Erregung der Zellmembran von Herzmuskelzellen sowie von glatten Muskelzellen fließen verschiedene Ionenströme, u. a. ein Ca-Einwärtsstrom. Als Ca-Antagonisten werden Wirkstoffe bezeichnet, die den Einstrom von Ca^{2+}-Ionen hemmen, andere Ionenströme wie z. B. den Na^+-Einstrom oder den K^+-Ausstrom hingegen nicht oder nur sehr wenig beeinflussen. Sie heißen auch *Ca-Einstrom-Blocker* oder *Ca-Kanal-Blocker*. Die therapeutisch verwendeten Ca-Antagonisten sind hinsichtlich ihrer Wirkung auf Herz und Gefäße in zwei Gruppen zu unterteilen.

I. Dihydropyridin-Derivate. Die Dihydropyridine, z. B. Nifedipin, sind ungeladene, hydrophobe Substanzen. Sie bewirken besonders eine *Erschlaffung* der glatten Gefäßmuskulatur im *arteriellen Strombett*. Ein Effekt auf die Herzfunktion tritt bei therapeutischer Dosierung praktisch nicht in Erscheinung. (Im pharmakologischen Experiment an isolierten Herzmuskelpräparaten ist eine deutliche Herzwirkung auslösbar). Therapeutisch imponieren sie als *vasoselektive Ca-Antagonisten*. Als Folge der Erweiterung von Widerstandsgefäßen sinkt der Blutdruck. Am Herzen vermindert sich die Nachlast (S. 296) und damit der Sauerstoff-Bedarf. Spasmen der Coronararterien werden verhindert.

Indikationen für Nifedipin sind *Angina pectoris* (S. 298) und *Bluthochdruck* (S. 300). Bei Angina pectoris eignet es sich nicht nur zur Prophylaxe, sondern ggf. auch zur Behandlung von Anfällen. **Nebenwirkungen** sind Herzklopfen (Reflextachykardie wegen des Blutdruckabfalls), Kopfschmerzen sowie prätibiale Ödeme.

Die Nachfolge-Substanzen haben im Prinzip die gleichen Wirkungen.

Nitrendipin, *Isradipin* und *Felodipin* dienen zur Hypertonie-Behandlung. *Nicardipin* und *Nisoldipin* werden auch bei Angina pectoris angewandt. *Nimodipin* wird nach subarachnoidaler Blutung zur Prophylaxe von Vasospasmen gegeben.

II. Verapamil und andere katamphiphile Ca-Antagonisten. Verapamil enthält ein beim physiologischen pH-Wert positiv geladenes Stickstoff-Atom und stellt dann ein *kationisches amphiphiles Molekül* dar. Es wirkt beim Patienten nicht nur hemmend auf die *glatte arterielle Gefäßmuskulatur*, sondern auch auf die *Herzmuskulatur*. Am Herzen ist ein Ca-Einwärtsstrom wichtig für die Depolarisation im Sinusknoten (Bildung elektrischer Erregung) und im AV-Knoten (Überleitung der Erregung von den Vorhöfen auf die Kammer) sowie im Arbeitsmyokard für die elektromechanische Kopplung. Verapamil wirkt daher negativ chronotrop, negativ dromotrop und negativ inotrop!

Indikationen. Verapamil dient als *Antiarrhythmikum* bei supraventrikulär bedingten Tachyarrhythmien. Bei Vorhofflattern oder -flimmern reduziert es dank seiner Hemmung der AV-Überleitung die Folgefrequenz der Ventrikel. Verapamil wird auch zur Prophylaxe von *Angina-pectoris-Anfällen* (S. 298) verwandt sowie als *Antihypertensivum* (S. 300).

Nebenwirkungen. Wegen des Effektes auf den Sinusknoten wird die Blutdrucksenkung nicht mit einer Reflextachykardie beantwortet; die Frequenz ändert sich kaum, oder es kommt gar zur Bradykardie. Ein AV-Block oder eine Myokardinsuffizienz können auftreten. Häufig klagen Patienten über eine Obstipation.

Gallopamil (= Methoxy-Verapamil) steht strukturell und hinsichtlich seiner biologischen Wirkungen dem Verapamil sehr nahe.

Diltiazem ist ein Benzothiazepin-Derivat, katamphiphil und durch ein ähnliches Wirkbild wie Verapamil gekennzeichnet.

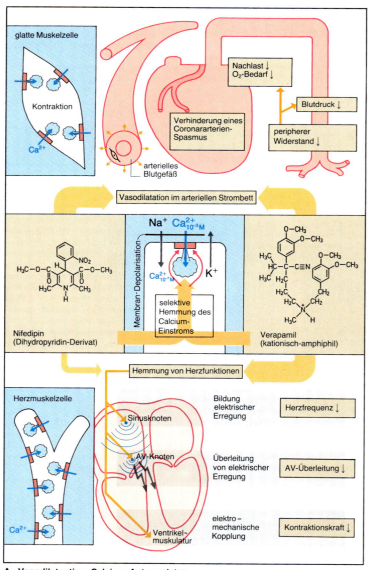

A. Vasodilatantien: Calcium-Antagonisten

ACE-Hemmstoffe

Das Angiotensin Conversions Enzym (ACE) ist Bestandteil des blutdruckerhaltenden Renin-Angiotensin-Aldosteron-(RAA-)Systems. Renin stammt aus spezialisierten Zellen in der Wand der zuführenden Arteriole der Nierenglomeruli. Diese gehören zum juxtaglomerulären Apparat der Nephrone, der für die Steuerung der Nephron-Funktion wichtigen Kontaktstelle zwischen zuführender Arteriole und distalem Tubulus. Stimuli für die *Renin-Ausschüttung* sind: Abfall des renalen Perfusionsdrucks (RR), Abnahme des NaCl-Bestands des Körpers sowie β-Rezeptor-vermittelte Sympathikus-Innervation. Das Glykoprotein Renin ist ein Enzym. Es spaltet von seinem im Blute kreisenden Substrat Angiotensinogen das Decapeptid Angiotensin I ab. Aus diesem bildet das Enzym ACE das biologisch wirksame Angiotensin II.

ACE ist eine recht unspezifische Peptidase, die von verschiedenen Peptiden C-terminale Dipeptide abzuspalten vermag (Dipeptidyl-Carboxypeptidase). Als „Kininase II" trägt sie zur Inaktivierung von Kininen, z. B. Bradykinin, bei. ACE findet sich auch im Blutplasma, für die Bildung von Angiotensin II ist aber das in der „Blut-seitigen" Zellmembran der Gefäßendothelzellen lokalisierte Enzym entscheidend. Reich an ACE ist die Lunge, aber auch Niere, Herz und andere Organe enthalten das Enzym.

Angiotensin II vermag den Blutdruck (RR) über verschiedene Wege anzuheben: 1. Vasokonstriktion im arteriellen, aber auch im venösen Schenkel der Strombahn; 2. Stimulation der Aldosteron-Inkretion, so daß die renale Rückresorption von NaCl und Wasser und damit das Blutvolumen zunehmen; 3. zentrale Anhebung des Sympathotonus, peripher Förderung von Noradrenalin-Ausschüttung und -Wirkung.

ACE-Hemmstoffe wie *Captopril* und *Enalaprilat*, der aktive Metabolit von Enalapril, besetzen als falsche Substrate das Enzym. Die Haftneigung beeinflußt wesentlich Wirksamkeit und Geschwindigkeit der Elimination. Enalaprilat wirkt stärker und länger als Captopril.

Indikationen sind *Hypertonie* und *Herzmuskelinsuffizienz.*

Die Senkung eines erhöhten Blutdrucks beruht vorwiegend auf der Verhinderung der Angiotensin-II-Bildung. Eine Hemmung des Abbaus von Kininen, die u. a. gefäßerweiternd wirken, kann zum Effekt beitragen.

Bei Herzmuskelinsuffizienz steigt die Pumpleistung des Herzens, weil aufgrund der Verminderung des peripheren Widerstands der Auswurfwiderstand für das Herz abnimmt. Die Blutstauung vor dem Herzen geht zurück wegen der erhöhten Pumpleistung und infolge der Verminderung des venösen Blutangebotes (Abnahme der Aldosteron-Inkretion, Senkung des Tonus der venösen Kapazitätsgefäße).

Unerwünschte Effekte. Das Ausmaß der Blutdruck-senkenden Wirkung der ACE-Hemmstoffe hängt vom Aktivitätszustand des RAA-Systems ab: Bei Salz- und Wasserverlusten, z. B. infolge vorangegangener Diuretika-Gabe, bei Herzinsuffizienz, bei Nierenarterienstenose ist es aktiviert, und ACE-Hemmstoffe können bei Therapiebeginn einen zu starken Blutdruckabfall hervorrufen. Bei einer Nierenarterienstenose kann das RAA-System für die Aufrechterhaltung der Nierenfunktion notwendig sein, und ACE-Hemmstoffe können ein Nierenversagen auslösen. Trockener Husten ist eine recht häufige Nebenwirkung und hängt möglicherweise mit einer verminderten Kinin-Inaktivierung in der Bronchialschleimhaut zusammen. Seltene Nebenwirkungen sind Störung des Geschmackssinnes, Exanthem, Neutropenie, Proteinurie, angioneurotisches Ödem. Meist erweisen sich ACE-Hemmstoffe aber als gut wirksam und gut verträglich. Neue ACE-Hemmstoffe wurden und werden eingeführt, z. B. Lisinopril, Perindopril, Ramipril, Quinapril, Fosinopril.

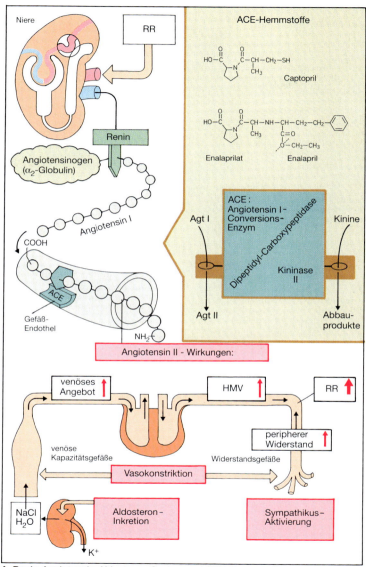

A. Renin-Angiotensin-Aldosteron-System und ACE-Hemmstoffe

Pharmaka zur Beeinflussung glattmuskulärer Organe

Wirkstoffe zur Bronchialerweiterung. Eine Engstellung der Bronchien erhöht den Atemwegswiderstand, z. B. bei Asthma bronchiale oder bei den „spastischer Bronchitis". Als *Bronchodilatatoren* dienen einige Substanzen, deren Eigenschaften an anderer Stelle näher beschrieben sind: das Methylxanthin *Theophyllin* (S. 314, Gabe parenteral oder oral), die *β_2-Sympathomimetika* (S. 84; Inhalation, oral oder parenteral) sowie das Parasympatholytikum *Ipratropium* (S. 104, S. 107; Inhalation).

Wirkstoffe zur Spasmolyse. Bei schmerzhaften Verkrampfungen (Koliken) der Gallengänge oder der Harnleiter wird *N-Butylscopolamin* (S. 104) verwandt. Wegen der schlechten Resorbierbarkeit (quartäres N!, Resorptionsquote < 10%) ist es parenteral zuzuführen. Da der therapeutische Effekt meist schwach ist, wird häufig zusätzlich ein stark wirksames Analgetikum gegeben, z. B. das Opioid Pethidin. Angemerkt sei, daß bei manchen Spasmen intestinaler Muskulatur auch organische Nitrate (z. B. bei Gallenkolik) oder Nifedipin (z. B. bei Achalasie: Spasmen der Speiseröhre) wirksam sind.

Wirkstoffe zur Wehenhemmung (Tokolyse). *β_2-Sympathomimetika* wie z. B. Fenoterol eignen sich bei drohender Frühgeburt oder bei gefährlichen Komplikationen während der Geburt, die einen Kaiserschnitt notwendig machen, zur Unterbrechung der Wehentätigkeit (Zufuhr parenteral, ggf. oral). Nebenwirkung ist eine Tachykardie (reflektorisch wegen β_2-vermittelter Vasodilatation, außerdem gewisse Stimulation der kardialen β_1-Rezeptoren).

Wirkstoffe zur Wehenauslösung. Das Hypophysenhinterlappen-Hormon *Oxytocin* (S. 236) wird zur Einleitung, während oder nach der Geburt parenteral (ggf. auch nasal oder buccal) angewandt, um Uteruskontraktionen auszulösen oder zu verstärken. Mit bestimmten *Prostaglandinen* (S. 190, $F_{2\alpha}$: Dinoprost, E_2: Dinoproston, Sulproston) ist jederzeit eine rhythmische Wehentätigkeit sowie eine „Muttermunds-Erweichung" induzierbar. Sie dienen meist zur Schwangerschafts-Unterbrechung (lokale oder parenterale Applikation).

Secale-Alkaloide sind Inhaltsstoffe von Secale cornutum *(Mutterkorn)*, der Wuchsform eines auf Getreideähren schmarotzenden Pilzes. Die Ernährung mit Mehl aus dem kontaminierten Getreide führte früher zu massenhaften Vergiftungen *(Ergotismus)* mit Durchblutungsstörungen und Absterben *(Gangrän)* von Füßen und Händen sowie ZNS-Störungen (z. B. Halluzinationen).

Secale-Alkaloide enthalten die Lysergsäure (Formel in **(A)** zeigt ein Amid). Sie wirken auf die Muskulatur von Uterus und Gefäßen. *Ergometrin* beeinflußt besonders den Uterus. Es löst leicht eine Dauerkontraktion der Uterusmuskulatur (Tetanus uteri) aus. Dies drosselt gefährlich den Blutfluß zur Placenta und damit die O_2-Versorgung des Kindes. Ergometrin wird therapeutisch nicht benutzt. Das halbsynthetische Derivat *Methylergometrin* wird nur *nach* der Entbindung bei ungenügender Uteruskontraktion angewandt.

Ergotamin sowie die Ergotoxin-Alkaloide (Ergocristin, Ergocryptin, Ergocornin) beeinflussen vorwiegend Gefäße. Je nach der Ausgangsweite kann sich eine Konstriktion oder eine Dilatation einstellen. Der Wirkungsmechanismus ist unklar, ein partieller agonistischer Effekt an α-Rezeptoren mag wichtig sein. Ergotamin dient zur Migräne-Behandlung (S. 310). Sein Derivat Dihydroergotamin wird darüber hinaus auch bei orthostatischen Beschwerden (S. 302) sowie in Kombination mit Heparin zur Thromboseprophylaxe (S. 146) gegeben.

Andere Lysergsäure-Derivate sind der Serotonin-Antagonist Methysergid, der Dopamin-Agonist Bromocriptin (S. 114) und das Halluzinogen Lysergsäurediethylamid (LSD S. 234).

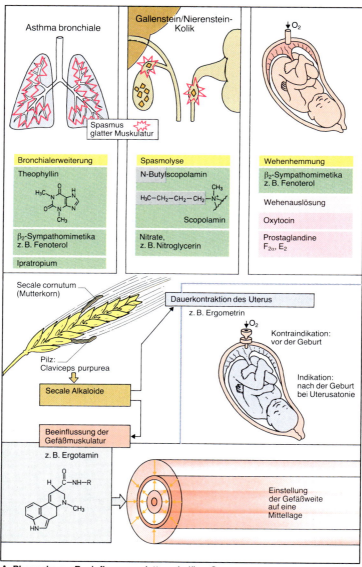

A. Pharmaka zur Beeinflussung glattmuskulärer Organe

Übersicht über die Möglichkeiten zur Beeinflussung der Herzfunktion (A)

1. Die Pumpleistung des Herzens wird durch Sympathikus und Parasympathikus reguliert (S. 84, S. 105). Mit Hilfe von Wirkstoffen, die in die Funktion des vegetativen Nervensystems eingreifen, läßt sich daher die Herzaktion beeinflussen. So werden die angstlösenden **Psychopharmaka** vom Benzodiazepin-Typ (S. 220), z. B. Diazepam, bei Herzinfarkt-Patienten angewandt, um eine angstbedingte Aktivierung des Sympathikus mit vermehrter Herzarbeit zu verhindern. Unter dem Einfluß von **Antisympathotonika** (S. 96), die zur Senkung eines erhöhten Blutdrucks dienen, nimmt die Pumpleistung des Herzens ab. **Ganglienblocker** (S. 108) wurden früher bei einer hypertensiven Krise eingesetzt. **Parasympatholytika** (S. 104) bzw. β-**Blocker** (S. 92) verhindern die Übertragung der vegetativen Impulse auf die Herzmuskel-Zellen durch Blockade der jeweiligen Rezeptoren.

2. Ein isoliertes, somit von seinen vegetativen Nerven abgetrenntes Herz schlägt stundenlang, wenn ihm über Aortenstumpf und Herzkranzarterien Nährlösung zugeführt wird (Präparation nach Langendorff). An einem solchen Präparat beeinflussen diejenigen Pharmaka Kontraktionskraft und Schlagfrequenz, welche direkt auf die Herzzellen einwirken. An den Rezeptoren für die Überträgerstoffe des vegetativen Nerven greifen **Parasympathomimetika** und **Sympathomimetika** an. Ebenfalls im Plasmalemm liegen die Wirkorte für **Herzglykoside** (die Na/K-ATPasen, S. 130) für **Ca-Antagonisten** (die Ca-Kanäle, S. 122) und für **Substanzen mit lokalanästhetischer, Na-Kanal-blockierender Wirkung** (S. 134, S. 198). Intrazellulär befindet sich das Ziel der **Phosphodiesterase-Hemmstoffe** (z. B. Amrinon, S. 132).

3. Erwähnt sei noch die Möglichkeit, durch gefäßerweiternde Substanzen über eine Senkung des venösen Blutangebotes und/oder des peripheren Widerstandes die Herzfunktion bei Angina pectoris (S. 296) oder Herzmuskelinsuffizienz (S. 132) zu beeinflussen.

Vorgänge bei Kontraktion und Erschlaffung (B)

Signal zur **Kontraktion** ist ein vom Sinusknoten ausgesandtes, fortgeleitetes Aktionspotential (AP). Die *Depolarisation* des Plasmalemm löst einen raschen *Anstieg der Ca^{2+}-Konzentration* im Cytosol aus, was die kontraktilen Filamente veranlaßt, sich zu verkürzen (**elektromechanische Kopplung**). Die Höhe der erreichten Ca^{2+}-Konzentration bestimmt das Ausmaß der Verkürzung bzw. die Kraft der Kontraktion. Quellen von Ca sind: a) extrazelluläres Ca, welches durch geöffnete *Ca-Kanalproteine* in die Zelle eindringt; b) in den „Membran-Säcken" des *sarkoplasmatischen Retikulum* (SR) gespeichertes Ca; c) an *plasmalemmalen Bindungsstellen* auf der Innenseite der Membran gebundenes Ca. Das Plasmalemm der Herzmuskelzellen reicht in Form vieler schlauchartiger Einstülpungen (transversale Tubuli) in die Tiefe der Zellen.

Signal zur **Erschlaffung** ist die Rückkehr des Membranpotentials zum Ruhewert. Während der Repolarisation fällt die Ca^{2+}-Konzentration unter den Schwellenwert für die Aktivierung der Myofilamente (3×10^{-7}M): Die *plasmalemmalen Bindungsstellen* erlangen ihr Ca-Bindungsvermögen zurück; das SR pumpt Ca in sich hinein; die im Plasmalemm vorhandenen *Ca-ATPasen* befördern unter Energieaufwand systolisch in die Zelle eingedrungenes Ca wieder aus der Zelle hinaus. Daneben vermag ein „carrier" die im transmembranalen Konzentrationsgradienten von Na^+ schlummernde Energie zu nutzen, indem er gegen einfließendes Na^+ im Austausch Ca^{2+} aus der Zelle heraus transportiert *(Na/Ca-Austausch)*.

Herzwirksame Pharmaka 129

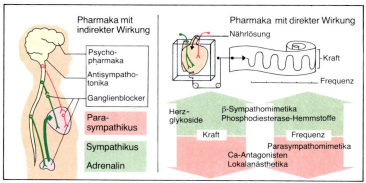

A. Möglichkeiten zur Beeinflussung der Herzfunktion

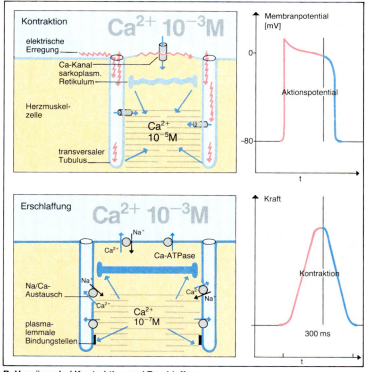

B. Vorgänge bei Kontraktion und Erschlaffung

Herzglykoside

Aus verschiedenen Pflanzen (**A**) lassen sich zuckerhaltige Verbindungen (Glykoside) mit einem Steroidring gewinnen (Strukturformeln S. 133), die die Kontraktionskraft von Herzmuskulatur steigern (**B**): *herzwirksame Glykoside* (kurz Herzglykoside), *Cardiosteroide* oder „*Digitalis*".

Wird die kraftsteigernde, „therapeutische" Dosis nur wenig überschritten, kommt es zu Vergiftungserscheinungen: Arrhythmie und Kontraktur (**B**). Die *geringe therapeutische Breite* erklärt sich aus der **Wirkungsweise**.

Herzglykoside (HG) binden sich von außen an die *Na/K-ATPasen* der Herzmuskelzellen und hemmen deren Enzymaktivität. Die Na/K-ATPasen sollen in die Zelle eingedrungenes Na$^+$ herauspumpen und aus der Zelle ausgetretenes K$^+$ zurücktransportieren. Sie bewahren so die transmembranalen Konzentrationsgradienten für K$^+$ und Na$^+$, das negative Ruhemembranpotential und die normale elektrische Erregbarkeit der Zellmembran. Wird ein Teil der Na/K-ATPasen von HG besetzt und gehemmt, können die unbesetzten Enzyme durch Steigerung ihrer Aktivität den Na$^+$- und K$^+$-Transport aufrechterhalten. Stimulus dazu ist eine Erhöhung der intrazellulären Na$^+$-Konzentration (normal ca. 7 mM) um wenige mM. Zugleich *steigt* die systolisch freigesetzte Ca^{2+}-Menge *(„Kopplungs-Ca^{2+}")* und damit die *Kontraktionskraft.* Hierfür wird meist als Ursache genannt, daß aufgrund der intrazellulären Na$^+$-Zunahme der Na$^+$-Konzentrationsgradient als treibende Kraft für den Na$^+$/Ca^{2+}-Austausch (S. 128) sinke und somit der Ca^{2+}-Gehalt der Zelle steige. Sind zu viele Na/K-ATPasen blockiert, entgleist die K$^+$- und Na$^+$-Homöostase, das Membranpotential sinkt, *Arrhythmien* treten auf. Die Überflutung mit Ca^{2+} verhindert die Erschlaffung während der Diastole: *Kontraktur.*

Ebenfalls auf der Bindung an Na/K-ATPasen beruhen die **Wirkungen** der HG **im ZNS** (**C**). Durch Erregung des N. vagus nehmen Herzfrequenz und Geschwindigkeit der atrioventrikulären (AV) Überleitung ab. Bei einem herzinsuffizienten Patienten trägt auch die Verbesserung der Kreislauf-Situation zur Herzfrequenz-Reduktion bei. Erregung der Area postrema führt zu Übelkeit und Erbrechen. Farbsehstörungen lassen sich nachweisen.

Als **Indikationen** für HG ergeben sich: 1. *chronische Herzmuskelinsuffizienz,* 2. *Vorhof-Flimmern, -Flattern;* aufgrund der Hemmwirkung auf die AV-Überleitung sinkt die Folgefrequenz der Herzkammern, so verbessert sich die Pumpfunktion (**D**). Gelegentlich tritt auch wieder ein Sinusrhythmus auf.

Vergiftungssymptome sind: 1. *Herzarrhythmie,* u. U. lebensbedrohlich, z. B. Sinusbradykardie, AV-Block, ventrikuläre Extrasystolie, Kammerflimmern (EKG!). 2. *ZNS-Störungen:* charakteristisch: „Gelbsehen"; daneben z. B. Müdigkeit, Verwirrtheit, Halluzinationen. 3. Übelkeit, Erbrechen, Diarrhoe. 4. Niere: Salz- und Wasser-Verlust; hiervon zu trennen ist die bei therapeutischer Dosis auftretende Ausschwemmung von Ödemflüssigkeit, die sich beim Herzinsuffizienten wegen der Stauung vor dem Herzen eingelagert hatte.

Medikamentöse Therapie der Vergiftung: *Zufuhr von K$^+$,* das u. a. die HG-Bindung vermindert: es kann aber auch die AV-Überleitung zusätzlich beeinträchtigen. Gabe eines Antiarrhythmikums wie *Phenytoin* oder *Lidocain* (S. 136). Orale Zufuhr von *Colestyramin* (S. 152) zwecks Bindung und Resorptionshemmung im Darm befindlichen Digitoxins (enterohepatischer Kreislauf). Injektion von *Antikörper-(F$_{ab}$-)Fragmenten,* die Digitoxin und Digoxin binden und so inaktivieren. Vorteile der Fragmente gegenüber kompletten Antikörpern sind raschere Penetration ins Gewebe, renale Eliminierbarkeit, geringere Antigenität.

Herzwirksame Pharmaka

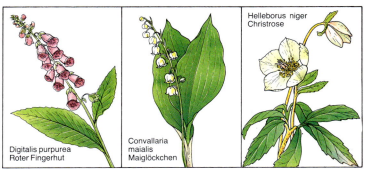

A. Herzglykosid-haltige Pflanzen

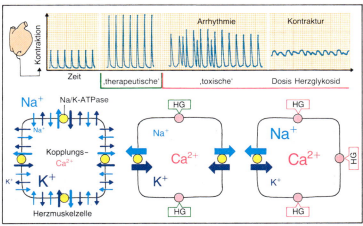

B. Therapeutische und toxische Herzglykosid-Wirkung

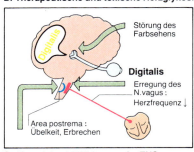

C. Herzglykosid-Wirkungen im ZNS

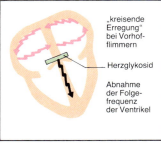

D. Herzglykosid-Wirkung bei Vorhofflimmern

Substanz	Resorptions-quote [%]	Plasma-Konz. frei | gesamt [ng/ml]	Vollwirk-dosis [mg]	Ausscheidg. [%] pro Tag	Erhaltungs-dosis [mg]
Digitoxin	100	~1 | ~20	~1	10	~0,1
Digoxin	50 – 90	~1 | ~1,5	~1	30	~0,3
g-Stroph.	<1	~1 | ~1	~0,5	keine Daueranwendung	

Die **Pharmakokinetik der Herzglykoside (A)** wird von ihrer Polarität, d. h. von der Zahl der Hydroxy-Gruppen, geprägt: g-Strophanthin ist so gut wie nicht, Digoxin gut, Digitoxin sehr gut membrangängig. **g-Strophanthin** dringt nicht in Zellen ein, seien es Darmepithel-, Nierentubulus- oder Leberzellen. Es eignet sich höchstens für die akute, intravenöse Einleitung einer Glykosid-Therapie. Die Resorption des **Digoxin** hängt von seiner galenischen Zubereitung und den Resorptionsbedingungen im Darm ab. Die Zubereitung ist heute so gut, daß die Derivate *Methyldigoxin* und *Acetyldigoxin* keinen Vorteil mehr bieten. In der Niere ist eine vollständige Rückresorption nicht möglich, pro Tag werden ca. 30% der im Körper befindlichen Menge (der sog. *Vollwirkdosis*) ausgeschieden. Bei einer eingeschränkten Nierenfunktion besteht Kumulationsgefahr. **Digitoxin** wird in Darm und Niere so gut wie vollständig resorbiert. In der Leber wird es verändert: Zuckerabspaltung, Hydroxylierung an C 12 (es entsteht Digoxin), Kopplung z. B. an Glucuronsäure. Die über die Galle ausgeschiedenen Kopplungsprodukte unterliegen einem enterohepatischen Kreislauf (S. 38), die in das Blut gelangenden Konjugate werden renal eliminiert. Bei Niereninsuffizienz besteht keine stärkere Kumulation. Bei Überdosierung klingt die Wirkung nach Absetzen der Zufuhr aber langsamer ab als bei Digoxin-Gabe.

Andere positiv inotrope Wirkstoffe
Der **Phosphodiesterase-Hemmstoff Amrinon** (cAMP-Anstieg, S. 66) kann nur parenteral und wegen schlechter Verträglichkeit maximal 14 Tage zugeführt werden; er eignet sich nur für schwerste Zustände der Herzinsuffizienz. Ähnliches gilt für Milrinon. Die positiv inotrope Wirkung von β-**Sympathomimetika** läßt sich therapeutisch kaum nutzen; sie wirken arrhythmogen, und die Empfindlichkeit des β-Rezeptor-Systems sinkt bei andauernder Erregung.

Behandlungsprinzipien bei chronischer Herzmuskelinsuffizienz
Die Herzmuskelschwäche führt zur Abnahme des Schlagvolumens und zur Blutstauung vor dem Herzen, was mit Ödembildung einhergeht. Die Gabe eines **Herzglykosids** zwecks Steigerung der Herzkraft ist eine nahezu kausale Therapie. Die Anwendung von **(Thiazid)-Diuretika** (S. 158) stellt eine zweite therapeutische Möglichkeit dar. Durch eine Senkung des peripheren Widerstands, also des Auswurfwiderstands, erlauben auch sie eine Steigerung des Schlagvolumens. Dies und die flüssigkeitsausschwemmende Wirkung (Abnahme des venösen Blutangebots) vermindern darüber hinaus die Stauungserscheinungen. Die **ACE-Hemmstoffe** (S. 124) wirken ähnlich, indem sie die Synthese des vasokonstriktorischen Angiotensin II verhindern und die Inkretion des flüssigkeitsretinierenden Aldosteron reduzieren.

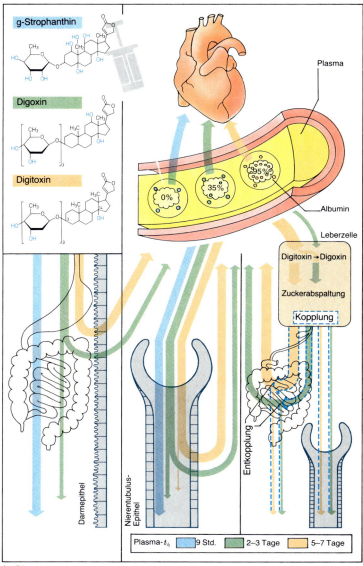

A. Pharmakokinetik der Herzglykoside

Wirkstoffe zur Behandlung von Herzarrhythmien

Der elektrische Impuls für die Kontraktion, das fortgeleitete Aktionspotential (S. 136), wird von den Schrittmacherzellen des Sinusknotens ausgesandt und breitet sich im Herzgewebe über Vorhöfe, Atrioventrikular(AV)-Knoten und die sich anschließenden Teile des Reizleitungssystems auf die Herzkammern aus (A). Unregelmäßigkeiten des Herzschlags können die Pumpfunktion des Herzens gefährlich beeinträchtigen.

I. Wirkstoffe zur gezielten Beeinflussung von Sinus- bzw. AV-Knoten. Bei einigen Arrhythmieformen können Pharmaka verwandt werden, welche die Funktion von Sinus- und AV-Knoten recht gezielt zu fördern (grüner Pfeil) bzw. zu hemmen (roter Pfeil) vermögen.

Sinusbradykardie. Die zu geringe Impulsfrequenz des Sinusknotens (< 60 Schläge/min) ist durch *Parasympatholytika* steigerbar. Das quartäre *Ipratropium* besitzt gegenüber Atropin den Vorzug der fehlenden ZNS-Gängigkeit (S. 107). Sympathomimetika wirken ebenfalls positiv chronotrop; ihr Nachteil ist, allgemein die Erregbarkeit des Myokard zu erhöhen, so daß andere Myokardzellen in Vorhof oder Ventrikel zusätzlich Impulse aussenden könnten (Neigung zur Extrasystolie). Bei **Herzstillstand** dient *Adrenalin* zur Auslösung neuer Herzaktionen.

Sinustachykardie (Frequenz in Ruhe > 100 Schläge/min). *β-Blocker* verhindern den Sympathikus-Einfluß und senken die Herzfrequenz.

Vorhofflattern oder -flimmern. Eine zu hohe Folgefrequenz der Herzkammern kann durch *Verapamil* (S. 122) oder *Herzglykoside* (S. 130) herabgesetzt werden. Sie hemmen die Fähigkeit des AV-Knotens zur Impuls-Überleitung, so daß weniger Impulse die Ventrikel erreichen.

II. Unspezifische Beeinflussung von Erregungsbildung und -fortleitung. Impulse von anderen Orten als dem Sinusknoten werden ausgesandt bei z. B. *supraventrikulärer sowie ventrikulärer Extrasystolie, Tachykardie; Vorhof- sowie Kammerflattern und -flimmern*. Bei diesen Arrhythmieformen werden zur Therapie bzw. Prophylaxe die **Antiarrhythmika vom lokalanästhetischen, Na-Kanal blockierenden Typ (B)** verwandt. Lokalanästhetika hemmen elektrische Erregung von schmerzleitenden Nerven (S. 198). Unerwünscht ist dabei eine Hemmwirkung am Herzen *(Kardiodepression)*. Diese ist bei bestimmten Herzarrhythmieformen (s. o.) jedoch nützlich. Lokalanästhetika sind leicht spaltbar (s. Pfeile) und für die orale Zufuhr ungeeignet (Procain, Lidocain). Vorsichtig dosiert wird Lidocain intravenös als Antiarrhythmikum verwandt. Procain*amid* und Mexiletin sind Stoffwechsel-stabilere Verwandte der beiden genannten Lokalanästhetika und Beispiele für oral wirksame Antiarrhythmika. Mit dem erwünschten Effekt sind unerwünschte Wirkungen gekoppelt. Am Herzen hemmen diese Antiarrhythmika nicht nur die elektrische Erregbarkeit der Zellen *(negative Bathmotropie, Membranstabilisierung)*, sondern senken auch Sinusknotenfrequenz *(neg. Chronotropie)*, AV-Überleitung *(neg. Dromotropie)* und Kontraktionskraft *(neg. Inotropie)*. Der Eingriff in die elektrischen Vorgänge kann, nur scheinbar paradox, auch Herzarrhythmien hervorrufen: *arrhythmogene Wirkung*.

Die *Hemmung der Funktion von Nervenzellen im ZNS* ist Ursache von Nebenwirkungen wie z. B. Schwindel, Benommenheit, Verwirrtheit; Störungen der Sinnesfunktionen; motorischen Störungen (Zittern, Gangunsicherheit, Krämpfe).

Herzwirksame Pharmaka 135

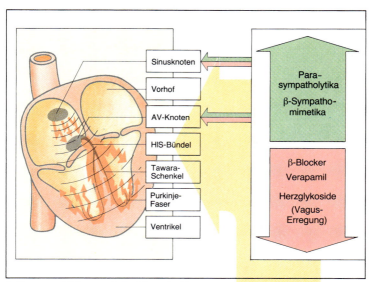

A. Erregungsbildung und -fortleitung im Herzen

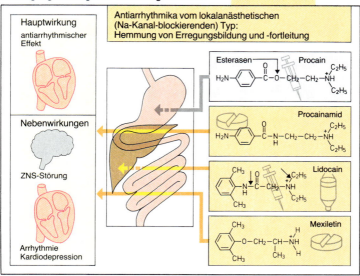

B. Antiarrhythmika vom Na-Kanal-blockierenden Typ

Elektrophysiologische Wirkungen der Antiarrhythmika vom Na-Kanal-blockierenden Typ

Aktionspotential und Ionenströme. Mittels einer intrazellulären Mikroelektrode ist die elektrische Spannung (das Potential) über der Zellmembran einer Herzmuskel-Zelle meßbar. Bei einer elektrischen Erregung verändert sich das Membranpotential charakteristisch: Aktionspotential. Ursache sind phasenhaft ablaufende Ionenströme. Während der *raschen Depolarisation* (Phase 0) herrscht kurzfristig ein *Na^+-Einstrom* durch die Membran. Anschließend wird die Depolarisation durch einen zeitweiligen Einstrom von Ca^{2+}- (sowie auch Na^+-) Ionen aufrechterhalten (Phase 2, *Plateau* des AP). Ein *K^+-Ausstrom* sorgt für die Rückkehr des Membranpotentials (Phase 3, *Repolarisation*) auf den Ruhewert (Phase 4). Die Geschwindigkeit, mit der die Depolarisation vonstatten geht, bestimmt, mit welcher Geschwindigkeit das Aktionspotential über die miteinander verbundenen Herzmuskel-Zellen entlangläuft.

Die transmembranalen Ionenströme erfolgen durch *Porenproteine: Na-, Ca-, K-Kanäle*. In (**A**) ist symbolisiert, wie sich der Funktionszustand der Na-Kanäle im Verlauf eines Aktionspotentials phasenhaft verändert.

Wirkungen der Antiarrhythmika. Die Antiarrhythmika vom Na-Kanal-blockierenden Typ *vermindern die Neigung der Na-Kanalproteine, sich auf eine elektrische Erregung hin zu öffnen* („**Membranstabilisierung**"). Dies kann zur **Folge** haben (**A**, unten): a) Die *Depolarisationsgeschwindigkeit sinkt* und damit auch die Ausbreitungsgeschwindigkeit der Erregung im Myokard. Eine „falsche" Erregungsausbreitung wird erschwert. b) Eine *Depolarisation bleibt gänzlich aus*. Eine pathologische Erregungsbildung, z. B. in der Randzone eines Infarktes, wird unterdrückt. c) Die Zeitdauer bis zur Auslösbarkeit einer erneuten Depolarisation, die *Refraktärperiode, nimmt zu*. Eine Verlängerung des Aktionspotentials (s. u.) trägt zur Zunahme der Refraktärperiode bei. Als Folge wird eine vorzeitige Erregung mit der Gefahr eines Flimmerns verhindert.

Wirkungsmechanismus. Die Na-Kanal-blockierenden Antiarrhythmika sind wie die meisten Lokalanästhetika kationische amphiphile Moleküle (S. 202; außer Phenytoin, S. 186). Die möglichen molekularen Mechanismen ihrer Hemmwirkung auf die Na-Kanal-Funktion sind auf S. 198 ausführlicher erläutert. Die geringe strukturelle Spezifität spiegelt sich in einer geringen Spezifität der Wirkungen wider: Nicht nur das Na-Kanal-Protein, sondern *auch das Ca-Kanal-Protein und K-Kanal-Proteine* können in ihrer Funktion *beeinträchtigt* werden. Dementsprechend beeinflussen die kationischen amphiphilen Antiarrhythmika nicht nur die Depolarisations-, sondern auch die Repolarisationsphase. Je nach Substanz kann die Aktionspotentialdauer zunehmen (Klasse I A), gleich bleiben (Klasse I B) oder abnehmen (Klasse I C).

Antiarrhythmika dieser Art sind: I A: Chinidin, Procainamid, Ajmalin, Disopyramid, Propafenon; I B: Lidocain, Mexiletin, Tocainid sowie Phenytoin; I C: Flecainid.

Einer Klasse III zugeordnet werden die Wirkstoffe Amiodaron sowie der β-Blocker Sotalol, die bei geringerem Effekt auf die Depolarisationsgeschwindigkeit eine auffällige Verlängerung des AP hervorrufen.

Angemerkt sei, daß man unter Klasse-II-Antiarrhythmika die β-Blocker versteht und unter Klasse IV die Ca-Antagonisten Verapamil und Diltiazem.

Therapeutische Anwendung. Wegen der *geringen therapeutischen Breite* werden diese Antiarrhythmika nur angewandt, wenn Rhythmusstörungen so ausgeprägt sind, daß die Pumpfunktion des Herzens leidet, oder wenn andere Komplikationen drohen. Eine Kombination von Antiarrhythmika ist unüblich. Einige Substanzen, z. B. Amiodaron, sind Spezialfällen vorbehalten.

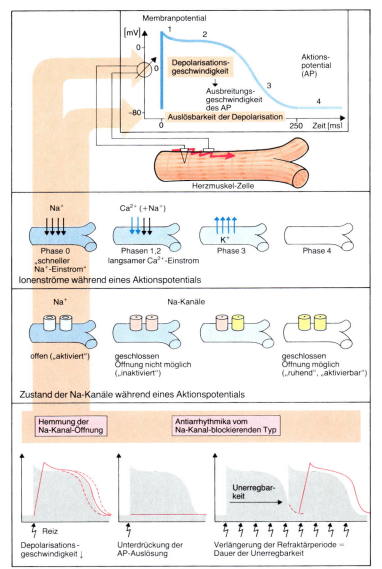

A. Wirkungen der Antiarrhythmika vom Na-Kanal-blockierenden Typ

Wirkstoffe zur Behandlung von Anämien

Anämie bedeutet einen verminderten Gehalt des Blutes an roten Blutkörperchen bzw. an dem in diesen enthaltenen Blutfarbstoff Hämoglobin. Die Sauerstoff-(O_2-)Transportkapazität des Blutes ist herabgesetzt.

Erythropoese (A). Die Blutkörperchen entwickeln sich unter mehrfacher Zellteilung aus Stammzellen. Dann erfolgt die Synthese von Hämoglobin und zuletzt die Ausstoßung des Zellkerns. Die Erythropoese wird durch das Hormon *Erythropoetin* (ein Glykoprotein) stimuliert, welches die Nieren ausschütten, wenn der O_2-Partialdruck im Gewebe abfällt.

Bei ausreichender Erythropoetin-Bildung kann eine **Störung** der Erythropoese im Prinzip zwei Ursachen haben. 1. die **Zellvermehrung** ist **gehemmt**, weil die DNS-Synthese nicht ausreicht. Dies ist der Fall bei einem *Mangel an Vitamin B_{12} oder Folsäure* (makrozytäre hyperchrome Anämie). 2. Die **Hämoglobin-Synthese** ist **gestört.** Dies tritt bei einem *Eisen-Mangel* auf; denn Hämoglobin enthält Fe^{2+} (mikrozytäre hypochrome Anämie).

Vitamin B_{12} (B)

Vit. B_{12} **(Cyanocobalamin)** wird von Bakterien gebildet. Das im Dickdarm entstehende Vit. B_{12} ist aber nicht resorbierbar (s. u.). Reich an Vit. B_{12} sind Leber, Fleisch, Fisch, Milchprodukte, Eier. Der **Minimalbedarf** liegt bei 1 µg/Tag. Vit. B_{12} benötigt für die Aufnahme aus dem Darm den sog. **„intrinsic factor"** aus den Belegzellen des Magens. Als Komplex mit diesem Glykoprotein wird es im Ileum endozytotisch aufgenommen. Gebunden an das Transportprotein Transcobalamin gelangt Vit. B_{12} dann in das Speicherorgan Leber oder zu den Körperzellen.

Ursache für einen Vit. B_{12}-Mangel ist meist eine Resorptionsstörung bei atrophischer Gastritis mit einem *Mangel an „intrinsic factor"*. Neben einer megaloblastären Anämie treten Schleimhautschäden und Störungen der Nervenfunktion wegen Degeneration der Myelinscheiden auf **(perniziöse Anämie)**. Die optimale **Therapie** besteht in der **parenteralen Zufuhr** von **Cyanocobalamin** oder **Hydroxocobalamin** (Vit. B_{12a}, Austausch der -CN gegen eine -OH Gruppe). Als Nebenwirkung kommt es sehr selten zu Überempfindlichkeitsreaktionen.

Folsäure (B)

Reich an Folsäure (FS) sind Blattgemüse und Leber. Der **Minimalbedarf** beträgt ca. 50 µg/Tag. Die mit der Nahrung zugeführte Polyglutamin-FS wird vor der Resorption in Monoglutamin-FS umgewandelt. FS ist hitzelabil. **Ursache eines Mangels** sind: ungenügende Zufuhr, Resorptionsstörungen bei Darmerkrankungen, erhöhter Bedarf während der Schwangerschaft. Antiepileptika (Phenytoin, Primidon, Phenobarbital) und orale Kontrazeptiva können die FS-Resorption vermindern, vermutlich weil sie die Bildung der Monoglutamin-FS hemmen. Die Synthese der aktiven Form Tetrahydro-FS bremsen Hemmstoffe der Dihydro-FS-Reduktase (z. B. Methotrexat, S. 290). *Symptome* des Mangels sind megaloblastäre Anämie und Schleimhautschäden. Die **Therapie** besteht in **oraler Zufuhr von Folsäure.**

FS-Gabe kann einen Vit.-B_{12}-Mangel verschleiern. Vit. B_{12} führt Methyl-Tetrahydro-FS in die für die DNS-Synthese wichtige Tetrahydro-FS zurück **(B)**. Eine Hemmung dieser Reaktion als Folge eines Vit.-B_{12}-Mangels ist durch vermehrte FS-Zufuhr kompensierbar. Die Vit.-B_{12}-Mangelanämie bleibt aus. Die Nervenschädigung schreitet dagegen ungehindert voran, ihre Ursache ist wegen des Fehlens der Blutbildveränderung nun aber schwer zu diagnostizieren. Die unkritische Anwendung von FS-haltigen Multivitamin-Präparaten kann also schädlich sein.

Antianämika 139

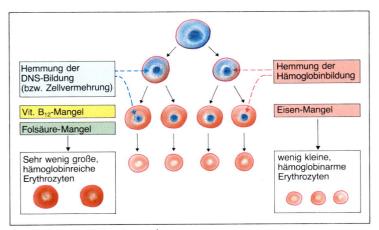

A. Erythropoese im Knochenmark

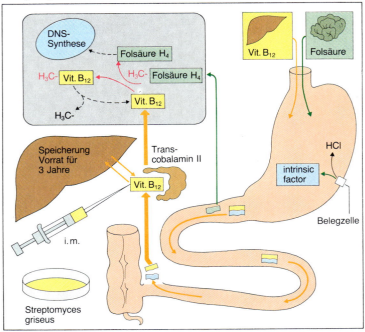

B. Vitamin B_{12}- und Folsäurestoffwechsel

Eisen-Verbindungen

Das mit der Nahrung zugeführte Eisen eignet sich unterschiedlich gut zur **Resorption**. In dreiwertiger Form, Fe^{3+}, kann es so gut wie nicht aus dem neutralen Dünndarm-Inhalt aufgenommen werden; hier ist die zweiwertige Form Fe^{2+} deutlich besser resorbierbar. Besonders gut erfolgt die Aufnahme in Form von Häm (enthalten im Hämoglobin, Myoglobin). In den Darmepithelzellen wird das Eisen oxidiert und entweder in Form von Ferritin (s. u.) abgelagert oder an das Transportprotein Transferrin, ein β_1-Glykoprotein, abgegeben. In den Körper gelangt nicht mehr Eisen, als er zum Ausgleich der Verluste (z. B. abschilfernde Epithelzellen von Haut und Schleimhäuten, Blutverlust) benötigt (sog. **„Mukosablock"**). Diese Menge beträgt beim Mann ca. 1 mg/Tag und bei der Frau 2 mg/Tag (menstruelle Blutverluste); sie entspricht ca. 10% des in der Nahrung enthaltenen Eisens. Der Transferrin-Eisen-Komplex wird vorwiegend von Erythroblasten endozytotisch aufgenommen, um das Fe^{3+} dann zur Hämoglobin-Synthese zu nutzen. 70% des **Eisen-Bestandes des Körpers** von ca. 5 g befinden sich in den Erythrozyten. Beim Erythrozyten-Abbau durch Makrophagen des mononukleären Phagozyten-Systems (retikuloendothelialen Systems) wird das Hämoglobin-Eisen freigesetzt. In Form des Ferritin (= Protein Apoferritin + Fe^{3+}) ist Fe^{3+} speicherbar, oder es kann über Transferrin wieder in die Erythropoese eingeschleust werden.

Ursache eines Eisenmangels ist häufig ein chronischer Blutverlust (z. B. bei Magen/Darm-Ulcera oder -Tumoren). 1 l Blut enthält 500 mg Eisen. Trotz einer erheblichen Steigerung der Resorptionsquote (bis auf 50%) hält die Resorption mit dem Verlust dann nicht Schritt, und der Körperbestand an Eisen sinkt. Der Eisenmangel führt zur Störung der Hämoglobin-Synthese: **Eisenmangel-Anämie** (S. 138).

Therapie der Wahl (nach Aufspüren und Beseitigung einer Blutungsursache) ist die **orale Gabe von Fe^{2+}-Verbindungen**, z. B. Eisensulfat (Tagesdosis 100 mg Eisen, entsprechend ca. 300 mg $FeSO_4$, verteilt auf mehrere Einzeldosen). Die Auffüllung des Eisen-Bestands kann Monate in Anspruch nehmen. Die orale Zufuhr hat aber den Vorteil, daß eine Überladung des Körpers mit Eisen bei intakter Schleimhaut wegen der bedarfsgesteuerten Resorption („Mukosablock") nicht möglich ist.

Nebenwirkungen. Die häufigen gastrointestinalen Beschwerden (Oberbauchschmerzen, Diarrhoe, Obstipation) erfordern meist die Gabe zu den Mahlzeiten, obwohl die Resorbierbarkeit auf „nüchternen Magen" besser ist.

Wechselwirkungen. Antazida hemmen die Eisen-Resorption. Die Kombination mit Ascorbinsäure (Vit. C) zum Schutz des Fe^{2+} vor Oxidation zum Fe^{3+} ist theoretisch sinnvoll, aber wohl praktisch nicht notwendig.

Die **parenterale Zufuhr** in Form von **Fe^{3+}-Verbindungen** kommt nur in Frage, wenn eine ausreichende orale Substitution nicht möglich ist. Es besteht die Gefahr der Überdosierung mit Eisenablagerung im Gewebe (**Hämosiderose**). Die Eisen-Bindungskapazität des Transferrin ist begrenzt, und freies Fe^{3+} ist toxisch. Daher werden Fe^{3+}-Komplexe verwendet, die Fe^{3+} entweder direkt an Transferrin abgeben oder aber von Makrophagen phagozytiert werden, so daß das Eisen in den Ferritin-Vorrat gelangt. Mögliche *Nebenwirkungen* sind bei i.m. Injektion anhaltende Schmerzen am Injektionsort sowie Hautverfärbungen, bei i.v. Gabe Hitzegefühl, Blutdruckabfall, anaphylaktischer Schock.

Antianämika 141

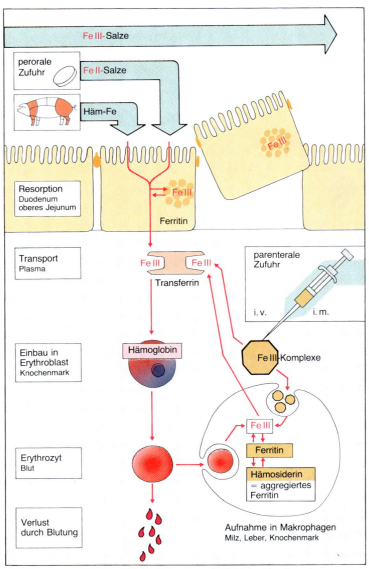

A. Möglichkeiten der Zufuhr von Eisen und sein Schicksal im Organismus

Prophylaxe und Therapie von Thrombosen

Nach einer Gefäßverletzung wird das Gerinnungssystem aktiviert, um aus Thrombozyten und Fibrin-Molekülen einen „Pfropf" entstehen zu lassen, der die Verletzung abdichtet und die Blutung zum Stehen bringt. Die unnötige Bildung eines Gerinnsels in einem Gefäß, eine **Thrombose,** kann lebensgefährlich sein: Entsteht das Gerinnsel auf einer arteriosklerotischen Veränderung einer Coronararterie, droht ein Herzinfarkt; ein Thrombus in einer tiefen Beinvene kann sich ablösen, in Lungenarterien geschwemmt werden und durch deren Verstopfung zu einer Lungenembolie führen.

Zur **Prophylaxe** von Thrombosen dienen Pharmaka, die die *Gerinnbarkeit der Blutes herabsetzen:* **Cumarine** und **Heparin (A).** Außerdem wird versucht, mittels **Acetylsalicylsäure** die *Aggregation von Thrombozyten zu hemmen,* welche besonders in Arterien an der Thrombus-Bildung beteiligt sind (S. 148). Zur **Therapie** von Thrombosen sind Pharmaka einzusetzen, die den „Fibrin-Filz" auflösen: **Fibrinolytika** (S. 146).

(A) gibt eine Übersicht über das **Gerinnungssystem** und die Angriffspunkte der Cumarine und des Heparin. Die Gerinnungskaskade kann auf zwei Wegen in Gang kommen **(B):** 1. innerhalb des Gefäßes an Stellen, die nicht von Endothel bedeckt sind, durch Umwandlung des Faktors XII in den aktiven Faktor XIIa (intrinsisches System); 2. unter dem Einfluß eines aus dem Gewebe stammenden Lipoproteins (Gewebsthrombokinase) durch Umwandlung von VII in VIIa (extrinsisches System). Beide Wege münden beim Faktor X in eine gemeinsame Endstrecke.

Die **Gerinnungsfaktoren** sind Protein-Moleküle. „Aktivierung" bedeutet für die meisten Abspaltung von Protein-Bruchstücken und (außer bei Fibrin) Umwandlung in eiweißspaltende Enzyme *(Proteasen).* Einige aktivierte Faktoren benötigen für ihre proteolytische Aktivität die Gegenwart von Phospholipiden (PI) und von Ca^{2+}-Ionen. Möglicherweise bewirken die Ca^{2+}-Ionen die Anheftung eines Faktors an eine Phospholipid-Oberfläche wie in **(C)** dargestellt. Phospholipide sind enthalten im Thrombozytenfaktor 3 (TF_3), der aus zusammengelagerten Blutplättchen freigesetzt wird, und in der Gewebsthrombokinase **(B).** Die hintereinander geschaltete Aktivierung mehrerer Enzyme sorgt dafür, daß die oben genannten auslösenden Reaktionen lawinenartig verstärkt werden (in A symbolisiert durch die zunehmende Teilchen-Zahl) und schließlich zu einer massiven Bildung von Fibrin führen.

Der Ablauf der Gerinnungskaskade kann folgendermaßen gehemmt werden:

1. **Cumarin-Derivate** vermindern die Blutkonzentration der inaktiven Faktoren II, VII, IX und X, indem sie deren Synthese in der Leber hemmen;

2. der Komplex aus **Heparin** und Antithrombin III hebt die Protease-Wirkung aktivierter Faktoren auf;

3. **Ca-Komplexbildner** verhindern die enzymatische Aktivität Ca^{2+}-Ionen-abhängiger Faktoren; sie sind -COO^--haltige Substanzen, die Ca^{2+}-Ionen binden **(C): Citrat** und **EDTA** (Ethylendiamintetraessigsäure) bilden mit Ca^{2+} lösliche Komplexe, **Oxalat** fällt mit Ca^{2+} als unlösliches Ca-Oxalat aus. Die Ca-Komplexierung ist therapeutisch nicht nutzbar, weil die Ca^{2+}-Konzentration so stark gesenkt werden muß, daß es mit dem Leben nicht vereinbar ist (hypocalcämische Tetanie). Diese Verbindungen werden daher nur verwendet (z. B. als Na-Salze), um Blut außerhalb des Körpers ungerinnbar zu machen.

Antithrombotika 143

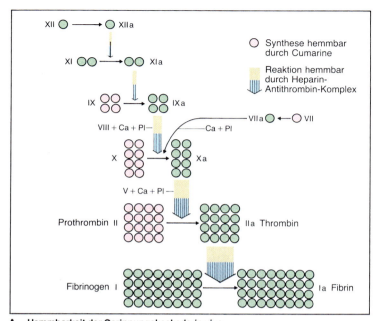

A. Hemmbarkeit der Gerinnungskaskade *in vivo*

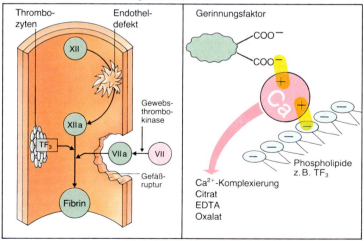

B. Aktivierung der Gerinnung

C. Gerinnungshemmung durch Ca²⁺-Entzug

Cumarin-Derivate (A)

Vitamin K fördert in der Leber die Anknüpfung von Carboxyl-Gruppen an Glutaminsäure-Reste in den Vorstufen der Faktoren II, VII, IX, X; die –COOH-Gruppen sind für die Ca^{2+}-vermittelte Bindung an Phospholipide nötig (S. 142). Es gibt verschiedene Vit.-K-Derivate unterschiedlicher Herkunft: Vit. K_1 (Phytomenadion) in Grünpflanzen, Vit. K_2 von Darmbakterien, Vit. K_3 (Menadion) chemisch hergestellt. Alle sind hydrophob und benötigen Gallensäuren zur Resorption.

Orale Antikoagulantien. Die mit Vit. K strukturell verwandten **4-Hydroxycumarine** greifen als „falsches Vit. K" in dessen Reaktionsweg ein und hemmen die Synthese der Vit.-K-abhängigen Faktoren.

Cumarine werden nach oraler Gabe gut resorbiert. Ihre Wirkungsdauer unterscheidet sich erheblich. Die Gerinnungsfaktor-Synthese hängt von dem in den Leberzellen herrschenden Konzentrationsverhältnis zwischen Vit. K und den Cumarinen ab. Die für eine ausreichende Gerinnungshemmung notwendige Dosis muß für jeden Patienten individuell gefunden werden (Kontrolle mittels Quick-Wert). Anschließend darf der Patient seine Ernährung mit Grüngemüse nicht mehr sehr ändern (Vit.-K-Konzentrationsänderung!), nicht zusätzlichen Medikamente einnehmen, welche die Resorption oder Ausscheidung der Cumarine beeinflussen (Cumarin-Konzentrationsänderung!) oder gar durch Acetylsalicylsäure-Einnahme eine Funktionshemmung der Thrombozyten auslösen.

Die **wichtigste unerwünschte Wirkung** ist eine **Blutung.** Bei dieser kann den Cumarinen durch Vit.-K_1-Gabe entgegengewirkt werden; die Gerinnbarkeit des Blutes normalisiert sich jedoch erst nach Stunden oder Tagen, wenn die von der Leber wieder aufgenommene Synthese einen ausreichenden Anstieg der Blut-Konzentration der Gerinnungsfaktoren nach sich gezogen hat. In dringlichen Fällen müssen daher die fehlenden Gerinnungsfaktoren zugeführt werden (z. B. als Frischblut oder Faktoren [Prothrombin]-Konzentrat).

Andere bemerkenswerte Nebenwirkungen sind: hämorrhagische Hautnekrosen am Beginn der Therapie sowie Haarausfall; während der Schwangerschaft gegeben können sie beim Kind Knorpel- und Knochenbildung stören und ZNS-Schäden (infolge Blutungen) auslösen, ferner besteht die Gefahr von retroplazentaren Blutungen.

Wegen der sehr geringen therapeutischen Breite und der Anfälligkeit gegenüber Arzneimittelinteraktionen werden orale Antikoagulantien heute seltener angewandt.

Heparin (B)

Ein Gerinnungsfaktor wird aktiviert, indem durch einen in der Gerinnungskaskade übergeordneten Faktor ein Eiweißbruchstück abgespalten und so das enzymatische Zentrum freigelegt wird. Dieses kann physiologischerweise durch Anlagerung von **Antithrombin III (AT III,** ein im Blut kreisendes Glykoprotein) wieder inaktiviert werden. Heparin wirkt gerinnungshemmend, indem es die Geschwindigkeit der Anlagerung von AT III mehr als 1000fach steigert. Heparin liegt (zusammen mit Histamin) in den Vesikeln von Mastzellen gespeichert vor. Seine physiologische Bedeutung ist unklar. Das therapeutisch verwendete Heparin wird aus Schweine-Därmen oder Rinder-Lungen gewonnen. Heparin-Moleküle sind Ketten aus -COO^-- und -SO_3^-- tragenden Aminozuckern, die ca. 10 bis 20 der in **(B)** dargestellten Einheiten enthalten (mittleres Mol.-Gew. 20000). Die gerinnungshemmende Wirksamkeit ist je nach Kettenlänge verschieden. Zur Standardisierung wird die Wirksamkeit einer Heparin-Präparation unter Bezug auf ein Vergleichspräparat in internationalen Einheiten (I.E.) angegeben.

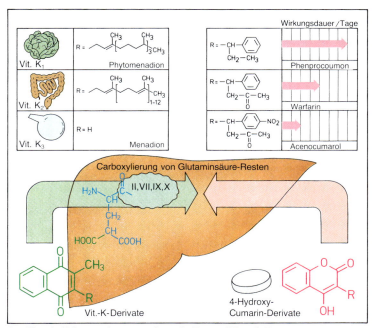

A. Vitamin K-Antagonisten vom Cumarin-Typ und Vitamin K

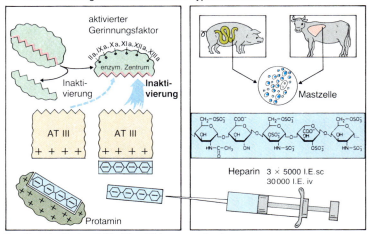

B. Heparin: Herkunft, Struktur, Wirkungsmechanismus

Die zahlreichen negativen Ladungen sind in mehrfacher Hinsicht wichtig: 1. sie tragen zur schlechten Membrangängigkeit bei: Heparin ist nach oraler Zufuhr oder cutaner Auftragung unwirksam, es muß injiziert werden; 2. ihre Anziehung an positiv geladene Lysin-Reste ist an der Komplexbildung mit AT III beteiligt; 3. sie ermöglichen die Bindung von Heparin an sein Gegenmittel (Antidot) **Protamin** (polykationisches Protein aus Lachs-Sperma).

Wird Protamin bei Heparin-bedingten Blutungen injiziert, ist die Heparin-Wirkung sofort aufgehoben.

Eine weitere bemerkenswerte Nebenwirkung besteht in allergischen Reaktionen u. a. mit erhöhter Thrombozyten-Aggregationsneigung und Thrombopenie (klinisch: Thrombosen und Blutungen).

Zur Thrombose-Prophylaxe genügt eine niedrige Dosis von 5000 I.E., 2–3 × täglich subcutan injiziert. *Niedermolekulares Heparin* (mittl. Mol.Gew. ca. 5000) hat eine längere Wirkungsdauer und muß nur 1 × täglich gegeben werden. Die Blutungsgefahr ist bei niedriger Heparin-Dosierung so gering, daß schon 2 Stunden vor einer Operation die erste Injektion erfolgen kann. Um bei eingetretener Thrombose das Wachsen des Gerinnsels zu verhüten, muß Heparin in einer höheren Tagesdosis intravenös zugeführt werden.

Zur niedrig dosierten Thrombose-Prophylaxe wird Heparin auch in Kombination mit *Dihydroergotamin* (S. 126) angewandt; dieses soll durch Venen-Verengung die Blutströmungsgeschwindigkeit steigern und so zur Minderung der Thromboseneigung beitragen.

Fibrinolytische Therapie (A)

Aus Fibrinogen entsteht durch die proteolytische Einwirkung des Thrombin (Faktor IIa) unter Abspaltung zweier Oligopeptide das Fibrin. Die einzelnen Fibrin-Moleküle polymerisieren zum Fibrin-Netzwerk. Dieses kann durch das körpereigene Enzym **Plasmin** in Bruchstücke gespalten und aufgelöst werden. Plasmin entsteht aus seiner inaktiven Vorstufe **Plasminogen** durch Abspaltung eines Eiweißbruchstückes. Zur Auflösung von Thrombosen (z. B. bei Herzinfarkt) werden **Aktivatoren des Plasminogen** infundiert. Voraussetzung für eine erfolgreiche Thrombolyse ist die Gabe der Aktivatoren möglichst kurze Zeit nach der Thrombus-Bildung. **Urokinase** ist ein körpereigener Plasminogen-Aktivator, der aus Kulturen menschlicher Nierenzellen gewonnen werden kann. Urokinase ist besser verträglich als **Streptokinase**. Diese ist selbst nicht enzymatisch wirksam; erst nach Bindung eines Plasminogen-Moleküls entsteht ein Plasminogen-spaltender Komplex. Streptokinase stammt aus Streptokokken, ist also ein bakterielles Protein. Dies erklärt die häufig vorkommenden Unverträglichkeitsreaktionen. Streptokinase-Antikörper können als Folge von früher durchgemachten Streptokokken-Infektionen vorhanden sein. Durch die Anlagerung von Antikörpern verlieren die Streptokinase-Moleküle darüber hinaus ihre Wirksamkeit.

Ein anderer Aktivator ist **t-PA** (tissue plasminogen activator).

Unerwünscht ist, daß Fibrinolytika – erwartungsgemäß – die Blutungsneigung erhöhen.

Eine Inaktivierung des Fibrinolyse-Systems ist durch **„Plasmin-Hemmstoffe"** wie *p-Aminomethylbenzoesäure (PAMBA), Tranexamsäure* und durch *Aprotinin*, das auch andere Proteasen hemmt, möglich.

Senkung der Fibrinogen-Konzentration im Blut. Ancrod ist ein Bestandteil des Giftes einer malaiischen Grubenotter. Es spaltet vom Fibrinogen enzymatisch nur ein Bruchstück ab, so daß ein nicht vernetzungsfähiges Abbauprodukt entsteht. Durch die Senkung der Fibrinogen-Konzentration nimmt die Gerinnbarkeit des Blutes ab. Da Fibrinogen (Mol.Gew. ~340 000) zur Blutviskosität beiträgt, soll sich auch die „Fließlichkeit" des Blutes verbessern. Beide Effekte hofft man bei bestimmten Durchblutungsstörungen nutzen zu können.

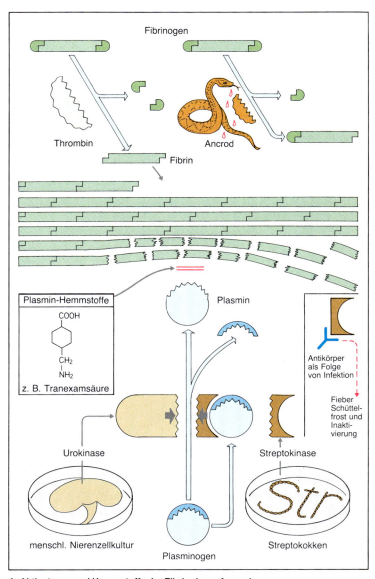

A. Aktivatoren und Hemmstoffe der Fibrinolyse; Ancrod

Hemmung der Thrombozytenaggregation (A)

Thromben im arteriellen Strombett bestehen vorwiegend aus Thrombozytenaggregaten, da sich auf arteriosklerotisch veränderten Herzkranz- oder Hirngefäßabschnitten leicht Blutplättchen abscheiden; es drohen Herz- bzw. Hirninfarkt. **Acetylsalicylsäure** (ASS; S. 192) hemmt die Thrombozytenaggregation. Der labile *Acetyl-Rest* bindet sich in den Thrombozyten *kovalent* an das Enzym Cyclooxygenase, wodurch dieses *irreversibel* gehemmt und die Thromboxan-A_2-Synthese unterbunden wird (S. 190). An sich fördert freigesetztes **Thromboxan A_2** zwei Vorgänge, die bei einem Gefäßwand-Defekt für die Blutstillung günstig, bei einer Arteriosklerose ungünstig sind: die *Aggregation von Thrombozyten* und die *Verengung des Gefäßes.*

Die **Indikationen** für die Gabe von ASS als Hemmstoff der Thrombozytenaggregation sind: Prophylaxe eines Herzinfarktes, z. B. bei instabiler Angina pectoris (Präinfarkt-Angina) oder Zustand nach Herzinfarkt (Re-Infarkt-Prophylaxe), Prophylaxe eines Hirninfarktes bei vorübergehenden Hirndurchblutungsstörungen. **Unerwünschte Wirkungen** ergeben sich aus der Hauptwirkung: Blutungsgefahr (Hirnblutung!), ebenso aus der Prostaglandinsynthese-Hemmung (S. 192): u. a. Schädigung der Magen-Darm-Schleimhaut.

Die Erfolge der ASS-Anwendung bei den o. g. Indikationen sind nicht sehr eindrucksvoll, möglicherweise weil die Synthese von **Prostacyclin**, einem körpereigenen *Gegenspieler von Thromboxan,* ebenfalls beeinträchtigt wird. Es wird in *Endothelzellen* mit Hilfe der Cyclooxygenase gebildet (S. 190). Die Endothelzellen können jedoch die inaktivierte Cyclooxygenase durch Neusynthese des Enzyms ersetzen, während dies in den kernlosen Thrombozyten nicht möglich ist. Der Effekt einer einmaligen Acetylierung hält also über die Lebensdauer der Thrombozyten (ca. eine Woche) an. Eine bevorzugte Hemmung der Thromboxan-Synthese soll erreicht werden durch die Anwendung von ASS in geringer Dosis, z. B. 300 mg pro Tag oder gar nur 2× pro Woche.

Hemmung der Erythrozytenaggregation (B)

Weil die Strömungsgeschwindigkeit des Blutes im Bereich der postkapillären Venolen am geringsten ist, besteht hier eine besondere Neigung der Erythrozyten zur Aggregation. Es droht eine Mikrozirkulationsstörung mit Stagnation des Blutstroms (Stase) und damit unzureichender O_2-Versorgung. Eine niedrige Strömungsgeschwindigkeit des Blutes fördert auch die Thrombose-Bildung.

Durch **Senkung der Erythrozyten-Konzentration** läßt sich die **Blutströmungsgeschwindigkeit steigern.** Eine deutliche Blutverdünnung (**Hämodilution**) kann mittels Blutentnahme und Ersatz durch eine Plasmaersatzlösung (S. 150) herbeigeführt werden. Damit die O_2-Versorgung der Gewebe trotz der Blutverdünnung aufrecht erhalten bleibt, muß das pro Zeiteinheit durchströmende Blutvolumen zunehmen: Die Widerstandsgefäße erweitern sich, der periphere Widerstand sinkt, das Herzminutenvolumen steigt. Zusätzlich zur gesteigerten Strömungsgeschwindigkeit trägt die Abnahme der Konzentration an Erythrozyten zu der verminderten Aggregationsneigung bei. **Indikationen** für die Hämodilution sind schwere Durchblutungsstörungen der Beine; Zustand nach Hirninfarkt, Thrombose-Prophylaxe. Voraussetzung ist ein leistungsfähiges, belastbares Herz (s. o.).

Angemerkt sei, daß mittels **Pentoxifyllin** die Verformbarkeit von Erythrozyten und somit die Fließlichkeit des Blutes günstig zu beeinflussen sein soll. Es hat einen gewissen Nutzen bei arterieller Verschlußkrankheit der Beine (Claudicatio intermittens).

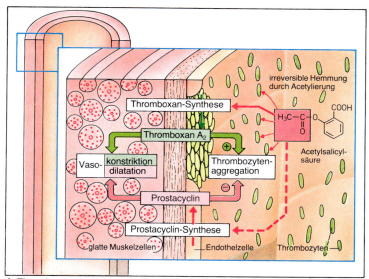

A. Thrombozytenaggregationshemmung durch Acetylsalicylsäure

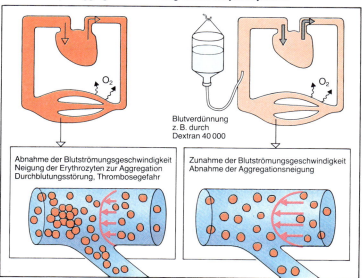

B. Erythrozytenaggregationshemmung durch Blutverdünnung mittels Plasmaersatzlösung

Plasmaersatzmittel

Bei einem größeren Blutverlust droht ein Kreislaufversagen, der Schock. Gefährlich ist zunächst weniger der Verlust von Erythrozyten, d. h. von Sauerstoff-Trägern, als vielmehr die Abnahme des Blutvolumens.

Um die Schock-Gefahr zu beheben, ist die Auffüllung des Kreislaufs erforderlich. Bei nicht zu großem Blutverlust genügt die Zufuhr einer Plasmaersatzlösung. Das Blutplasma besteht im Prinzip aus Wasser, Salzen und Plasmaproteinen. Eine Plasmaersatzlösung braucht jedoch keine **Plasmaproteine** zu enthalten. Als **Ersatz sind Makromoleküle** („Kolloide") geeignet, welche wie die Plasmaeiweiße 1. die *Blutbahn nicht schnell verlassen* und auch in der Niere nur *schlecht glomerulär filtrierbar* sind und 2. aufgrund ihrer *kolloidosmotischen Wirkung* Wasser und darin gelöste Salze binden. So vermögen sie über viele Stunden für eine dauerhafte Füllung des Kreislaufs zu sorgen. Die Kolloide sollen andererseits dann aber doch vollständig aus dem Körper eliminierbar sein.

Verglichen mit Vollblut oder Plasma bieten Plasmaersatzlösungen mehrere *Vorteile:* Sie sind leichter und preiswerter herstellbar, besser lagerfähig und können keine Infektionserreger wie Hepatitis B- oder HIV-Viren enthalten.

Drei Kolloide werden für die heutigen Plasmaersatzlösungen verwendet: die beiden Polysaccharide Dextran und Hydroxyethylstärke sowie das Polypeptid Gelatine.

Dextran ist ein von Bakterien gebildetes Polymer aus untypisch (1→6 anstatt 1→4) verbundenen Glucose-Molekülen. Die handelsüblichen Plasmaersatzlösungen enthalten es in *mittleren* Molekulargewichten (MW) von MW = 60 000 **(Dextran 60)** bzw. von MW = 40 000 **(Dextran 40, niedermolekulares D.).** Die Kettenlänge der Einzelmoleküle variiert aber erheblich. Kleinere Dextran-Moleküle können noch glomerulär filtriert und langsam über die Niere ausgeschieden werden; die großen werden schließlich von den Zellen des mononukleären Phagozyten-Systems aufgenommen und abgebaut. Außer zum Ausgleich von Blutverlusten dienen Dextran-Lösungen bei Durchblutungsstörungen zur Hämodilutionsbehandlung (S. 148).

Im Hinblick auf die Verbesserung der Mikrozirkulation wird gelegentlich betont, daß niedermolekulares Dextran im Gegensatz zu Dextran 60 durch Veränderung der Oberflächeneigenschaften direkt die Aggregationsneigung von Erythrozyten senken könne. Bei einer längerdauernden Anwendung werden aber dank der rascheren renalen Elimination die großen Moleküle kumulieren, so daß sich im Blut im Laufe der Zeit ein immer höheres mittleres Molekulargewicht des Dextran einstellt.

Die wichtigste Nebenwirkung beruht auf der antigenen Wirksamkeit von Dextranen und besteht in einer **anaphylaktischen Reaktion.**

Hydroxyethylstärke wird aus Stärke hergestellt. Dank der Hydroxyethyl-Gruppen wird sie langsamer abgebaut und verweilt wesentlich länger im Blut, als es infundierte Stärke täte. Hydroxyethylstärke gleicht den Dextranen hinsichtlich pharmakologischer Eigenschaften und therapeutischer Anwendung. Eine besondere Nebenwirkung ist Juckreiz, der lange bestehen bleiben kann.

Gelatine-Kolloide bestehen aus vernetzten Peptid-Ketten, die aus Kollagen gewonnen werden. Sie dienen zum Blutersatz, nicht jedoch zur Hämodilutionstherapie bei Durchblutungsstörungen.

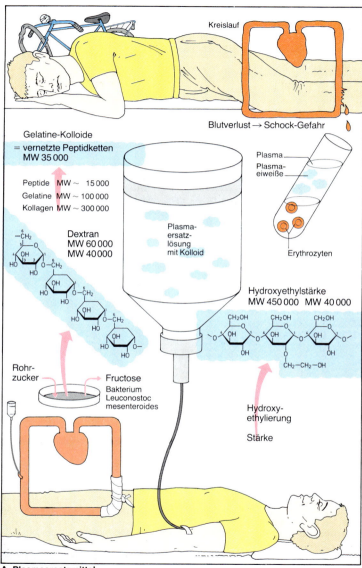

A. Plasmaersatzmittel

Pharmaka gegen Hyperlipidämien

„Lipidsenker"

Lipoproteine dienen zum Transport der wasserunlöslichen Lipide im Blut. Nach der Dichte werden unterschieden: 1. Chylomikronen; 2. VLDL: very low density lipoprotein; 3. LDL: low density l.; HDL: high density l. Der Lipoprotein-Aufbau ist in (**A**) symbolisiert.

Lipoproteinstoffwechsel. Die Darmepithelzellen geben die resorbierten Lipide in Form der Triglyceridreichen Chylomikronen in die Lymphe ab. Diese kommen so unter Umgehung der Leber in den Kreislauf, wo sie in verschiedenen Geweben unter Einwirkung der Endothel-ständigen Lipoprotein-Lipase Fettsäuren abgeben. Die Restpartikel gelangen in die Leberzellen und speisen diese mit dem aus der Nahrung stammenden Cholesterin.

Cholesterin-Quellen für die Leber sind auch aufgenommene HDL- und LDL-Partikel. Außerdem synthetisiert sie Cholesterin. Das Schlüsselenzym ist die Hydroxymethylglutaryl-Coenzym-A-Reduktase (HMG-CoA-Reduktase). Ihre Aktivität steigt im Sinne einer negativen Rückkopplung bei fallendem zellulären Cholesterin-Gehalt. Cholesterin dient u. a. zur Gallensäuren-Synthese.

Die Leber gibt VLDL und HDL in das Blut ab. Das Triglycerid-reiche VLDL schrumpft unter Fettsäuren-Abgabe zum cholesterinreichen LDL. Dieses kann mittels Rezeptor-vermittelter Endocytose von Körperzellen (incl. Hepatozyten) aufgenommen werden. HDL vermag von Körperzellen Cholesterin zu übernehmen und es mit VLDL und LDL auszutauschen.

Hyperlipoproteinämien können genetisch bedingt sein (primäre H.) oder bei Überernährung oder im Gefolge von Stoffwechselerkrankungen (sekundäre H.) auftreten. Eine erhöhte LDL-Cholesterin-Konzentration im Blut ist mit einem Anstieg des Arteriosklerose-Risikos assoziiert, besonders wenn zugleich die HDL-Konzentration erniedrigt ist (Zunahme des LDL/HDL-Quotienten).

Behandlung. Zur Senkung erhöhter Lipidspiegel stehen verschiedene Pharmaka mit unterschiedlichem Wirkungsmechanismus und Effekt auf LDL und VLDL zur Verfügung (**A**). Sie sind zur Behandlung von *primären H.* indiziert. Bei sekundärer H. muß unbedingt angestrebt werden, durch Diät und/oder Behandlung einer Grunderkrankung den Lipidspiegel zu senken. Studien mit Colestyramin, Clofibrat, Nicotinsäure konnten über eine Senkung der Lipidkonzentration hinaus keinen positiven Effekt auf die Gesamtsterblichkeit der Behandelten zeigen!

Wirkstoffe. *Colestyramin* und *Colestipol* sind nichtresorbierbare Anionen-Austauscherharze. Sie adsorbieren Gallensäuren und fördern so indirekt deren Nachbildung aus Cholesterin. Außerdem können sie die Resorption von Fetten und fettlöslichen Vitaminen (A, D, E, K) hemmen. Sie adsorbieren auch Pharmaka wie Digitoxin, orale Antikoagulantien, Diuretika und vermindern deren Aufnahme. In der erforderlichen Dosierung (3× ca. 5 – 10 g/Tag) rufen sie zahlreiche gastrointestinale Störungen hervor.

Lovastatin stammt aus Pilzen; sein aktiver Metabolit gleicht HMG und hemmt die HMG-CoA-Reduktase als falsches Substrat. Es vermag eine besonders starke Senkung der LDL-Konzentration herbeizuführen. Verwandte Substanzen sind Simvastatin und Pravastatin.

β-Sitosterin ist ein pflanzliches Cholesterin-Derivat, das nach oraler Zufuhr nicht aufgenommen wird und die Cholesterin-Resorption hemmt.

Clofibrat und Derivate (z. B. Bezafibrat, Etofibrat, Gemfibrozil) wirken auf ungeklärte Weise lipidsenkend. Sie können u. a. Schäden von Leber und Skelettmuskulatur verursachen. *Nicotinsäure und Derivate* (z. B. Pyridinmethanol = Pyridylcarbinol, Xantinolnicotinat) sind wegen der Erweiterung von Hautgefäßen („flush") und dem möglicherweise damit verbundenen Blutdruckabfall nicht gut verträglich.

Pharmaka gegen Hyperlipidämien 153

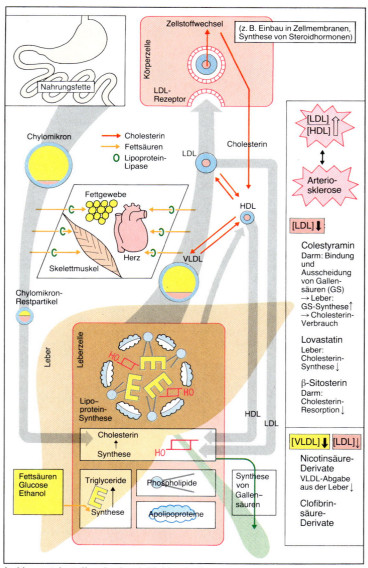

A. Lipoproteinstoffwechsel und „Lipidsenker"

Diuretika – Übersicht

Diuretika (Saluretika) rufen eine vermehrte Urinausscheidung (Diurese) hervor. Im engeren Sinne handelt es sich um solche Pharmaka, die direkt auf die Nieren einwirken. Vorwiegend aufgrund einer Hemmung der Rückresorption von NaCl und Wasser steigern sie die Urinausscheidung.

Die wichtigsten **Anwendungsgebiete** für Diuretika sind:

Ödemausschwemmung **(A):** Ödeme sind Gewebeschwellungen aufgrund eines überhöhten Gehaltes an Flüssigkeit, die sich meist im Extrazellulärraum (Interstitialraum) befindet. Nach Gabe eines Diuretikum sinkt wegen der vermehrten renalen Ausscheidung von Na und Wasser das Plasmavolumen, das Blut wird „eingedickt". Infolgedessen steigen im Blut die Eiweißkonzentration und damit der kolloidosmotische Druck. Da dieser eine flüssigkeitsanziehende Kraft darstellt, strömt im Kapillarbett vermehrt Gewebsflüssigkeit in die Blutbahn. So sinkt der Flüssigkeitsgehalt des Gewebes, Ödeme gehen zurück. Die Abnahme von Plasmavolumen und Interstitialvolumen bedeutet eine Verminderung des Extrazellulärvolumens (EZV). Je nach Krankheitsbild werden angewandt: Thiazide, Schleifen-Diuretika, Aldosteron-Antagonisten, Osmodiuretika.

Blutdrucksenkung: Diuretika sind Medikamente der ersten Wahl zur Senkung eines erhöhten Blutdrucks (S. 300). Schon in niedriger Dosis senken sie (ohne nennenswerte Reduktion des EZV) den peripheren Widerstand und vermindern somit den Blutdruck.

Behandlung einer Herzinsuffizienz: Die Diuretika-induzierte Senkung des peripheren Widerstandes erleichtert dem Herzen das Auswerfen des Blutes (Nachlast-Senkung, S. 132, 296), das Herzminutenvolumen und die körperliche Leistungsfähigkeit steigen. Als Folge der vermehrten Flüssigkeitsausscheidung nehmen das EZV und damit auch das Blutangebot an das Herz ab (Vorlast-Senkung, S. 296). Die Symptome der Blutstauung vor dem Herzen wie Knöchelödeme und Leberschwellung bilden sich zurück. Angewandt werden meist Thiazide (ggf. kombiniert mit Kalium-sparenden D.) oder Schleifen-Diuretika.

Prophylaxe einer Schockniere: Bei einem Kreislaufversagen (Schock), z. B. als Folge einer massiven Blutung, besteht die Gefahr, daß die Niere ihre Harnproduktion einstellt (Anurie). Mittels Diuretika wird versucht, den Harnfluß aufrechtzuerhalten. Indiziert sind Osmodiuretika oder auch Schleifendiuretika.

Als **Nebenwirkungen (A)** bei massiver Anwendung von Diuretika drohen: 1. Die Abnahme des Blutvolumens kann zu Blutdruckabfall und *Kollaps* führen. 2. Durch Erhöhung der Erythrozyten- und Thrombozyten-Konzentration nimmt die Blutviskosität zu, und es wächst die Gefahr einer intravasalen Blutgerinnung, einer *Thrombose*.

Kommt es unter der Einwirkung eines Diuretikum zu einer Verarmung an NaCl und Wasser bzw. Abnahme des EZV, besitzt der Organismus als **Gegenregulationsmöglichkeit (B)** die Aktivierung des Renin-Angiotensin-Aldosteron-Systems (S. 124): Wegen der Verminderung des Blutvolumens droht die Nierendurchblutung abzusinken. Dies führt zur Ausschüttung des Hormons Renin aus den Nieren, welches als Enzym im Blut die Bildung von Angiotensin I stimuliert. Angiotensin I wird unter Einwirkung des „angiotensin converting enzyme" (ACE) zu Angiotensin II umgewandelt. Dieses fördert u. a. die Freisetzung von Aldosteron. Das Mineralocorticoid erhöht in der Niere die Rückresorption von NaCl und Wasser und wirkt so dem Effekt des Diuretikum entgegen. ACE-Hemmstoffe (S. 124) behindern diese Gegenregulation und verstärken die Wirksamkeit von Diuretika.

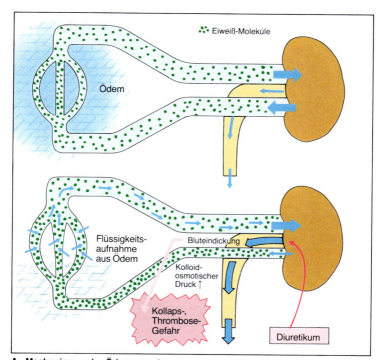

A. Mechanismus der Ödemausschwemmung durch Diuretika

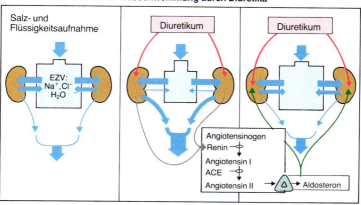

B. Gegenregulations-Möglichkeit des Organismus bei Dauertherapie mit Diuretika

NaCl-Rückresorption in der Niere (A)

Die kleinste Funktionseinheit der Niere ist das **Nephron**. In den Glomerulus-Schlingen wird Plasmaflüssigkeit durch das Harnfilter (S. 40) in die Bowman'sche Kapsel (BK) eines Nephron abgepreßt, der Primärharn entsteht. Im proximalen Tubulus (pT) erfolgt durch gemeinsame Resorption von NaCl und Wasser die Rücknahme von ca. 70% des filtrierten Volumens. Im dicken Teil des aufsteigenden Schenkels der Henle'schen Schleife (HS) wird nur NaCl heraustransportiert. Wasser kann nicht folgen. Dies ist Voraussetzung für das Haarnadelgegenstrom-Prinzip, welches den Aufbau der sehr hohen NaCl-Konzentration im Nierenmark erlaubt. Im distalen Tubulus (dT) werden dann wieder NaCl und Wasser gemeinsam zurückgenommen. Am Ende des Nephrons geschieht dies unter Kontrolle durch Aldosteron im Austausch von Na^+ gegen K^+ oder H^+. Im Sammelrohr (S) erhöht Adiuretin die Durchlässigkeit der Wand für Wasser, das angezogen durch die hohe NaCl-Konzentration in das Nierenmark strömt und auf diese Weise dem Körper erhalten bleibt. So tritt schließlich ein konzentrierter Harn in das Nierenbecken ein.

Der **Na^+-Transport durch die Tubuluszellen** verläuft in allen Abschnitten des Nephrons prinzipiell gleich. Die intrazelluläre Na^+-Konzentration ist erheblich niedriger als die Konzentration im Primärharn. Der Konzentrationsgradient ist die treibende Kraft für den Eintritt von Na^+ in das Cytosol der Tubuluszellen. Ein in die Membran eingebauter Transportmechanismus („carrier") schleust Na^+ ein. Die bei diesem Einstrom freiwerdende Energie kann genutzt werden, um zugleich ein anderes Teilchen entgegen seines Gradienten heraus zu transportieren. Aus dem Zellinneren wird Na^+ unter Energieaufwand (ATP-Spaltung) mittels der Na/K-ATPase in den extrazellulären Raum geschafft. Die Enzymmoleküle befinden sich nur in den zum Interstitium gerichteten (basolateralen) Anteilen der Zellmembran, nicht aber in der luminalen Membran, so daß Na^+ aus der Zelle nicht mehr zurück in den Harn entweichen kann.

Die Diuretika hemmen alle die Na^+-Rückresorption. Als prinzipielle Angriffsmöglichkeiten stehen zur Verfügung der Einstrom von Na^+ oder sein Auswärtstransport.

Osmotische Diuretika (B)

Wirkstoffe: Mannit, Sorbit. *Angriffsort:* vorwiegend proximaler Tubulus. *Wirkungsmechanismus:* Weil NaCl und Wasser im proximalen Tubulus gemeinsam rückresorbiert werden, ändert sich in der Tubulusflüssigkeit trotz der massiven Na^+- und Wasser-Resorption die Na^+-Konzentration nicht. Für die Polyalkohole Mannit (Struktur S. 167) und Sorbit besitzen Körperzellen keine Transportsysteme, so daß diese Stoffe Zellmembranen nicht durchdringen. Sie müssen deshalb mittels Infusion in die Blutbahn gebracht werden. Nach glomerulärer Filtration sind sie wegen der mangelnden Membrangängigkeit auch nicht aus dem Primärharn rückresorbierbar. Die Zucker binden osmotisch Wasser und halten es im Tubuluslumen zurück. Werden nun Na-Ionen von der Tubuluszelle aufgenommen, kann Wasser nicht in normaler Menge folgen. Die Na^+-Konzentration im Harn fällt. Dies vermindert die Na^+-Rückresorption. Ein Grund ist, daß die Konzentrationsdifferenz zum Inneren der Tubuluszellen sinkt und damit die treibende Kraft für den Na^+-Einstrom abnimmt. Das Resultat der osmotischen Diurese ist ein großes Volumen verdünnten Urins.

Indikationen: Prophylaxe einer Schockniere, Ausschwemmung eines Hirnödems, Glaukom-Anfall.

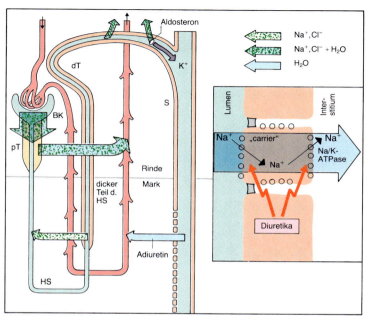

A. Niere: NaCl-Rückresorption in Nephron und Tubuluszelle

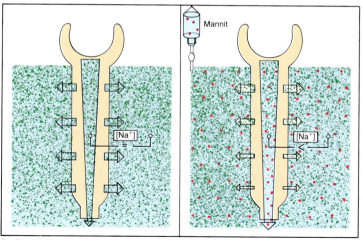

B. NaCl-Rückresorption im proximalen Tubulus und Wirkung von Mannit

Diuretika vom Sulfonamid-Typ

Diese Wirkstoffe enthalten den Sulfonamid-Rest -SO_2NH_2. Sie eignen sich für die orale Anwendung. In der Niere werden sie zusätzlich zur glomerulären Filtration tubulär sezerniert. Ihre Konzentration im Harn ist höher als im Blut. Sie wirken auf die Tubuluszellen von der luminalen, der Harnseite aus. Am stärksten wirksam sind die Schleifen-Diuretika. Am häufigsten angewandt werden die Thiazide. Die Carboanhydrase-Hemmstoffe dienen heute nicht mehr als Diuretika.

Ein **Carboanhydrase-Hemmstoff** ist Acetazolamid. Es wirkt vorwiegend im proximalen Tubulus. *Wirkungsmechanismus:* Das Enzym Carboanhydrase (CAH) beschleunigt die Gleichgewichtseinstellung der Reaktion:
$H^+ + HCO_3^- \rightleftharpoons H_2CO_3 \rightleftharpoons H_2O + CO_2$.

CAH fördert in den Tubuluszellen die Bereitstellung von H^+, welches unter Aufnahme von Na^+ in den Harn geschafft wird. Dort fängt es ein HCO_3^- ein, das dann „in Form von" CO_2 die Tubuluszellmembran durchdringen kann. In der Zelle entsteht daraus wieder H^+ und HCO_3^-. Bei der Hemmung des Enzyms verlaufen diese Reaktionen zu langsam und aus dem rasch vorbeiströmenden Primärharn werden weniger Na^+, HCO_3^- und Wasser rückresorbiert. Der HCO_3^--Verlust führt zur Azidose. Die diuretische Wirksamkeit der CAH-Hemmstoffe klingt bei längerer Zufuhr ab. Die Carboanhydrase ist auch bei der Produktion von Kammerwasser im Auge beteiligt. Heute bestehen für Substanzen dieser Gruppe noch folgende *Indikationen:* Glaukom-Anfall, Epilepsie sowie Höhenkrankheit.

Schleifen-Diuretika sind Furosemid, Piretanid und andere. Nach oraler Zufuhr setzt eine kräftige Diurese innerhalb einer Stunde ein, hält jedoch nur ca. vier Stunden an. Die Wirkung ist rasch, heftig und kurz: „*forciert wirkende D.*". Wirkort ist der dicke Teil des aufsteigenden Schenkels der Henle'schen Schleife. Hier hemmen sie einen Na^+, K^+, Cl^--Cotransport. Als Folge werden diese Elektrolyte zusammen mit Wasser vermehrt ausgeschieden. Auch die renale Exkretion von Ca^{2+} und Mg^{2+} nimmt zu. Besondere *Nebenwirkungen* sind: (reversibler) Hörverlust; Steigerung der Wirksamkeit nierentoxischer Pharmaka. *Indikationen:* Lungenödem (bei Linksherzversagen außerdem vorteilhaft: unmittelbar nach i.v.-Injektion kommt es zur Erweiterung venöser Kapazitätsgefäße, Vorlast-Senkung!); Unwirksamkeit von Thiazid-Diuretika, z.B. bei Niereninsuffizienz mit einer Einschränkung der Kreatinin-Clearance (< 30 ml/min); Prophylaxe der Schockniere.

Thiazid-Diuretika (Benzothiadiazin-Diuretika) sind z. B. Hydrochlorothiazid sowie Trichlormethiazid oder Butizid. Ein langwirksames Thiazid-Analogon ist Chlortalidon. Die Substanzen beeinflussen den mittleren Abschnitt des distalen Tubulus. Ihr molekularer Angriffsort ist ein Na^+, Cl^--Cotransport in der luminalen Membran der Tubuszellen. Sie hemmen die Resorption von NaCl und Wasser. Die renale Exkretion von Ca^{2+} nimmt ab, die Elimination von Mg^{2+} zu. *Indikationen* sind Hypertonie, Herzinsuffizienz, Ödemausschwemmung. Häufig werden sie mit den K^+-sparenden Diuretika Triamteren oder Amilorid kombiniert (S. 160).

Unerwünschte Wirkungen der Diuretika vom Sulfonamid-Typ können sein: a) *Hypokaliämie* ist Folge eines gesteigerten K^+-Verlustes in den Endabschnitten des distalen Tubulus, wo vermehrt Na^+ zum Austausch gegen K^+ anfällt. b) *Hyperglykämie.* c) Anstieg der Harnsäure-Konzentration im Blut *(Hyperurikämie)* mit der Gefahr eines Gichtanfalles bei prädisponierten Patienten. Sulfonamid-Diuretika konkurrieren mit Harnsäure um das Säure-Sekretions-System.

Diuretika 159

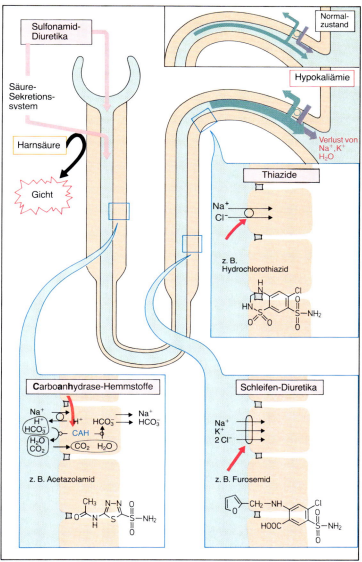

A. Diuretika vom Sulfonamid-Typ

Kalium-sparende Diuretika (A)

Diese Substanzen wirken im distalen Teil des distalen Tubulus und im proximalen Teil des Sammelrohres, wo Na^+ im Austausch gegen K^+ oder H^+ rückresorbiert wird. Die diuretische Wirksamkeit ist relativ gering. Im Gegensatz zu den Sulfonamid-Diuretika (S. 158) kommt es nicht zur gesteigerten K^+-Exkretion, vielmehr besteht die Gefahr der Hyperkaliämie. Sie eignen sich für die perorale Zufuhr.

a) *Triamteren* und *Amilorid* werden zusätzlich zur glomerulären Filtration im proximalen Tubulus sezerniert; sie wirken von der Harnseite auf die Tubuluszellen ein. Beide hemmen den Eintritt von Na^+ und damit seinen Austausch gegen K^+ oder H^+. Sie werden meist in Kombination mit Thiazid-Diuretika (z. B. Hydrochlorothiazid) verwandt, weil die gegensätzlichen Effekte auf die K^+-Ausscheidung einander kompensieren, während sich die Wirkungen auf NaCl- und Wasser-Exkretion ergänzen.

b) *Aldosteron-Antagonisten.* Das Mineralocorticoid Aldosteron fördert die Rückresorption von Na^+ (Cl^- und Wasser folgen) im Austausch gegen K^+. Als Folge seiner Hormonwirkung auf die Proteinsynthese steigt die Resorptionsleistung der Tubuluszellen. *Spironolacton* sowie sein im Organismus entstehender *Metabolit Canrenon* sind Antagonisten an Aldosteron-Rezeptoren und schwächen die Aldosteron-Wirkung ab. Der diuretische Effekt von Spironolacton bildet sich erst nach mehrtägiger Zufuhr voll aus. Hierfür sind zwei Ursachen denkbar: a) die Umwandlung von Spironolacton in den langsamer eliminierbaren und daher kumulierenden (S. 48) Metaboliten Canrenon; b) der Umstand, daß sich eine Abnahme der Proteinsynthese erst dann bemerkbar machen kann, wenn schon vorhandene Proteine funktionsunfähig geworden sind und durch neusynthetisierte ersetzt werden müßten.

Eine besondere *Nebenwirkung* besteht in einer Interferenz mit der Wirkung von Geschlechtshormonen; so kann es zur Gynäkomastie (Größenzunahme der männlichen Brust) kommen. *Indikationen* sind vorwiegend Zustände vermehrter Aldosteron-Freisetzung, z. B. bei Leberzirrhose mit Ascites.

Etacrynsäure

Diese Substanz beeinträchtigt die Tubuluszell-Funktion im gesamten Nephron, vermutlich durch Hemmung von Na/K-ATPasen. Hinsichtlich Pharmakokinetik, Zeitgang und Stärke der Wirkung sowie Nebenwirkungen (u. a. auch Hörstörung) gleicht Etacrynsäure den Schleifen-Diuretika.

Adiuretin (ADH) und Derivate (B)

ADH, ein Peptid aus 9 Aminosäuren, wird vom Hypophysen-Hinterlappen freigesetzt und fördert die Wasserrückresorption in der Niere („antidiuretisches Hormon"). Es erhöht die Permeabilität des Sammelrohr-Epithels für Wasser (nicht aber Salze), so daß Wasser, gezogen von der hohen Osmolarität im Nierenmark, aus dem Harn zurückströmt. Nicotin steigert (S. 110), Ethanol erniedrigt die Adiuretin-Freisetzung. In höheren als den zur Antidiurese notwendigen Konzentrationen erregt ADH glatte Muskulatur, u. a. auch die der Gefäße (**„Vasopressin"**). Der Blutdruck steigt; eine Konstriktion der Koronararterien kann zu Angina pectoris führen. *Lypressin* (8-L-Lysin-Vasopressin) wirkt wie ADH. Andere Derivate des ADH zeigen nur noch eine der beiden Wirkungen. *Desmopressin* dient zur Behandlung des Diabetes insipidus (ADH-Mangel); es wird durch Injektion oder über die Nasenschleimhaut zugeführt („geschnupft"). *Felypressin* oder *Ornipressin* dienen als vasokonstriktorischer Zusatz zu Lokalanästhetika (S. 200).

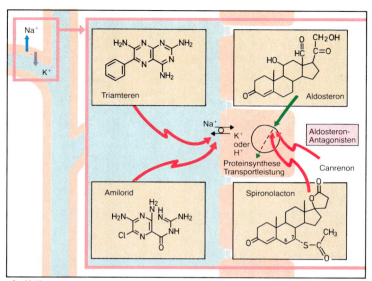

A. Kalium-sparende Diuretika

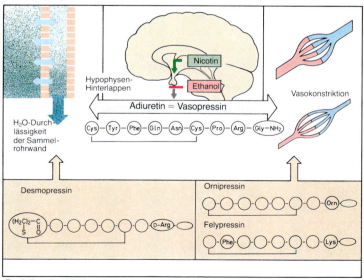

B. Adiuretin (ADH) und Abwandlungsprodukte

Wirkstoffe gegen Magen- und Zwölffingerdarm-Geschwüre

Im Bereich eines Geschwürs (Ulcus) von Magen bzw. Zwölffingerdarm ist die Schleimhaut (Mucosa) durch die Verdauungssäfte so tiefgreifend geschädigt, daß die darunterliegende Bindegewebsschicht (Submucosa) offenliegt. Diese „Selbstverdauung" tritt auf, wenn das Gleichgewicht zwischen der aggressiven Salzsäure und dem säureneutralisierenden Schleim, der die Mucosa schützend bedeckt, zugunsten der Salzsäure verschoben wird. Die Säure-(H^+-)Konzentration kann zu hoch oder die Schleimproduktion zu gering sein. Obgleich ein Ulcus auch ohne Behandlung meist innerhalb von ca. 6 Wochen ausheilt, werden Medikamente mit folgenden **Therapie-Zielen** eingesetzt: 1. Schmerzlinderung und 2. Beschleunigung der Ausheilung, so daß sich das Risiko gefährlicher Komplikationen verringert. Zwei therapeutische Wege stehen zur Verfügung: I. Schwächung der aggressiven Kräfte durch Senkung der H^+-Konzentration **(A),** II. Stärkung der protektiven Kräfte durch Schleimhautschützende Pharmaka (S. 164).

I. Pharmaka zur Senkung der Säurekonzentration

I.a Pharmaka zur Säureneutralisation. H^+-bindende Gruppen wie CO_3^{2-}, HCO_3^- oder OH^- sind zusammen mit Gegenionen in den **Antazida** Calciumcarbonat ($CaCO_3$), Natriumhydrogencarbonat ($NaHCO_3$), Magnesiumhydroxid [$Mg(OH)_2$] und Aluminiumhydroxid [$Al(OH)_3$] enthalten. Die Neutralisationsreaktionen, die nach Zufuhr von $CaCO_3$ bzw. von $NaHCO_3$ im Magen ablaufen, zeigt **(A)** links. Bei den nicht resorbierbaren Antazida geht das Gegenion nur im sauren Magensaft im Zuge der Neutralisationsreaktion in Lösung. Nach Zustrom des neutralisierenden Pankreas-Sekretes fällt es unter Bindung einer basischen Gruppe größtenteils wieder aus, z. B. als $CaCO_3$ oder als $AlPO_4$ und wird mit den Faeces ausgeschieden. Der Organismus wird daher kaum mit dem Gegenion bzw. mit basischen Gruppen belastet. Bei eingeschränkter Nierenfunktion reicht die geringe Resorption allerdings für einen Anstieg der Blutkonzentration der Gegenionen aus (z. B. Magnesium-Vergiftung mit Lähmungen, Herzfunktionsstörungen). Mit der Ausfällung im Darm hängen Nebenwirkungen zusammen: Verminderung der Resorption anderer Pharmaka durch Adsorption an die Oberfläche der ausgefallenen Antazida; Phosphat-Verarmung des Organismus bei Einnahme großer $Al(OH)_3$-Mengen.

Na^+-Ionen bleiben auch in Gegenwart des HCO_3^--reichen Pankreas-Sekretes in Lösung und sind wie das HCO_3^- resorbierbar. Wegen der Na^+-Aufnahme muß die Anwendung von $NaHCO_3$ vermieden werden bei Krankheiten, bei denen auch die NaCl-Aufnahme einzuschränken ist, wie Hypertonie, Herzinsuffizienz, Ödeme.

Da Nahrung eine säurepuffernde Wirkung besitzt, werden Antazida zwischen den Mahlzeiten eingenommen (z. B. 1 und 3 Stunden nach den Mahlzeiten sowie zur Nacht). Nichtresorbierbare Antazida werden bevorzugt. Da $Mg(OH)_2$ laxierend wirkt (Ursache: osmotischer Effekt, S. 166, und/oder Freisetzung von Cholecystokinin durch Mg^{2+}) und $Al(OH)_3$ eine Obstipation hervorruft (Ursache: adstringierende Wirkung von Al^{3+}, S. 174), werden diese beiden Antazida meist kombiniert verwendet.

I.b Hemmstoffe der Säure-Produktion. Der Überträgerstoff Acetylcholin, das Hormon Gastrin und der in der Schleimhaut freigesetztes Histamin stimulieren die Belegzellen der Magenschleimhaut durch Bindung an ihre Rezeptoren zur vermehrten HCl-Sekretion. Histamin stammt aus enterochromaffin-artigen Zellen; seine Freisetzung wird vom N. vagus und durch Gastrin angeregt. Die Wirkungen von Acetylcholin und Histamin können durch oral applizierbare Antagonisten aufgehoben werden, die die Schleimhaut auf dem Blutweg erreichen.

Pharmaka gegen peptische Ulcera

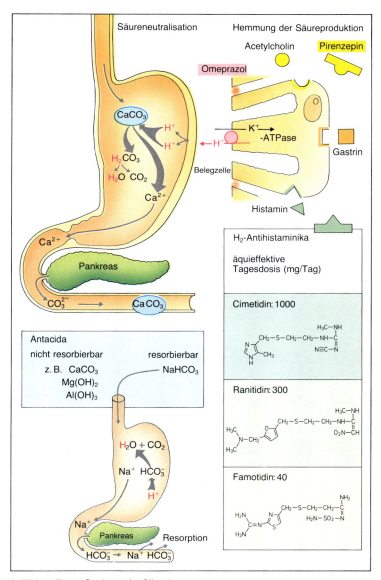

A. Wirkstoffe zur Senkung der Säurekonzentration

Pirenzepin blockiert im Gegensatz zu Atropin bevorzugt die ACh-Rezeptoren vom M_1-Typ und löst daher weniger Atropin-artige Nebenwirkungen aus (S. 104). Die Belegzelle trägt allerdings M_3-Rezeptoren, so daß der Wirkort von Pirenzepin andernorts liegen muß (ganglionäre Übertragung, enterochromaffin-artige Zellen?).

Die Histamin-Rezeptoren der Belegzellen sind vom H_2-Typ (S. 114) und durch die H_2-**Antihistaminika** (S. 163) blockierbar. Bemerkenswerterweise vermindern Antihistaminika auch den Einfluß der anderen Stimulatoren, z. B. von Gastrin bei Gastrin-ausschüttenden Pankreastumoren (Zollinger-Ellison-Syndrom). Dies beruht wohl darauf, daß Gastrin auf die HCl-Produktion auch indirekt über eine Histaminfreisetzung wirkt (s. o.). Schon das erste H_2-Antihistaminikum Cimetidin ruft nur selten Nebenwirkungen hervor, u. a. ZNS-Störungen (z. B. Verwirrtheit), endokrine Störungen beim Mann (Gynäkomastie, Abnahme von Libido und Potenz). Cimetidin kann den Abbau anderer Pharmaka in der Leber hemmen. Die später eingeführten Substanzen Ranitidin und Famotidin sind in niedrigerer Dosis wirksam. Die Hemmung der mikrosomalen Enzyme in der Leber nimmt offenbar mit der geringeren „Substanzbelastung" ab, so daß diese Substanzen die Therapie mit anderen Pharmaka nicht stören.

Omeprazol (S. 163) kann die stärkste Hemmung der Säuresekretion herbeiführen: Im sauren Milieu der Belegzellen entsteht ein aktiver Metabolit, der durch kovalente Bindung die Pumpe hemmt, welche H^+ im Austausch gegen K^+ in den Magensaft transportiert (H^+/K^+-ATPase).

II. Protektiv wirkende Pharmaka

Sucralfat (A) enthält zahlreiche Aluminiumhydroxid-Gruppen und vermag unter Verbrauch von OH^--Gruppen H^+ zu puffern. Es ist jedoch kein Antazidum, weil es nicht allgemein im Magensaft die Säurekonzentration senkt. Nach oraler Zufuhr vernetzen sich die Sucralfat-Moleküle im sauren Magensaft: Pastenbildung. Die Paste haftet dort, wo die Schleimhautbedeckung schadhaft ist und tiefere Schichten freiliegen. Hier fängt Sucralfat H^+ ab. Geschützt vor der Säure und zusätzlich auch vor Pepsin, Trypsin, Gallensäuren kann der Schleimhautdefekt beschleunigt abheilen. Sucralfat wird auf nüchternen Magen eingenommen (1 Std. vor den Mahlzeiten und zur Nacht). Es ist gut verträglich, freigesetzte Al^{3+}-Ionen können aber zur Obstipation führen.

Misoprostol (B) ist ein halbsynthetisches Prostaglandin-Derivat mit größerer Stabilität als die natürlichen Prostaglandine, so daß es nach peroraler Zufuhr resorbiert und wirksam werden kann. Wie lokal in der Schleimhaut freigesetzte Prostaglandine auch, fördert es die Schleimbildung und hemmt die Salzsäure-Sekretion. Die zusätzlichen systemischen Wirkungen (häufig Diarrhoe; bei Gravidität Wehenauslösung möglich) schränken die therapeutische Nutzbarkeit erheblich ein.

Carbenoxolon (B) ist ein Derivat der Glycyrrhetinsäure, welche im Saft der Süßholzwurzel (Succus liquiritiae, Lakritz) enthalten ist. Carbenoxolon fördert die Schleimbildung. Es wirkt zugleich Aldosteron-artig, wodurch vermehrt NaCl und Wasser in der Niere rückresorbiert werden. Daher können sich Hypertonie, Herzinsuffizienz oder Ödeme verschlimmern. Es wird kaum noch angewandt.

Kolloidale Wismut-Verbindungen, z. B. Wismutsubsalicylat oder -subcitrat töten Helicobacter (Campylobacter) pylori-Bakterien ab, welche die Magenschleimhaut besiedeln und als aggressiver Faktor eine Schleimhaut-Schädigung (z. B. Gastritis) fördern können. Inwieweit Wismut-Verbindungen deshalb ein besonderer therapeutischer Wert bei der Ulcuskrankheit zukommt, ist noch unklar, zumal es sich um eine Belastung des Organismus mit einem Schwermetall handelt.

Pharmaka gegen peptische Ulcera   165

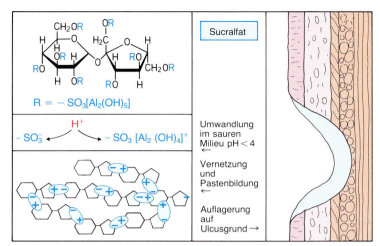

A. Struktur und protektive Wirkung von Sucralfat

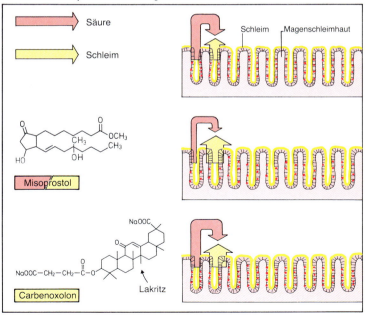

B. Struktur und protektive Wirkung von Misoprostol und Carbenoxolon

Laxantien

Laxantien (Abführmittel) fördern und erleichtern die Stuhlentleerung, indem sie aufgrund einer lokalen Wirkung im Darm die Peristaltik anregen und/oder den Darminhalt erweichen.

1. Füllungsperistaltik-auslösende Stoffe. Dehnung des Darmes durch den Darminhalt stimuliert die vorantreibenden Bewegungen der Darmmuskulatur (die Peristaltik). Die Erregung von Dehnungsrezeptoren in der Darmwand bewirkt über Nervenreflexe eine Kontraktion der Muskulatur (rot in **A**) hinter und eine Muskelerschlaffung (blau) vor dem Darminhalt, was diesen analwärts schiebt.

Quell- oder Ballaststoffe (B) sind unlösliche und nicht resorbierbare Stoffe, die im Darm unter Aufnahme von Flüssigkeit quellen. In der natürlichen Kost wirken *pflanzliche Fasern* als Quellstoffe. Sie bestehen aus den nicht verdaubaren Zellwänden von Pflanzenzellen. Die Zellwände enthalten Kohlenhydrate, welche von den Verdauungsenzymen nicht spaltbar sind, z. B. *Cellulose* (1 → 4β-verknüpfte Glucose-Moleküle; zum Vergleich Stärke: 1 → 4α-Verknüpfung, S. 151). Reich an Cellulose sind *Kleie* („Abfallprodukt" beim Mahlen von Getreide) und *Leinsamen* (Samen des Flachses). Weitere pflanzliche Quellmittel sind die Samen von *Plantago-Arten* oder das *Karaya-Gummi*. Bei Einnahme von Quellstoffen zur Vorbeugung einer Stuhlverstopfung (Obstipation) sind meist keine Nebenwirkungen zu befürchten. Wenn sehr wenig Flüssigkeit aufgenommen wird und eine krankhafte Darmeinengung besteht, könnte allerdings durch kleisterartig zähe Quellstoffe ein Darmverschluß (Ileus) zustande kommen.

Osmotisch wirksame Laxantien (C) sind lösliche, aber nicht resorbierbare Teilchen, die wegen ihrer osmotischen Wirkung Wasser im Darm zurückhalten: Der osmotische Druck (die Teilchenkonzentration) des Darminhaltes entspricht immer dem des Extrazellulärraumes. Die Darmschleimhaut kann keinen niedrigeren oder höheren osmotischen Druck des Darminhaltes aufrechterhalten. Somit geschieht die Resorption von Teilchen (z. B. NaCl, Glucose) isoosmolar, d. h. den Teilchen folgt eine entsprechende Menge Wasser. Umgekehrt bleibt Wasser im Darm zurück, wenn Teilchen nicht resorbierbar sind.

Bei den *Salzen Na$_2$SO$_4$ (Glaubersalz),* und *MgSO$_4$ (Bittersalz)* ist das SO$_4^{2-}$-Anion nicht resorbierbar und hält zwecks Ladungsausgleich auch die Kationen zurück. Die Mg-Ionen sollen an der Duodenal-Schleimhaut außerdem die Freisetzung von Cholezystokinin/Pankreozymin fördern, welches ebenfalls die Peristaltik steigert. Diese sog. salinischen Laxantien können 1–3 Stunden nach ihrer Zufuhr (möglichst in isotoner Lösung) eine wäßrige Stuhlentleerung hervorrufen. Sie dienen zur Darmreinigung (z. B. vor Darmoperationen) oder zur beschleunigten Ausscheidung nach der Aufnahme von Giften. Kontraindikation ergeben sich daraus, daß ein kleiner Teil der Kationen resorbiert wird. Glaubersalz ist wegen des Na$^+$-Gehaltes kontraindiziert bei Hypertonie, Herzinsuffizienz, Ödemen; Bittersalz wegen der Gefahr der Mg^{2+}-Vergiftung bei Niereninsuffizienz.

Osmotisch laxierend wirken ebenfalls die *Zuckeralkohole Mannit* und *Sorbit,* für welche die Zellmembranen der Darmepithelien im Gegensatz zur Glucose kein Transportsystem besitzen. Ein osmotisches Laxans ist auch das von den Verdauungsenzymen nicht spaltbare Disaccharid *Lactulose.* Die Vergärung der Lactulose durch die Dickdarmbakterien ruft eine Säuerung des Darminhaltes hervor mit Schädigung der Bakterien. Lactulose wird bei Leberinsuffizienz verwendet, um einem Leberkoma vorzubeugen, indem es die bakterielle Bildung von Ammoniak sowie seine Aufnahme (resorbierbares NH$_3$ → nicht resorbierbares NH$_4^+$) verhindert.

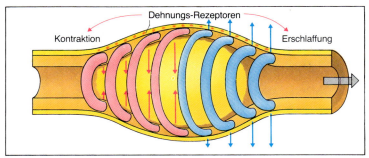

A. Anregung der Peristaltik durch Darmfüllung

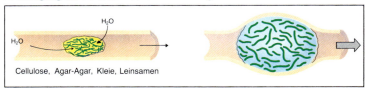

Cellulose, Agar-Agar, Kleie, Leinsamen

B. Quellstoffe

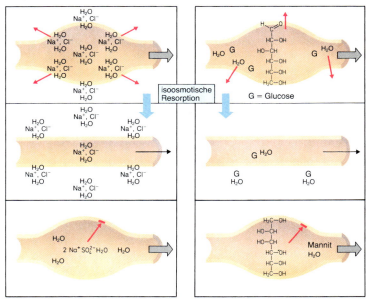

C. Osmotisch wirksame Laxantien

2. Darm-irritierende Laxantien.
Die Abführmittel dieser Gruppe üben eine Reizwirkung auf die Darmschleimhaut aus (**A**). Die Flüssigkeitsresorption sinkt, die Flüssigkeitssekretion steigt, die vermehrte Darmfüllung fördert die Peristaltik; die Erregung sensibler Nervenendigungen bewirkt Reflexe zur Steigerung der Darmmotorik. Nach dem Ort der Reizung werden unterschieden: das Dünndarm-irritierende Ricinusöl und die Dickdarm-irritierenden Anthrachinon- sowie Diphenolmethan-Derivate. Näheres zu diesen Wirkstoffen auf S. 170!

Laxantien-Mißbrauch. Vielfach herrscht die Ansicht, mindestens einmal täglich müsse eine Stuhlentleerung stattfinden. Durchaus normal sind jedoch auch nur 3 Entleerungen pro Woche. Dem Wunsch nach rascher Darmentleerung mag die seit alters herrschende Vorstellung zugrundeliegen, die Resorption von Inhaltsstoffen des Dickdarmes schädige den Körper. So gehörte das Purgieren lange Zeit zur ärztlichen Standardtherapie. Heute weiß man, daß eine Vergiftung durch Darminhaltsstoffe bei normaler Leberfunktion nicht möglich ist. Trotzdem finden sich Abführmittel feilgeboten als Mittel zur „Blutreinigung" oder „Entschlackung des Körpers".

Werden die in der „modernen Ernährung" fehlenden Ballaststoffe durch Einnahme entsprechender Quellmittel ersetzt, ist nichts dagegen einzuwenden. Die Benutzung Darm-irritierender Laxantien aber ist nicht ohne Risiko. Es besteht die Gefahr, daß es nicht mehr gelingt, ohne diese Mittel auszukommen: Laxantien-Abhängigkeit. Die chronische Einnahme von Darm-irritierenden Laxantien stört den Wasser- und Elektrolythaushalt des Körpers und kann Krankheitssymptome hervorrufen (z. B. Herzrhythmusstörungen als Folge einer Hypokaliämie).

Ursachen für eine Laxantien-Abhängigkeit (B). Der Stuhlentleerungsreflex wird durch Füllung des Enddarmes ausgelöst. Eine normale Defäkation leert den Dickdarm bis zum Colon descendens einschließlich. Die Zeitdauer bis zur nächsten natürlichen Stuhlentleerung hängt davon ab, wie schnell diese Dickdarm-Abschnitte erneut gefüllt werden. Ein Dickdarm-irritierendes Laxans in gut wirksamer Dosis leert das gesamte Colon. Dementsprechend muß eine längere Zeit verstreichen, bis eine normale Stuhlentleerung wieder möglich ist. Die Obstipation fürchtend wird der Betroffene ungeduldig, greift erneut zum Laxans, was dann auch wieder durch Entleerung höherer Colon-Abschnitte zum gewünschten Effekt führt. Nach dem Absetzen eines Laxans darf man also durch eine „kompensatorische Pause" nicht beunruhigt sein (1).

Im Dickdarm wird der aus dem Dünndarm eintretende dünnflüssige Darminhalt durch Resorption von Wasser und Salzen eingedickt (ca. von 1000 ml auf 150 ml pro Tag). Kommt es unter Einwirkung eines Darm-irritierenden Laxans zu einer vorzeitigen Dickdarmentleerung, bedeutet dies also einen enteralen Verlust von NaCl, KCl und Wasser. Durch vermehrte Freisetzung von Aldosteron (S. 160) beugt der Körper der Verarmung an NaCl und Wasser vor, denn dieses Hormon fördert deren Resorption in der Niere. Sein Effekt geht aber mit einer vermehrten renalen Ausscheidung von KCl einher. Der enterale und der renale K^+-Verlust summieren sich zu einer K^+-Verarmung des Körpers mit Abfall der K^+-Konzentration im Blut (Hypokaliämie). Dieser Zustand ist begleitet von einer Abnahme der Darmperistaltik („Darmträgheit"). Der Betroffene stellt fest: „Obstipation", nimmt das Laxans erneut, und der Teufelskreis hat sich geschlossen (2).

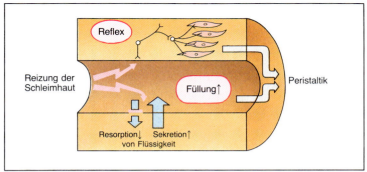

A. Anregung der Peristaltik durch Schleimhaut-Reizung

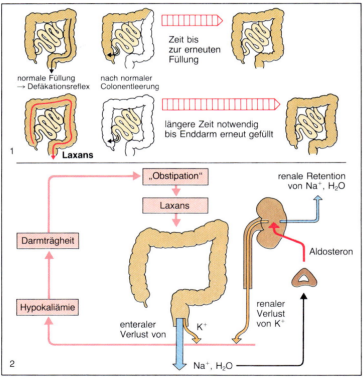

B. Ursachen für Laxantien-Abhängigkeit

Dünndarm-irritierendes Laxans
Ricinolsäure

Ricinusöl stammt aus Ricinus communis (Christpalme; Abb.: Sproß, Blütenrispe, Same). Es wird durch Pressung der Samen (Abb. in Originalgröße) gewonnen. Nach oraler Zufuhr von 10–30 ml Ricinusöl kommt es ca. $^1/_2$–3 Stunden später zur Entleerung eines wäßrigen Stuhls. Nicht das Ricinusöl, sondern die Ricinolsäure ist wirksam. Diese entsteht als Folge der für die Fettverdauung typischen Vorgänge: die Duodenal-Schleimhaut gibt das Enterohormon Cholecystokinin/Pankreozymin in das Blut ab, welches die Gallenblase zur Kontraktion und Abgabe der Gallensäuren und die Bauchspeicheldrüse zur Lipase-Freisetzung stimuliert (CCK/PZ fördert auch die Darmperistaltik.) Aufgrund seiner massiven Wirkung eignet sich Ricinusöl kaum zur Behandlung einer normalen Obstipation. Nach oraler Einnahme eines Giftes kann Ricinusöl eingesetzt werden, um die Giftausscheidung aus dem Darm zu beschleunigen und so die Giftresorption zu hemmen. Bei Aufnahme von lipophilen Giften, deren Resorption durch Gallensäuren gefördert wird, ist Ricinusöl nicht indiziert.

Dickdarm-irritierende Laxantien
(S. 172ff)

Anthrachinon-Derivate (S. 173A) sind pflanzlicher Herkunft. Sie finden sich in den Blättern *(Folia sennae)* oder den Früchten *(Fructus sennae)* der Senna-Pflanze, der Rinde des Faulbaumes *(Cortex frangulae, Cascara sagrada)*, den Wurzeln des Rhabarbers *(Rhizoma rhei)* oder (im Extrakt aus) den Blättern der *Aloe* (S. 172). Die Strukturmerkmale der Anthrachinon-Derivate illustriert der in (S. 173, A) gezeigte Grundkörper. Am Anthrachinon befinden sich u. a. Hydroxy-Gruppen, von denen eine einen Zucker (Glucose, Rhamnose) gebunden hat. Nach Einnahme der Drogen oder der Anthrachinon-Glykoside folgt mit einer Latenz von ca. 6–8 Stunden die Entleerung weicher Faeces. Die Anthrachinon-Glykoside selbst sind nicht Darm-irritierend und werden erst im Dickdarm durch Darmbakterien in die Wirkform umgewandelt.

Diphenolmethan-Derivate (S. 173, B) wurden ausgehend von dem laxierend wirkenden *Phenolphthalein* entwickelt, dessen Anwendung in seltenen Fällen zu schweren allergischen Reaktionen führte. *Bisacodyl* und *Natriumpicosulfat* werden erst unter Einwirkung der Darmbakterien in die Dickdarm-irritierende Wirkform umgewandelt. Nach oraler Zufuhr unterliegt Bisacodyl: Abspaltung der Acetyl-Reste, Resorption, Kopplung in der Leber, Ausscheidung mit der Galle in das Duodenum. Nach oraler Zufuhr folgt ca. 6–8 Stunden später die Entleerung weicher geformter Faeces. Bei Zufuhr als Suppositorium ruft Bisacodyl seinen Effekt innerhalb von einer Stunde hervor.

Indikationen von Dickdarm-irritierenden Laxantien sind zwecks Vermeidung der Bauchpresse bei der Stuhlentleerung: Zustand nach Operationen, Herzinfarkt, Schlaganfall; zur Beschwerdelinderung bei schmerzhaften Analerkrankungen, z. B. Fissur, Hämorrhoiden. Verboten sind Laxantien bei unklaren Bauchbeschwerden.

3. Gleitmittel. *Paraffinum subliquidum* ist fast nicht resorbierbar und macht die Faeces gleitfähiger. Es beeinträchtigt die Resorption fettlöslicher Vitamine durch deren Bindung. Resorbierte Paraffin-Tröpfchen führen in den Darm-Lymphknoten zur Bildung von Fremdkörper-Granulomen. Durch „Verschlucken" in den Atemtrakt gelangt, kann Paraffin eine Lipid-Pneumonie auslösen. Wegen dieser Nebenwirkungen ist seine Anwendung nicht empfehlenswert.

Laxantien 171

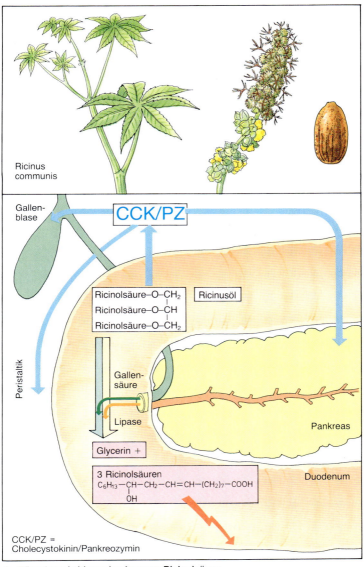

A. Dünndarm-irritierendes Laxans: Ricinolsäure

172   Laxantien

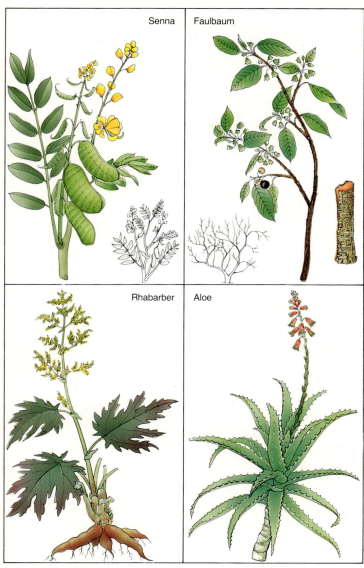

A. Anthrachinon-Glykosid-haltige Pflanzen

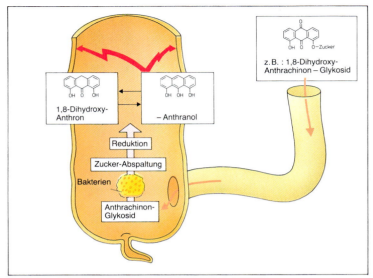

A. Dickdarm-irritierende Laxantien: Anthrachinon-Derivate

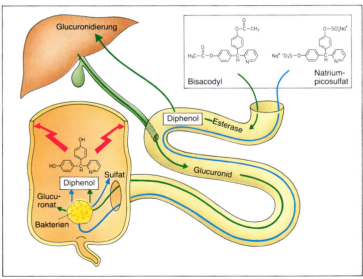

B. Dickdarm-irritierende Laxantien: Diphenolmethan-Derivate

Wirkstoffe zur Behandlung einer Diarrhoe („Durchfall")

Ursachen einer Diarrhoe (rot): Viele Bakterien (z. B. Cholera-Erreger) sondern Giftstoffe **(Toxine)** ab, welche die Fähigkeit der Schleimhaut-Epithelzellen zur Resorption von NaCl und Wasser hemmen und die Flüssigkeitsabgabe der Schleimhaut fördern. In die Darmwand eindringende **Bakterien** oder **Viren** rufen eine Entzündung hervor, die mit vermehrter Flüssigkeitssekretion in das Darmlumen einhergeht. Die Darmmuskulatur reagiert mit einer gesteigerten Peristaltik.

Ziele der Therapie mit Antidiarrhoika sind: 1. eine Wasser- und Elektrolytverarmung des Körpers (Exsikkose) zu verhindern, und 2. die nicht bedrohlichen, aber lästigen häufigen Stuhlentleerungen zu unterbinden. Die aufgeführten **therapeutischen Möglichkeiten** (grün) eignen sich für diese Zwecke unterschiedlich gut.

Adsorbentien sind nicht resorbierbare Materialien mit sehr großer Oberfläche. An diesen können sich die verschiedenen Stoffe, u. a. Toxine, binden, dadurch werden sie inaktiviert und schließlich zur Ausscheidung gebracht. *Medizinische Kohle* ist eine Holzkohle, die wegen der erhaltenen Zellstrukturen eine besonders große Oberfläche aufweist. Die zur wirksamen antidiarrhoischen Therapie empfohlene Einzeldosis liegt bei 4–8 g. Ein anderes Adsorbens ist *Kaolin,* ein hydriertes Aluminiumsilikat.

Orale Rehydratationslösung (pro 1 l abgekochtes Wasser: 3,5 g NaCl, 20 g Glucose, 2,5 g $NaHCO_3$, 1,5 g KCl). Durch orale Zufuhr von glucosehaltigen Elektrolyt-Lösungen kann Flüssigkeit zur Resorption gebracht werden, weil Toxine den gemeinsamen Transport von Na^+ und Glucose (sowie Wasser) im Darmepithel intakt lassen. So sind zwar die häufigen Stuhlentleerungen nicht zu verhindern, aber der Exsikkose wird erfolgreich vorgebeugt.

Opioide. Durch Stimulation von Opioid-Rezeptoren der Nervengeflechte in der Darmwand wird die vorantreibende Propulsiv-Motorik gehemmt und die hin und her bewegende Pendelmotorik gefördert. Dieser antidiarrhoische Effekt wurde früher durch Einnahme von *Opium-Tinktur* mit dem darin enthaltenen *Morphin* erzeugt. Wegen der zentralen Wirkungen (Sedation, Atemdepression, Sucht) wurden vorwiegend peripher wirkende Derivate entwickelt. Während *Diphenoxylat* noch deutliche ZNS-Wirkungen hervorrufen kann, beeinflußt *Loperamid* bei normaler Dosierung die Hirnfunktion nicht. Loperamid ist daher das Opioid-Antidiarrhoikum der Wahl. Aufgrund der längeren Kontaktzeit des Darminhaltes mit der Schleimhaut mag auch die Flüssigkeitsresorption verbessert sein. Bei zu hoher Dosis besteht die Gefahr einer Darmlähmung (Ileus).

Antibakterielle Wirkstoffe. Nur wenn Bakterien entscheidende Ursache der Diarrhoe sind, ist die Gabe dieser Wirkstoffe (z. B. Cotrimoxazol, S. 266) sinnvoll. Dies ist selten der Fall. Zu bedenken ist, daß Antibiotika auch die körpereigene Darmflora schädigen, was seinerseits eine Diarrhoe zur Folge haben kann.

Adstringentien, z. B. Gerbsäure (im Hausmittel schwarzer Tee) oder Metallsalze, fällen oberflächliche Proteine und sollen so eine „Abdichtung" der Schleimhaut bewirken können. Die Eiweißdenaturierung darf zelluläre Proteine nicht einschließen, weil es sonst zum Zelluntergang käme. Adstringentien wirken obstipierend (vergl. Al^{3+}-Salze, S. 162), eine therapeutische Wirkung bei Diarrhoe ist aber zweifelhaft.

Quellmittel, z. B. Pectin (im Hausmittel geriebene Äpfel), sind Kohlenhydrate, die unter Wasseraufnahme quellen. Sie verfestigen so den Darminhalt, besitzen darüber hinaus offenbar aber keinen günstigen Effekt.

Antidiarrhoika 175

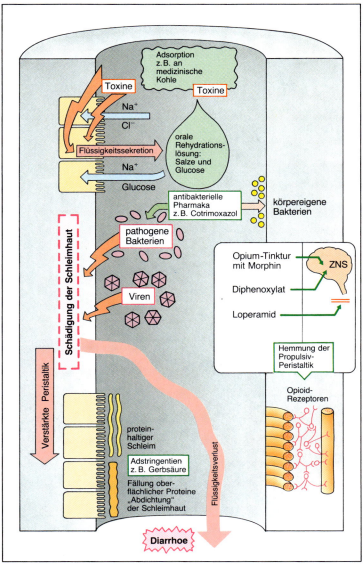

A. Antidiarrhoika und ihre Angriffspunkte

Weitere Magen-Darm-Mittel

Mittel zur Auflösung von Gallensteinen (A)

Das von der Leber in die Galle abgegebene Cholesterin, welches an sich wasserunlöslich ist, wird in Form von Micellen zusammen mit Gallensäuren (und Phospholipiden) in der Gallenflüssigkeit in Lösung gehalten. Wird mehr Cholesterin abgegeben als die Gallensäuren zu emulgieren vermögen, fällt es aus und führt zur Bildung von Gallensteinen. „Cholesterin-untersättigte" Gallenflüssigkeit kann ausgefallenes Cholesterin wieder in Micellen aufnehmen, somit **Cholesterinsteine** zur Auflösung bringen. Zu diesem Zweck dient die chronische orale Zufuhr von **Ursodesoxycholsäure** (UDCS) oder **Chenodesoxycholsäure** (CDCS). Beide sind physiologisch vorkommende, stereoisomere Gallensäuren (Hydroxy-Gruppe in Position 7, β-ständig: UDCS, α-ständig: CDCS). Ihr Anteil am Gallensäure-Bestand des Körpers ist normalerweise gering (s. Kreisdiagramm in **A**), wächst jedoch bei chronischer Zufuhr erheblich an: Die Gallensäuren unterliegen einem *enterohepatischen Kreislauf*. Sie werden, besonders im Ileum, fast vollständig rückresorbiert. Der geringe Verlust mit den Faeces wird durch Neusynthese in der Leber ausgeglichen, so bleibt der *Gallensäure-Bestand konstant* (3–5 g). Bei Zufuhr von außen entfällt die Notwendigkeit der hepatischen Neusynthese von Gallensäuren. Die zugeführte Gallensäure gewinnt einen zunehmenden Anteil am Bestand.

Infolge der *veränderten Zusammensetzung* nimmt das Cholesterin-Aufnahmevermögen der Galle zu. Gallensteine können im Laufe einer 1–2jährigen Therapie zur Auflösung gebracht werden, wenn einige Voraussetzungen erfüllt sind: reine Cholesterinsteine, die nicht zu groß sind (< 15 mm), normale Gallenblasenfunktion, keine Lebererkrankung, Patient möglichst normalgewichtig. UDCS ist wirksamer (Tagesdosis 8–10 mg/kg) und besser verträglich als CDCS (15 mg/kg pro Tag; recht häufig Diarrhoe, Anstieg der Leberenzyme im Blut). Nach Beendigung einer erfolgreichen Therapie können Rezidiv-Steine auftreten.

Verglichen mit der chirurgischen Behandlung kommt der medikamentösen Gallensteinauflösung eine nachgeordnete Rolle zu.

Erwähnt sei, daß UDCS auch bei der primären biliären Zirrhose von Nutzen ist.

Choleretika, z. B. *Dehydrocholsäure*, regen die Produktion verdünnter Gallenflüssigkeit an. Dieses Prinzip hat kaum therapeutische Bedeutung.

Cholekinetika stimulieren die Kontraktion der Gallenblase und ihre Entleerung, z. B. *Eigelb*, das osmotische Laxans $MgSO_4$, das Cholecystokinin-verwandte *Ceruletid* (parenterale Zufuhr). Cholekinetika werden zur Funktionsdiagnostik der Gallenblase verwendet.

Pankreasenzyme (B), die von Schlachttieren stammen, dienen zur Substitution bei exkretorischer Pankreasinsuffizienz (u. a. mit Störung der Fettverdauung und Steatorrhoe). Normalerweise wird die Abgabe von Pankreasenzymen durch das Enterohormon Cholecystokinin/Pankreozymin angeregt, das die Duodenalschleimhaut bei Kontakt mit Speisebrei in das Blut abgibt. Bei oraler Zufuhr von Pankreasenzymen ist zu berücksichtigen, daß sie im sauren Milieu des Magens teilweise inaktiviert werden (insbesondere die Lipasen). Deshalb werden die Enzyme in Magensaft-resistenten Darreichungsformen gegeben.

Carminativa (C) dienen zur Behandlung des Meteorismus (übermäßige Gasansammlung im Magen-Darm-Trakt). Feinblasig im Darminhalt verteiltes Gas behindert den Vorantransport des Gemisches. „Entschäumer" vom Typ des *Dimeticon* (Dimethylpolysiloxan) und *Simeticon,* die peroral zugeführt werden, fördern die Trennung der Bestandteile.

Weitere Magen-Darm-Mittel

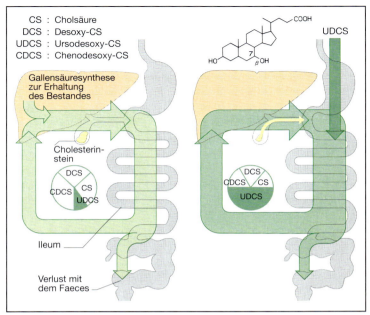

A. Medikamentöse Gallensteinauflösung

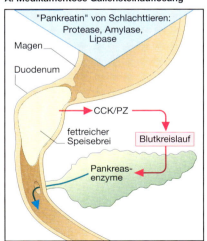

B. Freisetzung von Pankreasenzymen und ihre Substitution

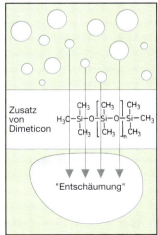

C. Carminativum Dimeticon

Pharmaka zur Beeinflussung des motorischen Systems

Die kleinste Baueinheit eines Skelettmuskels ist die quergestreifte Muskelfaser. Die Kontraktion wird durch einen Impuls „ihres" motorischen Nerven veranlaßt. Entsprechend der „Planung" von Bewegungsabläufen entsendet das Gehirn zunächst Impulse in das Rückenmark. Diese münden an den α-Motoneuronen im Vorderhorn des Rückenmarks, deren Fortsätze gebündelt als motorischer Nerv zu den Skelettmuskeln ziehen. „Einfache" Reflexbewegungen auf sensible Reize hin, die über die Hinterwurzel in das Rückenmark gelangen, geschehen ohne Mitwirkung des Gehirns. Um bei dem ständigen Eintreffen sensibler Reize im Rückenmark eine zu starke Erregung von motorischen Nerven bzw. Dauerkontraktionen der Muskeln zu verhindern, sind in die Nervengeflechte, über die sich die Impulse im Rückenmark ausbreiten, hemmende Nervenzellen (sog. inhibitorische Interneurone) zwischengeschaltet.

Die neuromuskuläre Übertragung (**B**) der Erregung vom motorischen Nerven auf die Skelettmuskelfaser geschieht an der motorischen Endplatte. Der Nervenimpuls setzt Acetylcholin (ACh) aus der Nervenendigung frei, das sich an die *nicotinischen ACh-Rezeptoren* der motorischen Endplatte bindet. Die Rezeptorerregung führt zur Depolarisation der Endplatte. Dies löst im umgebenden Sarkolemm ein fortgeleitetes Aktionspotential (AP) aus. Das AP ruft in der Muskelfaser die Ausschüttung von Ca^{2+} aus seinem Speicherort, dem sarkoplasmatischen Retikulum (SR), hervor; der Anstieg der Ca^{2+}-Konzentration veranlaßt die Myofilamente zur Kontraktion (elektromechanische Kopplung). Inzwischen ist ACh durch die Acetylcholinesterase gespalten worden (S. 100), die Endplattenerregung ist abgeklungen. Folgt kein weiteres AP, so nimmt das SR die Ca-Ionen wieder auf, woraufhin die Myofilamente erschlaffen.

Die klinisch wichtigen Wirkstoffe greifen (außer Dantrolen) alle in die nervale Steuerung der Muskelzellen ein (**A, B**; S. 180 ff).

Myotonolytika (**A**) senken den Muskeltonus, indem sie im Rückenmark die Wirkung hemmender Interneurone verstärken. Die Myotonolytika dienen zur Behandlung schmerzhafter Muskelverspannungen, z. B. bei Rückenmarkserkrankungen. *Benzodiazepine* erhöhen die Wirksamkeit des hemmenden Überträgerstoffes GABA an $GABA_A$-Rezeptoren (S. 220). *Baclofen* erregt $GABA_B$-Rezeptoren.

Die **Krampfgifte** *Tetanus-Toxin* (Ursache des Wundstarrkrampfs) und *Strychnin* vermindern die Wirksamkeit von hemmenden Interneuronen, welche die Aminosäure Glycin als Überträgerstoff freisetzen (**A**). Als Folge einer ungehemmten Ausbreitung von Nervenimpulsen im Rückenmark kommt es zu Muskelkrämpfen. Die Verkrampfung der Atemmuskulatur bedeutet Lebensgefahr.

Botulinus-Toxin aus dem Bakterium Clostridium botulinum ist das stärkste bekannte Gift. Die für einen Erwachsenen tödliche Dosis liegt bei 0,000 003 mg. Es hemmt die Freisetzung von ACh aus motorischen (und auch parasympathischen) Nervenendigungen. Der Tod tritt durch Lähmung der Atemmuskulatur ein.

Therapeutisch läßt sich Botulinus-Toxin lokal in sehr kleiner Dosis bei einem krampfhaften Lidschluß (Blepharospasmus) verwenden.

Auch eine pathologische *Erhöhung der Mg-Ionen-Konzentration* ruft eine Hemmung der neuromuskulären Übertragung hervor.

Dantrolen greift in die Muskelzelle in die elektromechanische Kopplung ein, indem es die Ca^{2+}-Abgabe aus dem SR hemmt. Es wird bei Rückenmarkserkrankungen mit schmerzhaften Muskelverspannungen sowie bei Skelettmuskelerkrankungen mit übersteigerter Ca^{2+}-Freisetzung (maligne Hyperthermie) eingesetzt.

Pharmaka zur Beeinflussung des motorischen Systems

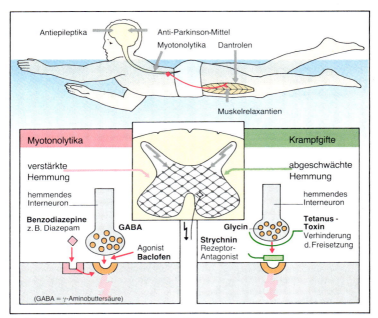

A. Möglichkeiten zur Beeinflussung des Tonus der Skelettmuskulatur

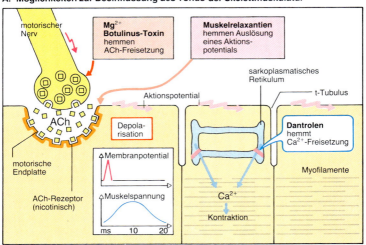

B. Hemmung der neuromuskulären Übertragung und der elektromechanischen Kopplung

Muskelrelaxantien

Muskelrelaxantien führen zu einer *schlaffen Lähmung der Skelettmuskulatur,* indem sie sich an die ACh-Rezeptoren der motorischen Endplatte binden und die *neuromuskuläre Übertragung* hemmen (S. 178). Je nachdem, ob die Anlagerung an die ACh-Rezeptoren mit einer Blockade oder mit einer Erregung der Endplatte einhergeht, unterscheidet man **nicht depolarisierende** und **depolarisierende** Muskelrelaxantien (S. 182). Im Rahmen einer Narkose angewandt, verhindern Muskelrelaxantien, daß ein chirurgischer Eingriff durch Kontraktionen der Muskulatur des Patienten gestört wird (S. 210).

Nicht depolarisierende Muskelrelaxantien

Curare ist der Name für pflanzliche Pfeilgifte südamerikanischer Indianer. Ein Lebewesen, das von einem mit Curare versehenen Pfeil getroffen wird, erleidet durch das sich im Körper ausbreitende Gift in kurzer Zeit eine Lähmung der Skelettmuskulatur und stirbt, weil die Atemmuskulatur versagt („periphere Atemlähmung"). Das erlegte Wild ist ohne Gefährdung verzehrbar, da das Gift so gut wie nicht aus dem Magen-Darm-Trakt aufgenommen wird. Der für die Medizin bedeutendste Inhaltsstoff von Curare ist **d-Tubocurarin.** Es besitzt ein quartäres Stickstoffatom (N) sowie am gegenüberliegenden Ende ein bei physiologischem pH protoniertes N. Über zwei positiv geladene N verfügen auch alle anderen Muskelrelaxantien. Die dauerhafte positive Ladung am quartären N erklärt die sehr schlechte Resorbierbarkeit aus dem Darm. d-Tubocurarin wird durch i. v.-Injektion verabreicht (übliche Dosis ca. 10 mg). Es lagert sich an die nicotinischen ACh-Rezeptoren der motorischen Endplatte an, ohne diese zu erregen. Gegenüber ACh wirkt es als *kompetitiver Antagonist;* es verhindert die Bindung von freigesetztem ACh und damit die neuromuskuläre Übertragung. Die Muskelerschlaffung bildet sich innerhalb von ca. 4 min aus. d-Tubocurarin dringt nicht in das ZNS ein. Der Patient würde die Lähmung seiner Muskulatur mit der Unfähigkeit zu atmen bei vollem Bewußtsein erleben, ohne sich in irgendeiner Weise äußern zu können. Aus diesem Grunde muß vor Anwendung eines Muskelrelaxans durch die Gabe eines geeigneten Wirkstoffes für eine Ausschaltung des Bewußtseins (Narkose) gesorgt werden. Die Wirkung einer Einzeldosis hält ca. 30 min an.

Durch Gabe von *Acetylcholinesterase-Hemmstoffen,* z. B. *Neostigmin* (S. 102), ist die Wirkdauer abkürzbar: Wegen der Hemmung des Abbaus von freigesetztem ACh steigt dessen Konzentration an der motorischen Endplatte an, ACh „verdrängt" kompetitiv das d-Tubocurarin von den Rezeptoren und vermag den Muskel wieder zu erregen.

Als *unerwünschte Wirkungen* von d-Tubocurarin können auftreten: nicht allergisch bedingte Histamin-Freisetzung aus Mastzellen mit Bronchospasmus, Urtikaria, Blutdruckabfall. Häufiger ist ein Blutdruckabfall aber auf eine ganglienblockierende Wirkung von d-Tubocurarin zurückzuführen.

Pancuronium ist eine heute häufig angewandte synthetische Verbindung, bei der Histamin-Freisetzung und Ganglienblockade keine Rolle spielen. Pancuronium ist ca. 5fach stärker wirksam als d-Tubocurarin, der Effekt hält etwas länger an. Eine Erhöhung von Herzfrequenz und Blutdruck werden auf eine Blockade muscarinischer ACh-Rezeptoren am Herzen zurückgeführt.

Weitere nicht depolarisierende Muskelrelaxantien sind: das Pancuronium-Derivat **Vecuronium,** das Derivat des Alkaloids Toxiferin **Alcuronium** sowie **Gallamin. Atracurium** bietet die Besonderheit, daß es spontan, ohne Mitwirkung von Enzymen, abgebaut wird. Das Abklingen seiner Wirkung ist deshalb unabhängig von der Funktion der Eliminationsorgane.

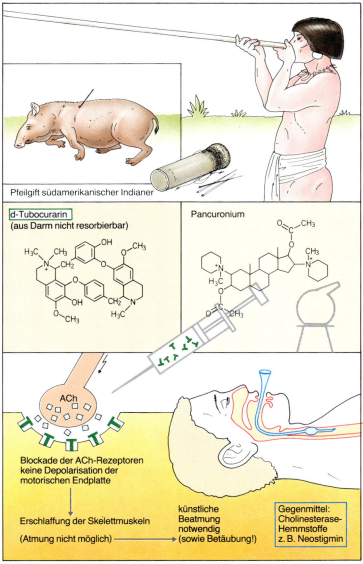

A. Nicht depolarisierende Muskelrelaxantien

Depolarisierende Muskelrelaxantien

Klinisch wichtig ist **Succinylcholin,** (Succinyldicholin, Suxamethonium, **A**). Bei ihm handelt es sich gewissermaßen um ein verdoppeltes ACh. So wie ACh wirkt Succinylcholin an den nicotinischen ACh-Rezeptoren der motorischen Endplatte als Agonist. Trotzdem verursacht es eine Muskelerschlaffung: anders als ACh wird Succinylcholin nicht von der Acetylcholinesterase gespalten. Es ist nur ein Substrat der unspezifischen Cholinesterase (Serum-Cholinesterase, S. 100). Succinylcholin wird langsamer abgebaut als ACh, verweilt daher einige Minuten im synaptischen Spalt und depolarisiert die Endplatte entsprechend lang anhaltend. Die Depolarisation der Endplatte ruft in der umgebenden Muskelzellmembran zunächst ein fortgeleitetes Aktionspotential mit Kontraktion der Muskelfaser hervor: nach i. v.-Injektion lassen sich kurzfristig feine Muskelzuckungen beobachten.

Die erneute Auslösung eines AP in der Umgebung der Endplatte ist nur möglich, wenn diese zwischenzeitlich unerregt war und repolarisieren konnte. Das AP beruht auf der Öffnung der Na-Kanal-Proteine, wodurch Na-Ionen die Muskelfaser-Membran passieren und diese depolarisieren. Nach wenigen Millisekunden schließen sich die Na-Kanäle automatisch („Inaktivierung"), das Membranpotential kehrt zum Ausgangswert zurück und das AP ist beendet. Solange sich das Membranpotential dem Ruhewert nicht ausreichend genähert hat, ist eine erneute Öffnung der Na-Kanäle und damit ein weiteres AP nicht möglich. Im Falle des freigesetzten ACh tritt wegen des raschen Abbaus durch die Acetylcholinesterase schnell eine Repolarisation der Endplatte und eine Wiederkehr der Na-Kanal-Erregbarkeit in der umgebenden Membran auf. Bei Succinylcholin dagegen bleibt die Depolarisation der Endplatte und damit auch der umgebenden Membranbezirke bestehen. Die Na-Kanäle verharren im inaktivierten Zustand, und deshalb ist in der umgebenden Membran kein AP auslösbar.

Da die meisten Skelettmuskelfasern nur mittels einer Endplatte innerviert sind, setzt die Erregung solcher bis zu 30 cm langer Muskelfasern die Ausbreitung eines AP über die Zellmembran voraus. Beim Ausbleiben von AP verharrt die Muskelfaser im erschlafften Zustand.

Die Wirkung einer Normdosis von Succinylcholin hält nur etwa 10 min an. Häufig wird es zu Beginn einer Narkose gegeben, um die Intubation des Patienten zu ermöglichen. Durch Cholinesterase-Hemmstoffe läßt sich die Wirkung von Succinylcholin verständlicherweise nicht aufheben. Bei den wenigen Patienten mit einem genetischen Mangel an Pseudocholinesterase (= unspezifische Cholinesterase) ist die Succinylcholin-Wirkung erheblich verlängert.

Da die Dauerdepolarisation der Endplatten mit dem Ausstrom von K-Ionen verbunden ist, kann es zu einer Hyperkaliämie kommen (Herzarrhythmie-Gefahr). Nur in wenigen Muskeltypen (z. B. den äußeren Augenmuskeln) sind die Muskelfasern mittels vieler motorischer Endplatten innerviert und reagieren abgestuft. Hier erniedrigt Succinylcholin über die gesamte Faser hin das Membranpotential. Dies geht mit einer Dauerkontraktion einher: der Augeninnendruck wird erhöht, was bei Augenoperationen zu berücksichtigen ist.

Bei Skelettmuskeln, deren versorgender Nerv durchtrennt wurde, breiten sich die ACh-Rezeptoren nach einigen Tagen über die gesamte Muskelfaser-Membran aus. Succinylcholin würde auch in diesem Fall eine Dauerdepolarisation mit Kontraktur sowie eine Hyperkaliämie auslösen. Dies kann sich z. B. bei einer Nachoperation eines polytraumatisierten Patienten ereignen.

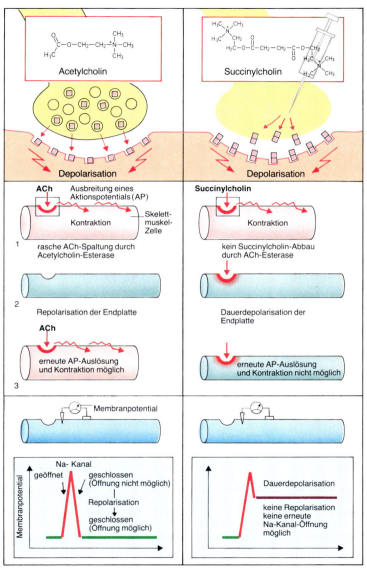

A. Wirkung des depolarisierenden Muskelrelaxans Succinylcholin

Antiparkinson-Mittel

Die Parkinson'sche Erkrankung (Schüttellähmung) ist mit einer Zerstörung von dopaminergen Neuronen verbunden, die von der *Substantia nigra* zum *Corpus striatum* ziehen. Sie sind dort an der Steuerung extrapyramidal-motorischer Abläufe beteiligt, indem sie normalerweise die Aktivität cholinerger Neurone hemmen. Die Erkrankung beruht auf einem Mangel an Dopamin (D.) mit relativem Überwiegen von Acetylcholin. Hauptsymptome der Erkrankung sind: Bewegungsarmut (Akinesie), Muskelsteifigkeit (Rigor) und Zittern (Tremor).

Mit pharmakotherapeutischen Maßnahmen wird versucht, den D.-Mangel auszugleichen oder das Übergewicht der cholinergen Aktivität zurückzudrängen.

L-DOPA. Da es sich um einen D.-Mangel im Zentralnervensystem handelt, muß D. dort substituiert werden. D. kann als polares Katecholamin die Blut-Hirn-Schranke aber nicht durchdringen. Daher wird seine Vorstufe L-**D**ihydr**o**xy-**p**henyl**a**lanin (L-DOPA) eingesetzt, welches als Aminosäure über die Blut-Hirn-Schranke transportiert und dann durch das Enzym DOPA-Decarboxylase am Ort zu D. decarboxyliert wird.

Auch außerhalb des Gehirns entsteht aus dem zugeführten L-DOPA D. Es wird dort aber nicht benötigt und verursacht nur unerwünschte Wirkungen (Tachykardie, Rhythmusstörungen als Folge einer Erregung von β_1-Adrenozeptoren [S. 114] und Blutdruckabfall). Die D.-Bildung in der Körperperipherie kann bei gleichzeitiger Anwendung von Hemmstoffen der DOPA-Decarboxylase *(Carbidopa, Benserazid)* verhindert werden. Diese dringen nicht durch die Blut-Hirn-Schranke, die Decarboxylierung im Gehirn bleibt unbeeinträchtigt.

Hyperkinesie, psychische Störungen können als unerwünschte Wirkungen der erhöhten D.-Konzentration im Gehirn eintreten.

Dopamin D_2-Rezeptor-Agonisten. Zur Behebung des zentralen D.-Mangels dienen D_2-Agonisten wie z. B. *Bromocriptin* (S. 114) und Lisurid. Als D_2-Agonisten erregen sie bevorzugt die D.-Rezeptoren im Gehirn. Bezüglich der zentral bedingten Nebenwirkungen unterscheiden sich D_2-Agonisten nicht von L-DOPA.

Hemmstoff der Monoaminoxidase-B (MAO-B). Die Monoaminoxidase liegt in Form zweier Isoenzyme vor: MAO-A und MAO-B. Die Leber enthält beide Formen. Das Corpus striatum ist reich an MAO-B. Dieses Isoenzym kann durch *Selegilin* gehemmt werden; der Abbau biogener Amine (Noradrenalin, Adrenalin, Serotonin) in der Körperperipherie wird nicht blockiert, da die MAO-A funktionsfähig bleibt.

Anticholinergika. Zentral wirksame Antagonisten zu Acetylcholin an muscarinischen Rezeptoren (z. B. *Benzatropin, Biperiden,* S. 106) erlauben es, die Auswirkungen des relativen Überwiegens cholinerger Aktivität zu unterdrücken (besonders den Tremor). Die typischen Atropin-artigen Nebenwirkungen limitieren die applizierbare Dosis. Ein vollständiges Verschwinden der Symptome ist nicht zu erreichen.

Amantadin. Im Anfangsstadium der Erkrankung können die Symptome mit Amantadin unterdrückt werden, doch verliert diese Maßnahme nach relativ kurzer Behandlungsdauer ihre Wirksamkeit. Der Wirkungsmechanismus von Amantadin ist unbekannt.

Die Gabe von L-DOPA oder einem D.-Agonisten stellt die wirksamste Form der Behandlung des Parkinson-Kranken dar. Nur im Anfangsstadium und beim Vorherrschen bestimmter Symptome (Tremor) werden Amantadin oder Anticholinergika allein angewandt. Im späten Stadium der Erkrankung müssen L-DOPA bzw. D_2-Agonisten mit Anticholinergika und Selegilin kombiniert werden, um die Symptome der Erkrankung zu beherrschen.

Pharmaka zur Beeinflussung des motorischen Systems

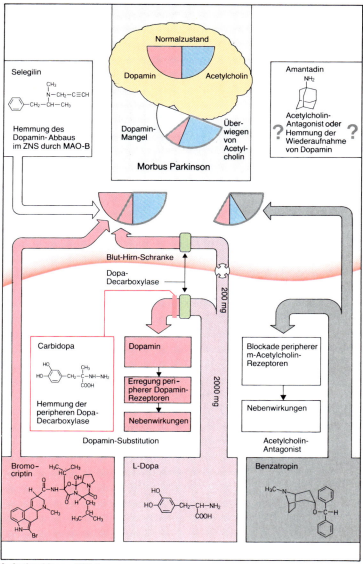

A. Antiparkinson-Mittel

Antiepileptika

Der epileptische Anfall beruht auf einer plötzlich einsetzenden Bildung und Ausbreitung überschießender elektrischer Erregung im Gehirn. Mittels Hirnstrommessung (Elektroencephalographie, EEG) ist dies registrierbar. Die krankhaften Hirnströme können lokal begrenzt (fokale Anfälle) oder über der gesamten Hirnrinde auftreten (generalisierte Anfälle). Bei den generalisierten Anfällen trennt man zwischen den großen, Grand mal-Anfällen mit generalisierten Krämpfen und den kleinen, Petit mal-Anfällen, deren Symptomatik altersabhängig ist.

Wegen seiner kurzen Dauer ist ein einzelner Krampfanfall keiner akuten medikamentösen Therapie zugänglich. Antiepileptika dienen zur Prophylaxe epileptischer Anfälle und sind zu diesem Zweck chronisch (oral) zuzuführen. Nur, wenn ein **Status epilepticus** (Aufeinanderfolge von Grand mal-Anfällen) vorliegt, sind Antikonvulsiva (bevorzugt Benzodiazepine i.v. oder rektal) notwendig.

Antikonvulsive Wirkstoffe sind in (A) zusammengestellt hinsichtlich Struktur und Indikationsgebieten. Ihr Wirkungsmechanismus ist meist unklar (s. aber Benzodiazepine S. 220). Angestrebt wird eine Monotherapie. Die Dosis des Wirkstoffes wird gesteigert bis Krampffreiheit oder zu starke Nebenwirkungen auftreten. Blutspiegel-Bestimmungen helfen, die Einstellung zu optimieren. Nach 3jähriger Anfallsfreiheit kann durch langsame(!) Senkung der Dosis geprüft werden, ob die Therapie beendet werden darf.

Die antileptische Therapie geht mit mehr oder weniger ausgeprägten **Nebenwirkungen** einher: ZNS-Dämpfung mit *Sedation* und anderen ZNS-Störungen; Unverträglichkeitsreaktionen mit *Haut-* oder *Blutbildveränderungen*.

Osteomalazie (Prophylaxe durch Vit.D-Gabe) oder *megaloblastäre Anämie* (Folsäure-Gabe) sind möglich bei Therapie mit Phenobarbital, Primidon und Phenytoin. Diese sowie Carbamazepin rufen eine *Enzyminduktion* hervor (Arzneimittelinteraktion, S. 32).

Phenobarbital ist ein Barbiturat (S. 216) mit langer Wirkdauer. Aus **Primidon** entsteht im Organismus zum Teil Phenobarbital. So wie dieses kann auch **Phenytoin** ein Proton abgeben ($pK_a = 8,3$) und liegt zu einem kleinen Teil negativ geladen vor. Es dient auch als Antiarrhythmikum bei Herzglykosid-Intoxikationen (S. 130). Hier erhöht es das Membranpotential, indem es die Na-Permeabilität senkt. Eine besondere Nebenwirkung ist eine in ca. 20% auftretende Zahnfleisch-Wucherung (Gingiva-Hyperplasie).

Ethosuximid weist eine enge strukturelle Verwandtschaft mit den genannten Substanzen auf.

Carbamazepin dient auch zur Behandlung der Trigeminus-Neuralgie.

Valproinsäure (oder einer seiner Metaboliten) erhöht im Hirn den Gehalt des hemmenden Überträgerstoffes GABA. Seine sedierende Nebenwirkung ist gering. Bei Leber- und Pankreaserkrankungen ist es kontraindiziert (Alkoholiker!). *Vigabatrin* ist ein neues Antiepileptikum, das mit dem GABA-Abbau interferiert.

Benzodiazepine (S. 220) eignen sich wegen der Toleranzentwicklung eher für die akute als die chronische Anwendung. Die antikonvulsive Aktivität der verschiedenen Benzodiazepine ist im Prinzip wohl gleich.

Clomethiazol kann auch zur Durchbrechung eines Status epilepticus dienen, seine Hauptindikation sind aber Unruhezustände, besonders das Alkoholdelir (bei dem u.a. Krämpfe möglich sind). Intravenöse Zufuhr kann zu Atemdepression und Blutdruckabfall führen. Zur chronischen Anwendung ist Clomethiazol nicht geeignet, da Abhängigkeit und Wirksamkeitsverlust drohen.

Das Glucocorticoid **Dexamethason** (S. 242) wird bei Blitz-Nick-Salaam-(BNS-) Krämpfen angewandt.

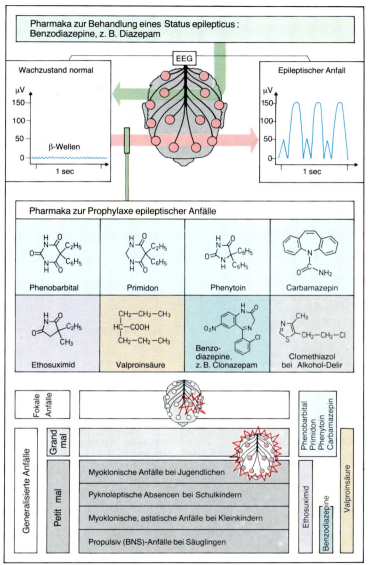

A. Antiepileptika

Schmerzentstehung und -leitung

Schmerz ist die Bezeichnung für ein Spektrum von Empfindungen, die nach ihrem Charakter höchst unterschiedlich sein können und nach ihrer Intensität von unangenehm bis unerträglich reichen. Schmerzreize werden durch die morphologisch am wenigsten differenzierten physiologischen Rezeptoren (Sensoren), nämlich freie Nervenendigungen, aufgenommen. Die Zelleiber der bipolaren, afferenten 1. Neurone liegen im Spinalganglion. An der Schmerzleitung sind marklose Fasern (C-Fasern, Leitungsgeschwindigkeit 0,5–2 m/s) und myelinisierte Fasern (Aδ-Fasern, 5–30 m/s) beteiligt. Die freien Nervenendigungen der Aδ-Fasern sprechen auf starken Druck oder Hitze an, während die Nervenendigungen der C-Fasern empfindlich auf chemische Reize (H^+, K^+, Histamin, Bradykinin u.a.), die in der Folge eines Gewebeschadens auftreten, reagieren. Unabhängig davon, ob es sich um einen chemischen, mechanischen oder thermischen Reiz handelt, kann er in Gegenwart von Prostaglandinen erheblich verstärkt werden (S. 190).

Chemische Reize liegen auch den Schmerzen infolge einer Entzündung oder einer Durchblutungsstörung (Angina pectoris, Herzinfarkt) zugrunde. Die starken Schmerzen, die bei einer Überdehnung oder spastischen Erregung glattmuskulärer Organe im Bauchraum auftreten, werden durch eine sich im Spasmus entwickelnde Hypoxie unterhalten (viszerale Schmerzen).

Aδ- und C-Fasern treten über die Hinterwurzel in das Rückenmark ein; nach Umschaltung auf ein Folgeneuron und einem Seitenwechsel zieht die Bahn im Vorderseitenstrang zum Gehirn. Nach dem entwicklungsgeschichtlichen Alter werden Tractus neo- und palaeospinothalamicus unterschieden. Thalamische Kerngebiete, in denen Fasern von T. neospinothalamicus enden, entsenden Impulse in definierte Areale des Gyrus postcentralis. Über diese Bahn geleitet, wird ein Reiz als scharfer und eindeutig lokalisierbarer Schmerz empfunden. Im Falle der „alten", vom T. palaeospinothalamicus innervierten Kerngebiete ist die Projektion auf den Gyrus postcentralis diffus, so daß diese Bahn für die Leitung von Reizen in Betracht kommt, die zu Schmerzen von dumpfem, bohrendem, brennendem Charakter führen und die vom Individuum nicht eindeutig lokalisiert werden können.

Die Impulsfrequenz in den Tractus neo- und palaeospinothalamicus kann durch absteigende Fasern moduliert werden, die ihren Ursprung in der *Formatio reticularis* haben und auf spinaler Ebene an den Synapsen der 1. und 2. Neurone der sensiblen Fasern enden **(absteigendes antinoziceptives System)**. Durch Freisetzung von endogenen Opioiden (Enkephaline) können sie die Effizienz der Umschaltung vom 1. auf das 2. Neuron herabsetzen.

Die **Schmerzempfindung** kann folgendermaßen beeinflußt werden:
– Ausschaltung der Schmerzursache,
– Herabsetzung der **Empfindlichkeit der Nociceptoren** (antipyretische Analgetika, Lokalanästhetika),
– Unterbrechung der **Schmerzleitung** (Lokalanästhetika),
– Unterdrückung der **Umschaltung von Schmerzimpulsen** im Rückenmark (Opioide),
– Hemmung der **Schmerzwahrnehmung** (Opioide, Narkotika) und
– Beeinflussung der **Schmerzverarbeitung** (Antidepressiva als Co-Analgetika).

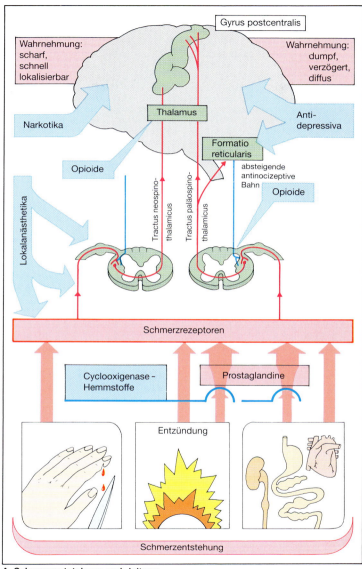

A. Schmerzentstehung und -leitung

Eicosanoide

Herkunft und Stoffwechsel. Die Eicosanoide **Prostaglandine, Thromboxan, Prostacyclin** und **Leukotriene** entstehen im Organismus aus **Arachidonsäure,** einer 4fach ungesättigten C20-Fettsäure (Eicosa-tetraen-säure). Die Arachidonsäure ist ein regelmäßiger Baustein der Phospholipide in Zellmembranen und wird durch Phospholipase A_2 freigesetzt. Sie dient dann **Cyclooxigenasen** und **Lipoxigenasen** als Substrat.

Prostaglandine (PG), Prostacyclin und Thromboxan entstehen über die Zwischenstufe **cyclischer Endoperoxide.** Bei den PG bildet sich in der Fettsäurekette ein Cyclopentan-Ring aus. Mit dem der Abkürzung PG folgenden Buchstaben (D, E, F, G, H oder I) wird ein Unterschied in der Substitution mit Hydroxy- bzw. Keto-Gruppen angezeigt, das Suffix gibt Auskunft über die Anzahl der Doppelbindungen, der griechische Buchstabe über die Stellung der Hydroxy-Gruppe an C9 (abgebildet ist $PGF_{2\alpha}$). PG werden in erster Linie durch das Enzym 15-Hydroxy-prostaglandin-Dehydrogenase inaktiviert. Im Plasma erfolgt die Inaktivierung sehr rasch, bei einer Passage durch die Lunge werden 90% der im Plasma befindlichen PG abgebaut. Es handelt sich um **Lokalhormone,** die nur am Ort ihrer Bildung in biologisch wirksamer Konzentration vorkommen.

Biologische Wirkungen. Die einzelnen PG (PGE, PGF, PGI = Prostacyclin) besitzen unterschiedliche biologische Wirkungen.

Schmerzrezeptoren. PG steigern die Empfindlichkeit gegenüber den üblichen Schmerzreizen (S. 188), d. h. bei gegebenem Reiz ist die Frequenz der ausgelösten Aktionspotentiale an sensiblen Nerven erhöht.

Wärmeregulationszentrum im Hypothalamus. PG erhöhen den Sollwert, die Körpertemperatur steigt **(Fieber).**

Gefäßmuskulatur. PG bewirken eine Vasodilatation.

Magensaftsekretion. PG fördern die Bildung von *Magenschleim* und vermindern die Bildung von *Magensäure* (S. 164).

Menstruation. $PGF_{2\alpha}$ soll für die ischämische Nekrose des Endometrium vor der Menstruation verantwortlich sein; eine Störung im Mengenverhältnis der einzelnen PG soll bei dysmenorrhoischen Beschwerden und bei starken Blutverlusten während der Menstruation vorliegen.

Uterusmuskulatur. PG regen die *Wehentätigkeit* an.

Bronchialmuskulatur. PGE_2 bewirkt eine *Bronchodilatation.*

Nierendurchblutung. Bei einer Drosselung der Nierendurchblutung werden vasodilatierende PG freigesetzt, die einer Mangeldurchblutung der Niere entgegen wirken.

Thromboxan A_2 und **Prostacyclin** spielen für die *Aggregabilität der Blutplättchen* (S. 148) und für die Regulation der *Gefäßweite* eine Rolle.

Leukotriene erhöhen die Gefäßpermeabilität und locken als chemotaktische Substanzen neutrophile Granulozyten an. Als „slow reacting substances of anaphylaxia" sind sie an der Vermittlung allergischer Reaktionen (S. 314) beteiligt, zusammen mit den Prostaglandinen rufen sie das Spektrum der die Entzündung charakterisierenden Symptome (Rötung, Überwärmung, Schwellung, Schmerz) hervor.

Therapeutische Anwendung. Prostaglandin-Derivate werden eingesetzt zur Weheneinleitung, u. a. zum Schwangerschaftsabbruch (S. 126), bei Magenulcus (S. 164) und bei Durchblutungsstörungen.

Die Verträglichkeit ist schlecht, da sie bei therapeutischer Anwendung meist nicht als *Lokal*hormone appliziert werden können, sondern systemisch gegeben werden müssen.

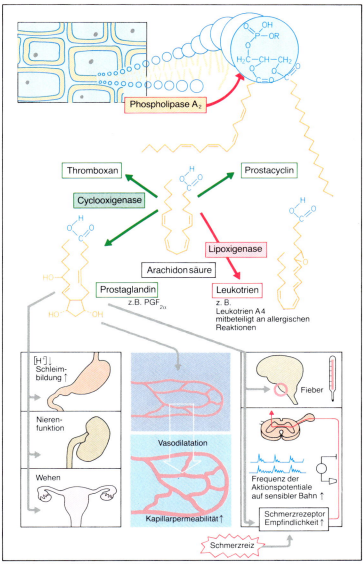

A. Herkunft und Wirkung von Prostaglandinen

Antipyretische Analgetika

Paracetamol, die amphiphilen Säuren Acetylsalicylsäure (ASS), Ibuprofen und andere sowie die Pyrazolon-Derivate Metamizol und Propyphenazon werden zur Unterscheidung von den Opioid-Analgetika als **antipyretische Analgetika** bezeichnet, weil ihnen eine fiebersenkende Wirkung gemeinsam ist.

Paracetamol ist bei Zahn- und Kopfschmerzen gut wirksam, weniger bei entzündlichen und visceralen Schmerzen. Der Wirkmechanismus ist unbekannt. Die Substanz kann per os und in Form von Zäpfchen rektal angewandt werden (Einzeldosis 0,5–1 g). Die Wirkung tritt nach ca. 30 Minuten ein und hält ca. 3 Stunden an. Paracetamol wird im Organismus an der phenolischen Hydroxy-Gruppe mit Glucuronsäure oder Schwefelsäure gekoppelt und in dieser Form renal ausgeschieden. Ein kleiner Teil wird bei therapeutischer Dosierung zu einem N-Acetyl-p-benzochinon oxidiert, das durch die Kopplung an Glutathion entgiftet wird. Bei Einnahme hoher Dosen (ca. 10 g) reicht der Glutathion-Vorrat der Leber für eine Entgiftung nicht aus und das Chinon reagiert mit Bestandteilen der Leberzellen: die Zellen gehen zugrunde: Lebernekrose. Wird innerhalb von 6–8 Std. nach der Einnahme einer überhöhten Paracetamol-Dosis der SH-Gruppen-Donator N-Acetylcystein intravenös verabreicht, kann eine Leberschädigung vermieden werden. Möglicherweise kommt es bei regelmäßigem und jahrelangem Gebrauch von Paracetamol zu einer Funktionsstörung der Niere.

Acetylsalicylsäure (ASS) hat neben dem analgetischen und antipyretischen auch einen antiphlogistischen Effekt. Die Effekte können u. a. auf eine Hemmung der Cyclooxigenase (S. 190) zurückgeführt werden. ASS kann per os als Tablette oder als Lösung bei Verwendung einer Brausetablette angewandt werden oder als Lysinat i. v. injiziert werden (analgetische bzw. antipyretische Einzeldosis 0,5–1 g). ASS wird bereits im Darm, später im Blut rasch zu Salicylsäure hydrolysiert. Der Effekt der ASS hält länger an, als die Substanz im Plasma ($t_{1/2}$ ca. 20 min) anwesend ist, da die Cyclooxigenasen durch kovalente Bindung des Acetyl-Restes von der ASS irreversibel gehemmt werden und die Wirkdauer so von der Neusynthese des Enzyms bestimmt wird. Darüber hinaus mag die Salicylsäure zum Effekt beitragen. ASS reizt die Magenschleimhaut (S. 194). Bei disponierten Patienten kann sie eine Bronchokonstriktion (Analgetikum-Asthma) und andere „pseudoallergische" Erscheinungen auslösen (S. 194). Da ASS die Blutplättchen-Aggregation hemmt (S. 148), darf sie bei Patienten mit eingeschränkter Blutgerinnungsfähigkeit nicht eingesetzt werden. Vorsicht ist bei Kindern und Jugendlichen wegen des Reye-Syndroms geboten; dieses wurde im Zusammenhang mit fieberhaften Virusinfekten und ASS-Einnahme beobachtet und hat eine schlechte Prognose (Hirn- und Lebererkrankung). Am Ende der Schwangerschaft kann die Gabe von ASS nach sich ziehen: Wehenschwäche, Blutungsgefahr bei Mutter und Kind, vorzeitiger Schluß des Ductus arteriosus Botalli.

Von ASS leiten sich die **„Säureantiphlogistika"** (S. 194) ab.

Metamizol ist von den antipyretischen Analgetika das wirksamste. Es vermag auch viscerale Schmerzen zu lindern. Der Wirkungsmechanismus ist unbekannt. Es wird nach oraler und rektaler Applikation ausreichend resorbiert und kann – da wasserlöslich – auch injiziert werden. Sein aktiver Metabolit 4-Aminophenazon hat eine Plasma-$t_{1/2}$ von ~ 5 Stunden. Die Einnahme von Metamizol ist mit dem sehr seltenen, aber schwerwiegenden Risiko einer Agranulozytose verbunden. Bei sensibilisierten Personen kann besonders nach intravenöser Gabe ein Kreislaufschock auftreten. Metamizol sollte nur bei anders nicht zu behandelnden Schmerzzuständen angewandt werden. Vermutlich verhält sich *Propyphenazon* pharmakologisch und toxikologisch wie Metamizol.

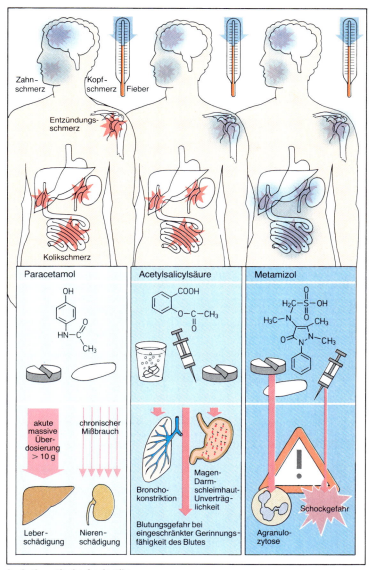

A. Antipyretische Analgetika

Nicht-steroidale Antirheumatika

In relativ hoher Dosis (≥ 4 g/Tag) vermag Acetylsalicylsäure (ASS, S. 192) bei rheumatischen Erkrankungen, z. B. rheumatoider Arthritis, antiphlogistisch zu wirken. In diesem Dosisbereich können jedoch schon zentralnervöse Überdosierungserscheinungen auftreten (Ohrensausen, Schwindel, Benommenheit usw.). Die Suche nach besser verträglichen Wirkstoffen führte zur Gruppe der nicht-steroidalen Antirheumatika (NSAR). Heute stehen über 30 Substanzen zur Verfügung. Gemeinsam ist ihnen der Säurecharakter (**„Säureantiphlogistika"**). Es handelt sich entweder um *Carbonsäuren* (z. B. Diclofenac, Ibuprofen, Naproxen, Indometacin [Formel, S. 309]) oder *Enolsäuren* (z. B. Azapropazon, Piroxicam sowie das lange bekannte, aber schlecht verträgliche Phenylbutazon).

Wie ASS wirken die Substanzen analgetisch, antipyretisch und antiphlogistisch. Sie *hemmen* die *Cyclooxigenase,* aber im Gegensatz zu ASS reversibel. Die Substanzen eignen sich nicht als Hemmstoffe der Thrombozytenaggregation.

Möglicherweise entspringt der analgetische Effekt nicht der Cyclooxigenase-Hemmung; denn bei der Untersuchung chiraler NSAR erwies sich, daß die Hemmung des Enzyms und der antiphlogistische Effekt jeweils nur von einem Enantiomer, die analgetische Wirkung jedoch von beiden Enantiomeren ausgelöst werden kann. Bei gleichartiger erwünschter Wirkung sind für die Auswahl einer Substanz zur Therapie Unterschiede hinsichtlich der pharmakokinetischen Eigenschaften und der Nebenwirkungen wichtig.

Pharmakokinetik. NSAR werden enteral gut resorbiert. Ihre Plasma-Eiweißbindung ist hoch (**A**). Sie werden unterschiedlich rasch eliminiert, vergleiche z. B. Diclofenac ($t_{1/2} = 1-2$ h) und Piroxicam ($t_{1/2} \sim 50$ h). Dies spielt eine Rolle für die Applikationshäufigkeit und die Kumulationsgefahr. Die Elimination von Salicylsäure, dem rasch entstehenden Metaboliten von ASS, weist als Besonderheit eine Dosisabhängigkeit auf. *Salicylsäure* wird (außer bei alkalischem Harn) renal gut rückresorbiert. Erst eine hepatische Kopplung, vorwiegend an Glycin ($\rightarrow$ Salicylursäure) und an Glucuronsäure, schafft die Voraussetzung zur raschen Ausscheidung. Bei Zufuhr einer hohen Dosis macht sich die begrenzte Kapazität der Kopplungsreaktion bemerkbar: Nun hängt die Elimination verstärkt von der renalen Ausscheidung der unveränderten Salicylsäure ab, die jedoch langsam vonstatten geht.

Gruppenspezifische **Nebenwirkungen (B)** können auf die Hemmung der Cyclooxigenase zurückgeführt werden. Die häufigste Nebenwirkung, *Schädigung der Magenschleimhaut* mit der Gefahr peptischer Ulcera beruht (neben einer direkten Säurewirkung) hauptsächlich auf der verminderten Synthese der schleimhautprotektiven Prostaglandine (PG). Der Gastropathie läßt sich durch das PG-Analogon Misoprostol (S. 164) vorbeugen. Bei disponierten Patienten können *Asthma*-Anfälle auftreten, vermutlich infolge eines Mangels an bronchodilatatorischen PG und einer Mehrbildung von Leukotrienen. Da es sich nicht um eine immunologisch bedingte Reaktion handelt, drohen „pseudoallergische" Reaktionen bei allen Vertretern der Gruppe. PG spielen für die Nierendurchblutung eine Rolle als funktionelle Gegenspieler von Angiotensin II und Noradrenalin. Ist deren Freisetzung erhöht (z. B. bei Volumenmangel), kann die Hemmung der PG-Synthese zu *verminderter Durchblutung und eingeschränkter Funktion der Nieren* führen.

Weitere unerwünschte Wirkungen sind Bildung von Ödemen und Anstieg des Blutdrucks.

Außerdem müssen substanzspezifische Nebenwirkungen beachtet werden. Sie betreffen beispielsweise das ZNS (Indometacin: Benommenheit, Kopfschmerzen, Verwirrtheitszustände), die Haut (Piroxicam: Lichtüberempfindlichkeit) oder das Blut (Phenylbutazon: Agranulozytose).

Antipyretische Analgetika 195

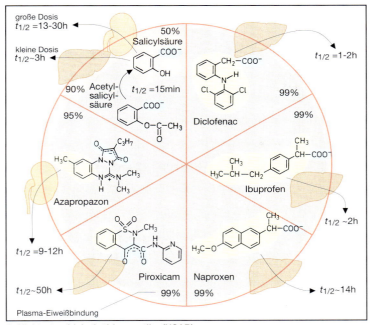

A. Nicht-steroidale Antirheumatika (NSAR)

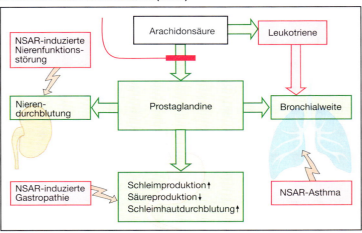

B. NSAR: Gruppenspezifische Nebenwirkungen

Wärmeregulation des Körpers und Antipyretika

Die Körpertemperatur beträgt beim Menschen ca. 37 °C und schwankt im Tagesverlauf um ca. 1 °C. Im Ruhezustand wird durch die Stoffwechselaktivität der Leber 25%, des Gehirns 20%, des Herzens 8% und der Niere 7% der gesamten Wärmeproduktion geliefert. Bei körperlicher Anstrengung steigt die Wärmeproduktion stark an. Der absolute Beitrag dieser Organe zur **Wärmeproduktion** ändert sich dabei wenig, dafür kann die Muskelarbeit, die in Ruhe nur ca. 25% der Wärme erzeugt, bei körperlicher Belastung bis zu 90% beisteuern. Die Blutgefäße, die in die Haut einziehen, durchbrechen die vom Fettgewebe gebildete Isolierschicht und erlauben in Abhängigkeit von Gefäßweite bzw. Durchblutung eine unterschiedlich stark ausgeprägte **Wärmeabgabe** an die Umgebung. Die Durchblutung der Haut kann je nach Erfordernis zwischen geringfügig mehr als Null und 30% des Herzminutenvolumens betragen. Der **Wärmetransport** mit dem Blut von den Orten der Produktion im Körperinneren zur Körperoberfläche ist damit ein vom Körper steuerbarer Weg der Wärmeabgabe.

Neben der Wärmeabgabe durch Leitung und Strahlung kann Wärme durch eine vermehrte **Schweißbildung** abgegeben werden, da der Schweiß an der Hautoberfläche verdunstet und für den Verdunstungsvorgang Wärme verbraucht wird (**Verdunstungskälte**). Die Steuerbarkeit von Hautdurchblutung und Schweißproduktion durch das vegetative Nervensystem erlaubt es, **den Istwert der Körpertemperatur** auf den im Wärmezentrum vorgegebenen **Sollwert** einzustellen (**A**). Der Sympathikus kann die Wärmeabgabe einerseits über eine Vasokonstriktion drosseln und andererseits über eine vermehrte Schweißproduktion fördern. **Muskelzittern** ist eine Maßnahme des Körpers, die Wärmeproduktion zu steigern.

Ist die Schweißproduktion bei einer Vergiftung mit **Parasympatholytika** (z. B. Atropin) gehemmt, wird die Hautdurchblutung gesteigert. Kann auf diesem Wege nicht genügend Wärme abgeführt werden, kommt es zum Wärmestau (**Hyperthermie**).

Das Wärmeregulationssystem wird bei einer **Überfunktion der Schilddrüse** besonders gefordert, da das Überangebot von Schilddrüsenhormonen (gesteigerter Grundumsatz) vermehrt Wärme anfallen läßt, die abgeführt werden muß, um die Körpertemperatur auf ihrem physiologischen Wert zu halten; die Patienten haben eine warme Haut und schwitzen.

Das hypothalamische Wärmezentrum kann durch **Neuroleptika** (S. 230) ausgeschaltet werden (**B1**), ohne daß andere Zentren bereits beeinträchtigt würden. So ist es möglich, den Körper eines Patienten abzukühlen, ohne daß eine Gegenregulation (Kältezittern) eintritt. Dies wird z. B. genutzt bei sehr hohem Fieber oder bei Herzoperationen unter Einschaltung einer Herz-Lungen-Maschine, in der die Temperatur des Blutes auf bis zu 10 °C abgesenkt wird.

In höheren Dosen lähmen auch **Alkohol** und **Barbiturate** das Wärmezentrum (**B1**) und lassen so eine Unterkühlung des Körpers zu, die bei niedriger Umgebungstemperatur zum Kältetod führen kann („Erfrieren" von Betrunkenen).

Pyrogene (z. B. bakterielle Lipopolysaccharide) verschieben – möglicherweise vermittelt durch Prostaglandine (S. 190) – den Sollwert im Wärmeregulationszentrum nach oben (**B2**). Der Organismus drosselt die Wärmeabgabe durch Konstriktion der Hautgefäße („Frieren") und steigert die Wärmeproduktion (Muskelzittern, Schüttelfrost), um den Istwert der Körpertemperatur an den erhöhten Sollwert anzupassen (**Fieber**). **Antipyretika** wie Paracetamol, Acetylsalicylsäure und Metamizol (S. 192) bewirken eine Normalisierung des Sollwertes (**B2**) und damit einen Fieberabfall.

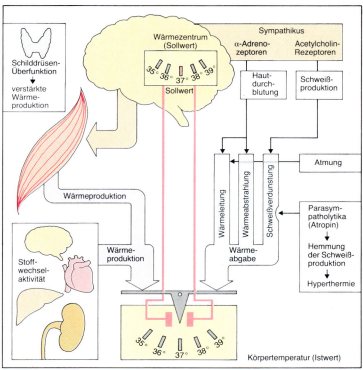

A. Wärmeregulation

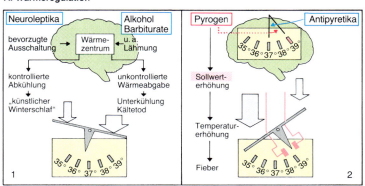

B. Störungen der Wärmeregulation

Lokalanästhetika

Lokalanästhetika hemmen die Bildung und Leitung von elektrischen Erregungen in Nerven reversibel. Eine derartige Wirkung ist an sensiblen Nerven erwünscht, wenn eine mit Schmerzen verbundene Maßnahme durchzuführen ist, z. B. chirurgische oder zahnärztliche Eingriffe.

Wirkungsmechanismus. Die Fortleitung der Erregung im Nerven geschieht in Form des Aktionspotentials, eines sehr raschen – am Nerven weniger als 1 ms dauernden – „Zusammenbruchs" des Membranpotentials. Der Depolarisation liegt ein rascher Einstrom von Na-Ionen in das Innere des Nervenaxon zugrunde (**A**). Dieser Einstrom erfolgt durch ein Kanalprotein in der Membran, das im geöffneten (aktivierten) Zustand Na-Ionen rasch entlang dem chemischen Gradienten ($[Na^+]_{außen}$ ca. 150 mM, $[Na^+]_{innen}$ ca. 7 mM) von außen nach innen strömen läßt. Dieser schnelle Na^+-Einstrom kann durch Lokalanästhetika gehemmt werden; die Bildung und Fortleitung der Erregung ist blockiert (**A**).

Die meisten Lokalanästhetika liegen z. T. in kationisch amphiphiler Form vor (s. auch 202). Die physikochemische Eigenschaft fördert eine Einlagerung in Interphasen, Grenzgebiete zwischen polarem und apolarem Milieu. Diese finden sich im Phospholipidmembranen und auch in Ionenkanalproteinen. Es spricht einiges dafür, daß die Na-Kanal-Blockade aus der Einlagerung der Lokalanästhetika in das Kanalprotein resultiert. Sicher ist, daß der Wirkort vom Cytosol aus erreicht wird, das Pharmakon also zunächst die Zellmembran durchdringen muß (S. 200).

Auch ungeladene Substanzen wirken lokalanästhetisch, hier ist der Bindungsort in apolaren Bereichen des Kanalproteins oder der umgebenden Lipidmembran zu suchen.

Mechanismus-spezifische Nebenwirkungen. Da der Na-Einstrom nicht nur am sensiblen Nerven, sondern an allen erregbaren Geweben durch Lokalanästhetika blockiert werden kann, erfolgt ihre Anwendung lokal, und es werden Vorkehrungen getroffen (S. 200), die eine Verteilung im Körper erschweren, da ein rascher Übertritt ins Blut unerwünschte systemische Reaktionen auslösen kann:

Bei einer *Blockade inhibitorischer Neurone im Zentralnervensystem:* Unruhe, Krämpfe (Gegenmaßnahme bei Krämpfen: Benzodiazepin-Injektion, S. 220); in höheren Konzentrationen: allgemeine Paralyse mit Lähmung des Atemzentrums.

Bei einer *Blockade der Erregungsausbreitung im Herzen:* AV-Überleitungsstörung, Herzstillstand (Gegenmaßnahme: Adrenalin-Injektion). Die bei einer Lokalanästhesie unerwünschte Hemmung von Erregungsvorgängen im Herzen kann bei einer Herzarrhythmie therapeutisch genutzt werden (S. 134).

Formen der Lokalanästhesie. Die Applikation eines Lokalanästhetikum kann geschehen durch eine Infiltration in das zu betäubende Gewebe (**Infiltrationsanästhesie**) oder durch Injektion an das Nervenbündel, das die sensiblen Fasern aus der zu betäubenden Region vereinigt (**Leitungsanästhesie** am Nerven, **Spinalanästhesie** am Rückenmark) oder durch Auftragen des Wirkstoffs auf die Haut oder Schleimhaut (**Oberflächenanästhesie**). In jedem Falle muß das Lokalanästhetikum aus einem im Gewebe oder auf der Haut gesetzten Depot an den zu betäubenden Nerven diffundieren.

Hohe Empfindlichkeit sensibler, geringe Empfindlichkeit motorischer Nerven. Die Erregung sensibler Nerven wird bereits bei kleineren Konzentrationen gehemmt als die motorischer Nerven. Dies mag auf einer höheren Impulsfrequenz und einer längeren Aktionspotentialdauer der sensiblen Fasern beruhen. Oder es hängt mit der Dicke der sensiblen und motorischen Nerven zusammen und mit dem Abstand

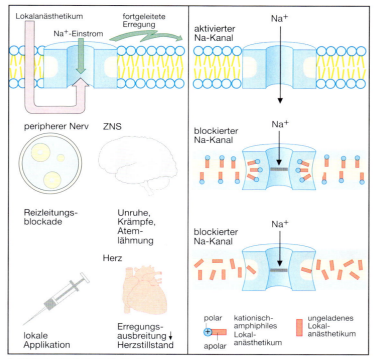

A. Wirkung der Lokalanästhetika

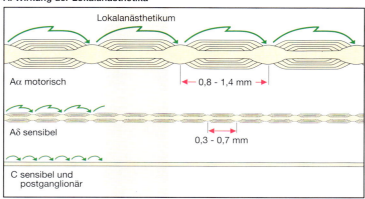

B. Hemmung der Erregungsleitung in verschiedenen Nervenfaser-Typen

der Ranvier'schen Schnürringe. Bei der saltatorischen Impulsleitung wird nur die Membran an den Schnürringen depolarisiert. Da die Induktion einer Depolarisation auch bei der Blockade von 3 oder 4 Schnürringen noch erfolgt, muß bei motorischen Nerven der Bezirk größer sein, in dem eine für die Blockade ausreichend hohe Konzentration des Lokalanästhetikums herrscht (S. 199 B).

Dieser Zusammenhang mag erklären, warum sensible Reize, die über die myelinisierten Nerven vom Aδ-Typ geleitet werden, später und weniger empfindlich auf die Gabe eines Lokalanästhetikum reagieren als Reize, die über die marklosen C-Fasern vermittelt werden. Da die vegetativen postganglionären Fasern keine Myelinscheide tragen, werden auch sie bei einer Lokalanästhesie blockiert. Dies hat im anästhesierten Bereich eine Gefäßdilatation zur Folge, da der durch den Sympathikus unterhaltene Gefäßtonus abnimmt. Die lokale Gefäßdilatation ist bei einer Lokalanästhesie unerwünscht (s. u.).

Diffusion und Wirkung. Bei der Diffusion vom Injektionsort – also dem Interstitialraum des Bindegewebes – an das Axon des sensiblen Nerven muß das Lokalanästhetikum das **Perineurium** überwinden. Das mehrschichtige Perineurium wird von Bindegewebszellen gebildet, die untereinander durch *Zonulae occludentes* (S. 22) verbunden sind, so daß es eine geschlossene lipophile Barriere darstellt.

Bei den gebräuchlichen Lokalanästhetika handelt es sich um tertiäre Amine, die beim pH-Wert der Körperflüssigkeit zum Teil in Form der lipophilen Base (symbolisiert durch Teilchen mit zwei roten Punkten), zum Teil in der positiv geladenen, kationisch amphiphilen Form (S. 202) vorliegen (Teilchen mit einem blauen und einem roten Punkt). Die nichtgeladene Form vermag das Perineurium zu überwinden und gelangt in den **Endoneuralraum**, wo ein Teil der Wirkstoffmoleküle entsprechend dem dort herrschenden pH-Wert wieder eine Ladung aufnimmt. Der gleiche Vorgang wiederholt sich bei der Penetration eines Lokalanästhetikum durch die Membran des Axon (Axolemm) in sein Zytoplasma, das **Axoplasma** (Wirkung auf den Na-Kanal vom Axoplasma aus!), und bei der Diffusion aus dem Endoneuralraum über das ungefensterte Endothel der Kapillaren in das Blut.

Die Konzentration des Lokalanästhetikum am Wirkort wird demnach bestimmt von der Geschwindigkeit der Penetration in den Endoneuralraum und der Geschwindigkeit des Abwanderns in das Kapillarblut. Um den Wirkstoff mit einer genügend großen Geschwindigkeit am Wirkort anfluten zu lassen, muß ein ausreichend hoher Konzentrationsgradient zwischen dem im Bindegewebe gesetzten Depot und dem Endoneuralraum bestehen. Die Injektion von Lösungen mit geringer Konzentration bleibt wirkungslos, zu hohe Konzentrationen aber müssen wegen der Gefahr eines zu raschen Übertritts in das Blut und einer systemischen Vergiftung ebenfalls vermieden werden.

Um eine ausreichend lang anhaltende lokale Wirkung bei geringer systemischer Wirkung zu gewährleisten, wird versucht, das Lokalanästhetikum am Ort der Wirkung – also am Axon des sensiblen Nerven – zu halten, indem es zusammen mit einem **Vasokonstriktor** (Adrenalin, seltener Noradrenalin oder Vasopressin-Derivate) angewandt wird. Das Abwandern aus dem Endoneuralraum in das Kapillarblut wird bei gedrosselter Durchblutung vermindert, da der für die Diffusion entscheidende Konzentrationsgradient zwischen Endoneuralraum und Kapillarblut rasch klein wird, wenn der Zustrom Wirkstoff-freien Blutes reduziert ist. Der Zusatz eines Vasokonstriktors hat den häufig willkommenen Effekt einer relativen Blutleere im Operationsbereich. Als Nachteil der Vasokonstriktoren vom Katecholamin-Typ kann sich die reaktive Hyperämie im Operationsbereich nach Abklingen der konstriktorischen Wirkung erweisen (S. 90) sowie die erregende Wirkung auf das Herz, wenn Adrenalin in das Blut eindringt. An Stelle von Adre-

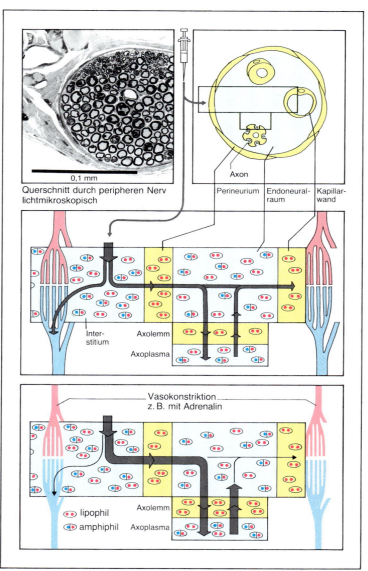

A. Verhalten von Lokalanästhetika am peripheren Nerv

nalin kann das Vasopressin-Derivat Felypressin als vasokonstriktorischer Zusatz verwendet werden (reaktive Hyperämie weniger stark ausgeprägt, keine arrhythmogene Wirkung, aber auch Gefahr der Koronararterien-Verengung). Vasokonstriktoren dürfen nicht bei einer Lokalanästhesie an den Akren (z. B. Finger, Zehen) angewandt werden.

Merkmale der chemischen Struktur. Lokalanästhetika weisen ein einheitliches Bauprinzip auf. Es handelt sich meist um tertiäre oder sekundäre Amine. Der Stickstoff ist über eine Zwischenkette mit einem lipophilen – meist von einem aromatischen Ringsystem gebildeten – Molekülteil verbunden.

Der Amincharakter bedeutet, daß Lokalanästhetika abhängig von ihrer Dissoziationskonstanten (pK_a-Wert) und dem herrschenden pH-Wert entweder als ungeladenes Amin oder in der positiv geladenen Form des Ammonium-Kations vorhanden sind. Der pK_a-Wert typischer Lokalanästhetika liegt zwischen 7,5 und 9. Der pK_a-Wert gibt denjenigen pH-Wert an, bei dem 50% des Amins kein Proton tragen. Formal betrachtet besitzt das Molekül in der protonierten Form ein polares, hydrophiles Ende (protonierter Stickstoff) und ein apolares, lipophiles Ende (Ringsystem) – es ist amphiphil.

Die molekülgraphischen Bilder von Procain zeigen, daß die positive Ladung nicht punktförmig am N lokalisiert ist, sondern verteilt vorliegt: Dargestellt ist das Potential auf der van der Waals'schen Oberfläche. Die unprotonierte Form (rechts) weist im Bereich der Ester-Gruppe eine gewisse negative Partialladung auf (blau) und ist ansonsten neutral (grün). In der protonierten Form (links) erstreckt sich die positive Ladung vom Stickstoff aus in Richtung auf den aromatischen Ring (rötlich-braune Färbung).

Bei physiologischem pH-Wert liegen je nach pK_a-Wert ca. 50 bis 5% des Wirkstoffs in der ungeladenen, lipophilen Form vor. Dieser Anteil ist von Bedeutung, da das Lokalanästhetikum nur in dieser Form die Lipidbarrieren (S. 26) überwindet, während es die kationisch amphiphile Form annehmen muß, um seine Wirkung hervorzurufen (S. 198).

Die gebräuchlichen Lokalanästhetika sind entweder Ester oder Säureamide. Dieses Bauelement ist für die Wirksamkeit ohne Bedeutung; auch Wirkstoffe mit einer aus Methylen-Gruppen bestehenden Zwischenkette, wie z. B. Chlorpromazin (S. 224) oder Imipramin (S. 230), würden bei entsprechender Applikationsweise lokalanästhetisch wirken. Lokalanästhetika mit einer Esterbindung in der Zwischenkette werden schon im Gewebe durch Hydrolyse inaktiviert. Dies ist von Vorteil, da das Risiko einer systemischen Intoxikation bei Estern geringer ist, und es ist von Nachteil, da die hohe Inaktivierungsgeschwindigkeit eine kurze Dauer der Lokalanästhesie bedeutet.

Procain kann nicht als Oberflächenanästhetikum verwendet werden, da die Geschwindigkeit seiner Inaktivierung größer ist als die seiner Penetration durch die Haut oder Schleimhaut.

Lidocain wird in erster Linie in der Leber durch oxidative Desalkylierung am Stickstoff abgebaut.

Dieser Biotransformationsschritt ist bei *Prilocain* und *Articain* aufgrund der Substitution des dem Stickstoff benachbarten C-Atoms nur eingeschränkt möglich. Articain weist am Thiophen-Ring eine Carboxymethyl-Substitution auf. Hier kann eine Esterspaltung stattfinden, die eine polare -COO⁻-Gruppe entstehen läßt. Damit geht die amphiphile Natur verloren und der Metabolit ist unwirksam.

Benzocain (Ethoform) ist ein Vertreter der Gruppe von Lokalanästhetika, die keinen bei physiologischem pH-Wert protonierbaren Stickstoff besitzen. Es wird ausschließlich als Oberflächenanästhetikum eingesetzt.

Weiterhin dienen zur Oberflächenanästhesie das ungeladene *Polidocanol* sowie das katamphiphile *Tetracain* und auch *Lidocain*.

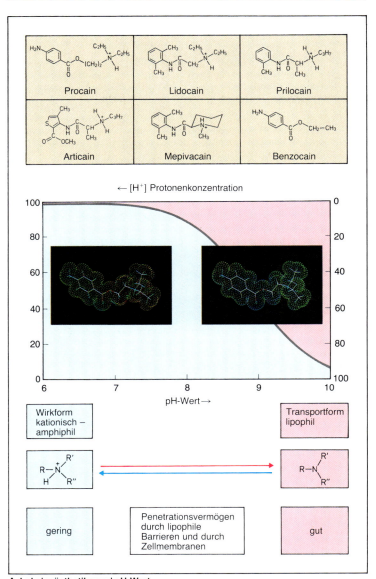

A. Lokalanästhetika und pH-Wert

Analgetika vom Morphin-Typ, Opioide

Herkunft der Opioide. *Morphin* ist ein Opium-Alkaloid (S. 4). Morphin wirkt wesentlich stärker analgetisch als die antipyretischen Analgetika (S. 196). Opium enthält neben Morphin auch Alkaloide, die nicht analgetisch sind, z. B. das Spasmolytikum Papaverin. Diese zählen ebenfalls zu den Opium-Alkaloiden. Dazu im Gegensatz werden Morphin, halbsynthetische Derivate (z. B. *Hydromorphon, Pentazocin*) und vollsynthetische Analoga (z. B. *Pethidin, l-Methadon, Fentanyl*), welche die analgetische Wirkung des Morphin besitzen, *Opiate* oder *Opioide* genannt. Die hohe analgetische Wirkung der Opioide beruht auf der Affinität zu Rezeptoren, die für körpereigene Substanzen zur Verfügung stehen. Diese nennt man endogene Opioide, weil nach ihrer Entdeckung festgestellt wurde, daß sie wie die körperfremden Opioide wirken (**A**).

Endogene Opioide. Die physiologischen Liganden an den Opioid-Rezeptoren sind **Enkephaline** und β-**Endorphin** sowie **Dynorphine**. Vorstufen sind jeweils Proenkephalin, Proopiomelanocortin und Prodynorphin. Es handelt sich bei diesen Stoffen um Peptide. Sie enthalten alle die Aminosäuresequenz der Pentapeptide Met- oder Leu-Enkephalin. β-Endorphin und die Enkephaline wirken wie Morphin und andere Opioide an den Opioid-Rezeptoren als Agonisten. Wahrscheinlich hat β-Endorphin mehr den Charakter eines Hormons, während die Enkephaline in bestimmten Neuronen gespeichert und bei Erregung freigesetzt werden können (z. B. an den spinalen Synapsen des absteigenden antinociceptiven Systems, S. 188).

Opioid-Rezeptoren befinden sich auf Nervenzellen. Sie sind in verschiedenen Gehirngebieten und im Rückenmark vorhanden, aber auch an den Nervengeflechten in der Wand des Magen-Darm-Traktes und der Blase, die deren Motilität steuern.

Es gibt mehrere Typen von Opioid-Rezeptoren (μ, κ, δ), über die unterschiedliche Effekte vermittelt werden.

Wirkungsweise der Opioide. Die meisten Nervenzellen reagieren auf Opioide mit einer Hyperpolarisation, möglicherweise als Folge einer erhöhten Kalium-Leitfähigkeit. Der Calcium-Einstrom in die Nervenendigung während der Erregung soll vermindert sein, und damit sollen die Freisetzung von erregenden Überträgerstoffen und die synaptische Übertragung beeinträchtigt sein (**A**). Diese Hemmung kann sich je nach Nervengebiet sowohl als dämpfende wie als erregende Wirkung bemerkbar machen (**B**).

Wirkungen der Opioide (B). Der **analgetische** Effekt beruht auf Wirkungen im Rückenmark (Hemmung der Impulsumschaltung) und im Gehirn (Abschwächung der Impulsausbreitung, Hemmung der Schmerzwahrnehmung). Aufmerksamkeit und Konzentrationsvermögen sind eingeschränkt.

Die Richtung, in der sich die **Stimmungslage** ändert, hängt von der Ausgangssituation ab. Neben der Erleichterung, die mit dem Nachlassen starker Schmerzen verbunden ist, tritt insbesondere bei der intravenösen Applikation, also bei einem schnellen Anfluten des Wirkstoffs im Gehirn, ein Gefühl der Schwerelosigkeit und des Wohlbefindens (**Euphorie**) ein. Das Verlangen, durch eine Wiederholung der Anwendung eines Opioids diesen Zustand erneut zu erzeugen, kann übermächtig werden: **Entwicklung einer Abhängigkeit.** Bei chronischer Zufuhr nimmt die Empfindlichkeit des Organismus ab. Zur Auslösung einer gleichstarken Wirkung ist eine höhere Dosis erforderlich. Beim Versuch, eine regelmäßige Anwendung zu beenden, treten **physische** (u. a. Kreislaufversagen) und **psychische** (u. a. Unruhe, Angstvorstellungen, Depressionen) **Entzugssymptome** auf. Opioide erfüllen die Kriterien **Sucht**-erzeugender Mittel: psychische und physische Abhängigkeit sowie der Zwang zur Dosissteigerung. Die mei-

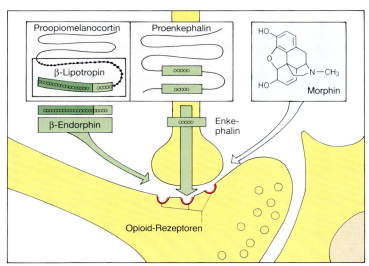

A. Wirkung endogener und exogener Opioide an Opioid-Rezeptoren

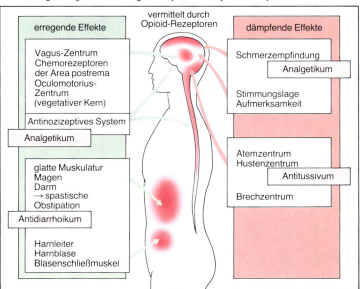

B. Wirkungen von Opioiden

sten Opioide unterliegen daher bezüglich ihrer Verordnung besonderen Regelungen (Betäubungsmittel-Verschreibungs-Verordnung = BtMVV). Die Verordnung bestimmt u. a. Maximaldosen (zulässige Einzeldosis, Tageshöchstmenge, Verschreibungshöchstmenge). Für die Verschreibung sind spezielle Rezeptformulare erforderlich, die in einer genau vorgeschriebenen Weise ausgefüllt werden müssen. Schwächer wirksame Opioid-Analgetika wie *Codein* und *Tramadol* können in der üblichen Weise verordnet werden, weil ihr Abhängigkeitspotential geringer ist.

Unterschiede zwischen Opioiden hinsichtlich Wirksamkeit und Abhängigkeitspotential können auf einem unterschiedlichen Muster an Affinitäten und intrinsischen Aktivitäten an den einzelnen Rezeptor-Subtypen beruhen. Eine Substanz kann, je nach Rezeptor-Subtyp, agonistisch oder partiell agonistisch/antagonistisch oder rein antagonistisch wirken.

Die Gefahr einer **Lähmung des Atemzentrums** bei Überdosierung ist bei allen stark analgetisch wirksamen Opioiden vorhanden. Das mögliche Ausmaß der Hemmung des Atemzentrums soll bei partiellen Agonisten/Antagonisten an den Opioid-Rezeptoren *(Pentazocin, Nalbuphin)* geringer sein.

Die Unterdrückung des Hustens durch eine **Hemmung des Hustenzentrums** kann dagegen unabhängig vom analgetischen Effekt und der Wirkung auf das Atemzentrum erreicht werden. Es gibt nämlich Wirkstoffe, die einen antitussiven Effekt bei Dosierungen haben, die noch nicht analgetisch wirken *(Antitussiva: Codein, Noscapin).*

Das **Erbrechen** bei erstmaliger Anwendung von Opioiden ist die Folge der Erregung von **Chemorezeptoren** in der Area postrema (S. 316) und keine direkte Wirkung auf das Brechzentrum. Die emetische Wirkung verliert sich bei regelmäßiger Anwendung, weil sich dann eine direkte **Hemmung des Brechzentrums** durchsetzt, welche die Erregung der Chemorezeptoren in der Area postrema kompensiert.

Opioide lösen über eine Erregung des parasympathischen Teils des Oculomotorius-Kerns (Edinger-Westphal-Kern) eine Pupillenverengung, **Miosis,** aus.

Die peripheren Wirkungen betreffen die Motilität und den Tonus der glatten Muskulatur des Magen-Darm-Traktes, die **Pendelmotorik** wird verstärkt, die vorantreibende **Propulsivmotorik** gehemmt. Der **Tonus der Schließmuskeln** wird stark erhöht. Morphin löst auf diese Weise das Bild einer **spastischen Obstipation** aus (S. 205) B; *Antidiarrhoikum Loperamid,* S. 174). Die Magenentleerung ist verzögert (Spasmus des Magenpförtners), und der Abfluß von Galle und Pankreassaft wird behindert, da auch der Sphincter Oddi sich kontrahiert. Ebenso wird die Funktion der Harnblase beeinflußt; insbesondere durch die Tonuszunahme des Blasenschließmuskels ist die **Entleerung der Blase** behindert.

Pethidin (engl. Meperidin) soll sich durch eine geringere spasmogene Wirkung auszeichnen und wird bei Gallen- oder Nierensteinkoliken (parenteral) angewandt.

Bei wiederholter Zufuhr von Opioiden kann bei den zentralen Effekten eine **Gewöhnung** (Toleranzerhöhung) auftreten: im Verlauf einer längerdauernden Therapie werden größere Dosen benötigt, um eine gleich starke Wirkung auszulösen. Von dieser Toleranzentwicklung sind die peripheren Effekte nicht betroffen, und so kann die Obstipation bei einer länger währenden Anwendung den Einsatz von Laxantien dringend erforderlich machen.

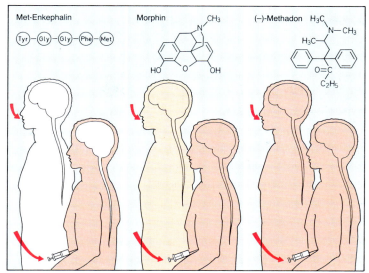

A. Bioverfügbarkeit von Opioiden bei unterschiedlichem Applikationsmodus

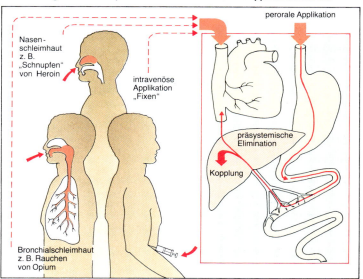

B. Präsystemische Elimination bei Opioiden und Möglichkeiten ihrer Umgehung

Anwendung und Pharmakokinetik von Opioiden

Die körpereigenen Opioide (z. B. Met-Enkephalin, Leu-Enkephalin, β-Endorphin) können therapeutisch nicht genutzt werden, da sie als Peptide rasch abgebaut werden bzw. die Blut-Hirn-Schranke nicht überwinden und so auch bei parenteraler Applikation nicht an den Ort ihrer Wirkung gelangen (S. 207 A).

Morphin kann per os und parenteral, aber auch epidural am Rückenmark angewandt werden. Es ist bei oraler Gabe weniger gut wirksam (S. 207 A), da es wie die meisten Opioide (z. B. *Pethidin, Pentazocin*) einer **präsystemischen Elimination** unterliegt (S. 207 B). Allerdings gibt es Hinweise, daß aus Morphin ein Metabolit mit stärkerer analgetischer Wirkung entstehen kann (ein Morphin-6-Glucuronid). *l-Methadon* (Levomethadon) erfährt keine präsystemische Elimination und kann peroral mit gleichem Erfolg wie parenteral angewandt werden (S. 207 A).

Bei mißbräuchlicher Verwendung wird der „Stoff" (meist *Heroin* = Diacetylmorphin) durch Injektion **(Fixen)** zugeführt, um die präsystemische Elimination zu vermeiden und um einen möglichst raschen Anstieg der Konzentration im Gehirn zu erreichen. Wahrscheinlich wird die psychische Wirkung unter dieser Bedingung besonders intensiv erfahren. Bei der mißbräuchlichen Anwendung werden auch ungewöhnliche Applikationsarten gewählt: Opium kann **geraucht,** Heroin kann **geschnupft** werden.

Morphin-Antagonist. Der Effekt der Opioide kann durch den Antagonisten **Naloxon** aufgehoben werden **(A).** Allein appliziert hat Naloxon bei normalen Individuen keinen Effekt, seine Gabe löst bei Opioid-Abhängigen die Symptome des Entzugs aus. Der Antagonist Naloxon wird als **Antidot** bei einer Opioid-Überdosierung mit Atemlähmung eingesetzt, um die Hemmung des Atemzentrums aufzuheben. Beim Opioid *Buprenorphin* jedoch ist Naloxon nicht als Antidot verwendbar, da Buprenorphin mit sehr geringer Geschwindigkeit von den Rezeptoren dissoziiert und eine kompetitive Besetzung der Rezeptoren mit Naloxon nicht genügend schnell stattfinden kann.

Behandlung chronischer Schmerzen mit Opioiden

Bei der Behandlung chronischer Schmerzen mit Opioiden ist die Plasmakonzentration kontinuierlich im Wirkbereich zu halten, da bei Unterschreitung einer kritischen Konzentration der Patient Schmerzen empfindet und aus Angst vor dieser Situation höhere Dosen als erforderlich einnimmt. Es handelt sich also genaugenommen um eine *Schmerz-Prophylaxe*.

Morphin wird wie ein Teil der anderen Opioide *(Hydromorphon, Pethidin, Pentazocin, Codein)* rasch eliminiert, die Wirkdauer beträgt ca. 4 Stunden. Um eine gleichbleibende analgetische Wirkung zu gewährleisten, müssen diese Substanzen alle 4 Stunden appliziert werden. Die häufige Einnahme, z. B. auch während der Nachtruhe, stellt für den chronisch Schmerzkranken eine Belastung dar. Durch die Steigerung der Einzeldosis kann zwar die Einnahmehäufigkeit gesenkt werden, sie ist jedoch mit der vorübergehenden Überschreitung der therapeutisch notwendigen Konzentration im Körper und mit einer Erhöhung des Risikos unerwünschter toxischer Effekte verbunden. Bessere Möglichkeiten, die hohe Einnahmehäufigkeit zu vermeiden, sind mit der oralen Anwendung *retardierter Morphin-Zubereitungen* oder eines länger wirksamen Opioids (z. B. *l-Methadon),* gegeben. Dessen kinetisches Verhalten macht aber eine Dosisanpassung im Verlauf der Behandlung erforderlich, da bei niedriger Dosis während der ersten Behandlungstage keine Schmerzlinderung erzielt wird, bei hoher Dosierung der Wirkstoff im Verlauf der Behandlung zu toxischen Konzentrationen kumuliert **(B).**

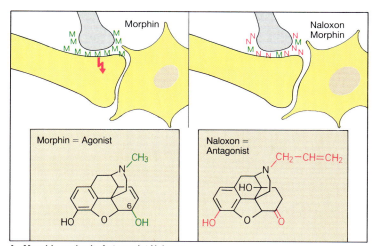

A. Morphin und sein Antagonist Naloxon

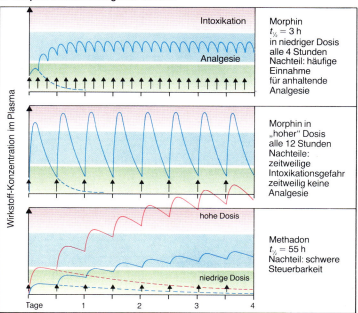

B. Morphin und Methadon bei chronischer Einnahme

Narkose und Narkotika

Narkose ist eine medikamentös herbeigeführte reversible Funktionshemmung des Nervensystems, um chirurgische Eingriffe in Bewußtlosigkeit und ohne Schmerzempfindung, Abwehrbewegungen oder stärkere vegetative Reflexe (z. B. Kreislaufreaktionen) durchführen zu können (A).

Die notwendige Intensität der Narkose hängt von der Intensität des Schmerzreizes, d. h. dem Ausmaß der Stimulation des nociceptiven Systems ab. Der Anästhesist paßt daher die Narkose „dynamisch" an den Ablauf des chirurgischen Eingriffes an.

Ursprünglich wurde die Narkose mit *einem* Narkotikum (z. B. Diethylether – erste Narkose zum Zwecke der Durchführung eines operativen Eingriffes durch W. T. G. Morton 1846 in Boston) allein durchgeführt. Bei einer solchen **Mononarkose** war zur Unterdrückung der Abwehrreflexe eine höhere Dosierung als für die Bewußtseinsausschaltung erforderlich, bei der dann auch die Lähmung lebenswichtiger Funktionen (z. B. Kreislaufregulation) drohte (**B**). Bei der modernen Narkose werden die Narkoseziele durch eine Kombination verschiedener Pharmaka erreicht (**Kombinationsnarkose**). Dieses Verfahren senkt das Narkoserisiko. In **C** sind beispielhaft einige Substanzen genannt, wie sie bei einer Kombinationsnarkose gleichzeitig oder aufeinander folgend angewandt werden. Bei den Inhalationsnarkotika ist die Zuordnung nach der besonders ausgenutzten Eigenschaft erfolgt (s. u.). An anderer Stelle ausführlich besprochen werden die Muskelrelaxantien, die Opioid-Analgetika wie Fentanyl und das die vegetativen Funktionen beeinflussende Parasympatholytikum Atropin.

Im folgenden seien einige spezielle Anästhesieverfahren genannt, bevor dann anschließend die Narkotika vorgestellt werden.

Die **Neuroleptanalgesie** kann als eine spezielle Form der Kombinations„narkose" betrachtet werden; das kurzwirksame **Opioid-Analgetikum** *Fentanyl* wird mit dem stark sedierend und distanzierend wirkenden **Neuroleptikum** *Droperidol* kombiniert. Dieses Verfahren wird bei Risikopatienten (z. B. hohes Lebensalter, Leberschädigung) angewandt.

Als **Neuroleptanästhesie** wird die kombinierte Anwendung eines kurzwirksamen Analgetikums, eines Injektionsnarkotikums, eines kurz-wirksamen Muskelrelaxans mit einer geringen Dosis eines Neuroleptikums bezeichnet.

Bei einer **Regionalanästhesie** (Spinalanästhesie) mit einem Lokalanästhetikum (S. 198) wird die Nociception ausgeschaltet; bei diesem Verfahren handelt es sich nicht mehr um eine Narkose (keine Bewußtlosigkeit).

Bei den **Narkotika** im engeren Sinne lassen sich je nach Applikationsart Inhalationsnarkotika und Injektionsnarkotika unterscheiden.

Die *Inhalationsnarkotika* werden über die Atemluft zugeführt und (zu einem mehr oder weniger großen Teil) auch wieder ausgeschieden. Sie dienen zur Aufrechterhaltung einer Narkose. Diese Substanzgruppe wird auf S. 212 ausführlicher besprochen.

Injektionsnarkotika (S. 214) dienen häufig zur Einleitung einer Narkose. Die intravenöse Injektion und der rasche Wirkungseintritt sind für den Patienten erheblich angenehmer als das Einatmen eines betäubenden Gases. Der Effekt der Injektionsnarkotika hält meist nur wenige Minuten an.

Unter ihrer Wirkung lassen sich kurzdauernde Eingriffe vornehmen, oder es wird die Inhalationsnarkose (Intubation) vorbereitet und begonnen. Dabei wird angestrebt, das Inhalationsnarkotikum so anzufluten zu lassen, daß das Abklingen der Wirkung des Injektionsnarkotikums kompensiert wird.

In zunehmendem Maße werden in längerdauernden Kombinationsnarkosen anstatt Inhalations- auch Injektionsnarkotika verwendet (**t**otale **i**ntra**v**enöse **A**nästhesie – **TIVA**).

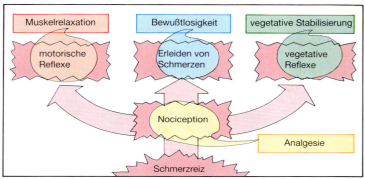

A. Ziele einer Narkose

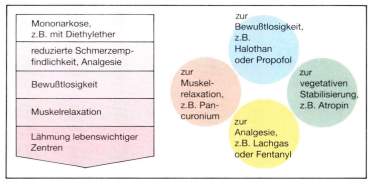

B. Früher: Mononarkose; heute: Kombinationsnarkose

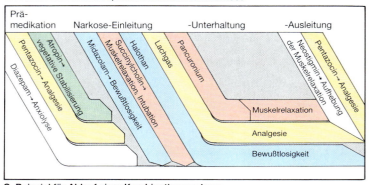

C. Beispiel für Ablauf einer Kombinationsnarkose

Inhalationsnarkotika

Der **Wirkungsmechanismus** der Inhalationsnarkotika ist unbekannt. Aufgrund der Vielfalt der chemischen Strukturen (Edelgas Xenon, Kohlenwasserstoffe, halogenierte Kohlenwasserstoffe), die narkotisch wirken, scheint eine Beteiligung spezifischer Rezeptoren ausgeschlossen. Diskutiert wird eine Einlagerung in das lipophile Innere der Phospholipid-Doppelmembran der Nervenzellen, was die elektrische Erregbarkeit und die Erregungsausbreitung im Gehirn hemmen soll. Diese Vorstellung würde die *Korrelation zwischen der anästhetischen Wirkstärke und der Lipophilie* von Narkotika erklären (**A**). Die narkotische Wirkstärke wird als die **mi**nimale **a**lveoläre Narkotikum-**K**onzentration = **MAK** angegeben; bei dieser zeigen 50% der Patienten keine Abwehrreaktion auf einen definierten Schmerzreiz (Einschnitt in die Haut). Während das wenig lipophile Lachgas (N_2O) in hohen Konzentrationen eingeatmet werden muß ($>70\%$ der Einatemluft müssen ersetzt werden), sind von dem lipophilen Halothan sehr viel geringere Konzentrationen ($<5\%$) erforderlich.

Die Geschwindigkeit, mit der die **Wirkung** eines Inhalationsnarkotikums **einsetzt** und **abklingt**, ist sehr unterschiedlich und hängt ebenfalls von der Lipophilie des Wirkstoffs ab. Im Falle von N_2O erfolgt die Ausscheidung aus dem Körper rasch, wenn der Patient wieder mit reiner Luft beatmet wird: Wegen des hohen Partialdrucks im Blut ist die treibende Kraft zum Übertritt in die (Ausatmungs-)Luft groß, und wegen der geringen Aufnahme in die Gewebe kann der Körper rasch von N_2O entleert werden. Im Gegensatz dazu ist bei Halothan der Partialdruck im Blut niedrig und im Körper gespeicherte Menge hoch, so daß die Ausscheidung erheblich langsamer erfolgt.

Mit *Lachgas* (Stickoxydul, N_2O) alleine ist eine für chirurgische Eingriffe ausreichende Narkosetiefe nicht zu erreichen – selbst wenn es 80 Vol% der Atemluft ausmacht (20 Vol% Sauerstoff sind unabdingbar). N_2O besitzt eine gute analgetische Wirkung, die genutzt wird, wenn es in Kombination mit anderen Narkotika angewendet wird. Lachgas ist als Gas ohne weiteres applizierbar, es wird unverändert und quantitativ über die Lunge ausgeatmet (**B**).

Halothan (Siedepunkt Sp 50°C) muß wie *Enfluran* (Sp 56°C), *Isofluran* (Sp 48°C) und das nicht mehr gebräuchliche *Methoxyfluran* (Sp 104 °C) mit speziellen Geräten verdampft werden. Aus einem Teil des applizierten Halothans können lebertoxische Stoffwechselprodukte entstehen (**B**). Als ein im Einzelfall unvorhersehbares Ereignis kann bei einer Halothannarkose eine Leberschädigung auftreten, wobei das Risiko mit der Häufigkeit und der Kürze des Intervalls zwischen aufeinanderfolgenden Narkosen wächst.

Bei Methoxyfluran werden bis zu 70% der eingeatmeten Menge zu Metaboliten umgewandelt, die nephrotoxisch sein können.

Bei einer Narkose mit Enfluran oder Isofluran (biotransformierter Anteil $<2\%$) spielen die Abbauprodukte keine Rolle.

Halothan hat eine ausgeprägte Blutdruck-senkende Wirkung, zu der ein negativ inotroper Effekt beiträgt. Enfluran und Isofluran wirken weniger kreislaufdepressorisch. Halothan sensibilisiert den Herzmuskel gegenüber Katecholaminen (Vorsicht: schwere Tachyarrhythmien, Kammerflimmern bei Anwendung von Katecholaminen als Antihypotensiva oder Tokolytika). Dieser Effekt ist bei Enfluran und Isofluran deutlich weniger ausgeprägt. Enfluran und Isofluran besitzen im Gegensatz zu Halothan eine muskelrelaxierende Wirkung, die sich zu der nicht-depolarisierender Muskelrelaxantien addiert.

Narkotika 213

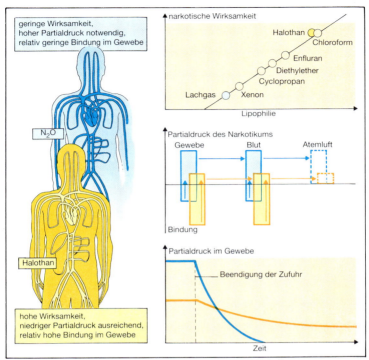

A. Lipophilie, Wirksamkeit, Elimination von Lachgas und Halothan

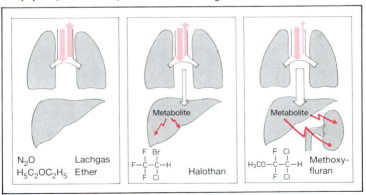

B. Eliminationswege verschiedener Inhalationsnarkotika

Injektionsnarkotika

Substanzen aus verschiedenen Stoffgruppen heben nach intravenöser Zufuhr das Bewußtsein auf und können als Injektionsnarkotika dienen (**A**). Im Unterschied zu den Inhalationsnarkotika wirken die meisten jedoch nur auf das Bewußtsein und haben keinen analgetischen Effekt (Ausnahme: Ketamin). Eine unspezifische Einlagerung in die Zellmembranen von Neuronen kommt (außer vielleicht bei Propofol) als Erklärung für die Wirkung nicht in Frage.

Die meisten Injektionsnarkotika zeichnen sich durch eine kurze Wirkdauer aus. Das rasche Abklingen der Wirkung beruht im wesentlichen auf einer **Umverteilung**: Nach intravenöser Injektion baut sich im gut durchbluteten Gehirn rasch eine hohe Konzentration auf und die Wirkung setzt ein; im Laufe der Zeit verteilt sich die Substanz gleichmäßig im Körper, d. h., die Konzentration in der Peripherie steigt, während die Konzentration im Gehirn fällt: Umverteilung und Abklingen der narkotischen Wirkung (**A**). Die Wirkung läßt also nach, ohne daß die Substanz den Körper verläßt. Eine zweite Injektion der gleichen Dosis unmittelbar nach Abklingen des Effektes der Vordosis kann deshalb eine stärkere und längere Wirkung zur Folge haben. Meist werden die Substanzen daher nur einmal injiziert. Etomidat und Propofol werden jedoch auch über einen längeren Zeitraum infundiert, um eine Bewußtlosigkeit aufrechtzuerhalten. Wird bei einer Narkose kein Inhalationsnarkotikum eingesetzt, spricht man von einer *totalen intravenösen Anästhesie (TIVA)*.

Thiopental sowie *Methohexital* gehören zu den Barbituraten, welche dosisabhängig sedierend, hypnotisch oder narkotisch wirken. Barbiturate senken die Schmerzschwelle und können so Abwehrbewegungen fördern; sie hemmen das Atemzentrum. Barbiturate dienen häufig zur Einleitung einer Narkose.

Ketamin wirkt analgetisch, und zwar über den Zustand der Bewußtlosigkeit hinaus bis ca. 1 Stunde nach Injektion. Nach dem Erwachen kann der Patient eine Trennung zwischen Außenwelt und innerem Erleben empfinden *(dissoziative Anästhesie)*. Vielfach besteht Erinnerungslosigkeit für die Aufwachphase, jedoch klagen besonders Erwachsene häufig über quälende traumhafte Erlebnisse. Diesen kann durch die Gabe eines Benzodiazepins (z. B. Midazolam) vorgebeugt werden. Der zentralen Wirkung von Ketamin liegt eine Interferenz mit dem erregenden Neurotransmitter Glutamat zugrunde. Ketamin blockiert an einem Glutamatgesteuerten Ionenkanal, dem sog. NMDA-Rezeptor, die Kationen-Pore. NMDA steht für die körperfremde Substanz **N-Methyl-D-A**spartat, die ein spezifischer Agonist an diesem Rezeptorprotein ist. Ketamin kann über eine Katecholamin-Freisetzung Herzfrequenz und Blutdruck steigern.

Propofol ist eine bemerkenswert einfach aufgebaute Substanz. Die Wirkung tritt rasch ein und klingt rasch ab, und dies in einer für den Patienten recht angenehmen Weise. Die Wirkungsintensität ist bei längerdauernder Zufuhr gut steuerbar.

Etomidat beeinflußt vegetative Funktionen kaum. Es hemmt die Cortisolsynthese, was bei einer Überfunktion der Nebennierenrinde (Morbus Cushing) genutzt werden kann.

Midazolam ist ein Benzodiazepin, das rasch abgebaut wird (S. 222), und daher zur Narkoseeinleitung verwendet werden kann.

Narkotika 215

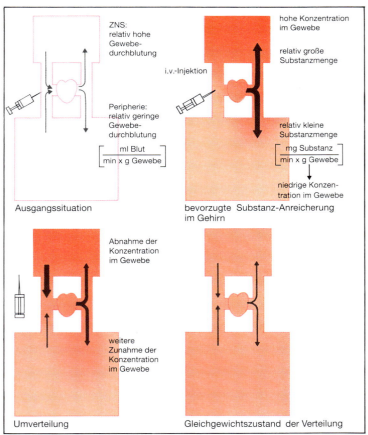

A. Prinzip der Wirkungsbeendigung durch Umverteilung

B. Injektionsnarkotika

Schlafmittel, Hypnotika

Schlaf ist eine Ruhephase, während der im Gehirn sich mehrfach wiederholende Aktivitätsstadien ablaufen, die mittels des Elektroencephalogrammes (EEG) unterschieden werden können. Die Schlafstadien werden pro Nacht 4 bis 5mal durchlaufen, wobei die einzelnen Zyklen durch eine **REM**-Schlafphase (**R**apid **E**ye **M**ovement) unterbrochen werden (**A**). REM-Phasen sind durch ein dem Wachzustand ähnliches EEG, durch schnelle Bewegungen der Augen, lebhafte Träume und gelegentliches Zucken einzelner Muskelpartien bei ansonsten atonischer Skelettmuskulatur gekennzeichnet. Normalerweise wird die REM-Phase nur nach einem vorherigen **NREM**-Stadium (NREM = No Rapid Eye Movement) erreicht. Bei häufiger Unterbrechung des Nachtschlafs nimmt daher der REM-Anteil ab. Eine Verkürzung der REM-Schlafzeit (normalerweise ca. 25% der Gesamtschlafdauer) verursacht tagsüber eine erhöhte Reizbarkeit und Unruhe. Ein REM-Schlafdefizit wird bei ungestörter Nachtruhe in den folgenden Nächten durch eine verlängerte REM-Schlafzeit ausgeglichen (**B**).

Als Schlafmittel können **Benzodiazepine** (z. B. Triazolam, Temazepam, Clotiazepam, Nitrazepam), **Barbiturate** (z. B. Hexobarbital, Pentobarbital), Chloralhydrat und sedierend wirksame H_1-Antihistaminika dienen. Benzodiazepine besitzen spezifische Rezeptoren (S. 220). Wirkort und Wirkmechanismus der Barbiturate, der Antihistaminika (bezüglich hypnotischer Wirkung) und des Chloralhydrat sind unbekannt.

Alle Schlafmittel verkürzen die REM-Schlafphasen (**B**). Wird an mehreren aufeinanderfolgenden Tagen ein Schlafmittel eingenommen, normalisiert sich trotz Schlafmitteleinnahme das Verhältnis der Schlafphasen wieder. Nach dem Absetzen des Schlafmittels kommt es zu einer überschießenden Gegenregulation, der Anteil der REM-Phasen nimmt zu und normalisiert sich erst im Verlaufe vieler Tage (**B**). Da die REM-Phasen mit lebhaften Träumen einhergehen, wird ein Schlaf mit überlangem REM-Phasen-Anteil als wenig erholsam empfunden. Dies läßt beim Versuch, einen regelmäßigen Schlafmittelgebrauch zu beenden, den Eindruck entstehen, daß für einen erholsamen Schlaf ein Schlafmittel notwendig sei, und begünstigt möglicherweise eine **Schlafmittelabhängigkeit**.

Je nach der Konzentration im Blut wirken Benzodiazepine und Barbiturate **beruhigend** und **sedierend**, in höherer Dosierung **schlafanstoßend** und schließlich auch **schlaferzwingend** (**C**). In niedriger Dosis steht bei den Benzodiazepinen die angstlösende Wirkung im Vordergrund.

Im Gegensatz zu Barbituraten wirken **Benzodiazepin-Derivate** bei oraler Zufuhr **nicht narkotisch**, sie hemmen die Aktivität des Gehirns nicht generell (Atemlähmung kaum möglich) und sie beeinträchtigen autonome Funktionen wie Blutdruck, Herzfrequenz oder Körpertemperatur nicht. Die therapeutische Breite der Benzodiazepine ist also erheblich größer als die der Barbiturate.

Zolpidem (strukturell ein Imidazopyridin) und **Zopiclon** (ein Cyclopyrrolon) sind neueingeführte Hypnotika, die trotz ihrer andersartigen chemischen Struktur den „Benzodiazepin-Rezeptor" (S. 220) zu erregen vermögen.

Barbiturate werden wegen ihrer geringeren therapeutischen Breite (Gefahr der Verwendung als Suizidmittel) und wegen ihres Abhängigkeitspotentials nicht mehr oder nur noch selten als Schlafmittel angewandt. Die Abhängigkeit kann alle Merkmale einer Sucht (S. 206) annehmen.

Chloralhydrat ist aufgrund einer sich rasch entwickelnden Toleranz nur kurzfristig als Hypnotikum anwendbar.

Als „**rezeptfreie**" **Schlafmittel** dienen **Antihistaminika** (z. B. Diphenhydramin, Doxylamin, S. 114), wobei deren sedierende Nebenwirkung in diesem Falle als Hauptwirkung genutzt wird.

Hypnotika 217

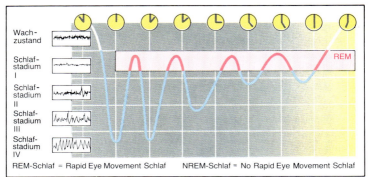

A. Durchlaufen verschiedener Schlafphasen während der Nachtruhe

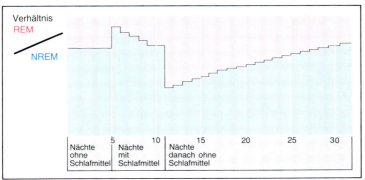

B. Beeinflussung der Schlafphasen durch Schlafmittel

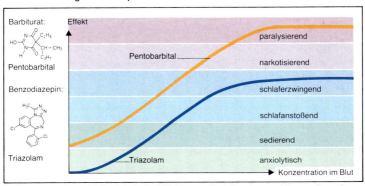

C. Konzentrationsabhängigkeit der Effekte von Barbituraten und Benzodiazepinen

Schlafschwelle – Schlafbereitschaft

Hypnotika fördern die **Schlafbereitschaft** so, daß ein Zustand (**Schlafschwelle**) erreicht wird, bei dem der Mensch einschläft und durchschläft. **Schlafstörungen** können als Folge einer pathologisch erhöhten Schlafschwelle aufgefaßt werden und betreffen entweder das **Einschlafen** (Latenz bis zum Schlafeintritt) oder das **Durchschlafen** (Häufigkeit des Erwachens pro Nacht und Gesamtschlafdauer). Je nach vorliegender Störung ist eine sehr kurzdauernde Erhöhung der Schlafbereitschaft (ca. 1 Stunde) oder eine von maximal 6–8 Stunden notwendig. Diese Bedingungen können mit rasch resorbierbaren und eliminierbaren Benzodiazepin- und Barbitursäure-Derivaten (Triazolam; Brotizolam; Hexobarbital) erreicht werden.

Bei der Anwendung länger wirksamer Stoffe ($t_{1/2} > 8$ Std.) finden sich auch noch nach Beendigung der Nachtruhe (6–8 h) im Plasma hohe Konzentrationen. Ein „**Überhangeffekt**" müßte sich am folgenden Tag in Form von Müdigkeit, mangelhaftem Konzentrationsvermögen und eingeschränkter Reaktionsbereitschaft äußern. Aufgrund der **zirkadianen** Änderung der **Schlafbereitschaft** scheinen diese Wirkungen normalerweise nicht aufzutreten. Die Schlafbereitschaft ist morgens gering, steigt langsam bis zum frühen Nachmittag an (Mittagsschläfchen), um dann wieder abzufallen. Sie erreicht gegen Mitternacht ein Maximum, von dem sie wieder auf den morgendlichen Wert zurückfällt. Schlafmittel verringern den Abstand zwischen Schlafbereitschaft und Schlafschwelle, die Schlafschwelle wird jedoch bei therapeutischen Dosierungen nur in der Phase der physiologischerweise erhöhten Schlafbereitschaft erreicht (hypnotischer Effekt um 24°°, unterschwelliger Effekt um 6°°, trotz ähnlicher Plasmaspiegel z. B. von Nitrazepam mit $t_{1/2} > 20$ Std.).

Die pharmakologisch induzierte Erhöhung der Schlafbereitschaft macht sich jedoch dann tagsüber bemerkbar, wenn gleichzeitig sedierend wirksame Substanzen (Alkohol!) eingenommen werden, da die Wirkungen sich addieren (Beeinträchtigung des Konzentrations- und Reaktionsvermögens).

Behandlung von Schlafstörungen

Pharmakologische Maßnahmen sind nur angezeigt, wenn eine ursächliche Therapie nicht erfolgreich ist. Als Ursache einer Schlafstörung kommen **emotionale Belastungen** (Kummer, Angst, „Streß"), **körperliche Beschwerden** (Husten, Schmerzen) und die **Einnahme von Genuß- und Arzneimitteln** mit zentral stimulierender Wirkung (Coffein-haltige Getränke, Sympathomimetika, Theophyllin oder Antidepressiva) in Betracht. Für die medikamentöse Behandlung einer Schlafstörung stehen Benzodiazepine mit kurzer ($t_{1/2} \sim 4$–6 Std., Triazolam, Brotizolam) und mittellanger Wirkung ($t_{1/2} \sim 10$–15 Std. Lormetazepam, Temazepam) zur Verfügung.

Die Anwendung eines Schlafmittels sollte einen Zeitraum von 4 Wochen nicht überschreiten, da sich eine Gewöhnung entwickeln kann. Das Risiko einer nach Beendigung der Therapie überschießenden Absenkung der Schlafbereitschaft soll durch eine allmähliche Reduktion der Dosis vermeidbar sein.

Bei einer Schlafmittel-Verordnung ist stets die Gefahr einer Einnahme in suizidaler Absicht zu bedenken. Da eine Intoxikation bei einem Barbiturat leichter möglich und schlechter zu behandeln ist als bei einem Benzodiazepin, wird Benzodiazepinen der Vorzug gegeben.

Insbesondere bei älteren Menschen können Schlafmittel „paradoxe" Effekte (Unruhe, Bewegungsdrang) und Verwirrtheitszustände auslösen.

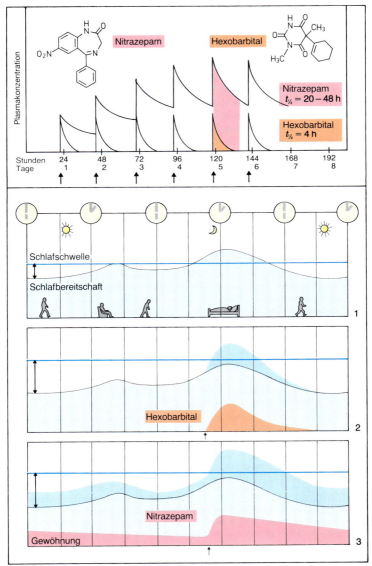

A. Schlafschwelle – Schlafbereitschaft und Wirkung von Hypnotika

Benzodiazepine

Benzodiazepine bewirken eine Änderung der affektiven Reaktion auf Wahrnehmungen, insbesondere machen sie gleichmütig gegenüber angsteinflößenden Eindrücken: **anxiolytischer Effekt**. Benzodiazepine wirken beruhigend (**sedativ**), sie unterdrücken eine Krampfneigung (**antikonvulsiver Effekt**) und senken den Tonus der Skelettmuskulatur (**myotonolytischer Effekt**). Alle diese Wirkungen beruhen darauf, daß die Benzodiazepine den Einfluß **inhibitorischer Neurone** in Gehirn und Rückenmark verstärken. Dies wird durch eine Reaktion mit spezifischen Bindungsstellen, den „**Benzodiazepin-Rezeptoren**", hervorgerufen, die Bestandteil des $GABA_A$-Rezeptors sind, einem Ligand-gesteuerten Ionenkanal. Der inhibitorische Überträgerstoff GABA (γ-Aminobuttersäure) bewirkt eine Öffnung von Chlorid-Kanälen: die **Chlorid-Leitfähigkeit** der Nervenmembran nimmt zu, wodurch die Reaktion auf depolarisierende Reize abgeschwächt wird. Benzodiazepine erhöhen die Affinität der GABA zu ihrem Rezeptor, und so resultiert bei einer gleichen Konzentration von GABA eine höhere Bindung an den Rezeptor und ein stärkerer Effekt. Die Erregbarkeit der Nervenzelle ist vermindert.

Diese Wirkung der Benzodiazepine kann therapeutisch genutzt werden bei **Angstneurosen, Phobien, ängstlicher Depression**. Benzodiazepine lösen jedoch keine Probleme, sondern verhindern die Reaktion auf die Probleme und erleichtern die notwendige Psychotherapie. Ferner sind sie indiziert zur Verminderung einer angstbedingten Stimulation des Herzens bei einem **Herzinfarkt**, zur Behebung von **Schlafstörungen**, zur **Operationsvorbereitung**, zur Behandlung von **Krampfanfällen** oder zur Herabsetzung des Tonus der Skelettmuskulatur (Myotonolyse bei **spastischer Verspannung**).

GABA-erge Synapsen kommen nur im ZNS vor, und Benzodiazepine beeinflussen nur solche zentralnervösen Funktionen, die von GABA-ergen Synapsen abhängen. *Nicht* zu diesen gehören z. B. die Zentren, welche den Blutdruck, die Herzfrequenz und die Körpertemperatur regulieren. Die therapeutische Breite als der Abstand zwischen der Dosis, die für den gewünschten Effekt erforderlich ist, und der toxischen Dosis (Atemdepression) beträgt daher bei Benzodiazepinen > 100 und liegt damit um mehr als das Zehnfache über der von Barbituraten und anderen Sedativa. Bei einer Intoxikation steht ein spezifisches Antidot zur Verfügung (siehe unten).

Unter der Einwirkung von Benzodiazepinen kann auf äußere Reize nicht mehr rasch und adäquat reagiert werden (z. B. beim Führen eines Kraftfahrzeuges).

Bei der akuten guten Verträglichkeit der Benzodiazepine dürfen die möglichen Persönlichkeitsveränderungen („Wurschtigkeit") und die bei chronischer Einnahme drohende Abhängigkeit nicht übersehen werden. Möglicherweise beruht die Benzodiazepin-Abhängigkeit auf einer Gewöhnung, welche sich nach Absetzen des Wirkstoffs mit Entzugssymptomen wie Unruhe, Angst und auch Krämpfen bemerkbar macht. Diese Symptome fördern die andauernde Benzodiazepin-Einnahme.

Benzodiazepin-Antagonisten

wie *Flumazenil* besitzen eine Affinität zu den Benzodiazepin-Rezeptoren und besetzen diese, ohne daß sie die Funktion der GABA-Rezeptoren verändern. Flumazenil wird als Antidot bei einer Überdosierung von Benzodiazepinen eingesetzt oder um einen mit Benzodiazepinen sedierten Patienten postoperativ zu wecken.

Während Benzodiazepine als Agonisten an Benzodiazepin-Rezeptoren auf indirektem Wege die Cl^--Leitfähigkeit erhöhen, bewirken **inverse Agonisten** eine Verminderung der Cl^--Leitfähigkeit. Sie lösen starke Unruhe, Erregung, Angst und Krampfanfälle aus. Es gibt keine Indikation für diese Substanzen.

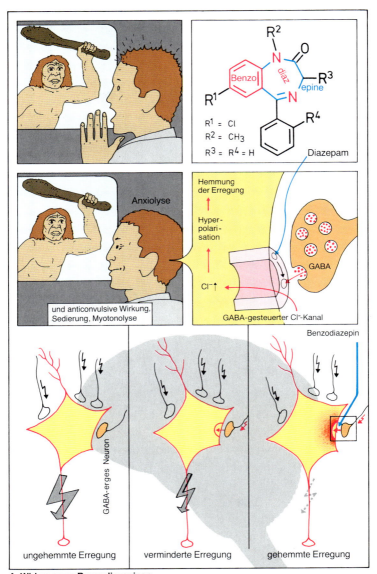

A. Wirkung von Benzodiazepinen

Pharmakokinetik von Benzodiazepinen

Alle Benzodiazepine entfalten ihre Wirkung über Benzodiazepin-Rezeptoren (S. 220). Die Wirkstoffauswahl für die unterschiedlichen Indikationen hängt allein von der Geschwindigkeit des Wirkungseintritts, der Intensität und Dauer der Wirkung und damit von ihren physikochemischen und pharmakokinetischen Eigenschaften ab. Die einzelnen Benzodiazepine verweilen sehr unterschiedlich lange im Körper, sie werden überwiegend durch Biotransformation eliminiert. Es kann eine einzige chemische Reaktion oder mehrere Schritte (z. B. Diazepam) erfordern, bevor ein inaktives und renal ausscheidbares Stoffwechselprodukt entstanden ist. Da die Zwischenprodukte z. T. pharmakologisch wirksam sind und z. T. sehr viel langsamer als die jeweilige Ausgangssubstanz ausgeschieden werden, können die Metaboliten im Verlaufe einer regelmäßigen Anwendung kumulieren und schließlich die erzielte Wirkung wesentlich mitbestimmen. Von der chemischen Veränderung sind zunächst die Substituenten am Diazepin-Ring *(Diazepam:* Desalkylierung am Stickstoff in 1-Position, $t^{1}/_{2} \sim 30$ Std. *Midazolam:* Hydroxylierung der Methyl-Gruppe am Imidazol-Ring, $t^{1}/_{2} \sim 2$ Std) oder der Diazepin-Ring selbst betroffen. Das hydroxylierte Midazolam wird sehr rasch nach Kopplung an Glucuronsäure renal ausgeschieden. Das am Stickstoff demethylierte Diazepam *(Nordiazepam)* ist biologisch wirksam und wird mit einer Halbwertzeit von $t_{l_{2}} \sim 50-90$ Stunden an der 3-Position des Diazepin-Ringes hydroxyliert. Auch der hydroxylierte Metabolit *(Oxazepam)* ist pharmakologisch wirksam. Schon Diazepam wird langsam eliminiert und kumuliert bei regelmäßiger Anwendung, noch stärker aber sein Metabolit, das Nordiazepam. Oxazepam wird mit einer Halbwertzeit von $t_{l_{2}} \sim 8$ Stunden über die Hydroxy-Gruppe an Glucuronsäure gekoppelt und renal ausgeschieden **(A)**. Für verschiedene Benzodiazepine ist in **(B)** der Bereich der Eliminationshalbwertzeit des applizierten Wirkstoffs bzw. seiner wirksamen Metaboliten durch graue Flächen dargestellt.

Substanzen mit kurzer Halbwertzeit, aus denen im Körper keine wirksamen Metabolite entstehen können, werden als Einschlaf- und Durchschlafmittel verwendet (in **(B)** durch hellblaue Fläche markiert), während Wirkstoffe mit langer Halbwertzeit für die anxiolytische Langzeit-Behandlung zu bevorzugen sind (hellgrüne Fläche). Sie gestatten es, einen gleichmäßig hohen Plasmaspiegel aufrechtzuerhalten.

Midazolam dient in der Anästhesie als „Injektionsnarkotikum" zur Einleitung und Unterhaltung im Rahmen einer Kombinationsnarkose.

Abhängigkeitspotential

Bei regelmäßiger Einnahme von Benzodiazepinen kann sich eine Abhängigkeit entwickeln. Dieser Zusammenhang ist nicht so offenkundig wie bei anderen Wirkstoffen mit Suchtpotential, da der Effekt der zunächst in den Handel gebrachten Benzodiazepine sehr lange anhält und sich so die Symptomatik des Entzugs (der entscheidende Hinweis auf eine bestehende Abhängigkeit) nur verzögert entwickelt. Während des Entzugs treten Ruhelosigkeit, Gereiztheit, Nervosität und Ängstlichkeit, gelegentlich auch Krämpfe auf. Diese Symptome sind kaum von denen zu unterscheiden, die als Indikation für Benzodiazepine angesehen werden. Die Gabe eines Benzodiazepin-Antagonisten würde abrupt zu Entzugssymptomen führen. Es gibt Hinweise darauf, daß Substanzen mit einer mittellangen Halbwertzeit der Elimination am häufigsten mißbräuchlich verwendet werden, also das höchste Abhängigkeitspotential (violette Fläche in **B**) besitzen.

Psychopharmaka 223

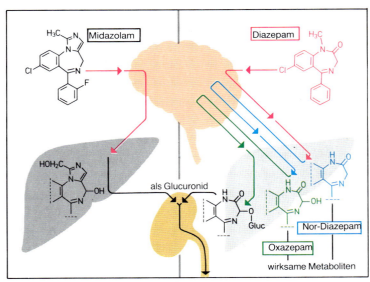

A. Biotransformation von Benzodiazepinen

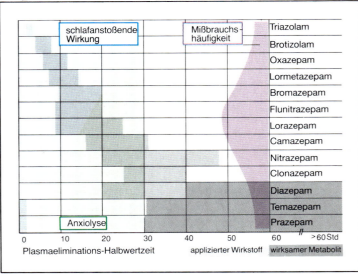

B. Eliminationsgeschwindigkeit von Benzodiazepinen

Pharmakotherapie bei Cyclothymie

Unter **Cyclothymie** wird eine Gemütserkrankung (Affektpsychose) verstanden, bei der ohne äußere Ursache phasenhaft eine krankhafte Verstimmung auftritt. Bei depressiver Verstimmung liegt eine endogene Depression (Melancholie) vor. Der entgegengesetzte pathologische Zustand ist die *Manie* (S. 228). Diese Verstimmungszustände wechseln periodisch mit Phasen normaler Stimmung. Je nach Patient gehen die Verstimmungen in beide Richtungen (bipolar) oder aber immer nur in eine der beiden Richtungen (unipolar).

I. Pharmakotherapie bei endogener Depression

Bei der endogenen Depression befindet sich der Patient in einem tiefen (nicht nachzuempfindenden) Leidenszustand; wegen vermeintlichen Fehlverhaltens macht er sich schwere Selbstvorwürfe. Der Antrieb zu Handlungen bzw. Tätigkeiten ist gehemmt. Es bestehen Suizidgedanken, zur Selbsttötung kommt es aber kaum, solange der Antrieb gehemmt ist. Hinzu treten somatische Störungen (Schlafstörungen, Appetitlosigkeit, Obstipation, Herzsensationen, Potenzstörungen etc.). In (**A**) wird oben die endogene Depression durch eine breite Schichtung düsterer Farben illustriert, der Antrieb, symbolisiert durch eine Sinusschwingung, ist stark reduziert.

Die Therapeutika lassen sich in zwei Gruppen unterteilen:
- **Thymoleptika,** bei denen die depressionslösende, stimmungsaufhellende Wirkkomponente deutlich ausgeprägt ist: trizyklische Antidepressiva;
- **Thymeretika,** bei denen die hemmungslösende, antriebssteigernde Wirkkomponente im Vordergrund steht, z. B. Monoaminoxidase-Hemmstoffe.

Es wäre falsch, einen Patienten mit Psychostimulantien wie Amphetamin zu behandeln, die allein den Antrieb steigern. Da seine Verstimmung bestehen bleibt, die Antriebshemmung aber wegfällt (**A**), steigt die Suizidgefahr.

Trizyklische Antidepressiva sind am längsten für die Therapie verfügbar und auch heute noch am wichtigsten, z. B. **Imipramin.**

Der zentrale, siebengliedrige Ring dieser Substanzen sorgt dafür, daß die beiden äußeren aromatischen Ringe in einem Winkel von 120 Grad zueinander stehen. Dies ist ein wesentlicher struktureller Unterschied zu den Neuroleptika vom Phenothiazin-Typ mit einem flachen Ringsystem (S. 233). Der Stickstoff in der Seitenkette liegt bei physiologischem pH überwiegend protoniert vor.

Die Substanzen weisen *Affinität zu Rezeptoren und Transportsystemen für Überträgerstoffe* auf und wirken jeweils als Hemmstoffe. So wird die neuronale Rückaufnahme von Noradrenalin (S. 82) und von Serotonin (S. 116) behindert, deren Wirksamkeit also verstärkt. Muscarinische Acetylcholin-Rezeptoren, adrenerge Rezeptoren, Histamin-Rezeptoren werden blockiert. Relativ gering ist die Interferenz mit dem Dopamin-System.

Unklar ist, in welcher Weise sich der antidepressive Effekt aus der Interferenz mit Überträgerstoffen ableitet. Denn erst bei längerer Zufuhr, im Laufe von Wochen, stellt sich die eigentliche antipsychotische Wirkung ein: Stimmungslage und Antrieb steigen. Die Beeinflussung der Überträgerstoffe ist jedoch gleich nach Therapiebeginn vorhanden. Möglicherweise sind adaptive Veränderungen, die sich im ZNS als Reaktion auf diese Interferenz langsam entwickeln, die eigentliche Ursache für die antipsychotische Wirkung. Bei psychisch Gesunden heben Antidepressiva bemerkenswerterweise die Stimmung nicht an (keine Euphorie).

Neben dem antipsychotischen Effekt treten akute Wirkungen auf, die sich auch bei psychisch Gesunden ausbilden. Sie sind bei den einzelnen Substanzen unterschiedlich ausgeprägt, was eine differenzierte therapeutische

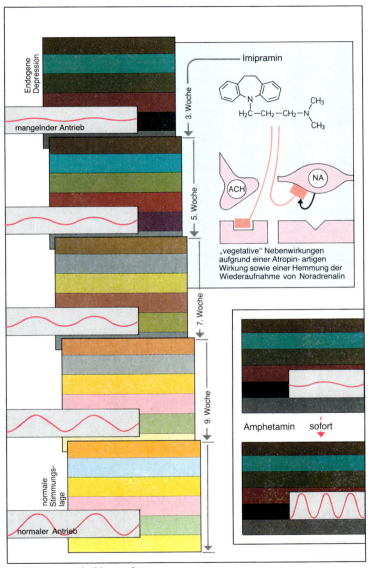

A. Wirkung von Antidepressiva

Anwendung ermöglicht (S. 226). Dem unterliegt ein unterschiedliches Muster der Interferenz mit den Überträgerstoffen. **Amitriptylin** wirkt anxiolytisch, sedierend und psychomotorisch dämpfend. Es dient zur Behandlung von depressiven Patienten, die ängstlich und erregt sind.

Desipramin hingegen wirkt psychomotorisch aktivierend. **Imipramin** nimmt eine Mittelstellung ein. Angemerkt sei, daß Desipramin (Desmethyl-Imipramin) auch als Metabolit im Organismus aus Imipramin entsteht. Das Desmethyl-Derivat von Amitriptylin *(Nortriptylin)* ist übrigens ebenfalls weniger dämpfend als die Muttersubstanz.

Die anxiolytisch-sedierende Wirkung kann bei Kranken ausgenutzt werden, wenn körperliche Beschwerden stark psychisch geprägt sind, um eine „psychosomatische Entkopplung" zu erreichen. Es sei auch auf die Anwendung als Co-Analgetika hingewiesen (S. 188).

Die unerwünschten **Nebenwirkungen** der trizyklischen Antidepressiva beruhen zum großen Teil auf ihrem Antagonismus zu verschiedenen Überträgerstoffen. Auch diese Effekte treten unmittelbar nach Aufnahme der Therapie ein. Über die Blockade muscarinischer Acetylcholin-Rezeptoren kommt es zu Atropin-artigen Wirkungen: Tachykardie, Hemmung der Drüsensekretion (Mundtrockenheit), Obstipation, Miktionsstörungen, Sehstörungen.

Die Veränderungen im adrenergen System sind komplex. Die Hemmung der neuronalen Katecholamin-Rückaufnahme kann indirekte sympathomimetische Wirkungen auslösen. Auch sind die Patienten gegenüber Katecholaminen überempfindlich (z. B. Adrenalin-Zusatz zu Lokalanästhetika). Andererseits kann eine Blockade von α_1-Rezeptoren zur orthostatischen Hypotonie führen.

Die ihrer chemischen Natur nach kationisch amphiphilen Substanzen wirken membranstabilisierend, was am Herzen Reizleitungsstörungen mit Arrhythmien sowie Abnahme der Kontraktilität des Herzens bedingen kann. Alle trizyklischen Antidepressiva erhöhen die Krampfneigung. Als Folge einer Steigerung des Appetits kann es zu einer Zunahme des Körpergewichtes kommen.

Maprotilin, formal ein tetrazyklisches Antidepressivum, weist seiner hinsichtlich pharmakologischen und klinischen Wirkung kaum Unterschiede zu den trizyklischen Wirkstoffen auf. **Mianserin**, ebenfalls formal tetrazyklisch, unterscheidet sich insofern, als es die Konzentration von Noradrenalin im synaptischen Spalt durch Blockade der präsynaptischen α_2-Rezeptoren erhöht und nicht durch eine Hemmung der Wiederaufnahme. Die Atropin-artige Wirkung ist bei Mianserin weniger stark ausgeprägt.

Fluoxetin ist ein Beispiel für neuentwickelte Antidepressiva, die „atypisch" sind hinsichtlich Struktur und Wirkung. Es ist nicht trizyklisch und in bezug auf die Interferenz mit Überträgerstoffen selektiv: Es hemmt nur die neuronale Rückaufnahme von Serotonin. Fluoxetin hat eine dämpfende Wirkkomponente, und seine antidepressive Wirksamkeit scheint weniger stark zu sein als bei den trizyklischen Antidepressiva. Vorteilhaft ist, daß es keine Atropin-artigen Nebenwirkungen hat und offenbar auch keine membranstabilisierenden kardialen Effekte. Fluoxetin führt zu Appetitabnahme und Gewichtsreduktion. Unerwünschte Effekte sind Nervosität, Tremor, Schlaflosigkeit, Angst. Insgesamt scheint das Wirkbild bei Fluoxetin eher thymeretisch zu sein.

Andere Hemmstoffe der Serotonin-Rückaufnahme sind *Paroxetin* und *Fluvoxamin.*

Moclobemid ist ein neuer Vertreter aus der Gruppe der MAO-Hemmstoffe. Infolge der Hemmung des intraneuronalen Abbaus von Serotonin und Noradrenalin steigt deren Konzentration im synaptischen Spalt. Bei MAO-Hemmstoffen steht die antriebssteigernde, *thy-*

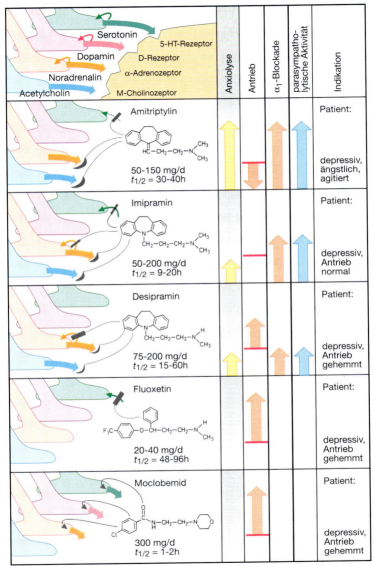

A. Differenzierung von Antidepressiva nach Begleitwirkungen

meretische Wirkung im Vordergrund. Die ältere Substanz aus dieser Gruppe, **Tranylcypromin,** hemmt irreversibel die beiden Isoenzyme MAO-A und MAO-B. Deshalb ist die Fähigkeit der Leber zur präsystemischen Elimination von biogenen Aminen wie Tyramin, die mit der Nahrung zugeführt werden (z. B. in Käse und Chianti), herabgesetzt. Um einem Blutdruck-Anstieg vorzubeugen, ist die Therapie mit Tranylcypromin mit strengen diätetischen Vorschriften verbunden. Bei Moclobemid ist die Gefahr erheblich geringer, da es nur das Isoenzym MAO-A hemmt und dieser Effekt außerdem reversibel ist.

II. Pharmakotherapie bei Manie
Die manische Phase ist durch eine übersteigerte Stimmung, Ideenflucht und einen krankhaft gesteigerten Antrieb gekennzeichnet. Dies ist in (**A**) durch ein Farbbild mit zerrissener Struktur und aggressiven Farbtönen illustriert. Die Patienten überschätzen sich, sind pausenlos tätig, zeigen ideenflüchtige Denkstörungen, handeln verantwortungslos (finanziell, sexuell etc.).

Lithium-Ionen. Zur Therapie der manischen Phasen eignen sich Lithiumsalze, z. B. Li-acetat oder Li-carbonat. Der Effekt stellt sich ca. 10 Tage nach Behandlungsbeginn ein. Wegen der geringen therapeutischen Breite sind *Blutspiegel-Kontrollen* notwendig, die Serum-Konzentration soll morgens nüchtern 0,8–1,0 mM betragen. Bei höheren Werten treten schon Nebenwirkungen auf. ZNS-Störungen äußern sich als feinschlägiger Tremor, aber auch als Bewegungsstörungen (Ataxie) oder als Krampfanfall. An der Niere kann die Adiuretin-Wirkung (S. 160) gehemmt werden, was sich als Polyurie und Durst zeigt. Die Schilddrüsen-Funktion wird beeinträchtigt (S. 240), kompensatorisch tritt eine (euthyreote) Struma auf.

Über den Wirkungsmechanismus der Lithium-Ionen ist nichts Sicheres bekannt. Lithium gehört chemisch in die Gruppe der Alkali-Metalle, von denen Natrium und Kalium eine besonders große Bedeutung für den Organismus besitzen. Man kann annehmen, daß Li-Ionen an irgendwelchen kritischen Stellen mit den Membranpermeabilitäten für Na- und K-Ionen oder mit Ionenpumpaktivitäten interferieren und sich daraus Konsequenzen für die Funktion von Hirnzellen ergeben, welche sich bei der Cyclothymie positiv auswirken. Wichtig könnte auch eine Abnahme des Membranbestandes an Phosphatidylinositoldiphosphat sein, das eine wichtige Rolle in der Signaltransduktion spielt (S. 66).

Angemerkt sei, daß zur Dämpfung während eines manischen Zustandes auch *Neuroleptika* (s. u.) angewandt werden.

III. Prophylaxe der Cyclothymie
Nach 6–12monatiger Behandlung verhindern Li-Salze das Eintreten neuer manischer Phasen. Auch depressiven Phasen kann auf diese Weise vorgebeugt werden. Li-Salze stabilisieren die Gemütslage gewissermaßen im Normalzustand.

Psychopharmaka 229

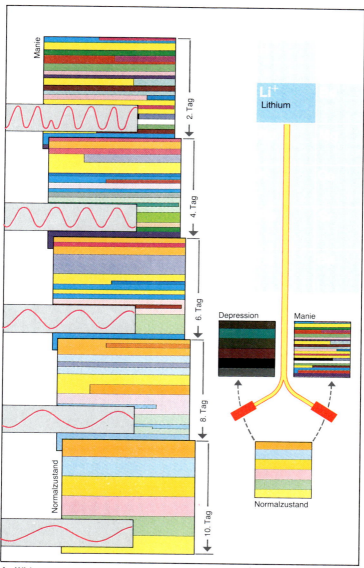

A. Wirkung von Lithiumsalzen bei einem manischen Zustand

Pharmakotherapie bei Schizophrenie

Die Schizophrenie ist eine endogene Psychose, die in Schüben verläuft. Grundsymptome sind Störungen des Denkens (z. B. Zerfahrenheit: zusammenhangsloses, unlogisches Denken; Sperrung des Denkens; plötzlicher Abbruch des Gedankenganges; Gedankenentzug: Patient gibt an, seine Gedanken würden ihm von außen entzogen), der Affektivität (z. B. eine der Situation unangemessene Gemütslage) und des Antriebs. Zusätzliche Symptome sind z. B. Wahn (Verfolgungswahn) oder Halluzinationen (oft angstvoll erlebtes Stimmenhören). In (A) wird die Zerfahrenheit und Inkohärenz der Gedankenwelt oben links symbolisiert, während der seelische Normalzustand auf S. 229 unten in ähnlicher Weise veranschaulicht sein soll.

Neuroleptika

Zunächst kommt es nach Beginn der Therapie nur zu einer Dämpfung. Die vom schizophrenen Patienten quälend empfundenen Wahnvorstellungen und Halluzinationen verlieren an Bedeutung (A, Verblassen der grellen Farben), das psychotische Geschehen aber besteht fort. Langsam in weiteren Wochen laufen die psychischen Vorgänge in normaleren Bahnen ab (A), der psychotische Schub läßt nach. Eine völlige Normalisierung läßt sich aber vielfach nicht erreichen. Auch wenn keine Heilung erzielt werden kann, so bedeuten die beschriebenen Veränderungen doch bereits einen Erfolg, denn für den Kranken wird die Qual seiner Ich-Veränderung abgemildert, seine Pflege wird erleichtert und die Rückkehr in die ihm vertraute Gemeinschaft beschleunigt.

Für die neuroleptische, antipsychotische Therapie stehen Substanzen aus zwei Verbindungsklassen mit unterschiedlicher chemischer Struktur zur Verfügung: 1. die von dem Antihistaminikum Promethazin abgeleiteten **Phenothiazine** (Standardsubstanz: Chlorpromazin) und Analoga (z. B. Thioxanthene) sowie 2. **Butyrophenone** (Standardsubstanz Haloperidol). Phenothiazine und Thioxanthene können weiter nach dem chemischen Aufbau der Seitenkette in
- aliphatisch substituierte (Chlorpromazin, Triflupromazin, S. 233),
- Piperazin-substituierte (Trifluperazin, Fluphenazin, Flupentixol, S.233)

unterteilt werden.

Der antipsychotische Effekt beruht vermutlich auf einer *antagonistischen Wirkung an Dopamin-Rezeptoren*. Neben der antipsychotischen Hauptwirkung entfalten die Neuroleptika zusätzliche Wirkungen durch einen *Antagonismus zu*

- *Acetylcholin* an muscarinischen Rezeptoren → Atropin-artige Effekte,
- *Noradrenalin* an α-Adrenozeptoren → Blutdruckregulationsstörungen,
- *Dopamin* an Dopaminrezeptoren in der Substantia nigra → extrapyramidalmotorische Störungen, in der Area postrema → antiemetische Wirkung (S. 316), in der Hypophyse → Steigerung der Prolactin-Inkretion (S. 236),
- *Histamin* → möglicherweise Ursache für Sedierung.

Diese zusätzlichen Effekte können auch bei psychisch gesunden Menschen ausgelöst werden, ihre Intensität ist bei den einzelnen Wirkstoffen unterschiedlich.

Weitere Indikationen. Akut treten nach Gabe von Neuroleptika *Sedierung* und *Anxiolyse* auf. Diese Wirkungen können zur psychosomatischen Entkopplung bei stark psychisch betonten Erkrankungen ausgenützt werden. Den distanzierenden Effekt macht man sich auch zunutze, wenn Neuroleptika (Droperidol, ein Butyrophenon-Derivat) in Kombination mit einem Opioid zur *Neuroleptanalgesie* eingesetzt wird (S. 210) oder wenn zur Beruhigung übererregter, *agitierter* Patienten sowie zur Behandlung eines *Delirium tremens* Haloperidol benutzt wird. Die Anwendung bei *Manie* wurde zuvor erwähnt (S. 228).

Neuroleptika wirken jedoch *nicht antikonvulsiv*. Wegen der Hemmwir-

Psychopharmaka 231

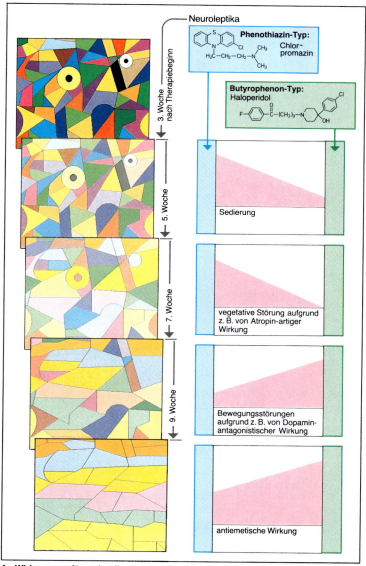

A. Wirkung von Neuroleptika bei einem schizophrenen Zustand

kung auf das Wärmezentrum lassen sich Neuroleptika zur kontrollierten Abkühlung des Körpers während einer Operation (artifizielle Hibernation) verwenden (S. 196).

Nebenwirkungen. Die klinisch wichtigsten und häufig Therapie-limitierenden Nebenwirkungen sind *extrapyramidalmotorische Störungen;* sie ergeben sich aus der Blockade von Dopamin-Rezeptoren. Eine *Frühdyskinesie* kann sich unmittelbar nach Beginn der Behandlung in Form unfreiwilliger, abnormer Bewegungen vorwiegend im Kopf-, Hals- und Schultergebiet bemerkbar machen. Nach Wochen bis Monaten der Behandlung sind Symptome wie bei einer *Parkinson'schen Erkrankung* (Verlangsamung von Bewegungsabläufen, Tremor, Rigor) oder eine *Akathisie* (motorische Unruhe) möglich. Alle diese Störungen lassen sich durch Anwendung von Antiparkinson-Mitteln vom Typ der Anticholinergika (z. B. Biperiden) behandeln. Nach Absetzen der Neuroleptika verschwinden diese Symptome in aller Regel wieder. Eine *Spätdyskinesie* (tardive Dyskinesie) kann sich nach jahrelanger Anwendung besonders nach dem Absetzen des Neuroleptikum bemerkbar machen. Sie beruht auf einer Überempfindlichkeit des Dopamin-Rezeptor-Systems und verschlechtert sich bei Gabe von Anticholinergika.

Bei chronischer Zufuhr von Neuroleptika kann es selten zu einem *Leberschaden* mit Cholestase kommen. Eine sehr seltene, aber dramatische Nebenwirkung ist das *maligne Neuroleptikum-Syndrom* (Skelettmuskelstarre, Hyperthermie, Stupor), das ohne intensive ärztliche Maßnahmen (u. a. Dantrolen) tödlich enden kann.

Differenzierung von Neuroleptika. Hinsichtlich der Therapie ist wichtig, daß es Phenothiazin-Derivate und Analoga gibt, deren Eigenschaften sich deutlich von denen der Standardsubstanz Chlorpromazin unterscheiden und teilweise denen der Butyrophenone ähneln. Dies betrifft die antipsychotische Wirksamkeit (symbolisiert durch den Pfeil), das Ausmaß der Sedierung und die Fähigkeit, extrapyramidalmotorische Störungen hervorzurufen.

Die unterschiedliche Ausprägung der extrapyramidalen Störungen ist auf ein unterschiedliches Verhältnis der antagonistischen Wirkungen zu Dopamin bzw. Acetylcholin zurückzuführen (S. 184). Die Gefahr extrapyramidalmotorischer Störungen ist bei den Butyrophenonen größer als bei den Phenothiazinen, da sie keine anticholinerge Wirkung besitzen und so die Balance der Aktivität cholinerger und dopaminerger Neurone stärker gestört wird.

Die *Piperazin-substituierten Derivate* (z. B. Trifluoperazin, Fluphenazin) sind auf die Dosis bezogen antipsychotisch wirksamer als die aliphatisch-substituierten (z. B. Chlorpromazin, Triflupromazin). Die Qualität des antipsychotischen Effektes ändert sich aber nicht.

Den Phenothiazinen strukturell analog sind die *Thioxanthene* (z. B. Flupentixol, Chlorprothixen), bei denen der Stickstoff im Mittelring durch ein Kohlenstoff-Atom mit einer Doppelbindung zur Seitenkette ersetzt ist. Sie unterscheiden sich von den Phenothiazin-Neuroleptika durch eine zusätzliche thymoleptische Wirkkomponente.

Clozapin, seiner chemischen Struktur nach ein atypisches Neuroleptikum, soll keine extrapyramidalmotorischen Störungen verursachen. Möglicherweise ist dies darauf zurückzuführen, daß es besonders den Dopamin-Rezeptor-Subtyp D_4 blockiert. Es kann eingesetzt werden, wenn andere Neuroleptika wegen extrapyramidalmotorischer Nebenwirkungen nicht mehr in Frage kommen. Clozapin kann eine *Agranulozytose* bewirken, weshalb es nur bei regelmäßiger Überwachung des Blutbildes angewandt werden darf. Es wirkt stark *sedierend.*

Sowohl Fluphenazin wie auch Haloperidol können nach Veresterung mit einer Fettsäure als *Depot-Präparat* intramuskulär appliziert werden.

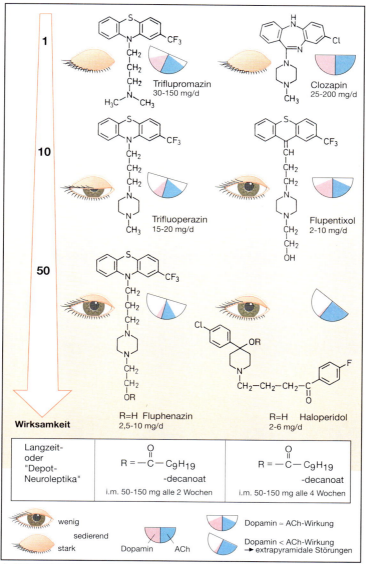

A. Differenzierung von Neuroleptika

Psychotomimetika (Psychedelika, Halluzinogene)

Psychotomimetika vermögen psychische Veränderungen hervorzurufen, wie sie auch im Verlauf einer Psychose auftreten können: **illusionäre Verkennungen, Halluzinationen.** Dabei kann das Erleben traumhaften Charakter besitzen, die emotionale oder rationale Umsetzung des Erlebens erscheint dem Außenstehenden inadäquat.

Eine psychotomimetische Wirkung soll am Beispiel der Portraits illustriert werden, die ein Maler unter der Einwirkung von Lysergsäurediethylamid (LSD) angefertigt hat. Er berichtet während des in Wellen ablaufenden LSD-„Rausches", daß das Gesicht des Portraitierten mehr und mehr zur Fratze wird, bläulich-violett fluoresziert und sich wie durch ein bewegtes Zoom-Objektiv vergrößert und verkleinert, wobei sich die Proportionen abstrus verändern und sich groteske Bewegungsabläufe ergeben. Das diabolische Zerrbild wird als bedrohlich empfunden.

Die Verkennungen treten auch im Bereich des Gehör- und Geruchsinnes auf: Töne werden als schwebende Balken und optische Eindrücke als Geruch (z. B. als Ozon) „erlebt". Im Rausch sieht das Individuum sich selbst zeitweise von außen und beurteilt sich und seinen Zustand. Auf der anderen Seite verwischt sich die Grenze zwischen dem Ich und der Umwelt. Ein erhebendes Gefühl des Eins-Seins mit dem anderen und dem Kosmos stellt sich ein. Das Zeitgefühl existiert nicht mehr, es gibt weder Vorher noch Nachher. Dinge werden gesehen, die es nicht gibt, und Erfahrungen gemacht, die nicht erklärbar sind. Daher wird von einem Bewußtseins-erweiternden Effekt des LSD gesprochen (Psychedelikum – grch. delosis = Offenbarung).

Die Inhalte von solchen Verkennungen und Halluzinationen können gelegentlich extrem bedrohlich werden („bad trip"), das Individuum sieht sich evtl. zu einer Gewalttat oder zur Selbsttötung veranlaßt.

Dem LSD-„Rausch" folgt eine Phase großer Müdigkeit mit dem Gefühl des Beschämtseins und erniedrigender Leere.

Der Mechanismus der psychotomimetischen Wirkung ist unbekannt. Da ein Teil der Halluzinogene wie *LSD* (chemisch synthetisiert), *Psilocin, Psilocybin* (aus dem Pilz Psilocybe mexicana), *Bufotenin* (u. a. aus dem Hautdrüsensekret einer Kröte), *Mescalin* (aus dem mexikanischen Kaktus Anhalonium lewinii = Peyotl) Strukturmerkmale von Serotonin und Adrenalin aufweist, wurde eine Interferenz mit diesen biogenen Aminen im ZNS vermutet. Die Struktur anderer Wirkstoffe wie *Tetrahydrocannabinol* (aus Cannabis indica, der Hanfpflanze – Haschisch, Marihuana), *Muscinol* (aus dem Fliegenpilz Amanita muscaria) oder das als Injektionsnarkotikum synthetisierte *Phencyclidin* lassen diesen Zusammenhang nicht erkennen. Halluzinationen können als Nebenwirkung auch nach Einnahme anderer Substanzen z. B. von *Scopolamin* (in mittelalterlichen „Hexensalben") und weiteren zentral wirkenden Parasympatholytika auftreten. Natürlich vorkommende Halluzinogene wurden von Priestern (Schamanen) in Naturreligionen angewandt, um in einen **Trance-Zustand** zu gelangen. Das synthetische LSD wurde in den 60er Jahren relativ häufig u. a. von Künstlern eingenommen: Psychedelische Kunst, d. h. Erlebnisräume und halluzinatorische Zeichen in einer rational nicht mehr erfaßbaren Weise bildnerisch darstellen.

Da die Entwicklung einer Abhängigkeit und dauerhafte psychische Störungen als Folge der Einnahme von Psychotomimetika nicht ausgeschlossen werden können, ist ihre Herstellung und der Handel mit ihnen verboten (nicht verkehrsfähige Betäubungsmittel).

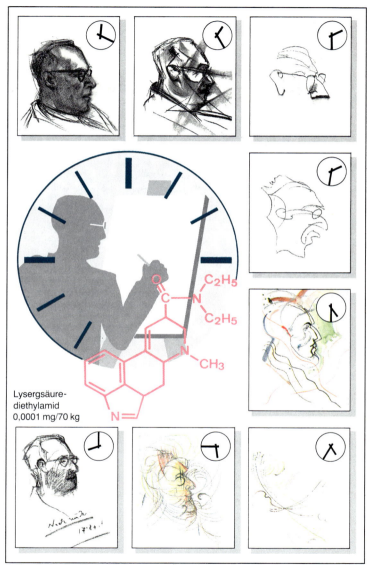

A. Psychotomimetische Wirkung von LSD bei einem Portraitmaler

Hypothalamische und hypophysäre Hormone

Das endokrine System wird durch das ZNS kontrolliert. **Nervenzellen des Hypothalamus** synthetisieren und setzen Botenstoffe frei, welche im Hypophysen-Vorderlappen (HVL) die Hormonabgabe steuern oder die selbst als Hormone im Körper verteilt werden.

Letztere sind die sog. **Hypophysen-Hinterlappen(HHL)-Hormone:** die Nervenfortsätze von hypothalamischen Neuronen ziehen in den HHL (Neurohypophyse), speichern dort die *Nonapeptide ADH* (antidiuretisches H.) und *Oxytocin* und geben sie bei Bedarf in die Blutbahn ab. Zur Therapie (ADH S. 160, Oxytocin S. 126) werden diese Peptid-Hormone parenteral oder auch über die Nasenschleimhaut zugeführt.

Die **hypothalamischen Freisetzungshormone** sind *Peptide*. Sie erreichen ihre Zielzellen im HVL (Adenohypophyse) über ein Pfortader-Strombett, d. h. zwei hintereinander geschaltete Kapillar-Gebiete. Das erste liegt im Hypophysen-Stiel; hier diffundieren die von den Nervenendigungen der hypothalamischen Neurone abgegebenen Hormone in das Blut. Das zweite entspricht den Kapillaren des HVL. Hier diffundieren die hypothalamischen Hormone aus dem Blut zu ihren Zielzellen, deren Aktivität sie kontrollieren. Die von den HVL-Zellen freigesetzten Hormone gelangen in das Blut und mit diesem zur Verteilung im Körper (1).

Benennung der Freisetzungshormone. *RH:* releasing hormone, Freisetzungshormon. *RIH:* release inhibiting hormone, Freisetzungs-Hemmungshormon.

GnRH: Gonadotropin-RH = Gonadorelin; stimuliert die Abgabe von FSH (Follikel-stimulierendes H.) und LH (luteinisierendes H.).

TRH: Thyreotropin-RH; stimuliert die Abgabe von TSH (Thyreoideastimulierendes H. = Thyreotropin).

CRH: Corticotropin-RH; stimuliert die Abgabe von ACTH (adrenocorticotropes H. = Corticotropin).

GRH: Growth hormone-RH; stimuliert die Abgabe von GH (growth hormone = STH = somatotropes H., Wachstumshormon).

GRIH = Somatostatin, hemmt die Abgabe von STH (und auch von anderen Peptid-Hormonen, z. B. aus Pankreas und Darm).

PRH: Prolactin-RH, seine Existenz ist fraglich.

PRIH: hemmt die Abgabe von Prolactin, könnte identisch sein mit Dopamin.

Hypothalamische Hormone werden meist aus diagnostischen Gründen (parenteral) zugeführt, um die Funktionsfähigkeit des HVL zu prüfen.

Therapeutische Beeinflussung von HVL-Zellen. GnRH wird bei *hypothalamischer Sterilität* der Frau verwandt, um die FSH- und LH-Inkretion zu stimulieren und eine Ovulation auszulösen. Zu diesem Zweck ist die physiologische schubweise Freisetzung („pulsatil", ca. alle 90 min) zu imitieren (parenterale Zufuhr mittels spezieller Pumpen).

Gonadorelin-Superagonisten sind GnRH-Analoga mit sehr hoher Haftfestigkeit an den GnRH-Rezeptoren der HVL-Zellen. Als Folge der unphysiologischen, ununterbrochenen Rezeptor-Stimulation versiegt nach initialer Mehrproduktion die FSH- und LH-Inkretion. *Buserelin, Leuprorelin, Goserelin* werden bei Patienten mit *Prostata-Carcinom* angewandt, um die Produktion von Testosteron, welches das Tumorwachstum fördert, zu vermindern. Die Testosteron-Spiegel sinken so stark wie nach operativer Entfernung der Hoden (2).

Der **Dopamin D_2-Agonist** Bromocriptin (S. 114) hemmt Prolactin-freisetzende HVL-Zellen (Indikation: Abstillen, Prolactin-bildende HVL-Tumoren). Eine überhöhte STH-Produktion läßt sich ebenfalls drosseln (Indikation: Akromegalie) (3).

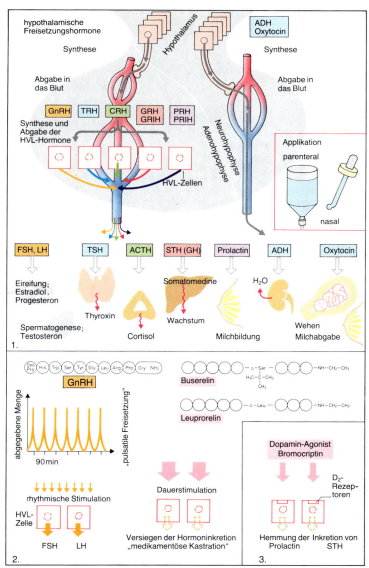

A. Hypothalamische und hypophysäre Hormone

Therapie mit Schilddrüsenhormonen

Schilddrüsenhormone wirken stoffwechselsteigernd. Ihre Freisetzung (**A**) wird durch das hypophysäre Glykoprotein TSH stimuliert, dessen Freisetzung seinerseits unter Kontrolle des hypothalamischen Tripeptids TRH steht. Die TSH-Inkretion sinkt bei steigender Schilddrüsenhormon-Konzentration im Blut; mit Hilfe dieses negativen Rückkopplungsmechanismus stellt sich „automatisch" eine bedarfsgerechte Hormonproduktion ein.

Die Schilddrüse gibt überwiegend Thyroxin (T_4) ab. Die Wirkform scheint aber Triiodthyronin (T_3) zu sein: T_4 wird im Körper z. T. in T_3 umgewandelt, und die Rezeptoren in den Erfolgszellen haben eine 10fach höhere Affinität zu T_3. Die Wirkung von T_3 tritt schneller ein und hält weniger lang an als die von T_4. Die Plasmaeliminations-$t_{1/2}$ beträgt für T_4 ca. 7 Tage, für T_3 dagegen nur ca. 1,5 Tage. Beim Abbau von T_4 und T_3 wird Iodid freigesetzt. In 150 µg T_4 sind 100 µg Iod enthalten.

Zur therapeutischen Zufuhr wird T_4 gewählt. T_3 ist zwar die Wirkform und besser aus dem Darm resorbierbar, mit T_4 stellt sich jedoch ein gleichmäßigerer Blutspiegel ein, da der T_4-Abbau so langsam ist. Weil die T_4-Resorption auf nüchternen Magen am größten ist, wird es ca. $^1\!/_2$ Stunde vor dem Frühstück eingenommen.

Substitutionstherapie bei Hypothyreose. Eine Schilddrüsenunterfunktion, sei sie primär durch eine Schilddrüsenerkrankung oder sekundär durch einen TSH-Mangel bedingt, wird durch orale Zufuhr von Thyroxin behandelt. Die T_4-Dosis wird zu Beginn meist niedrig gewählt, weil man eine zu rasche Stoffwechselsteigerung mit der Gefahr einer Herzüberlastung (Angina pectoris, Infarkt) fürchtet und allmählich gesteigert. Die endgültige Dosis zur Einstellung der Euthyreose richtet sich nach dem individuellen Bedarf (ca. 100 µg/Tag).

Suppressionstherapie bei euthyreoter Struma (B). Die Ursache einer Struma (Kropf) ist meist eine mangelhafte Iod-Zufuhr mit der Nahrung. Durch eine gesteigerte TSH-Wirkung wird die Schilddrüse stimuliert, das wenige verfügbare Iod so intensiv zu verwerten, daß eine Hypothyreose ausbleibt. Deshalb nimmt die Schilddrüse an Größe zu.

Wegen der Regelung der Schilddrüsenfunktion nach dem Prinzip der negativen Rückkopplung läßt sich durch Zufuhr von T_4 in einer Dosis (100–150 µg/Tag), die der körpereigenen Hormonproduktion äquivalent ist, ein Sistieren der Schilddrüsenstimulation erreichen. Die ruhig gestellte, inaktive Schilddrüse verkleinert sich.

Bei einer noch nicht zu lange bestehenden euthyreoten Iodmangel-Struma kann auch durch Erhöhung des Iod-Angebotes (Kaliumiodid-Tabletten) eine Verkleinerung der Schilddrüse bewirkt werden.

Bei älteren Patienten mit Iodmangel-Struma besteht die Gefahr, durch Erhöhung der Iod-Zufuhr eine Schilddrüsenüberfunktion auszulösen (S. 241, B): Unter der jahrelangen, maximalen Stimulation kann Schilddrüsengewebe vom TSH-Reiz unabhängig werden („autonomes Gewebe"). Bei Erhöhung des Iod-Angebotes nimmt die Produktion von Schilddrüsenhormon zu und – wegen der negativen Rückkopplung – die TSH-Inkretion ab. Die Aktivität des autonomen Gewebes bleibt jedoch hoch, Schilddrüsen-Hormon wird im Überschuß freigesetzt, eine Iod-induzierte Hyperthyreose hat sich ausgebildet.

Iodsalz-Prophylaxe. Die Iodmangel-Struma ist weit verbreitet. Durch Verwendung von iodiertem Speisesalz läßt sich der Iod-Bedarf (150–300 µg Iod/Tag) auf einfache Weise decken und der euthyreoten Struma vorbeugen!

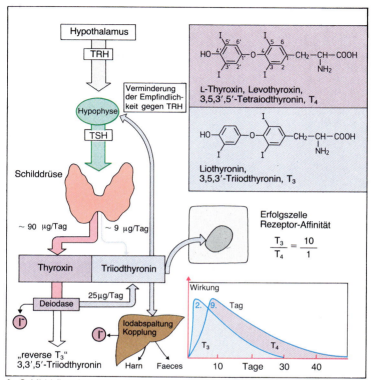

A. Schilddrüsenhormone – Freisetzung, Wirkung, Abbau

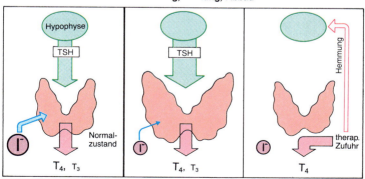

B. Iodmangel-Struma und ihre Behandlung mit Thyroxin

Hyperthyreose und Thyreostatika

Hyperthyreose. Die Schilddrüsenüberfunktion bei Morbus Basedow (**A**) beruht auf der Bildung von IgG-Antikörpern, die sich an TSH-Rezeptoren binden und diese erregen. Die Folge ist eine Hormonüberproduktion (bei Versiegen der TSH-Inkretion). Der Morbus Basedow kann nach 1–2 Jahren spontan abklingen. Seine Therapie besteht daher zunächst in der reversiblen Hemmung der Schilddrüse mittels Thyreostatika. Bei anderen Formen der Hyperthyreose, z. B. Hormon-produzierendes (morphologisch gutartiges) Schilddrüsenadenom, steht therapeutisch die Entfernung des Gewebes im Vordergrund, sei es operativ oder durch Zufuhr von ^{131}Iod in ausreichend hoher Dosis. Das Radioiod wird in die Schilddrüse aufgenommen und zerstört durch die beim radioaktiven Zerfall freigesetzte β-(Elektronen)-Strahlung Gewebe im Umkreis weniger Millimeter.

Zur Iod-induzierten Hyperthyreose s. S. 238.

Thyreostatika hemmen die Schilddrüsenfunktion. Der Abgabe von Schilddrüsenhormon (**C**) gehen folgende Schritte voraus. Mittels einer „Pumpe" wird Iodid aktiv in die Schilddrüsen-Zelle aufgenommen. Es schließen sich an: Oxidation zu Iod, Einbau in Tyrosin-Reste des Proteins Thyreoglobulin, Verknüpfung zweier iodierter Tyrosin-Reste mit Bildung von T_4- und T_3-Resten. Diese Reaktionen katalysiert das Enzym Peroxidase. Im Inneren der Schilddrüsenfollikel wird das T_4-haltige Thyreoglobulin in Form des Kolloids gespeichert. Bei Bedarf kann aus ihm nach endozytotischer Aufnahme und Aufspaltung durch lysosomale Enzyme Schilddrüsenhormon freigesetzt werden. Ein thyreostatischer Effekt ergibt sich aus einer Hemmung des Synthese- oder des Freisetzungsweges. Da bei Unterbrechung der Synthese das vorhandene Kolloid noch nutzbar ist, tritt der thyreostatische Effekt hierbei verzögert auf.

Thyreostatika zur Dauertherapie (C). Thiamide, Thioharnstoff-Derivate hemmen die Peroxidase und damit die Hormonsynthese. Zwei therapeutische Prinzipien sind bei M. Basedow zur Einstellung der Euthyreose möglich: a) alleinige Zufuhr des Thiamid mit anschließender Dosisreduktion in dem Maße, wie die Erkrankung abklingt; b) Zufuhr eines Thiamid in höherer Dosis und Ausgleich der verminderten Hormonproduktion durch gleichzeitige Gabe von Thyroxin. Nebenwirkungen der Thiamide sind selten, aber die Möglichkeit einer Agranulozytose ist zu beachten.

Perchlorat, oral zugeführt als Naperchlorat, hemmt die Iodid-Pumpe. Als Nebenwirkung können aplastische Anämien auftreten. Verglichen mit den Thiamiden ist die therapeutische Bedeutung gering.

Wirkstoffe zur kurzfristigen Thyreostase (C). Iod in hoher Dosis (> 6000 μg/Tag) wirkt bei Hyperthyreose, aber nicht bei Euthyreose, **vorübergehend** thyreostatisch. Weil auch der Freisetzungsweg gehemmt wird, macht sich der Effekt rascher bemerkbar als bei den Thiamiden.

Anwendungsmöglichkeiten sind: Präoperative Ruhigstellung vor Schilddrüsenresektion nach *Plummer* mit *Lugol'scher Lösung* (5% Iod + 10% Kaliumiodid, 50–100 mg Iod/Tag für max. 10 Tage). Bei thyreotoxischer Krise wird Iod zusammen mit Thiamiden und β-Blockern angewandt. Nebenwirkung: Allergie, Kontraindikation: Iod-induzierte Thyreotoxikose.

Lithium-Ionen hemmen den Freisetzungsweg. Lithium-Salze können bei Iod-induzierter Thyreotoxikose anstatt Iod zur raschen Schilddrüsensuppression verwandt werden. Zur Gabe von Lithium-Salzen bei endogenen manisch-depressiven Psychosen s. S. 228.

Hormone 241

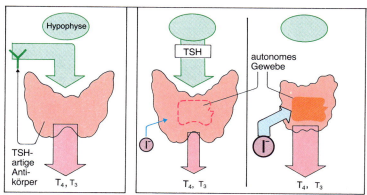

A. Morbus Basedow

B. Iod-Hyperthyreose bei Iodmangel-Struma

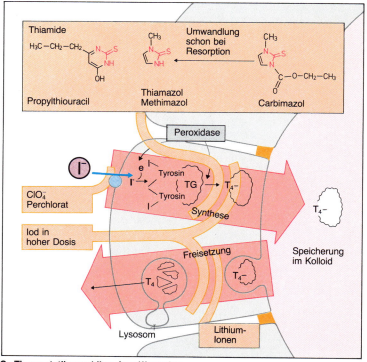

C. Thyreostatika und ihre Angriffspunkte

Therapie mit Glucocorticoiden

I. Substitutionstherapie. Die Nebennierenrinde (NNR) produziert das *Glucocorticoid Cortisol* (Hydrocortison) und das *Mineralocorticoid Aldosteron*. Diese beiden Steroidhormone sind lebenswichtig für die Anpassung an Belastungssituationen, z. B. Krankheit, Operation. Stimulus für die Cortisol-Inkretion ist das hypophysäre ACTH, für die Aldosteron-Inkretion besonders das Angiotensin II (S. 124). Bei Ausfall der NNR *(primäre NNR-Insuffizienz,* M. Addison) sind *Cortisol und Aldosteron,* bei mangelhafter hypophysärer ACTH-Produktion *(sekundäre NNR-Insuffizienz)* ist *nur Cortisol* zu ersetzen. Cortisol ist oral wirksam (30 mg/Tag, ²/₃ morgens, ¹/₃ nachmittags). Bei Belastungssituationen wird die Dosis auf das 5–10fache erhöht. Aldosteron ist oral schlecht wirksam, an seiner Stelle wird das Mineralocorticoid Fludrocortison gegeben (0,1 mg/Tag).

II. Pharmakodynamische Therapie mit Glucocorticoiden (A). In unphysiologisch hohen Konzentrationen unterdrücken Cortisol oder andere Glucocorticoide alle Phasen (Exsudation, Proliferation, Vernarbung) der Entzündungsreaktion, d. h. der Abwehrmaßnahmen des Organismus gegen Körperfremdes und Schädigendes. Eine Rolle spielt hierbei vermutlich das Protein Lipocortin (Makrocortin), dessen Synthese durch Glucocorticoide stimuliert wird. Lipocortin hemmt das Enzym Phospholipase A_2. Damit wird die Freisetzung von Arachidonsäure gedrosselt, und es entstehen weniger Entzündungsmediatoren von Typ der Prostaglandine und Leukotriene (S. 190).

Erwünschte Wirkungen. Gegen „unerwünschte Entzündungsreaktionen" wie Allergie, rheumatoide Arthritis usw. sind Glucocorticoide als *Antiallergika, Immunsuppressiva oder Antiphlogistika* ausgezeichnet wirksam.

Unerwünschte Wirkungen. Bei *kurzfristiger Anwendung* bleiben Glucocorticoide auch in höchster Dosis praktisch *nebenwirkungsfrei.*

Bei **langfristiger Anwendung** drohen Veränderungen, die denen beim **Cushing-Syndrom** (endogene Cortisol-Überproduktion) gleichen. Folgen der anti-entzündlichen Wirkung: Infektionsneigung, Wundheilungsstörung. Folge der übersteigerten Glucocorticoid-Wirkung: a) vermehrte Gluconeogenese und Freisetzung von Glucose; unter Insulin-Einfluß Verwertung der Glucose zu Triglycerid (Fettansatz: „Vollmondgesicht, Stammfettsucht, Büffelnacken"), bei unzureichender Steigerung der Insulin-Ausschüttung „Steroid-Diabetes"; b) vermehrter Proteinabbau (Proteinkatabolie) mit Atrophie der Skelettmuskulatur (dünne Extremitäten), Osteoporose, Wachstumsstörung beim Kind, Hautatrophie. Folge der an sich schwachen, nun gesteigerten Mineralcorticoid-Wirkung des Cortisol: NaCl/Wasser-Retention mit Blutdruckanstieg, Ödemneigung; KCl-Verlust mit Hypokaliämie-Gefahr.

Maßnahmen zur Abmilderung oder Vermeidung des medikamentösen Cushing-Syndroms

a) *Verwendung von Cortisol-Derivaten mit geringerer* (z. B. Prednisolon) *oder fehlender mineralocorticoider Wirksamkeit* (z. B. Triamcinolon, Dexamethason). Deren glucocorticoide Wirksamkeit ist verstärkt. Die glucocorticoide, anti-entzündliche und die Hemm-Wirkung auf den Regelkreis (S. 244) gehen aber parallel; es gibt kein ausschließlich anti-entzündliches Derivat! Der „glucocorticoide Anteil" der Cushing-Symptome läßt sich nicht vermeiden. In der Tabelle sind die Wirksamkeiten bezogen auf Cortisol angegeben, wobei dessen mineralo- bzw. glucocorticoide Wirksamkeit jeweils gleich 1 gesetzt wurde. Alle genannten Derivate sind p. o. wirksam.

b) *Lokale Anwendung.* Es können lokal aber auch typische Nebenwirkungen auftreten, z. B. Hautatrophie oder Besiedelung von Schleimhäuten mit Candida-Pilzen. Um bei Inhalation die systemische Belastung gering zu halten, sollten Derivate verwandt werden

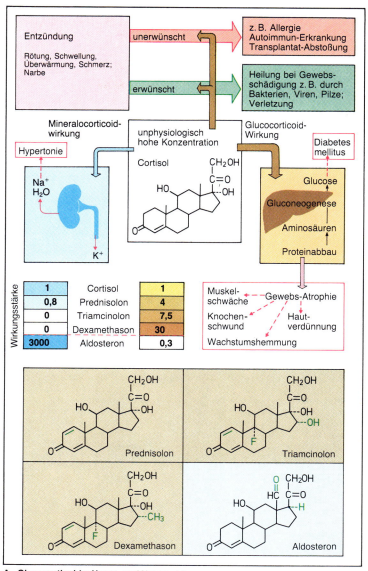

A. Glucocorticoide: Haupt- und Nebenwirkungen

mit hoher präsystemischer Elimination, z. B. Beclomethason, Budesonid (S. 14).

c) *Möglichst niedrige Dosis.* Zur Daueranwendung sollte die eben ausreichende Dosis gegeben werden. Beim Bestreben, die Dosis soweit wie möglich zu reduzieren, muß aber bedacht werden, daß die exogene Glucocorticoid-Zufuhr durch Beeinflussung des Regelkreises zu einer Abnahme der körpereigenen Cortisol-Produktion führt. Auf diese Weise könnte eine sehr niedrige Dosis „abgepuffert" werden, so daß keine unphysiologisch hohe Glucocorticoid-Aktivität zustande kommt und der entzündungshemmende Effekt ausbleibt.

Effekt einer Glucocorticoid-Zufuhr auf die Cortisol-Produktion der NNR (A). Die Cortisol-Freisetzung hängt von der Stimulation durch das hypophysäre ACTH ab. Die ACTH-Freisetzung wird durch das hypothalamische Corticotropin-Freisetzungshormon (CRH) angeregt. In Hypophyse und Hypothalamus gibt es Cortisol-Rezeptoren, deren Besetzung durch Cortisol die Abgabe von ACTH bzw. CRH im Sinne einer negativen Rückkopplung hemmt. Mittels ihrer „Meßfühler" für Cortisol kontrollieren die übergeordneten Zentren, ob die tatsächliche Cortisol-Konzentration (Ist-Wert) der gewünschten (Soll-Wert) entspricht. Übersteigt der Ist-Wert den Soll-Wert, nimmt die ACTH-Freisetzung und damit die Cortisol-Produktion ab; und umgekehrt. So pendelt sich die Cortisol-Konzentration auf den Soll-Wert ein. Die übergeordneten Zentren reagieren auf synthetische Glucocorticoide wie auf Cortisol. Bei Zufuhr von Cortisol oder einem anderen Glucocorticoid von außen ist zur Angleichung des Ist-Wertes an den Soll-Wert eine geringere Cortisol-Eigenproduktion notwendig. Die Freisetzung von CRH und ACTH sinkt („Hemmung der übergeordneten Zentren durch exogenes Glucocorticoid") und damit sinkt die Cortisol-Inkretion („NNR-Suppression"). Bei Gabe unphysiologisch hoher Glucocorticoid-Dosierungen über Wochen schrumpfen die Cortisol-produzierenden NNR-Anteile: „NNR-Atrophie". Die Fähigkeit zur Aldosteron-Produktion bleibt aber erhalten. Bei plötzlicher Beendigung der Glucocorticoid-Behandlung kann die atrophische NNR nicht ausreichend Cortisol produzieren. Ein lebensgefährlicher Cortisol-Mangel ist möglich. Daher sollte eine Glucocorticoid-Therapie immer durch langsame Dosisverminderung („ausschleichend") beendet werden.

Maßnahmen zur Vermeidung einer NNR-Atrophie. Die Cortisol-Inkretion ist morgens hoch, abends niedrig eingestellt (zirkadianer Rhythmus). Dies bedeutet, daß sich die übergeordneten Zentren morgens durch relativ hohe Konzentrationen nicht davon abhalten lassen, viel CRH und ACTH auszuschütten: niedrige Empfindlichkeit gegenüber der negativen Rückkopplung durch Cortisol. Abends besteht eine hohe Cortisol-Empfindlichkeit der übergeordneten Zentren.

a) *Zirkadiane Zufuhr:* Die Tagesdosis des Glucocorticoid wird morgens verabreicht. Die NNR hatte schon mit der Eigenproduktion begonnen; die Hemmbarkeit der übergeordneten Zentren ist relativ niedrig; in den frühen Morgenstunden des nächsten Tages wird wieder eine CRH/ACTH-Freisetzung und NNR-Stimulation erfolgen.

b) *Alternierende Zufuhr:* Die doppelte Tagesdosis wird jeden 2. Tag morgens verabreicht. Am dazwischen liegenden Tag erfolgt eine körpereigene Cortisol-Produktion.

Beide Verfahren haben den Nachteil, daß im Glucocorticoid-freien Intervall die Krankheitssymptome wieder auftreten können.

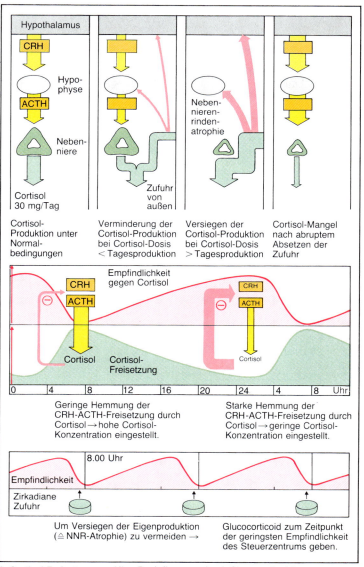

A. Cortisol-Freisetzung und ihre Beeinflussung durch Glucocorticoide

Androgene, Anabolika, Antiandrogene

Androgene sind „zum Manne machende" Wirkstoffe. Das körpereigene männliche Geschlechtshormon ist das Steroid **Testosteron** (T.) aus den Leydig'schen Zwischenzellen der Hoden (Testes). Die T.-Inkretion wird stimuliert durch das hypophysäre LH (luteinisierendes Hormon). Dessen Freisetzung wird gefördert durch das pulsatil abgegebene hypothalamische GnRH (Gonadorelin, S. 236). Im Sinne einer negativen Rückkopplung hemmt T. die Inkretion der übergeordneten Hormone. In einigen Geweben wird T. zu Dihydrotestosteron reduziert, welches sich mit höherer Affinität an Rezeptoren bindet. Der Abbau erfolgt rasch in der Leber (Plasma-$t_{1/2} \sim 15$ min), u.a. zu Androsteron mit renaler Ausscheidung in Form von Kopplungsprodukten (als sog. 17-Ketosteroide). Wegen des raschen hepatischen Abbaus ist T. für die orale Zufuhr ungeeignet; es wird zwar resorbiert, aber dann so gut wie vollständig präsystemisch eliminiert.

Testosteron-Derivate zur therapeutischen Anwendung. *T.-Ester zur i.m. Depotinjektion sind T.-propionat und T.-heptanoat (-enantat).* Die Ester werden in öliger Lösung intramuskulär injiziert. Nach Diffusion des Esters aus dem Depot spalten Esterasen rasch die Säure ab, so daß T. entsteht. Mit zunehmender Lipophilie wächst die Neigung des Esters, im Depot zu verweilen; die Wirkdauer nimmt zu. Ein *T.-Ester zur oralen Anwendung* ist *T.-undecanoat*. Wegen des Fettsäure-Charakters der Undecansäure gelangt dieser Ester nach der Resorption in die Lymphe und so über den Ductus thoracicus, an der Leber vorbei, in den Kreislauf. *17-α-Methyltestosteron* ist dank einer erhöhten Stoffwechselstabilität oral wirksam. Wegen der *Lebertoxizität* von C17-alkylierten Androgenen (Cholestase, Tumoren) sollte die Anwendung aber vermieden werden.

Das oral wirksame *Mesterolon* ist 1-α-Methyl-Dihydrotestosteron.

Indikation: Substitution bei mangelhafter körpereigener T.-Produktion. Am besten geeignet sind T.-Ester zur Depotinjektion. So bleiben z.B. die sekundären Geschlechtsmerkmale und die Libido erhalten. Die Fertilität wird nicht gefördert. Wegen der Hemmwirkung von T. auf die Inkretion der übergeordneten Hormone droht vielmehr eine Hemmung der Spermatogenese.

Zur Stimulation der Spermatogenese bei Mangel an Gonadotropinen (FSH, LH) dient eine Injektionsbehandlung mit HMG und HCG. HMG ist *humanes Menopausen-Gonadotropin,* es stammt aus dem Harn von Frauen nach Eintritt der Menopause und ist reich an FSH. HCG ist *humanes Chorion-Gonadotropin,* wird aus dem Harn schwangerer Frauen gewonnen und wirkt wie LH.

Anabolika sind Testosteron-Derivate (z.B. Clostebol, Metenolon, Nandrolon), die wegen ihres Eiweiß-aufbauenden Effektes bei Schwerkranken (und mißbräuchlich von Sportlern) angewandt werden. Sie wirken über die Stimulation von Androgen-Rezeptoren und haben daher auch androgene Effekte (z.B. Virilisierungserscheinungen bei der Frau, Suppression der Spermatogenese).

Das **Antiandrogen Cyproteron** ist ein kompetitiver Antagonist von T. Es wirkt zusätzlich wie ein Gestagen, wodurch es die Gonadotropin-Inkretion vermindert (vgl. S. 250). **Indikationen:** Beim Mann: Triebdämpfung bei Hypersexualismus; Prostata-Carcinom. Bei der Frau: Behandlung von Virilisierungserscheinungen, Ausnutzung der gestagenen kontrazeptiven Wirkung.

Flutamid ist ein strukturell andersartiger Androgenrezeptor-Antagonist, welcher keine gestagenen Wirkungen besitzt.

Finasterid hemmt die 5α-Reduktase, die für die Bildung von Dihydrotestosteron sorgt. Die Substanz wird erprobt bei Prostatahypertrophie mit dem Ziel, die Drüse zu verkleinern und die Miktion zu erleichtern.

Hormone 247

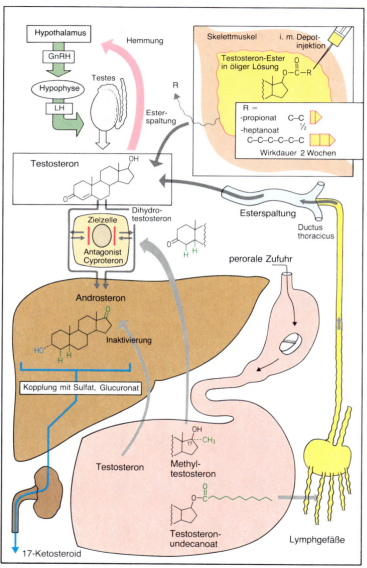

A. Testosteron und Derivate

Eireifung und Eisprung, Estrogen- und Gestagen-Bildung

Eireifung und Eisprung sowie die damit verbundene Bildung der weiblichen Geschlechtshormone geschehen unter der Steuerung durch die hypophysären Gonadotropine FSH (Follikel-stimulierendes Hormon) und LH (luteinisierendes H.). In der 1. Zyklushälfte bewirkt FSH die Eireifung in Tertiärfollikeln, die dabei zunehmend Estradiol bilden. Estradiol ruft die Proliferation der Uterus-Schleimhaut hervor und erhöht die Durchlässigkeit des Zervikalschleimes für Spermatozoen. Im Sinne einer negativen Rückkopplung wird die Ausschüttung von FSH vermindert, wenn sich der Blutspiegel von Estradiol einem in den übergeordneten Zentren festgelegten Sollwert nähert. Aufgrund der Parallelität von Eireifung und Estradiol-Freisetzung können Hypophyse und Hypothalamus mittels der Messung des Estradiol-Spiegels den Fortgang der Eireifung „verfolgen". Nach dem Eisprung bildet sich aus dem gesprungenen Tertiärfollikel zum Gelbkörper (Corpus luteum) um, welcher unter LH-Stimulation Progesteron freisetzt. Dieses veranlaßt im Endometrium die Sekretionsphase und vermindert die Penetrationsfähigkeit des Zervixschleimes. Nicht-gesprungene Follikel geben unter dem Einfluß von FSH weiterhin Estrogene ab. Nach 2 Wochen sinken Progesteron- und Estradiol-Bildung, was den Verlust der sekretorischen Uterus-Schleimhaut zur Folge hat (Menstruation).

Die natürlichen Hormone sind zur oralen Zufuhr ungeeignet, da die Leber sie nach der Resorption präsystemisch eliminiert. Estradiol wird über Estron zu Estratriol umgewandelt; alle drei können durch Kopplung polar und damit renal eliminierbar gemacht werden. Beim Progesteron ist ein Hauptmetabolit das Pregnandiol, welches ebenfalls nach Kopplung zur renalen Ausscheidung kommt.

Estrogen-Präparate. Depotpräparate zur i. m. Injektion sind ölige Lösungen der Ester von Estradiol an der 3- bzw. 17-Hydroxy-Gruppe. Die Hydrophobie des Säurerestes bestimmt Freisetzungsgeschwindigkeit bzw. Wirkdauer (S. 246). Der freigesetzte Ester wird gespalten, so daß Estradiol entsteht. **Oral angewandte Präparate:** *Ethinylestradiol (EE)* ist stoffwechselstabiler, passiert nach oraler Zufuhr die Leber und vermag an Estrogen-Rezeptoren so wie Estradiol zu wirken. *Mestranol* selbst ist unwirksam, nach Abspaltung der Methyl-Gruppe vom Sauerstoff an C3 entsteht als Wirkform wiederum EE. In oralen Kontrazeptiva bildet einer der beiden Wirkstoffe die Estrogen-Komponente (S. 250). *Konjugierte Estrogene* lassen sich aus Pferdeharn gewinnen und finden sich in Präparaten zur Behandlung klimakterischer Beschwerden. Wegen ihrer hohen Polarität (Sulfat, Glucuronat!) scheinen sie für diesen Zufuhrweg denkbar ungeeignet. Als **Präparat zur transdermalen Applikation** steht ein Pflaster zur Verfügung, das Estradiol über die Haut in den Körper abgibt.

Gestagen-Präparate. Depotpräparate zur i. m. Applikation sind *17-α-Hydroxyprogesteron-capronat (= hexanoat)* und *Medroxyprogesteronacetat*. **Präparate zur oralen Anwendung** sind Derivate des Ethinyltestosteron = Ethisteron (z. B. Norethisteron, Lynestrenol, Desogestrel, Gestoden) oder des 17-α-Hydroxyprogesteron-acetat (z. B. Chlormadinonacetat oder Cyproteronacetat). Die genannten Wirkstoffe finden überwiegend Verwendung als Gestagen-Komponente in oralen Kontrazeptiva.

Indikationen für Estrogene und Gestagene sind: hormonelle Kontrazeption (S. 250), Substitution bei Hormonmangel (u. a. im Klimakterium zur Prophylaxe einer Osteoporose), Blutungsanomalien, Zyklusbeschwerden. Zu den Nebenwirkungen s. S. 250.

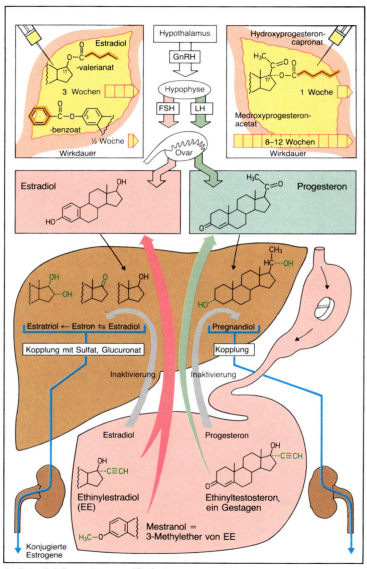

A. Estradiol, Progesteron und Derivate

Orale Kontrazeptiva (Antibaby-Pillen)

„**Ovulationshemmer**". Unter Ausnutzung der negativen Rückkopplung der Gonadotropin-Freisetzung können Eireifung und Eisprung gehemmt werden. Durch **exogene Zufuhr von Estrogenen** (Ethinylestradiol oder Mestranol) in der ersten Zyklushälfte läßt sich die **FSH-Produktion drosseln** (sowie auch durch Gestagen-Gabe). Wegen der verminderten FSH-Stimulation der Tertiärfollikel kommt es zur Beeinträchtigung der Eireifung und somit zur **Verhinderung des Eisprungs.** Durch die Estrogen-Zufuhr wird den übergeordneten Zentren gleichsam vorgespiegelt, die Reifung der Tertiärfollikel verlaufe normal und eine vermehrte Stimulation durch FSH sei nicht nötig. Bei alleiniger Estrogen-Zufuhr in der ersten Zyklushälfte würden die Veränderungen der Uterus-Schleimhaut und des Zervikalschleimes sowie die sonstigen Wirkungen im Organismus normal ablaufen. Durch zusätzliche Gabe eines Gestagen (S. 248) in der zweiten Zyklushälfte könnten dann die Sekretionsphase des Endometrium sowie die sonstigen Wirkungen hervorgerufen werden. Nach Absetzen der Hormonzufuhr würde die Menstruation erfolgen.

Der physiologische Gang der Estrogen- und Progesteron-Freisetzung wird nachgeahmt bei den sog. **Zweiphasen-(Sequenz)-Präparaten,** s. (**A**). Bei **Einphasen-(Simultan-)Präparaten** dagegen werden Estrogen und Gestagen über die gesamte Einnahmezeit kombiniert. Die frühe Gestagen-Gabe trägt zur Hemmung der übergeordneten Zentren bei, verhindert am Endometrium eine normale Proliferation und Ei-Ansiedlungsbereitschaft und setzt die Durchlässigkeit des Zervixschleimes für Spermien herab. Auch die letztgenannten Effekte wirken schwangerschaftsverhütend. Nach der Staffelung der Gestagen-Dosis lassen sich unterscheiden (**A**): Einstufen-, Zweistufen-, Dreistufen-Präparate. Auch bei den Einphasen-Präparaten wird durch Absetzen der Hormonzufuhr (Placebo-Pillen) eine „Entzugsblutung" ausgelöst. *Unerwünschte Wirkungen.* Ein erhöhtes Risiko für Thrombosen und Embolien wird besonders auf die Estrogen-Komponente zurückgeführt. Hypertonie, Flüssigkeitsretention, Cholestase, benigne Lebertumoren, Übelkeit, Brustschmerz usw. kommen vor. Das Risiko für bösartige Tumoren ist offenbar insgesamt nicht erhöht.

Minipille. Auch eine ununterbrochene, niedrig dosierte Gestagen-Zufuhr kann eine Schwangerschaft verhindern. Ovulationen werden nicht regelmäßig unterdrückt, die Wirkung beruht dann auf den Gestagen-bedingten Veränderungen im Zervixkanal und am Endometrium. Wegen der Notwendigkeit der Einnahme immer zur selben Tageszeit, einer geringeren kontrazeptiven Sicherheit und recht häufiger Blutungsunregelmäßigkeiten werden diese Präparate selten angewandt.

„**Pille danach**" bedeutet Zufuhr von Estrogen und Gestagen in hoher Dosis bis zu 48 Stunden nach dem Koitus. Der Einwirkung der Hormone folgt eine Menstruationsblutung, was dem befruchteten Ei eine Ansiedlung in der Gebärmutter (normalerweise 7. Tag nach Befruchtung, S. 74) unmöglich macht.

Auch der **Gestagenrezeptor-Antagonist Mifepriston** verhindert den Erhalt der Uterusschleimhaut in der frühen Schwangerschaft; die Substanz befindet sich in klinischer Prüfung zur therapeutischen Interruptio als schonende Alternative im Vergleich zu mechanischen Eingriffen.

Ovulationsförderung. Eine **Steigerung der Gonadotropin-Inkretion** ist durch *pulsatile GnRH-Zufuhr* (S. 236) induzierbar. Der *Estrogen-Antagonist Clomifen* blockiert die Rezeptoren in den übergeordneten Zentren, über welche die negative Rückkopplung vermittelt wird und „enthemmt" die Gonadotropin-Freisetzung. Eine **Gonadotropin-Zufuhr** erfolgt durch Gabe von HMG und HCG.

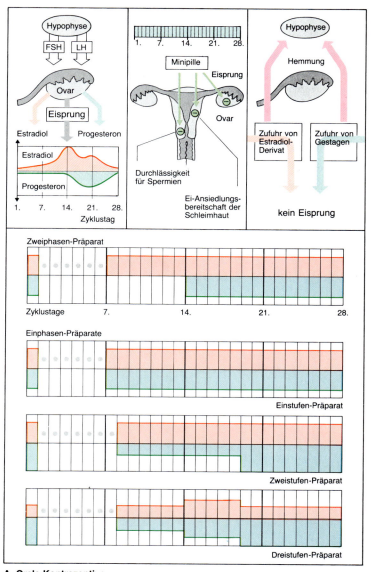

A. Orale Kontrazeptiva

Therapie mit Insulin

Insulin stammt aus den B-Zellen (β-Zellen) der Langerhans'schen Inseln des Pankreas. Es ist ein Protein (MG 5800), das aus zwei über Disulfid-Brücken miteinander verbundenen Peptidketten besteht: der A-Kette mit 21 und der B-Kette mit 30 Aminosäuren. Insulin ist das „Blutzucker senkende" Hormon. Bei Zufuhr von Kohlenhydraten mit der Nahrung wird es ausgeschüttet und verhindert einen stärkeren Anstieg der Glucosekonzentration im Blut, indem es die Aufnahme und Verwertung von Glucose z. B. durch Leber-, Fett- und Muskelzellen fördert.

Therapeutisch wird Insulin verwandt zur **Substitutionstherapie** bei unzureichender Insulin-Inkretion aus dem Pankreas, also beim **Diabetes mellitus**.

Herkunft des therapeutisch verwandten Insulin (A). Insulin kann aus Bauchspeicheldrüsen von Schlachttieren gewonnen werden. *Schweine-Insulin* unterscheidet sich vom menschlichen nur in einer Aminosäure der B-Kette, *Rinder-Insulin* in zwei Aminosäuren der A-Kette und einer der B-Kette. Dank der geringen Unterschiede haben die tierischen Insuline die gleiche biologische Wirksamkeit wie das menschliche Hormon. Die Antigenität ist beim Schweine-Insulin kaum, beim Rinder-Insulin ein wenig stärker als beim menschlichen Insulin.

Menschliches Insulin wird auf zwei Wegen hergestellt: biosynthetisch, indem in Schweine-Insulin die falsche Aminosäure Alanin (30.AS in B-Kette) gegen Threonin ausgetauscht wird; gentechnisch, indem Escherichia coli Bakterien durch Einbringen der entsprechenden DNS zur Synthese des menschlichen Insulin veranlaßt werden.

Zubereitungsformen (B). Als Peptid ist Insulin für die orale Darreichung ungeeignet (Zerstörung durch Proteasen in Magen und Darm), es muß parenteral verabreicht werden. Üblicherweise werden Insulin-Präparate subcutan injiziert. Die Wirkdauer hängt davon ab, wie schnell das Insulin vom Injektionsort in die Blutbahn abwandern kann.

Insulin-Lösung. Gelöstes Insulin heißt **Normal- oder Altinsulin**. Im Notfall, bei hyperglykämischem Koma, kann es intravenös verabreicht werden (meist als Infusion, weil die Wirkung einer i. v. Injektion nur kurzdauernd ist). Bei der üblichen subcutanen Anwendung tritt die Wirkung innerhalb von 15–20 min ein, erreicht das Maximum nach ca. 3 h und hält ca. 6 h an.

Insulin-Suspensionen. Injiziert wird eine Aufschwemmung von Insulinhaltigen Partikeln, die sich im Subcutan-Gewebe nur langsam auflösen und das enthaltene Insulin freisetzen (**Verzögerungs-Insuline**). Die Partikel können erzeugt werden durch Bildung apolarer, schlecht wasserlöslicher Komplexe aus dem negativ geladenen Insulin mit positiv geladenen Partnern, z. B. dem polykationischen Eiweiß Protamin oder der Verbindung Aminoquinurid (Surfen®). In Gegenwart von Zink-Ionen bildet Insulin Kristalle; die Kristallgröße bestimmt die Lösungsgeschwindigkeit. *Intermediär-Insuline* wirken mittellang, *Langzeit-Insuline* über 24 h und länger.

Kombinations-Insuline enthalten Normalinsulin plus Insulin-Suspension, der Blutspiegelverlauf ergibt sich als Summe der Kurven der beiden Komponenten.

Unerwünschte Wirkungen. Eine *Hypoglykämie* ist Folge einer absoluten oder relativen Überdosierung (S. 254). *Allergische Reaktionen* sind selten: lokal begrenzt (am Injektionsort Rötung oder auch Fettgewebsatrophie: *Lipodystrophie*) oder gelegentlich einmal generalisiert (Exanthem, Anaphylaxie). Eine Insulin-Resistenz kann auf einer Bindung von Antikörpern mit Inaktivierung des Insulin beruhen. Die am Injektionsort mögliche *Lipohypertrophie* läßt sich durch Wechsel der Injektionsstellen vermeiden.

Hormone 253

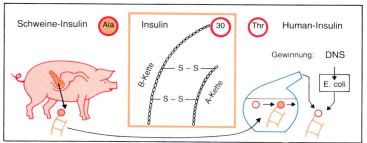

A. Insulin-Gewinnung

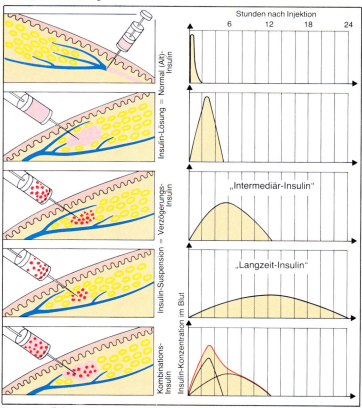

B. Insulin: Zubereitungen und Blutspiegelverlauf

Behandlung des Insulin-bedürftigen Diabetes mellitus

Die beim Kind oder Jugendlichen auftretende „Zuckerkrankheit" (Typ-1 D., juveniler D.) ist Folge des Unterganges der Insulin-produzierenden B-Zellen im Pankreas. Insulin muß substituiert werden (Tagesdosis ca. 40 Einheiten, entsprechend ca. 1,6 mg).

Therapie-Ziele sind: 1. Vermeidung des lebensbedrohlichen hyperglykämischen (diabetischen) Koma. 2. Vermeidung der diabetischen Folgekrankheiten (Gefäßschäden mit Erblindung, Herzinfarkt, Nierenversagen); deshalb gilt es, auch kurzfristige pathologische Anstiege der Glucose-Konzentration im Blut („Blutzucker-Spitzen") durch eine exakte „Einstellung" des Patienten zu verhindern! 3. Vermeidung einer Insulin-Überdosierung mit Gefahr einer lebensbedrohlichen Unterzuckerung (hypoglykämischer Schock: ZNS-Störung wegen Glucose-Mangel).

Therapie-Prinzipien. Beim Gesunden wird die freigesetzte Insulin-Menge „automatisch" an die Kohlenhydrat (KH)-Zufuhr bzw. die Glucose-Konzentration im Blut angepaßt. Der wesentliche Inkretionsreiz ist ein Anstieg der Glucose-Konzentration im Blut. Nahrungszufuhr und körperliche Aktivität (vermehrter Abstrom von Glucose in die Muskulatur, Abnahme des Insulin-Bedarfs) gehen mit entsprechenden Veränderungen der Insulin-Inkretion einher (**A**. linke Bahn).

Beim Diabetiker könnte Insulin im Prinzip so zugeführt werden, wie es beim Gesunden freigesetzt wird: zu den Hauptmahlzeiten jeweils Normal-Insulin s. c. injiziert, spät die Gabe eines Verzögerungsinsulins, um einen nächtlichen Insulin-Mangel zu verhindern; Anpassung der Dosis an wechselnde Bedürfnisse. Solch ein Vorgehen erfordert einen sehr gut geschulten, Mitarbeitsbereiten und -fähigen Patienten. Nicht selten wird eine starre Einstellung, z. B. mit Injektion eines Kombinationsinsulins morgens und abends in jeweils konstanter Dosis notwendig sein (**A**). Um Hypo- und Hyperglykämien zu vermeiden, muß die KH-Zufuhr mit der Nahrung auf den Zeitgang der Insulinabgabe aus dem s. c.-Depot abgestimmt werden: Diät! Die Nahrungszufuhr (ca. 50% des Kalorienbedarfs als KH, 30% als Fett, 20% als Eiweiß) ist in kleinen Mahlzeiten über den Tag zu verteilen, um eine gleichmäßige KH-Zufuhr zu erreichen: Zwischenmahlzeiten, Spätmahlzeit zur Nacht. Rasch resorbierbare KH (Süßigkeiten, Kuchen) sind zu vermeiden (Blutzuckerspitzen!) und durch schwer aufschließbare zu ersetzen. *Acarbose* (ein α-Glucosidase Hemmstoff) verzögert im Darm die Freisetzung von Glucose aus Disacchariden. Jede Änderung von Eß- oder Lebensgewohnheiten kann die „Einstellung" stören: das Auslassen einer Mahlzeit führt zur Hypoglykämie, eine vermehrte KH-Zufuhr zur Hyperglykämie, eine unübliche körperliche Belastung zur Hypoglykämie.

Eine **Hypoglykämie** macht sich durch Warnsymptome bemerkbar: Tachykardie, Unruhe, Zittern, Blässe, Schweißausbruch. Einige Symptome beruhen auf der Freisetzung des Glucose-mobilisierenden Adrenalin. Gegenmaßnahme: Glucose-Zufuhr, rasch resorbierbare KH oral oder bei Bewußtlosigkeit 10–20 g Glucose i. v.; ggf. Injektion des Blutzucker-steigernden Pankreashormons Glucagon.

Die s. c.-Zufuhr von Insulin kann aber trotz guter Einstellung die physiologische Situation nicht vollständig imitieren. Beim Gesunden erreichen die resorbierte Glucose und das aus dem Pankreas freigesetzte Insulin gemeinsam in hoher Konzentration die Leber, was eine effektive präsystemische Elimination der Glucose und des Insulin bewirkt. Beim Diabetiker verteilt sich das s. c. injizierte Insulin gleichmäßig im Körper. Die Leber durchströmt keine erhöhte Insulin-Konzentration, dem Pfortaderblut wird weniger Glucose entzogen. Eine größere Glucose-Menge gelangt in den Körper und muß hier verwertet werden.

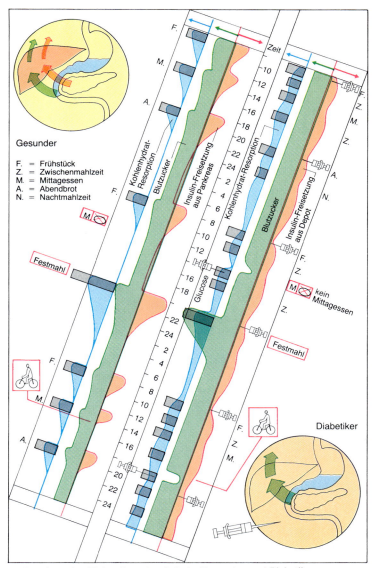

A. Regelung des Blutzuckerspiegels beim Gesunden und Diabetiker

Behandlung des Alters-Diabetes mellitus

Wenn sich bei übergewichtigen Erwachsenen eine diabetische Stoffwechsellage einstellt (Typ II-D., Erwachsenen-D.), so herrscht meist ein relativer Insulin-Mangel: einem erhöhten Insulin-Bedarf steht eine abnehmende Inkretion gegenüber. Die **Ursache für den erhöhten Insulin-Bedarf** ist ein **Mangel an Insulin-Rezeptoren** in den Zellmembranen, z. B. von Fettzellen. So sinkt die Insulin-Empfindlichkeit der Zellen. Dies ist in (**A**) illustriert. Beim Übergewichtigen ist die maximal mögliche Insulin-Bindung (Plateau der Kurve) entsprechend der reduzierten Rezeptor-Zahl herabgesetzt. Auch bei niedrigeren Insulin-Konzentrationen wird jeweils weniger als beim Normalgewichtigen gebunden. Für einen bestimmten Stoffwechseleffekt (z. B. „Verarbeitung" eines Stücks Torte) muß eine bestimmte Zahl von Rezeptoren besetzt, eine bestimmte Insulin-Bindung erzeugt werden. Aus den Bindungs-Kurven ist ablesbar (gestrichelte Linien), daß dies auch bei verminderter Rezeptor-Zahl erreicht werden kann, aber erst bei einer höheren Insulin-Konzentration.

Entwicklung eines Altersdiabetes (B). Verglichen mit dem Normalgewichtigen benötigt der Übergewichtige ständig eine höhere Insulin-Freisetzung (orange Kurven), um bei Glucose-Belastung ein zu starkes Ansteigen der Glucose-Konzentration im Blut zu vermeiden (grüne Kurven). Ermüdet die Fähigkeit des Pankreas zur Insulin-Abgabe, so wird dies zunächst unter Glucose-Belastung bemerkbar als erhöhte Glucose-Konzentration (latenter D.). Später kann nicht einmal mehr der Nüchternwert des Blutzuckerspiegels bewahrt werden (manifester D.). Ein diabetischer Zustand hat sich eingestellt, obwohl die Insulinfreisetzung nicht niedriger als beim Normalgewichtigen ist (relativer Insulinmangel)!

Behandlung. Eine Diät zum Erreichen des Normalgewichts geht einher mit einer Zunahme der Rezeptordichte bzw. der Insulinempfindlichkeit. Nun ist die freisetzbare Insulinmenge wieder ausreichend für eine normale Stoffwechsellage. **Therapie der 1. Wahl ist die Gewichtsreduktion, nicht die Gabe von Pharmaka!**

Sollte der Diabetes mellitus nicht verschwinden, ist in erster Linie an eine Insulin-Substitution zu denken (S. 254). **Orale Antidiabetika vom Sulfonylharnstoff-Typ** erhöhen die Empfindlichkeit der B-Zellen des Pankreas gegenüber Glucose, so daß sie wieder vermehrt Insulin ausschütten. Die Substanzen hemmen *ATP-gesteuerte K^+-Kanäle* und leisten so einer Membrandepolarisation Vorschub. Normalerweise werden die Kanalproteine geschlossen, wenn die intrazelluläre Konzentration an Glucose, und damit an ATP, steigt. In diese Wirkstoffgruppe gehören z. B. Tolbutamid (500–2000 mg/Tag) und Glibenclamid (1,75–10,5 mg/Tag). Bei einigen Patienten ist die Steigerung der Insulin-Inkretion von anfang an nicht möglich, bei anderen stellt sich später ein Versagen der Therapie ein. Die Abstimmung der Nahrungszufuhr (Diät) auf das orale Antidiabetikum folgt den gleichen Prinzipien wie bei Insulin-Gabe (S. 254). Die wichtigste unerwünschte Wirkung ist die Hypoglykämie. Eine Verstärkung der Wirkung kann auf einer Arzneimittelinteraktion beruhen: Verdrängung aus der Plasmaeiweißbindung z. B. durch Sulfonamide, Acetylsalicylsäure. Magen-Darm-Störungen, Alkohol-Unverträglichkeit, allergische Reaktionen sind möglich.

Metformin ist ein **Biguanid-Derivat;** es senkt den Blutzuckerspiegel durch Hemmung der Resorption und Förderung des Stoffwechsels von Glucose. Wegen der Gefahr einer Überproduktion von Milchsäure (Lactatazidose, Letalität 50%) wird es nur ausnahmsweise verwandt.

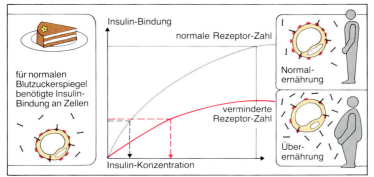

A. Insulin-Konzentration und -Bindung bei Normal- und Übergewicht

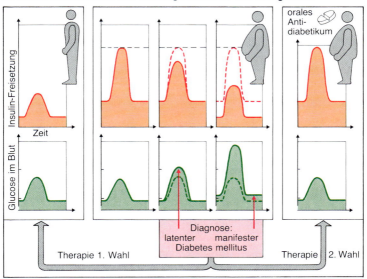

B. Entwicklung eines Altersdiabetes

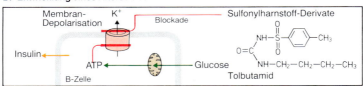

C. Wirkung oraler Antidiabetika

Wirkstoffe zur Erhaltung der Calcium-Homöostase

Intrazellulär wird im Ruhezustand die Calcium-Ionen(Ca^{2+})-Konzentration bei 0,1 μM gehalten (beteiligte Mechanismen S. 128). Eine Erhöhung auf ca. 10 μM bei Erregung bewirkt in Muskelzellen die Kontraktion (elektromechanische Kopplung), in Drüsenzellen die Vesikelentleerung (elektrosekretorische Kopplung). Der zelluläre Ca-Gehalt steht im Gleichgewicht mit der extrazellulären Ca^{2+}-Konzentration (ca. 1000 μM); ebenso der an Plasmaeiweiße gebundene Ca-Anteil im Blut. Zusammen mit Phosphat kann Ca^{2+} in Form von Hydroxylapatit, dem Knochenmineral, auskristallisieren. Osteoclasten sind „Freßzellen", die durch Knochenabbau Ca^{2+} freisetzen. Geringfügige Änderungen der extrazellulären Ca^{2+}-Konzentration können Körperfunktionen verändern, so steigt die Erregbarkeit der Skelettmuskeln mit sinkendem Ca^{2+} erheblich (z. B. bei Hyperventilations-Tetanie). Drei Hormone stehen dem Körper zur Verfügung, um die extrazelluläre Ca^{2+}-Konzentration konstant zu halten.

Vitamin D-Hormon entsteht aus *Vit. D (Cholecalciferol)*. Vit.D kann auch im Körper gebildet werden: aus 7-Dehydrocholesterin bildet es sich in der Haut unter Einwirkung von UV-Licht. Bei Mangel an Sonnenbestrahlung ist die Zufuhr mit der Nahrung nötig; reich an Vit.D ist Lebertran. Das stoffwechselaktive *Vit.D-Hormon* entsteht durch zwei Hydroxylierungen: in der Leber an Position 25 (→ Calcifediol), dann in der Niere an Position 1 (→ Calcitriol = Vit.D-Hormon). Die 1-Hydroxylierung ist abhängig vom Zustand der Ca-Homöostase und wird stimuliert durch Parathormon sowie Senkung der Ca^{2+}- und Phosphat-Konzentration im Blut. Vit.D-Hormon fördert die Resorption von Ca^{2+} und Phosphat aus dem Darm sowie deren Rückresorption in der Niere. Als Folge der erhöhten Konzentrationen von Ca^{2+} und Phosphat im Blut ist die Neigung zur Auskristallisation im Knochen in Form von Hydroxylapatit erhöht. Bei Vit.D-Mangel ist die Knochenmineralisation unzureichend (Rachitis, Osteomalazie). Die therapeutische **Anwendung** erfolgt *zur Substitution*. Meist wird Vit.D gegeben, bei Lebererkrankungen kann Calcifediol, bei Nierenerkrankungen Calcitriol sinnvoll sein. In der Reihenfolge Vit.D, 25-OH-Vit.D, 1,25-Di-OH-Vit.D nehmen Wirksamkeit sowie die Eintrittsgeschwindigkeit und die Abklinggeschwindigkeit der Wirkung zu. Bei **Überdosierung** droht eine Hypercalcämie mit Ca-Salz-Ablagerung in Geweben (besonders Niere und Gefäße): Calcinose.

Das Polypeptid **Parathormon** wird von den Nebenschilddrüsen beim Absinken der Ca^{2+}-Konzentration im Blut ausgeschüttet. Es *aktiviert die Osteoclasten* zu vermehrtem Knochenabbau; in der Niere stimuliert es die Ca-Rückresorption, fördert dagegen die Phosphat-Exkretion. Die Senkung der Phosphat-Konzentration im Blut vermindert die Neigung von Ca^{2+} als Knochenmineral auszufallen. Bei *Parathormon-Mangel* eignet sich als Ersatz **Vit.D**, das im Gegensatz zu Parathormon oral wirksam ist.

Das Polypeptid **Calcitonin** geben die C-Zellen der Schilddrüse bei drohender Hypercalcämie ab. Es senkt Ca^{2+} durch *Hemmung der Osteoclasten-Tätigkeit*. Zur Anwendung kommt es u. a. bei Hypercalcämie und Osteoporose. Bemerkenswerterweise kann eine Calcitonin-Injektion bei schweren Knochenschmerzen einen anhaltenden *analgetischen Effekt* haben.

Eine **Hypercalcämie** kann behandelt werden mittels: 1. 0,9% NaCl-Lösung und ggf. Furosemid → renale Ca-Ausscheidung ↑, 2. den Osteoclasten-Hemmstoffen Calcitonin, Plicamycin oder Clodronat (ein Biphosphonat) → ossäre Ca-Mobilisation ↓, 3. Ca-Komplexbildnern NaEDTA oder Na-citrat sowie ggf. 4. Glucocorticoiden.

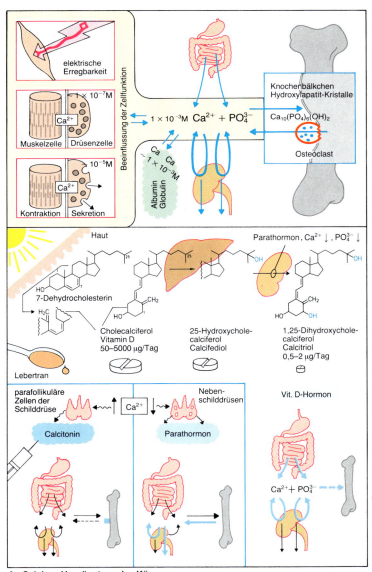

A. Calcium-Homöostase des Körpers

Pharmaka gegen bakterielle Infektionen

Überwinden Bakterien die Haut- oder Schleimhaut-Barriere und dringen in Körpergewebe ein, liegt eine bakterielle *Infektion* vor. Häufig gelingt es dem Körper, die Bakterien durch eine Reaktion des Immunsystems zu beseitigen, ohne daß Krankheitszeichen auftreten. Vermehren sich die Bakterien rascher als die körpereigene Abwehr sie vernichten kann, entsteht eine *Infektionskrankheit* mit Entzündungszeichen, z. B. eitrige Wundinfektion oder Harnwegsinfekt. Zur Behandlung eignen sich Substanzen, die die Bakterien schädigen und so deren weitere Vermehrung unterbinden, die jedoch die körpereigenen Zellen nicht beeinträchtigen (**1**).

Zur Benennung: **Antibiotika** werden von Mikroorganismen (Pilze, Bakterien) gebildet und sind „gegen Leben" von Bakterien, aber auch von Pilzen oder menschlichen Zellen gerichtet. **Chemotherapeutika** entstammen einer chemischen Synthese. Diese Unterscheidung ist im heutigen Sprachgebrauch nicht mehr üblich.

Eine *spezifische Schädigung von Bakterien* wird besonders dann möglich sein, wenn eine Substanz in einen Stoffwechselprozeß eingreift, der speziell in Bakterienzellen, nicht aber in menschlichen Zellen vorkommt. Offenkundig ist dies bei den Hemmstoffen der Zellwandsynthese, denn menschliche Zellen besitzen keine Zellwand. Die **Angriffspunkte antibakterieller Wirkstoffe** sind in (**2**) in eine stark schematisch vereinfachte Bakterienzelle eingetragen.

Im folgenden nicht weiter erwähnt werden Polymyxine und Tyrothricin. Diese Polypeptid-Antibiotika erhöhen die Durchlässigkeit der Zellmembran. Wegen schlechter Verträglichkeit werden sie beim Menschen nur lokal angewandt.

Das Resultat der Einwirkung von antibakteriellen Wirkstoffen läßt sich *in vitro* beobachten (**3**): Bakterien vermehren sich in einem Nährmedium unter Kontrollbedingungen. Enthält das Nährmedium einen antibakteriellen Wirkstoff, sind zwei Effekte zu unterscheiden: 1. die Bakterien werden abgetötet, **bakterizider Effekt;** 2. die Bakterien überleben, aber vermehren sich nicht, **bakteriostatischer Effekt.** Wenn auch unter therapeutischen Bedingungen Abweichungen auftreten mögen, kann den verschiedenen Wirkstoffen doch jeweils ihr grundsätzlicher Wirkungstyp zugeordnet werden (farbliche Unterlegung in (**2**)).

Bleibt die Bakterienvermehrung durch einen antibakteriellen Wirkstoff unbeeinflußt, besteht eine **Resistenz** der Bakterien. Diese kann darauf beruhen, daß eine Bakterienart aufgrund ihrer Stoffwechseleigenarten natürlicherweise gegenüber der Substanz unempfindlich ist *(natürliche Resistenz).* Je nachdem, ob ein Wirkstoff nur wenige oder sehr viele Bakterienarten zu beeinflussen vermag, wird von einem „**Schmalspektrum**"- (z. B. Penicillin G) bzw. „**Breitspektrum**"-Antibiotikum (z. B. Tetracycline) gesprochen. Aus ursprünglich empfindlichen Bakterienstämmen können unter der Einwirkung von antibakteriellen Wirkstoffen unempfindliche Stämme hervorgehen *(erworbene Resistenz):* Eine zufällige Veränderung des Erbgutes (Mutation) läßt ein unempfindliches Bakterium entstehen; unter dem Einfluß des Wirkstoffes sterben die anderen Bakterien ab, während sich die Mutante ungehemmt vermehrt. Je häufiger ein bestimmter Wirkstoff eingesetzt wird, desto wahrscheinlicher wird das Auftreten unempfindlich gewordener Bakterienstämme (z. B. vielfach resistente Krankenhaus-Keime)!

Resistenz ist auch erwerbbar, indem DNS, in der die Unempfindlichkeit begründet liegt (sog. *Resistenz-Plasmid),* von anderen resistenten Bakterien übernommen wird.

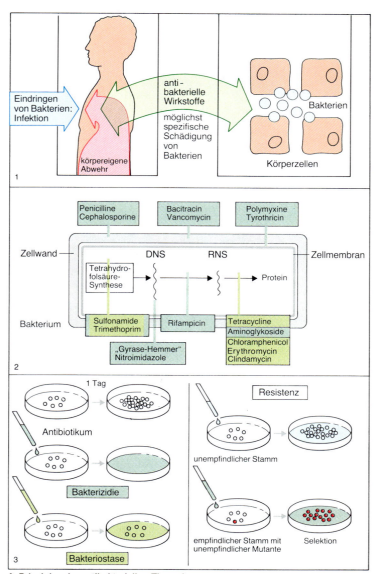

A. Prinzipien der antibakteriellen Therapie

Hemmstoffe der Zellwandsynthese

Wie eine starre Schale umhüllt meist eine Zellwand die Bakterienzelle, schützt diese vor schädigenden äußeren Einflüssen und verhindert ein Platzen der unter hohem (osmotischen) Innendruck stehenden Zellmembran. Die Festigkeit der Zellwand beruht vor allem auf dem **Murein-(Peptidoglykan)-Gerüst**. Es besteht aus netzartig zu einem großen Makromolekül verknüpften Grundbausteinen. Diese enthalten jeweils die beiden miteinander verbundenen Aminozucker N-Acetylglucosamin und N-Acetylmuraminsäure; letztere trägt eine Peptidkette. Die Bausteine werden im Bakterium synthetisiert, durch die Zellmembran nach außen transportiert und wie schematisch illustriert zusammengesetzt. Dabei verknüpft das Enzym Transpeptidase die Peptidketten benachbarter Aminozukkerketten.

Hemmstoffe der Zellwandsynthese eignen sich als antibakterielle Wirkstoffe, da menschliche Zellen keine Zellwand besitzen. Diese Pharmaka sind für wachsende und sich vermehrende Keime **bakterizid**. Auf diese Weise wirken die β-Lactam-Antibiotika *Penicilline* und *Cephalosporine,* daneben *Bacitracin* und *Vancomycin.*

Penicilline (A). Die Muttersubstanz dieser Gruppe ist **Penicillin G (Benzylpenicillin).** Es wird aus Kulturen von Schimmelpilzen gewonnen, ursprünglich von Penicillium notatum. Penicillin G enthält den allen Penicillinen gemeinsamen Grundkörper **6-Aminopenicillansäure** (S. 265 6-APS) mit einem 4gliedrigen β-**Lactam-Ring.** 6-APS selbst wirkt nicht antibakteriell. Die Penicilline unterbrechen die Zellwandsynthese, indem sie die **Transpeptidase** hemmen. Befinden sich die Bakterien in der Wachstums- und Vermehrungsphase, führen die Penicilline zum Zelltod (Bakterizidie); aufgrund der Zellwanddefekte schwellen und platzen die Bakterien.

Für den Menschen sind die Penicilline sehr gut verträglich. Eine **Tagesdosis** des Penicillin G kann von ca. 0,6 g i. m. (= 10^6 intern. Einheiten, 1 Mega I. E.) bis zu 60 g per infusionem reichen. Die wichtigste **Nebenwirkung** ist eine *allergische Reaktion* (Häufigkeit bis zu 5% der Behandelten), deren Ausprägung vom Hautausschlag bis zum anaphylaktischen Schock (seltener als 0,05%) gehen kann. Bei bekannter Penicillin-Allergie sind diese Wirkstoffe kontraindiziert. Wegen besonderer Allergisierungsgefahr dürfen Penicilline nicht lokal angewandt werden. *Neurotoxische Effekte*, meist Krämpfe, können auftreten, wenn extrem hohe Konzentrationen auf das ZNS einwirken, z. B. bei rascher i. v.-Gabe in großer Dosis oder bei direkter Gabe in den Liquorraum.

Die **Elimination** von Penicillin G erfolgt über die Nieren in vorwiegend unveränderter Form und sehr rasch (Plasma-$t_{1/2}$: ~ 1/2 Stunde).

Eine **Verlängerung der Wirkdauer** ist erreichbar durch:

1. *Gabe in höherer Dosis:* bei gleicher Plasma-$t_{1/2}$ bleibt die Konzentration längere Zeit oberhalb des Schwellenwertes für den antibakteriellen Effekt.

2. *Kombination mit Probenecid:* Die renale Ausscheidung von Penicillin G geschieht zum größten Teil über das Anionen-(Säure-)Sekretionssystem im proximalen Tubulus (-COOH der 6-APS!). Die Säure Probenecid (S. 304) konkurriert um diesen Weg und verzögert so die Penicillin G-Elimination.

3. *Intramuskuläre Zufuhr als Depotpräparat:* Penicillin G in anionischer Form (-COO$^-$) bildet mit Substanzen, die positiv geladene Amino-Gruppen enthalten, schlecht wasserlösliche Salze (Procain, S. 202; Clemizol, ein Antihistaminikum; Benzathin, di-kationisch). Je nach Substanz erfolgt die Abgabe des Penicillin G aus dem Depot über einen unterschiedlichen Zeitraum.

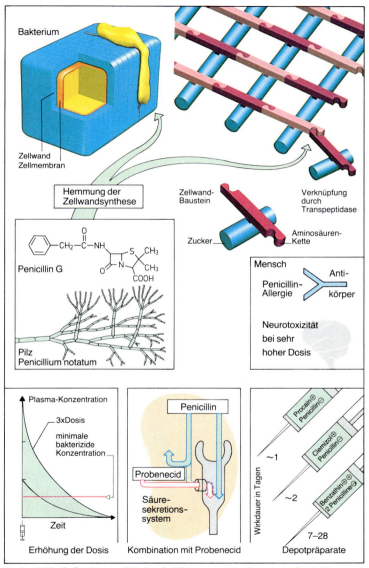

A. Penicillin G: Struktur und Herkunft; Wirkungsmechanismus der Penicilline; Möglichkeiten zur Verlängerung der Wirkdauer

Penicillin G ist sehr gut verträglich, hat aber **Nachteile (A)**, die seine therapeutische Nutzbarkeit einschränken: 1. Magensäure spaltet den β-Lactam-Ring und inaktiviert Penicillin G; es muß daher injiziert werden. 2. Der β-Lactam-Ring ist auch durch bakterielle Enzyme (β-Lactamasen) spaltbar, so durch die Penicillinase, welche besonders von Staphylokokken-Stämmen produziert werden kann und diese gegen Penicillin G resistent macht. 3. Das antibakterielle Wirkspektrum ist schmal. Es umfaßt zwar viele Gram-positive Bakterien, dazu Gram-negative Kokken sowie die Erreger der Syphilis, läßt aber viele Gram-negative Erreger unbeeinflußt.

Derivate mit einem anderen Substituenten an der 6-Aminopenicillansäure weisen **Vorteile** auf **(B)**: 1. **Säurefestigkeit** erlaubt orale Zufuhr (vorausgesetzt, eine Resorption aus dem Darm ist möglich). Alle in **B** dargestellten Derivate sind oral anwendbar. *Penicillin V* (Phenoxymethylpenicillin) hat gleiche antibakterielle Eigenschaften wie Penicillin G. 2. Wegen ihrer **Penicillinase-Festigkeit** eignen sich Isoxazolyl-Penicilline (*Oxacillin,* Dicloxacillin, Flucloxacillin) zur (oralen) Therapie bei Infekten mit Penicillinase-bildenden Staphylokokken. 3. **Erweitertes Wirkspektrum.** Das Aminopenicillin *Amoxicillin* schädigt viele Gram-negative Erreger, z. B. Coli-Bakterien oder Typhus-Salmonellen. Es kann vor der Zerstörung durch die Penicillinase in der Kombination mit einem *Penicillinase-Hemmstoff (Clavulansäure, Sulbactam)* geschützt werden.

Das strukturell nahe verwandte *Ampicillin* (keine 4-Hydroxy-Gruppe) hat das gleiche Wirkspektrum, ist aber schlecht (< 50%) resorbierbar, schädigt die Darmflora daher besonders (Nebenwirkung Diarrhoe) und sollte nur injiziert werden.

Ein noch breiteres Spektrum (z. B. gegen Pseudomonas-Bakterien) besitzen *Carboxypenicilline* (Ticarcillin) und *Acylaminopenicilline* (Mezlocillin, Azlocillin, Piperacillin). Diese Substanzen sind nicht säurefest und nicht Penicillinase-stabil.

Cephalosporine (C). Diese β-*Lactam-Antibiotika* stammen ebenfalls aus Pilzen und wirken durch **Transpeptidase-Hemmung** bakterizid. Der mit der 7-Aminocephalosporansäure verwandte Grundkörper ist im Substanzbeispiel *Cefalexin* grau unterlegt. Cephalosporine sind säurestabil, viele Vertreter werden aber schlecht resorbiert. Wegen der notwendigen parenteralen Zufuhr kommen die meisten, darunter die hochwirksamen, vorwiegend nur in Krankenhäusern zur Anwendung. Wenige, wie z. B. Cefalexin, eignen sich für die orale Gabe. Cephalosporine sind Penicillinase-stabil; aber es gibt Cephalosporinase-bildende Keime. Einige Derivate sind jedoch auch gegen diese β-Lactamase unempfindlich. Cephalosporine haben ein breites antibakterielles Wirkspektrum. Neuentwickelte Derivate (z. B. Cefotaxim, Cefmenoxim, Cefoperazon, Ceftriaxon, Ceftazidim, Latamoxef) treffen auch Erreger mit Resistenz gegen viele andere antibakterielle Substanzen. Cephalosporine sind für den Menschen meist gut verträglich. Alle können eine allergische Reaktion hervorrufen, einige auch Nierenschädigung, Alkoholunverträglichkeit, Blutungen (Vit.K-Antagonismus).

Andere Hemmstoffe der Zellwand-Synthese. Die Antibiotika Bacitracin und Vancomycin beeinträchtigen den Transport der Zellwand-Grundbausteine durch die Zellmembran und wirken nur gegen Gram-positive Bakterien. **Bacitracin** ist ein Polypeptid-Gemisch, stark nephrotoxisch und wird nur lokal angewandt. **Vancomycin** ist ein Glykopeptid und Mittel der Wahl zur (peroralen) Behandlung einer Darmentzündung, die als Komplikation einer antibakteriellen Therapie auftreten kann (pseudomembranöse Enterocolitis, Erreger Clostridium difficile). Es wird nicht resorbiert.

Antibakterielle Pharmaka 265

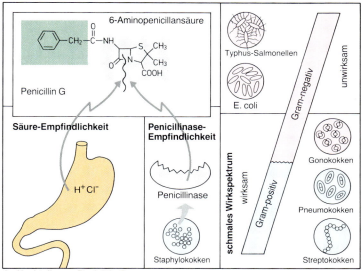

A. Nachteile von Penicillin G

	Säure	Penicillinase	Spektrum	erforderliche Konzentration zur Hemmung Penicillin G-empfindlicher Bakterien
Penicillin V	fest	empfindlich	schmal	
Oxacillin	fest	fest	schmal	
Amoxicillin	fest	empfindlich	breit	

B. Derivate von Penicillin G

Cefalexin	fest	fest, aber empfindlich gegen Cephalosporinase	breit	

C. Cephalosporin

Hemmstoffe der Tetrahydrofolsäure-Synthese

Tetrahydrofolsäure (THF) ist ein Coenzym in der Synthese von Purin-Körpern und Thymidin. Diese sind Bausteine von DNS und RNS und erforderlich für Zellwachstum und -teilung. Bei einem Mangel an THF ist die Zellvermehrung gehemmt. THF wird aus Dihydrofolsäure (DHF) unter Katalyse durch das Enzym Dihydrofolsäure-Reduktase gebildet. DHF entsteht in menschlichen Zellen aus Folsäure, welche als ein Vitamin im Körper nicht synthetisiert werden kann, sondern von außen aufgenommen werden muß. Die meisten Bakterien haben keinen Bedarf an Folsäure, da sie Folsäure, genauer Dihydrofolsäure, aus Vorstufen selbst herstellen. Eine Störung des bakteriellen THF-Synthesewegs ist gezielt durch Sulfonamide und durch Trimethoprim möglich.

Sulfonamide ähneln strukturell der para-Aminobenzoesäure (PAB), einem Baustein in der bakteriellen DHF-Synthese. Als falsches Substrat verhindern die Sulfonamide kompetitiv die Verwertung der PAB und *hemmen die DHF-Synthese*. Da die meisten Bakterien Folsäure nicht aus der Umgebung aufnehmen können, verarmen sie an DHF. Sulfonamide wirken so *bakteriostatisch* auf ein *breites Spektrum* von Erregern. Sulfonamide sind Produkte einer chemischen Synthese. Der Grundkörper ist im Formelbild dargestellt. Der Rest R bestimmt die Pharmakokinetik des betreffenden Sulfonamids. Die meisten Sulfonamide sind nach oraler Zufuhr gut resorbierbar. Sie werden, in unterschiedlichem Ausmaß metabolisch verändert, über die Nieren ausgeschieden. Die Geschwindigkeit der Elimination bzw. die Wirkdauer können sehr verschieden sein. Einige Vertreter sind aus dem Darm schlecht resorbierbar und daher für die gezielte Therapie bakterieller Darmerkrankungen geeignet. Nebenwirkungen sind u. a.: allergische Reaktionen, z. T. mit schweren Hautschäden; Verdrängung aus der Plasmaeiweißbindung von anderen Pharmaka oder beim Neugeborenen von indirektem Bilirubin (Gefahr des Kernikterus, daher Kontraindikation in den letzten Schwangerschaftswochen und beim Neugeborenen). Wegen des recht häufigen Auftretens resistenter Keime werden Sulfonamide heute seltener eingesetzt. Sie waren die ersten gut wirksamen Chemotherapeutika (Einführung 1935).

Trimethoprim hemmt die bakterielle DHF-Reduktase, das menschliche Enzym ist erheblich weniger empfindlich als das bakterielle (selten Knochenmarkdepression). Das 2,4-Diaminopyrimidin Trimethoprim ist ein Chemotherapeutikum mit bakteriostatischer Wirkung auf ein breites Spektrum von Erregern. Es wird meist als Bestandteil von Cotrimoxazol verwendet.

Cotrimoxazol ist eine Kombination aus *Trimethoprim* und dem Sulfonamid *Sulfamethoxazol*. Aufgrund der Beeinträchtigung zweier aufeinanderfolgender Schritte in der THF-Synthese ist die antibakterielle Wirkung des Cotrimoxazol besser als die der Einzelkomponenten: resistente Erreger sind selten, ein bakterizider Effekt kann auftreten. Die Nebenwirkungen entsprechen denen der Einzelsubstanzen.

Sulfasalazin (Salazosulfapyridin) ist ein Therapeutikum bei den Darmentzündungen Colitis ulcerosa und Ileitis terminalis (Morbus Crohn). Die Darmbakterien zerlegen die Substanz in das Sulfonamid Sulfapyridin und in *Mesalazin* (5-Aminosalicylsäure). Letzteres ist offenbar der antientzündliche Wirkstoff (Hemmung der Leukotrien-Synthese?), muß aber an der Darmschleimhaut in hoher Konzentration vorliegen. Die Kopplung an das Sulfonamid verhindert die frühzeitige Resorption in höheren Dünndarm-Abschnitten. Das Sulfonamid wird nach der Spaltung resorbiert und kann typische Nebenwirkungen (s. o.) auslösen.

Sulfasalazin wurde ursprünglich zur Behandlung der rheumatischen Arthritis entwickelt (S. 308).

Antibakterielle Pharmaka

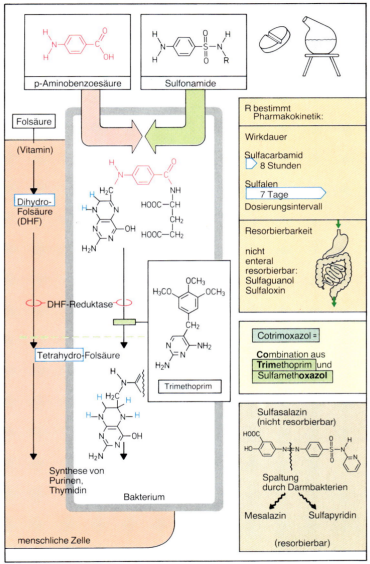

A. Hemmstoffe der Tetrahydrofolsäure-Synthese

Hemmstoffe der DNS-Funktion

Die Desoxyribonucleinsäure (DNS) dient als Matrize für die Synthese von Nucleinsäuren. Die Ribonucleinsäuren (RNS) bewerkstelligen die Proteinsynthese und ermöglichen so das Zellwachstum. Die Neusynthese der DNS ist Voraussetzung für die Zellteilung. Substanzen, die das Ablesen der Erbinformation an der DNS-Matrize hemmen, schädigen das Steuerzentrum des Zellstoffwechsels. Die unten genannten Substanzen sind als antibakterielle Wirkstoffe geeignet, weil sie menschliche Zellen nicht stören.

Gyrase-Hemmstoffe. Das Enzym Gyrase (Topoisomerase II) erlaubt die geordnete Unterbringung eines ca. 1000 μm langen bakteriellen Chromosoms in einer Bakterienzelle von ca. 1 μm Größe. Im Chromosomen-Faden liegt der DNS-Doppelstrang zur DNS-Doppelhelix gewunden vor. Der Chromosomen-Faden seinerseits ist in Schlingen geordnet, deren Länge durch Verdrillung verkleinert wird. Die Gyrase führt diese Verdrillung wie abgebildet durch Öffnung und Verschluß aus, ohne daß die gesamte Schleife rotieren muß.

Derivate der 4-Chinolon-3-carbonsäure (grün in der Ofloxacin-Formel) sind Hemmstoffe der bakteriellen Gyrase. Sie scheinen besonders das Verschließen der geöffneten Stränge zu verhindern und wirken dadurch bakterizid. Diese Chemotherapeutika werden nach oraler Zufuhr resorbiert. Die ältere Substanz *Nalidixinsäure* beeinflußt nur Gram-negative Bakterien und erreicht lediglich im Harn die Wirkkonzentration; sie diente zur Behandlung von Harnwegsinfektionen. *Norfloxacin* hat ein breites Spektrum. *Ofloxacin, Ciprofloxacin, Enoxacin* ergeben darüber hinaus im Körper wirksame Konzentrationen und werden auch bei Infektionen innerer Organe angewandt.

Nebenwirkungen sind außer Magen-Darm-Störungen oder Allergie besonders Störungen des Nervensystems (z. B. Verwirrtheit, Halluzinationen, Krämpfe). Wegen Knorpelzellschäden in Epiphysenfugen und Gelenken bei Versuchstieren sollten die Gyrase-Hemmstoffe während Schwangerschaft, Stillzeit und im Wachstumsalter nicht angewandt werden.

Nitroimidazol-Derivate, z. B. **Metronidazol,** schädigen die DNS durch Komplexbildung oder Strangbrüche. Dies geschieht in obligat anaeroben, d. h. unter O_2-Abschluß wachsenden Bakterien. Dort findet eine Umwandlung in reaktive Metabolite (z. B. das abgebildete Hydroxylamin) statt, welche die DNS angreifen. Die Wirkung ist bakterizid. Auf dem gleichen Mechanismus beruht die abtötende Wirkung auf die Protozoen Trichomonas vaginalis (Erreger von Vagina- und Urethra-Entzündungen) und Entamoeba histolytica (Erreger von Dickdarm-Entzündungen, „Amöbenruhr", und von Leberabszessen). Das Chemotherapeutikum Metronidazol kann nach oraler Zufuhr gut resorbiert werden; es wird auch intravenös oder lokal (Vaginal-ovulum) appliziert. Wegen der Befürchtung von erbgutschädigenden, kanzerogenen oder teratogenen Effekten auch beim Menschen soll Metronidazol möglichst nicht länger als 10 Tage und nicht während Schwangerschaft und Stillzeit verwandt werden. Wie Metronidazol ist *Tinidazol* zu beurteilen.

Rifampicin hemmt in Bakterien das Enzym, welches entsprechend der DNS-Matrize die RNS zusammensetzt (Transkription): DNS-abhängige RNS-Polymerase. Rifampicin wirkt bakterizid. Betroffen sind neben Mykobakterien (Tuberkulose = Tbc, Lepra) viele Gram-positive und auch Gram-negative Bakterien. Rifampicin wird nach oraler Zufuhr gut resorbiert. Wegen der Gefahr der Resistenzentwicklung bei häufiger Anwendung dient es nur zur Behandlung von Tbc und Lepra (S. 274).

Rifampicin ist im ersten Drittel der Schwangerschaft und in der Stillzeit kontraindiziert.

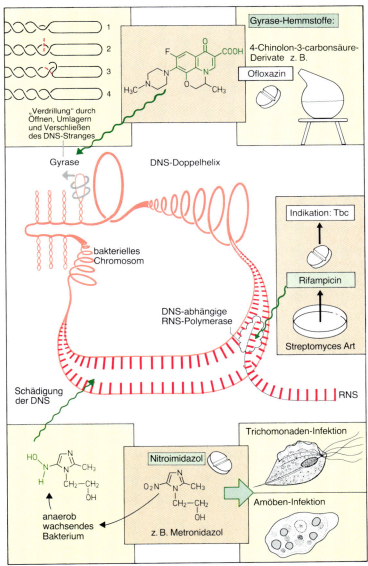

A. Antibakterielle Wirkstoffe mit Angriffspunkt an der DNS

Hemmstoffe der Proteinsynthese

Proteinsynthese bedeutet Übersetzung (Translation) der zuvor in die mRNS (S. 268) übertragenen Erbinformation in eine Peptid-Kette. Deren Zusammensetzung aus Aminosäuren (AS) findet am Ribosom statt. Die Hinführung der Aminosäuren an die mRNS obliegt den verschiedenen Transfer-RNS-Molekülen (tRNS), die jeweils bestimmte AS gebunden haben. Eine bestimmte tRNS paßt an eine bestimmte Codierungseinheit der mRNS (Codon, bestehend aus 3 Basen).

Normalerweise umfaßt der Einbau einer Aminosäure folgende Schritte (**A**):

1. Das Ribosom „fokussiert" zwei Codierungseinheiten der mRNS. Die eine (die linke) hat ihren tRNS-AS-Komplex gebunden, die AS ist schon Bestandteil der Peptid-Kette. Die andere (die rechte) steht bereit für die Anlagerung eines weiteren tRNS-AS-Komplexes.

2. Nach dessen Anlagerung wird eine Verbindung zwischen seiner AS und der AS des benachbarten (linken) tRNS-AS-Komplexes hergestellt. Dies bewerkstelligt das Enzym Peptid-Synthetase (Peptidyltransferase). Dabei erfolgt die Trennung zwischen AS und tRNS im linken Komplex.

3. Diese tRNS löst sich von der mRNS. Das Ribosom kann entlang der mRNS weiterrücken und die nächste Codierungseinheit in den Fokus nehmen.

4. Als Folge rückt der rechte tRNS-AS-Komplex nach links, rechts kann sich ein weiterer Komplex anlagern.

Die einzelnen Schritte sind durch **Antibiotika** verschiedener Gruppen hemmbar. Die dargestellten Vertreter stammen primär alle aus Streptomyces-Bakterien, einige Aminoglykoside auch aus Micromonospora-Bakterien.

1.a) **Tetracycline** hemmen die Anlagerung der tRNS-AS-Komplexe. Sie wirken bakteriostatisch und treffen ein breites Spektrum von Erregern.

b) **Aminoglykoside** lösen die Anlagerung falscher tRNS-AS-Komplexe aus, was zur Synthese falscher Proteine führt. Die Aminoglykoside sind bakterizid. Der Schwerpunkt ihres Wirkspektrums liegt im Gram-negativen Bereich. Streptomycin und Kanamycin dienen vorwiegend zur Behandlung der Tuberkulose.

Zur Schreibweise: „...mycin" stammt aus Streptomyces-Arten, „...micin", z.B. Gentamicin, aus Micromonospora-Arten.

2. **Chloramphenicol** hemmt die Peptid-Synthetase. Es wirkt bakteriostatisch auf ein breites Spektrum von Keimen. Das einfach aufgebaute Molekül wird heute chemisch hergestellt.

3. **Erythromycin** unterdrückt das Weiterrücken des Ribosoms. Es wirkt vorwiegend bakteriostatisch und betrifft hauptsächlich Gram-positive Erreger.

Für die orale Zufuhr liegt die säureempfindliche Base (E.) als Salz (z.B. E.-stearat) oder als Ester (z.B. E.-ethylsuccinat) vor. Erythromycin ist gut verträglich. Es eignet sich u.a. als Ausweich-Antibiotikum bei Penicillin-Allergie oder -Resistenz. *Clarithromycin* und *Roxithromycin* sind Erythromycin-Derivate mit geringerer Säurelabilität und besserer Bioverfügbarkeit nach oraler Zufuhr. Die genannten Substanzen sind die wichtigsten Vertreter aus der Gruppe der Makrolid-Antibiotika (umfaßt auch Josamycin und Spiramycin).

Clindamycin hat eine ähnliche antibakterielle Wirkung wie Erythromycin. Es wirkt bakteriostatisch vorwiegend auf Gram-positive aerobe sowie auf anaerobe Keime. Clindamycin ist ein halbsynthetisches Chlor-Analogon von Lincomycin, welches aus einer Streptomyces-Art stammt. Clindamycin ist nach oraler Zufuhr besser als Lincomycin resorbierbar, besitzt eine stärkere antibakterielle Wirksamkeit und wird daher bevorzugt. Beide dringen gut in Knochengewebe ein.

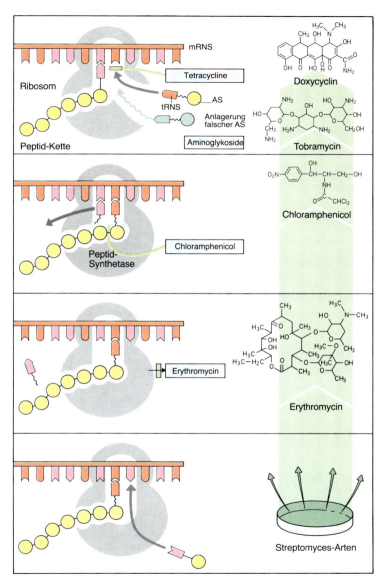

A. Proteinsynthese und Angriffspunkte antibakterieller Wirkstoffe

Tetracycline werden aus dem Magen-Darm-Trakt resorbiert, und zwar je nach Substanz in unterschiedlichem Ausmaß, jedoch fast vollständig *Doxycyclin* und *Minocyclin*. Selten ist ihre intravenöse Zufuhr nötig (*Rolitetracyclin* steht nur für die i. v.-Gabe zur Verfügung). Als häufigste unerwünschte Wirkung treten *gastrointestinale Störungen* auf (Übelkeit, Erbrechen, Diarrhoe u. a.): 1. wegen einer direkten schleimhautreizenden Wirkung der Substanzen und 2. wegen einer Schädigung der natürlichen Bakterienflora des Darmtraktes (Breitspektrum-Antibiotika!) mit nachfolgender Besiedlung durch Krankheitserreger, u. a. Candida-Pilze. Eine gleichzeitige Einnahme von Antazida oder von Milch zur Linderung von Magenbeschwerden wäre jedoch falsch. *Mit mehrwertigen Kationen* (z. B. Ca^{2+}, Mg^{2+}, Al^{3+}, $Fe^{2+/3+}$) bilden Tetracycline *unlösliche Komplexe*. Dadurch werden sie inaktiviert; die Resorbierbarkeit, die antibakterielle Wirksamkeit und die schleimhautreizende Wirkung schwinden. Auf der Fähigkeit zur Komplexbildung mit Ca beruht die Neigung der Tetracycline, sich in wachsende Zähne und Knochen einzulagern. Folgen sind eine irreversible, gelb-braune *Verfärbung der Zähne* bzw. eine reversible *Wachstumshemmung der Knochen*. Wegen dieser Nebenwirkungen sollen Tetracycline nicht ab dem 3. Schwangerschaftsmonat und nicht bis zum 8. Lebensjahr eingenommen werden. Weitere unerwünschte Wirkungen sind eine erhöhte *Lichtempfindlichkeit* der Haut sowie *Leberschäden*, vorwiegend nach i. v.-Gabe.

Das Breitspektrum-Antibiotikum **Chloramphenicol** wird nach oraler Zufuhr vollständig resorbiert. Es verteilt sich gleichmäßig im Körper und überwindet viele Diffusionsbarrieren wie die Blut-Hirn-Schranke. Trotz dieser vorteilhaften Eigenschaften ist die Anwendung von Chloramphenicol wegen der Gefahr einer Knochenmarkschädigung selten angezeigt (z. B. ZNS-Infektionen). *Zwei Formen der Knochenmarkdepression* sind möglich: 1. eine während der Therapie auftretende, dosisabhängige, toxische und reversible Form und 2. eine u. U. mit einer Latenz von Wochen auftretende, nicht von der Dosis abhängige und häufig tödlich verlaufende Form. Mit der Gefahr einer Knochenmarkschädigung muß wegen der guten Penetrationsfähigkeit auch nach lokaler Anwendung, z. B. als Augentropfen, gerechnet werden.

Aminoglykosid-Antibiotika bestehen aus glykosidisch verknüpften Aminozuckern (s. Gentamicin C_{1a}, ein Bestandteil des Gentamicin-Gemisches). Sie enthalten zahlreiche Hydroxy-Gruppen sowie Amino-Gruppen, die Protonen binden können. Daher sind die Verbindungen außerordentlich polar und sehr schlecht membrangängig. Aus dem Darm werden sie nicht resorbiert. *Neomycin* und *Paromomycin* werden oral zugeführt, um die Darmbakterien abzutöten (vor Darmoperationen, zur Verminderung der Ammoniak-Bildung bei Leberkoma). Aminoglykoside für die systemische Therapie schwerer Infektionskrankheiten müssen injiziert werden (z. B. *Gentamicin, Tobramycin, Amikacin, Netilmicin*). Auch die lokale Einlage Gentamicin-freisetzender Träger bei Knochen- oder Weichteilinfektionen ist möglich. Das Innere der Bakterien erreichen die Aminoglykoside unter Ausnutzung bakterieller *Transportsysteme*. In der Niere gelangen sie in die Zellen des proximalen Tubulus über ein für basische Oligopeptide vorgesehenes Rückaufnahmesystem. Die Tubuluszellen können geschädigt werden (*Nephrotoxizität*, meist reversibel). Im Innenohr ist eine Schädigung der Sinneszellen im Gleichgewichts- und im Hörorgan möglich (*Ototoxizität*, z. T. irreversibel).

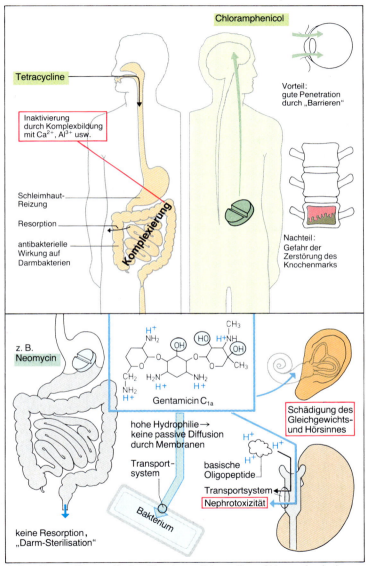

A. Aspekte zum therapeutischen Einsatz von Tetracyclinen, Chloramphenicol und Aminoglykosiden

Wirkstoffe gegen Mykobakterien-Infektionen

Mykobakterien sind für zwei Krankheiten verantwortlich: Tuberkulose, meist hervorgerufen durch Mycobacterium tuberculosis, sowie Lepra (Aussatz) durch M. leprae. Gemeinsames Prinzip der Behandlung ist die kombinierte Anwendung von zwei oder mehr Wirkstoffen. Die Kombinationstherapie verhindert die Selektion resistenter Mykobakterien. Da sich die antibakteriellen Wirkungen der Einzelsubstanzen addieren, reichen jeweils geringere Dosierungen aus. Deshalb sinkt das Risiko für die einzelnen Nebenwirkungen. Die meisten Wirkstoffe richten sich nur gegen eine der beiden Erkrankungen.

Wirkstoffe gegen Tuberkulose (1)

Pharmaka der Wahl sind: Isoniazid, Rifampicin, Ethambutol und daneben Streptomycin sowie Pyrazinamid. Reservemittel mit schlechterer Verträglichkeit sind: p-Aminosalicylsäure, Cycloserin, Viomycin, Kanamycin, Amikacin, Capreomycin, Ethionamid.

Isoniazid wirkt bakterizid gegen wachsende Tuberkelbakterien. Sein Wirkungsmechanismus ist ungeklärt. (Im Bakterium erfolgt die Umwandlung in Isonicotinsäure, die nicht membrangängig ist und daher im Erreger kumuliert). Isoniazid wird nach oraler Zufuhr rasch resorbiert. In der Leber erfolgt die Elimination durch Acetylierung. Entsprechend der genetisch bedingten Abbaugeschwindigkeit lassen sich zwei Bevölkerungsgruppen unterscheiden „schnelle und langsame Acetylierer". Bemerkenswerte Nebenwirkungen sind: Schädigungen von peripheren Nerven und auch des ZNS, denen durch Vit.B_6 (Pyridoxin)-Gabe vorgebeugt werden kann; Leberschädigung.

Rifampicin. Herkunft, antibakterielle Wirkung und Zufuhrweg wurden auf S. 268 beschrieben. Für die meist gut verträgliche Substanz sind an Nebenwirkungen zu nennen: Leberschädigung; allergische Reaktionen u. a. mit Grippe-artiger Symptomatik; beunruhigende, aber ungefährliche Rot/Orange-Verfärbung der Körperflüssigkeiten; Enzyminduktion (Versagen oraler Kontrazeptiva).

Ethambutol. Die Ursache für die spezifische Wirkung gegen Mykobakterien ist unbekannt. Ethambutol wird oral zugeführt. Es ist meist gut verträglich. Auffällig ist eine dosisabhängige, reversible Schädigung des Sehnerven mit Sehstörungen (Rot/Grün-Blindheit, Sehfeld-Ausfälle).

Pyrazinamid. Sein Wirkungsmechanismus ist unbekannt. Es wird oral zugeführt, kann die Leberfunktion beeinträchtigen und eine Hyperurikämie auslösen durch Interferenz mit der renalen Harnsäure-Elimination.

Streptomycin muß als ein Aminoglykosid-Antibiotikum (S. 270 ff) injiziert werden; es schädigt das Innenohr, besonders den Gleichgewichtssinn; seine Nephrotoxizität ist vergleichsweise gering.

Wirkstoffe gegen Lepra (2)

Rifampicin wird häufig in Kombination mit einem der beiden folgenden Wirkstoffe oder mit beiden kombiniert angewandt.

Dapson ist ein Sulfon, das vergleichbar mit den Sulfonamiden (S. 266) die Dihydrofolsäure-Synthese hemmt. Es wirkt bakterizid gegen empfindliche Stämme von M. leprae. Dapson wird oral zugeführt. Die häufigste Nebenwirkung ist eine Methämoglobin-Bildung mit beschleunigtem Erythrozyten-Untergang (Hämolyse).

Clofazimin ist ein Farbstoff mit bakterizider Wirkung gegen den Lepra-Erreger und darüber hinaus anti-entzündlichen Eigenschaften. Es wird oral zugeführt, aber unvollständig resorbiert. Wegen seiner hohen Hydrophobie lagert es sich im Fettgewebe und anderen Geweben ab und verläßt den Körper nur sehr langsam ($t_{1/2} \sim 70$ Tage). Unerwünscht ist besonders bei Patienten mit hellerer Haut eine rot-braune Verfärbung.

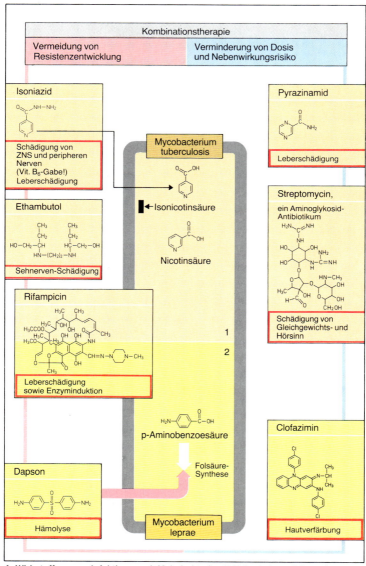

A. **Wirkstoffe gegen Infektionen mit Mykobakterien (1. Tuberkulose, 2. Lepra)**

Wirkstoffe gegen Pilzinfektionen

Infektionserkrankungen durch Pilze sind meist auf Haut oder Schleimhäute beschränkt: Lokalmykosen. Selten, bei Immunschwäche, kommt es zum Befall innerer Organe: Systemmykosen.

Häufigste Erreger von Mykosen: *Dermatophyten,* die nach Ansteckung von außen Haut, Haare oder Nägel besiedeln; *Candida albicans:* dieser Sproß- bzw. Hefepilz findet sich schon normalerweise auf Körperoberflächen; eine Infektionserkrankung von Schleimhaut, seltener von Haut oder gar von inneren Organen kann bei Abwehrschwäche auftreten (z. B. Schädigung der Bakterienflora durch Breitspektrum-Antibiotika; Immunsuppressiva).

Imidazol-Derivate hemmen die Synthese von Ergosterin. Dieses Steroid ist ein essentieller Bestandteil der Zytoplasmamembran von Pilzzellen, vergleichbar mit dem Cholesterin menschlicher Zellmembranen. Unter der Einwirkung der Imidazol-Derivate wachsen die Pilze nicht (fungistatischer Effekt), oder sie sterben gar ab (fungizider Effekt). Das Spektrum der betroffenen Pilze ist sehr breit. Die meisten Imidazol-Derivate eignen sich wegen geringer Resorbierbarkeit und schlechter systemischer Verträglichkeit nur für die lokale Anwendung (*Clotrimazol,* Econazol, Oxiconazol, Isoconazol, Bifonazol, Tioconazol, Fenticonazol). Dabei kommt es sehr selten zu einer Kontaktdermatitis. *Miconazol* wird lokal, aber mittels Kurzinfusion auch systemisch (trotz schlechter Verträglichkeit) verabreicht.

Ketoconazol steht dank guter Resorbierbarkeit für die orale Zufuhr zur Verfügung. Nebenwirkungen sind selten (zu beachten: Risiko einer u. U. tödlichen Leberschädigung).

Fluconazol und *Itraconazol* sind neuere oral anwendbare Triazol-Derivate.

Die **Polyen-Antibiotika** Amphotericin B und Nystatin sind bakterieller Herkunft. In der Pilz-Zellmembran lagern sie sich (vermutlich neben Ergosterin-Molekülen) so ein, daß Poren entstehen. Die Steigerung der Membranpermeabilität, z. B. für K^+-Ionen, begründet den fungiziden Effekt. *Amphotericin B* trifft die meisten Erreger von Systemmykosen. Wegen der schlechten Resorbierbarkeit der Polyen-Antimykotika muß es infundiert werden. Der Patient verträgt die Therapie schlecht (Schüttelfrost, Fieber, ZNS-Störung, Einschränkung der Nierenfunktion, Venenentzündung am Infusionsort). Lokal auf Haut oder Schleimhaut angewandt, dient Amphotericin B zur Behandlung von Candida-Mykosen. Die orale Gabe bei Darm-Candidiasis zählt wegen der geringen Resorption auch zur lokalen Therapie. *Nystatin* wird nur lokal (u. a. in Mundhöhle und Magen-Darm-Trakt) und ebenfalls gegen Candida-Mykosen angewandt.

Flucytosin wird in Candida-Pilzen durch eine Hefepilz-spezifische Cytosin-Deaminase in 5-Fluoruracil umgewandelt. Dieses stört als Antimetabolit den Stoffwechsel von DNS und RNS (S. 290). Der Effekt ist fungizid. Nach oraler Zufuhr wird Flucytosin rasch resorbiert. Seine Verträglichkeit für den Menschen ist gut. Häufig wird es zur Therapie mit Amphotericin B hinzugegeben, weil dessen Dosis dann vermindert werden kann.

Griseofulvin stammt aus Schimmelpilzen und wirkt nur gegen Dermatophyten; vermutlich, indem es als Spindelgift Mitosen hemmt. Obwohl gegen Lokalmykosen gerichtet, muß Griseofulvin systemisch angewandt werden. Es lagert sich in neugebildetes Keratin ein. Derart „imprägniert" eignet sich dieses nicht mehr als Nährboden für die Pilze. Die für die Beseitigung der Dermatophyten erforderliche Zeit entspricht der Erneuerungszeit von Haut, Haaren oder Nägeln. Griseofulvin kann verschiedene uncharakteristische Nebenwirkungen auslösen. Bei Nagelmykosen wird anstatt einer monatelangen Pharmakotherapie besser der befallene Nagel entfernt.

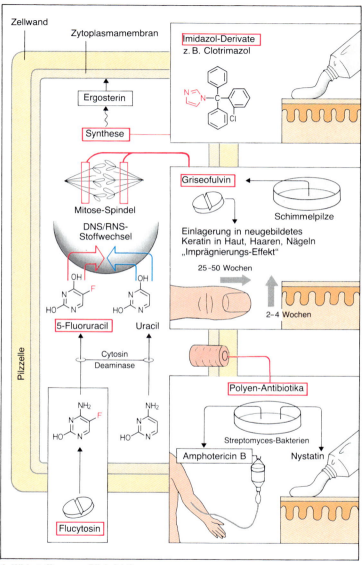

A. Wirkstoffe gegen Pilzinfektionen

Antivirale Arzneistoffe

Viren bestehen im wesentlichen aus Erbsubstanz (Nucleinsäuren, grüne Stränge in **A**) und einer Kapsel aus Proteinen (blaue Sechsecke) sowie vielfach einer Hülle (grauer Ring) aus einer Phospholipid-(PL-)Doppelschicht mit eingelagerten Proteinen (blaue Bälkchen). Viren besitzen keinen eigenen Stoffwechsel, sondern lassen sich von der befallenen Zelle vermehren. Um bei Virus-Infektionskrankheiten therapeutisch die Virusvermehrung gezielt zu verhindern, müssen spezifisch solche Stoffwechselvorgänge in den infizierten Zellen gehemmt werden, die speziell der Vermehrung der Virus-Partikel dienen. Dies ist bisher nur begrenzt möglich.

Virusvermehrung am Beispiel von Herpes-simplex-Viren (A).

Herpes-Viren enthalten doppelsträngige Desoxyribonucleinsäure (DNS). 1. Das Virus-Partikel heftet sich an die Wirtszelle *(Adsorption),* indem Glykoproteine der Hülle Kontakt aufnehmen mit speziellen Strukturen der Zellmembran. 2. Die Virus-Hülle verschmilzt mit dem Plasmalemm der Wirtszelle und das Nucleokapsid (Nucleinsäure + Kapsel) gelangt in das Zellinnere *(Penetration).* 3. Die Kapsel öffnet sich *("uncoating")* – bei Herpes-Viren geschieht dies an Kernporen –, und die DNS gelangt in den Zellkern; nun kann das genetische Material des Virus den Zellstoffwechsel steuern. 4a. *Nucleinsäure-Synthese:* Das genetische Material des Virus (hier DNS) wird vervielfältigt, und RNS wird produziert zum Zwecke der *Proteinsynthese.* 4b. Die Proteine dienen als „virale Enzyme" für die Virusvermehrung (z. B. DNS-Polymerase und Thymidin-Kinase), als Kapselmaterial, als Bestandteile der Virushülle oder werden in die Zellmembran eingebaut. 5. Die einzelnen Komponenten werden zusammengefügt *(Reifung),* es folgt 6. die *Freisetzung* der Tochterviren, die sich dann innerhalb und außerhalb des Organismus ausbreiten können. Bei Herpes-Viren zieht ihre Vermehrung die Zerstörung der Wirtszelle nach sich; dies führt zu Krankheitssymptomen.

Körpereigene **antivirale Maßnahmen (A).** Der Organismus kann die Virus-Vermehrung unterbrechen mittels zytotoxischer T-Lymphozyten, welche die Virus-produzierenden Zellen erkennen (virale Proteine im Plasmalemm!) und zerstören, oder mittels Antikörpern, welche extrazellulär Viruspartikel besetzen und inaktivieren können. Die Aktivierung der **spezifischen Immunabwehr** ist das Ziel von Schutzimpfungen.

Interferone (IFN) sind Glykoproteine, die u. a. von Virus-infizierten Zellen freigesetzt werden. In Nachbarzellen löst Interferon die Produktion von „antiviralen Proteinen" aus. Diese hemmen die Synthese von Virusproteinen, indem sie (bevorzugt) die virale RNS zerstören oder deren Ablesung (die Translation) unterdrücken. Interferone sind nicht gegen ein bestimmtes Virus gerichtet. Sie sind jedoch Spezies-spezifisch, müssen also für eine therapeutische Anwendung menschlicher Herkunft sein. Interferone stammen z. B. aus Leukozyten (IFN-α), Fibroblasten (IFN-β) oder Lymphozyten (IFN-γ). Interferone dienen auch zur Behandlung bestimmter Tumoren (z. B. Haarzell-Leukämie).

Virustatische Antimetabolite sind falsche DNS-Bausteine (**B**). Ein Nucleosid (z. B. Thymidin) besteht aus einer Base (z. B. Thymin) und dem Zukker Desoxyribose. In Antimetaboliten ist eine der Komponenten fehlerhaft. Die abnormen Nucleoside werden im Organismus durch Anknüpfung dreier Phosphorsäure-Reste zu den eigentlichen Hemmstoffen aktiviert (S. 280).

Idoxuridin und Verwandte werden in DNS eingebaut, was diese schädigt. Auch die Synthese menschlicher DNS ist betroffen. Deshalb eignen sich diese Virustatika nur für die lokale Anwendung (z. B. bei Herpes-simplex-Keratitis).

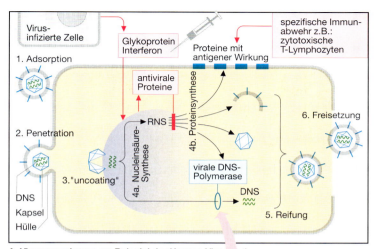

A. Virusvermehrung am Beispiel der Herpes-Viren und Angriffspunkte antiviraler Maßnahmen

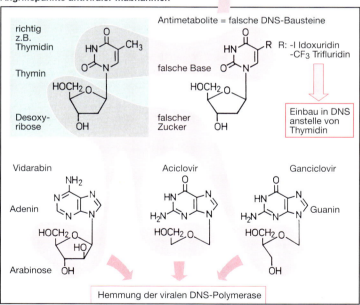

B. Virustatische Antimetabolite

Vidarabin hemmt die virale DNS-Polymerase stärker als die körpereigene. Es dient heute noch zur lokalen Behandlung von Herpes-Virusinfektionen. Vor Einführung des besser verträglichen Aciclovir kam Vidarabin große Bedeutung in der Behandlung der Herpes-simplex-Enzephalitis zu.

Aciclovir (**A**) besitzt den *höchsten Grad der Wirkspezifität* und die beste Verträglichkeit unter den virustatischen Antimetaboliten, denn seine Aktivierung geschieht nur in infizierten Zellen, und es hemmt hier bevorzugt die virale DNS-Synthese: 1. Den ersten Phosphorylierungsschritt vollzieht eine Thymidin-Kinase, die nur von Herpes-simplex- und Varicella-zoster-Viren kodiert wird; die beiden folgenden Phosphat-Gruppen werden von zellulären Kinasen übertragen. 2. Aufgrund der Polarität der Phosphorsäure-Reste ist Aciclovir-Triphosphat nicht membrangängig und reichert sich in der infizierten Zelle an. 3. Aciclovir-Triphosphat wird besonders von der viralen DNS-Polymerase als Substrat akzeptiert; es hemmt die Enzymaktivität und führt nach vollzogenem Einbau in die virale DNS zum Kettenabbruch, weil es nicht die 3'-Hydroxygruppe der Desoxyribose enthält, die für die Anknüpfung weiterer Nucleotide notwendig ist. Der hohe therapeutische Wert von Aciclovir zeigt sich besonders bei schweren Infektionen durch Herpes-simplex-Viren (z. B. Enzephalitis, generalisierte Infektion) und Varicella-zoster-Viren (z. B. schwere Gürtelrose). In diesen Fällen wird es mittels i. v. Infusion zugeführt. Aciclovir kann auch oral angewandt werden, aber die Resorption aus dem Darm ist unvollständig (15–30%). Außerdem gibt es lokale Anwendungsformen. Da die körpereigene DNS-Synthese unbeeinflußt bleibt, gehört eine Knochenmarkdepression *nicht* zu den Nebenwirkungen. Aciclovir wird unverändert renal eliminiert ($t_{1/2} \sim 2{,}5$ h).

Ganciclovir (Strukturformel S. 279) dient zur Infusions-Behandlung von schweren Infektionen durch Cytomegalie-Viren (auch zur Gruppe der Herpes-Viren gehörig). Diese induzieren keine Thymidin-Kinase, ein anderes virales Enzym initiiert die Phosphorylierung. Ganciclovir ist weniger gut verträglich, nicht selten kommt es zu Leukopenie und Thrombopenie.

Zidovudin (Azidothymidin, **B**), genauer sein Triphosphat, hemmt das Enzym „reverse Transkriptase". Dieses Virus-spezifische Enzym ist in HIV-Viren, den AIDS-Erregern, enthalten und schreibt in den infizierten Zellen zunächst die virale RNS in DNS um. Angewandt wird die Substanz zur Bremsung des Fortschreitens der Erkrankung; eine Beseitigung der Viren, d. h. eine Heilung, ist nicht möglich. Die Verträglichkeit ist nicht gut (u. a. Leukopenie).

Foscarnet stellt ein Diphosphat-Analogon dar:

$$\left[{}^-O-\underset{\underset{O^-}{|}}{\overset{\overset{O}{\|}}{P}}-\overset{\overset{O}{\|}}{C}-O^- \right] 3\,Na^+$$

Wie aus (**A**) hervorgeht, wird beim Einbau eines Nucleotids in den DNS-Strang ein Diphosphat-Rest abgespalten. Foscarnet hemmt die DNS-Polymerase, indem es mit deren Bindungsstelle für den Diphosphat-Rest interagiert. Indikationen: systemische Therapie bei schwerer Cytomegalie-Infektion bei AIDS-Kranken, Lokaltherapie bei Herpes-simplex-Erkrankungen.

Amantadin (**C**) beeinflußt spezifisch die Vermehrung von Influenza-A-Viren (RNS-Viren, Erreger der „echten" Virusgrippe). Diese Viren werden durch Endozytose in das Zellinnere aufgenommen. Für die Freisetzung der RNS ist notwendig, daß aus dem sauren Inhalt des Endosoms Protonen in das Virus-Innere vordringen. Vermutlich blockiert Amantadin ein Kanalprotein in der Virushülle, durch das Protonen einströmen können. Somit unterbleibt das „uncoating". Außerdem hemmt Amantadin die Virus-Reifung. Angewandt wird es zur Prophylaxe, muß also möglichst vor Ausbruch der Symptome eingenommen werden. Amantadin ist auch ein Antiparkinson-Mittel (S. 184).

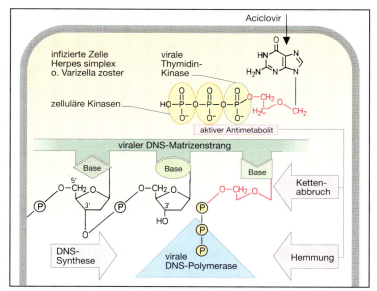

A. Aktivierung von Aciclovir und Hemmung der viralen DNS-Synthese

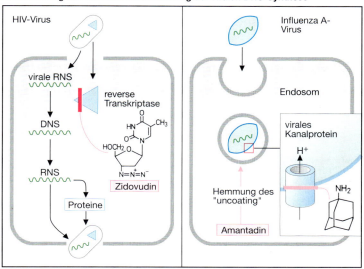

B. AIDS-Therapeutikum

C. Prophylaktikum gegen Virusgrippe

Desinfektionsmittel

Desinfektion ist die Inaktivierung oder Abtötung von *Krankheits*erregern (Protozoen, Bakterien, Pilze, Viren) in der Umgebung des Menschen. Sie kann mit chemischen Mitteln oder (mit hier nicht erörterten) physikalischen Verfahren erfolgen. **Sterilisation** ist die Abtötung *aller* Keime, ob pathogen, ruhend oder apathogen, **Antisepsis** ist eine *Verminderung* der Keimzahl.

Mittel zur chemischen Desinfektion sollten möglichst *alle* Krankheitserreger *rasch, vollständig* und *dauerhaft* inaktivieren, gleichzeitig aber eine geringe Toxizität (systemische Toxizität, Gewebeverträglichkeit, antigenes Potential) und hohe Materialverträglichkeit besitzen. Die gestellten Forderungen verlangen gegensätzliche Stoffeigenschaften. Es sind daher Kompromisse zu schließen, die sich am Verwendungszweck orientieren.

Desinfektionsmittel entstammen den chemischen Klassen der Oxidationsmittel, Halogene, Alkohole, Aldehyde, organischen Säuren, Phenole, Tenside (Detergentien) und Schwermetalle. Der **Wirkungsmechanismus** ist eine Denaturierung von Proteinen, eine Hemmung von Enzymen oder eine Reaktion mit Nucleinsäuren. Die Wirkung und die Wirkgeschwindigkeit sind konzentrationsabhängig.

Keimspektrum. Desinfektionsmittel inaktivieren Bakterien (grampositive Bakterien > gramnegative Bakterien > Mykobakterien), weniger gut deren Sporenform, und nur wenige (z. B. Formaldehyd) sind virucid.

Anwendungsgebiete. *Raumdesinfektion* und *Flächendesinfektion* (Fußboden): Gemische aus Phenolen und Halogen-abspaltenden Mitteln (Natriumhypochlorit) mit Detergentien können in relativ hoher Konzentration eingesetzt werden, da kein direkter Kontakt mit dem menschlichen Körper besteht und die Empfindlichkeit des zu desinfizierenden Materials gering ist. Phenole verlieren bei alkalischer Reaktion an Wirksamkeit. Sie eignen sich zusammen mit Natriumhypochlorit auch zur Desinfektion organischen Materials (Exkremente, Sputum), da sie durch solches im Gegensatz zu den Aldehyden nicht inaktiviert werden.

Instrumentendesinfektion: Instrumente (sofern nicht durch Dampf- oder Hitzeanwendung sterilisierbar) können nach Vorreinigung (Verminderung der Masse organischen Materials) mit Aldehyden und Tensiden desinfiziert werden. Unentbehrlich sind chemische Desinfektionsverfahren bei diagnostischen Instrumenten aus hitzeempfindlichen Kunststoffen (z. B. Sonde eines Endoskops, Katheter).

Haut"desinfektion": Die antiseptische Behandlung der Haut ist vor chirurgischen Eingriffen erwünscht, um das Risiko der Wundinfektion zu vermindern. Effektiver als eine Abreibung mit Alkohol ist eine Einpinselung mit Iodtinktur (2% Iod) oder Chlorhexidin-Lösung (0,02%ig). Die regelmäßige Anwendung von Desinfektionsmitteln durch medizinisches Personal *(chirurgische Hände"desinfektion")* reduziert das Risiko einer Übertragung von Keimen. Zu diesem Zwecke dienen Gemische aus Alkoholen, Aldehyden, Phenolen und Tensiden. In diesen Gemischen sorgen für einen raschen Effekt z. B. Ethanol 80%ig, Isopropanol 70%ig oder Formaldehyd und für eine anhaltende Wirkung (Remanenz) schwerflüchtige Stoffe wie z. B. Benzylalkohol oder Glutaraldehyd. Die Häufigkeit der Anwendung stellt hohe Anforderungen an die Verträglichkeit.

Dies gilt auch bei der *Wunddesinfektion*, z. B. mit Wasserstoffperoxid (0,3–1%ige Lösg., kurz wirksam) oder Kaliumpermanganat (0,001%ige Lösung, leicht adstringierend).

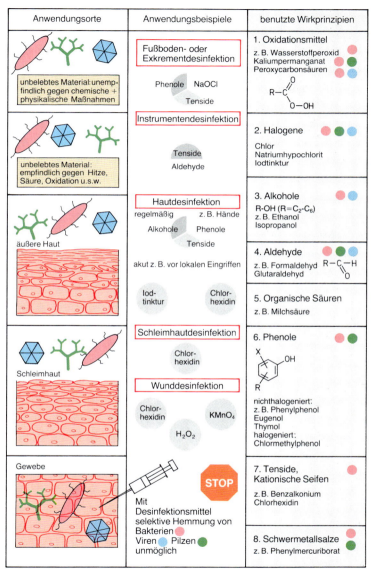

A. Desinfektionsmittel

Wirkstoffe gegen Endo- und Ektoparasiten

Besonders unter ungünstigen hygienischen Bedingungen kann der Mensch von schmarotzenden, vielzelligen Lebewesen befallen werden (hier Parasiten genannt). Haut und Haare sind der Siedlungsort für Ektoparasiten, z. B. die Insekten Laus und Floh sowie das Spinnentier (Arachnid) Krätzmilbe. Gegen diese wirken Insektizide bzw. Arachnizide. Darm oder gar innere Organe werden von Endoparasiten befallen. Dies sind Würmer; gegen sie sind die Anthelminthika gerichtet.

Anthelminthika

Wie die Zusammenstellung zeigt, reichen für die Behandlung von sehr vielen Wurmerkrankungen die beiden neueren Wirkstoffe Praziquantel bzw. Mebendazol aus. Für den Menschen sind beide gut verträglich.

Insektizide

Während zur Bekämpfung von Flöhen die Entwesung von Kleidern oder Räumen genügt, müssen bei einer Erkrankung durch Läuse (Pediculosis) oder Krätzmilben (Scabies) die Insektizide am befallenen Menschen angewandt werden.

Chlorphenothan (DDT) tötet Insekten schon nach Aufnahme sehr geringer Mengen, z. B. durch Fußkontakt mit besprühten Flächen (Kontaktinsektizid). Todesursache ist eine Schädigung des Nervensystems mit Krämpfen. Beim Menschen wirkt DDT erst nach Aufnahme sehr großer Mengen als Nervengift. DDT ist chemisch stabil und wird in der Umwelt und im Organismus nur äußerst langsam abgebaut. Die sehr lipophile Verbindung reichert sich im Fettgewebe der Lebewesen an. Das zur Schädlingsbekämpfung in die Umwelt gebrachte DDT konnte daher im Verlaufe der Nahrungskette bedrohlich kumulieren. Aus diesem Grunde wurde seine Anwendung in vielen Ländern untersagt.

Lindan ist das wirksame γ-Isomer von **Hexachlorcyclohexan**. Es wirkt ebenfalls neurotoxisch auf Insekten (und ggf. auf Menschen). Nach lokaler Applikation sind Haut- und Schleimhautreizungen möglich. Lindan trifft neben Laus und Floh auch die in der Haut lebende Krätzmilbe (Erreger der Scabies). Lindan wird schneller abgebaut als DDT.

Therapie der Wurmerkrankungen	
Würmer (Helminthen)	Anthelminthikum der Wahl

Plattwürmer (Plathelminthen)
  Bandwürmer (Cestoden)
  Saugwürmer (Trematoden)
    z. B. Schistosomen-Arten
    (Erreger der Bilharziose)
	
	Praziquantel
	Praziquantel

Rundwürmer (Nematoden)
  z. B. Madenwurm (Enterobius vermicularis, früher Oxyuris verm.)
  Spulwurm (Ascaris lumbricoides)
  Trichinen (Trichinella spiralis)
	
	Mebendazol
	
	Mebendazol
	Mebendazol

Antiparasitäre Pharmaka 285

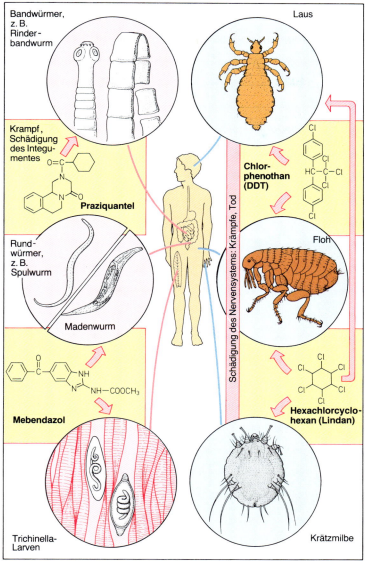

A. Endoparasiten und Ektoparasiten; Therapeutika

Wirkstoffe gegen Malaria

Malaria entsteht durch Plasmodien, einzellige Mikroorganismen (Protozoen). Die Erreger werden in Form der Sporozoiten beim Stich durch infizierte Anopheles-Mücken auf den Menschen übertragen (**A**). Die Sporozoiten dringen in Leberparenchymzellen ein und wachsen zu Schizonten heran (primäre Gewebs-Sch.). Aus diesen bilden sich zahlreiche Merozoiten, welche in das Blut gelangen. Dieser prä-erythrozytäre Zyklus bleibt symptomlos. Im Blut befallen die Erreger Erythrozyten (erythrozytärer Zyklus). Die entstehenden Merozoiten werden aus den infizierten Erythrozyten gleichzeitig freigesetzt: Erythrozyten-Zerfall mit Fieberschub. Erneut werden Erythrozyten infiziert. Die Entwicklungsdauer der Erreger bestimmt die Zeit bis zum nächsten Fieberschub. Bei Plasmodium (Pl.) vivax und Pl. ovale entstehen in der Leber aus Sporozoiten teilweise auch Hypnozoiten, die über Monate und Jahre in diesem Zustand verharren können, bevor sie zu einem Schizonten reifen.

Die verschiedenen Entwicklungsformen lassen sich jeweils durch verschiedene Wirkstoffe abtöten. Der Wirkungsmechanismus ist bei einigen bekannt: *Pyrimethamin* hemmt die Dihydrofolsäure-Reduktase (S. 266) der Protozoen. Aus *Proguanil* entsteht ein dem Pyrimethamin verwandter Wirkstoff. Das Sulfonamid *Sulfadoxin* hemmt die Synthese von Dihydrofolsäure (S. 266). *Chloroquin* kumuliert in den sauren Verdauungsvakuolen der Blutschizonten und hemmt ein Enzym, das normalerweise aus verdautem Hämoglobin freiwerdendes Häm polymerisiert, das ansonsten für den Parasiten toxisch ist.

Für die Substanzauswahl sind Verträglichkeit und Erregerresistenz zu berücksichtigen.

Verträglichkeit. Die geringste therapeutische Breite hat Chinin, das erste verfügbare Malaria-Mittel. Alle neueren sind recht gut verträglich.

Resistenzentwicklung zeigt besonders Pl. falciparum, welches die gefährlichste Form der Malaria auslöst. Die Häufigkeit resistenter Stämme wächst mit zunehmender Anwendungshäufigkeit eines Wirkstoffes. Resistenzen bestehen gegen Chloroquin und auch gegen die Kombination Pyrimethamin/Sulfadoxin.

Wirkstoffauswahl für die „Prophylaxe". Die ständige Einnahme von Antimalaria-Mitteln bietet während des Aufenthaltes im Malaria-gefährdeten Gebiet den besten Schutz gegen den Ausbruch der Erkrankung, nicht jedoch gegen die Infektion. *Primaquin* würde zwar gegen die primären Gewebs-Schizonten aller Plasmodium-Arten sowie gegen Hypnozoiten wirken; es wird jedoch zur Dauerprophylaxe nicht angewandt wegen unbefriedigender Verträglichkeit bei langdauernder Zufuhr und der Gefahr der Resistenzentwicklung. Zur „Prophylaxe" dienen statt dessen Mittel gegen Blut-Schizonten. *Mittel der Wahl ist Chloroquin.* Wegen seiner langen Verweildauer (Plasma-$t_{1/2}$ 3 Tage und länger) reicht die einmal wöchentliche Gabe. In Gebieten mit resistenten Pl. falcip. sind Alternativen: das Chloroquin-verwandte *Amodiaquin*, *Pyrimethamin/Sulfadoxin* sowie *Chinin* oder dessen besser verträgliches Derivat *Mefloquin* (Blut-schizontozid). Die Mittel gegen Blut-Schizonten verhindern nicht den symptomlosen Befall der Leber, sondern nur den krankheitsauslösenden Befall der Erythrozyten („Suppressiv-Behandlung"). Gegen evtl. in der Leber vorhandene Erreger richtet sich nach Beendigung des Aufenthaltes im Malaria-Gebiet eine Gabe von Primaquin für 2 Wochen.

Sehr wichtig für die Prophylaxe ist der Schutz vor Mückenstichen: Moskito-Netze, Haut-bedeckende Kleidung etc.

Zur **Therapie** dienen im Prinzip die gleichen Wirkstoffe und spezielle Substanzen, wie das Blut-Schizontenmittel *Halofantrin*.

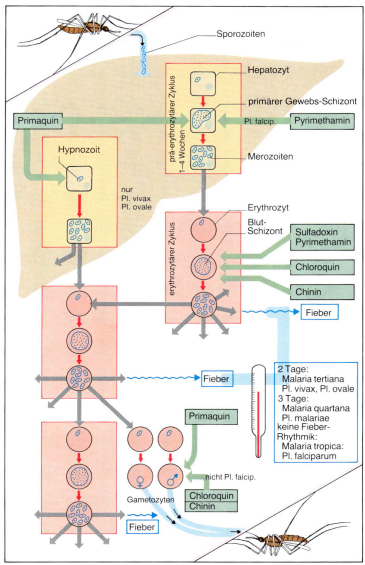

A. Malaria: Entwicklungsphasen der Erreger im Menschen; Behandlungsmöglichkeiten

Wirkstoffe gegen bösartige Tumoren

Ein Tumor (Geschwulst, Neoplasma) besteht aus Zellen, die sich unabhängig vom „Bauplan des Körpers" vermehren. Ein maligner Tumor (Krebs) liegt vor, wenn das Tumorgewebe zerstörend in das gesunde Nachbargewebe eindringt und fortgeschwemmte Tumorzellen in anderen Organen Tochtergeschwülste (Metastasen) bilden können. Eine Heilung erfordert die Beseitigung aller maligner Zellen (kurative Therapie). Ist dies nicht möglich, kann versucht werden, ihr Wachstum zu bremsen, um das Leben des Patienten zu verlängern (palliative Therapie). Die medikamentöse Therapie steht vor der Schwierigkeit, daß die bösartigen Zellen körpereigen sind und keine spezifischen Stoffwechseleigenschaften aufweisen.

Zytostatika (A) sind zellschädigende (zytotoxische) Substanzen, welche besonders Zellen treffen, die auf die Zellteilung (Mitose) zustreben. Sich rasch teilende, bösartige Zellen werden also bevorzugt geschädigt. Gewebe mit niedriger Zellteilungsrate bleiben weitgehend unbeeinflußt, so die meisten gesunden Gewebe. Dies gilt aber auch für maligne Tumoren aus differenzierten, sich selten teilenden Zellen. Einige gesunde Gewebe haben jedoch physiologischerweise eine hohe Mitose-Häufigkeit. Eine Zytostatika-Therapie zieht diese Gewebe zwangsläufig in Mitleidenschaft. Daher treten folgende **typische Nebenwirkungen** auf:

Haarausfall erfolgt aufgrund einer Schädigung der Haarfollikel-Zellen. *Magen-Darm-Störungen,* z. B. Diarrhoe, ergeben sich wegen des unzureichenden Ersatzes der nur ein paar Tage lebenden Darm-Epithelzellen; *Übelkeit und Erbrechen* beruhen auf einer Erregung der Chemorezeptoren der Area postrema (S. 316). *Infektionsneigung* besteht aufgrund einer Schwächung des Immunsystems. Eine normale Reaktion des Immunsystems auf einen Infektionserreger geht mit einer raschen Zellteilung von T- und B-Lymphozyten einher. Außerdem werden vermehrt Freßzellen (z. B. neutrophile Granulozyten) aus dem Knochenmark abgegeben. Auch diese Reaktion ist gehemmt, denn die Zytostatika bewirken eine *Knochenmarkdepression.* Der Nachlieferung von Blutzellen aus dem Knochenmark geht dort eine Teilung von Stamm- und Tochterzellen voraus. Die Hemmung der Nachlieferung macht sich zuerst bei den kurzlebigen Granulozyten (Neutropenie), dann bei den Blutplättchen (Thrombopenie) und schließlich bei den langlebigen Erythrozyten (Anämie) bemerkbar. *Unfruchtbarkeit* kann sich wegen der Unterdrückung von Spermatogenese bzw. Eireifung einstellen. Die meisten Zytostatika beeinträchtigen den DNS-Stoffwechsel. Es besteht die Gefahr, daß sie das Erbgut gesunder Zellen verändern *(mutagene Wirkung).* Möglicherweise beruhen darauf Leukämien, die Jahre nach einer Zytostatika-Therapie auftreten *(karzinogene Wirkung).* Auch sind Mißbildungen des Kindes zu befürchten, wenn Zytostatika während der Schwangerschaft angewandt werden müssen *(teratogene Wirkung).*

Die Zytostatika besitzen unterschiedliche **Wirkungsmechanismen.** Häufig läßt sich durch eine Kombination von Zytostatika ein besserer Effekt bei geringeren Nebenwirkungen erzielen. Nach anfänglichem Erfolg kann die Wirksamkeit schwinden, weil im Tumor resistente Zellen auftreten.

Schädigung der Mitosespindel (B). Die kontraktilen Proteine der Mitosespindel müssen die verdoppelten Chromosomen auseinander ziehen, bevor die Zelle sich teilen kann. Diesen Vorgang verhindern die sog. *Spindelgifte* (u. a. auch Colchicin, S. 304). Sie halten die Mitose in der Metaphase an. Als Zytostatika werden *Vincristin* und *Vinblastin* eingesetzt. Sie stammen aus der Immergrün-Art Vinca rosea und werden daher *Vinca-Alkaloide* genannt.

Eine besondere Nebenwirkung ist die Schädigung des Nervensystems.

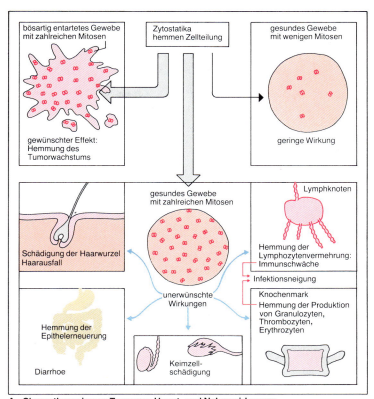

A. Chemotherapie von Tumoren: Haupt- und Nebenwirkungen

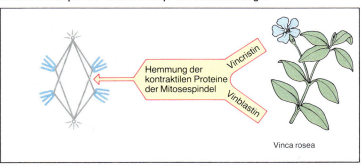

B. Zytostatika: Mitose-Hemmung durch Vinca-Alkaloide

Hemmung von DNS- und RNS-Synthese (A). Der Mitose geht die Verdopplung der Chromosomen (DNS-Synthese) sowie eine gesteigerte Protein-Synthese (RNS-Synthese) voraus. Für die Neusynthese (blau) von DNS und RNS bildet die bestehende DNS (grau) die Matrize. Eine Hemmung der Neusynthese ist möglich durch

Schädigung der Matrize (1). Alkylierende Zytostatika sind reaktive Verbindungen, die Alkyl-Reste auf die DNS in kovalenter Bindung übertragen. Beispielsweise vermag *Stickstofflost* unter Abspaltung der Cl-Atome eine Überbrückung zwischen den DNS-Strängen herzustellen. Das korrekte Ablesen der Erbinformation wird unmöglich. Alkylantien sind *Chlorambucil, Melphalan, Thio-TEPA, Cyclophosphamid* (Formel S. 309), *Ifosfamid, Lomustin, Busulfan*. Besondere Nebenwirkungen sind Lungenschädigung durch Busulfan, Schädigung der Harnblasen-Schleimhaut durch Cyclophosphamid-Metabolite (zu verhindern durch die Substanz Mesna). Eine Bindung (aber keine Alkylierung) mit den DNS-Strängen bilden auch *Cisplatin* und *Carboplatin* aus. **Zytostatische Antibiotika** lagern sich in den DNS-Doppelstrang ein. Dies kann zu Strangbrüchen führen (z. B. bei *Bleomycin*). Die *Anthracyclin-Antibiotika Daunorubicin* und *Adriamycin (Doxorubicin)* können als besondere Nebenwirkung eine Herzmuskelschädigung verursachen. Bleomycin vermag eine Lungenfibrose hervorzurufen.

Hemmung der Baustein-Synthese (2). Für die Bildung von Purin-Basen sowie von Thymidin ist Tetrahydrofolsäure (THF) nötig. Sie entsteht aus Folsäure, u. a. durch Einwirkung der Dihydrofolsäure-Reduktase (S. 266). Die *Folsäure-Analoga Aminopterin* und *Methotrexat (Amethopterin)* hemmen als falsche Substrate die Enzymaktivität. Die Zellen verarmen an THF, die Synthese der DNS- und RNS-Bausteine versiegt. Der Effekt dieser Antimetabolite ist durch Zufuhr von Folinsäure (5-Formyl-THF; Leucovorin, Citrovorum-Faktor) aufhebbar.

Einschleusung falscher Bausteine (3). Falsche Basen *(6-Mercaptopurin; 5-Fluorouracil)* oder Nucleoside mit falschen Zuckern *(Cytarabin)* wirken als Antimetabolite. Sie hemmen die DNS/RNS-Synthese oder führen gar nach ihrem Einbau zur Bildung falscher Nucleinsäuren.

6-Mercaptopurin entsteht im Körper aus der unwirksamen Vorstufe *Azathioprin* (Formel S. 309). Das Urikostatikum Allopurinol hemmt den Abbau von 6-Mercaptopurin, so daß bei gemeinsamer Gabe letzteres niedriger dosiert werden muß.

Immunsuppressiva. Die Unterdrückung von Immunreaktionen ist wünschenswert zur Verhinderung einer Transplantat-Abstoßung oder bei Autoaggressionserkrankungen. Zur Immunsuppression dienen häufig die *Zytostatika Cyclophosphamid, Azathioprin* und *Methotrexat*, das *Glucocorticoid Prednisolon* sowie die Substanz Cyclosporin A.

Cyclosporin A stammt aus Pilzen und besteht aus 11, z. T. atypischen Aminosäuren. Nach oraler Zufuhr ist eine, allerdings unvollständige, Resorption möglich. Cyclosporin wirkt spezifischer als die anderen Immunsuppressiva. Es greift gezielt in das Immunsystem ein und hemmt die Bildung zellzerstörender (zytotoxischer) T-Lymphozyten. Die Erfolge der modernen Transplantationsmedizin beruhen maßgeblich auf der Einführung von Cyclosporin. Sein Nutzen bei Autoaggressionskrankheiten wird erforscht. Bei den Nebenwirkungen steht die Nierenschädigung im Vordergrund.

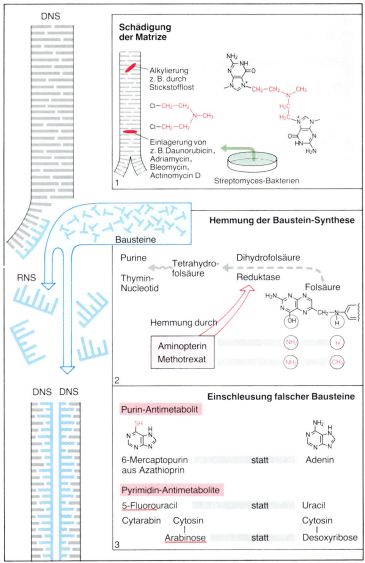

A. Zytostatika: Alkylantien und zytostatische Antibiotika (1),
Hemmstoffe der Tetrahydrofolsäure-Synthese (2), Antimetabolite (3)

Gegenmittel bei Vergiftungen, Antidota

Gegenmittel bei Arzneistoff-Überdosierung werden in den jeweiligen Kapiteln besprochen, z. B. Physostigmin bei Atropin-Intoxikation, Naloxon bei Opioid-Vergiftung, Flumazenil bei Benzodiazepin-Überdosierung, Antikörperfragmente bei „Digitalis"-Intoxikation, N-Acetylcystein bei Paracetamol-Überdosierung.

Chelat-Bildner (A) dienen als Antidota bei Schwermetall-Intoxikationen. Sie sollen die Schwermetall-Ionen komplexieren und so „entgiften". Bei Chelaten (griechisch chele: Schere [von Krebstieren]) handelt es sich um Komplexe zwischen einem Metall-Ion und Substanzen, die an mehreren Stellen des Moleküls eine Bindung mit dem Metall-Ion einzugehen vermögen. Aufgrund der hohen Bindungsaffinität „ziehen" Chelatbildner die im Körper vorhandenen Metall-Ionen an sich. Die Chelate sind nicht toxisch, sie werden überwiegend renal eliminiert, halten auch im konzentrierten und meist sauren Harn das Metall-Ion gebunden und bringen es so zur Ausscheidung.

Na_2Ca-EDTA dient zur Therapie von Blei-Vergiftungen. Dieses Antidot vermag Zellmembranen nicht zu passieren und muß parenteral zugeführt werden. Wegen seiner höheren Bindungsaffinität verdrängen die Blei-Ionen das Ca^{2+} aus seiner Bindung. Das Blei-haltige Chelat wird renal eliminiert. Unter den unerwünschten Wirkungen steht die Nephrotoxizität im Vordergrund. **Na_3Ca-Pentetat** ist ein Komplex der Diethylentriaminopentaessigsäure (DTPA) und dient als Antidot bei Blei- und anderen Metallvergiftungen.

Dimercaprol (BAL, British anti-Lewisite) wurde im zweiten Weltkrieg als Antidot gegen eine blasenbildende organische Arsenverbindung entwickelt **(B)**. Es vermag verschiedene Metall-Ionen zu binden. Dimercaprol liegt als flüssige, leicht zersetzliche Substanz vor, die in öliger Lösung intramuskulär injiziert wird. Struktur- und Wirkungs-verwandt ist die **Dimercaptopropansulfonsäure,** deren Na-Salz ist für die orale Zufuhr geeignet. Schüttelfrost, Fieber, Hautreaktionen sind mögliche Nebenwirkungen.

Deferoxamin stammt aus dem Bakterium Streptomyces pilosus. Die Substanz besitzt ein sehr hohes Eisenbindungsvermögen, entzieht jedoch nicht dem Hämoglobin und dem Cytochrom das zentral gebundene Eisen. Deferoxamin wird nach oraler Zufuhr schlecht resorbiert. Um Eisen aus dem Körper zur Ausscheidung zu bringen, muß das Antidot parenteral appliziert werden. Die orale Zufuhr eignet sich nur, um die enterale Eisenresorption herabzusetzen. Von den Nebenwirkungen seien allergische Reaktionen genannt.

Angemerkt sei, daß der Aderlaß das wirksamste Mittel zum Eisenentzug darstellt, jedoch bei Zuständen von Eisenüberladung, die mit einer Anämie einhergehen, nicht in Frage kommt.

D-Penicillamin kann die Elimination von Kupfer-Ionen (z. B. bei Morbus Wilson) und von Blei-Ionen fördern. Es ist zur peroralen Anwendung geeignet. Für die Verbindung gibt es zwei weitere Indikationen. Bei der Cystinurie mit Neigung zu Cystinsteinen in den ableitenden Harnwegen hemmt es die Cystinbildung, indem es mit Cystein ein Disulfid bildet, das recht gut löslich ist. Bei der chronischen Polyarthritis kann es als Basistherapeutikum angewandt werden. Am therapeutischen Effekt mag beteiligt sein, daß D-Penicillamin mit Aldehyden reagiert und auf diese Weise die Polymerisierung von Kollagenmolekülen zu Kollagenfibrillen hemmt. Unerwünschte Wirkungen sind Hautschädigung (u. a. verminderte mechanische Belastbarkeit mit Neigung zur Blasenbildung), Nierenschädigung, Knochenmarkdepression, Geschmacksstörungen.

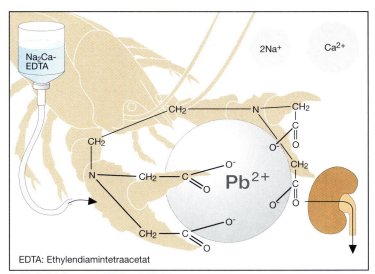

A. Chelatbildung von EDTA mit Blei-Ionen

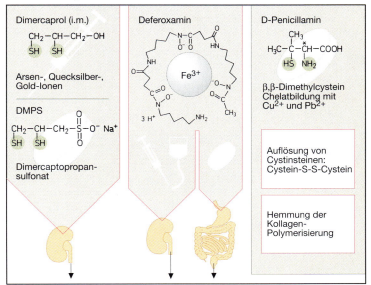

B. Chelatbildner

Antidota gegen Cyanid-Vergiftungen (A). Cyanid-Ionen (CN^-) gelangen in den Organismus meist in Form der Blausäure; diese kann eingeatmet werden, im sauren Magensaft aus Cyanid-Salzen entstehen oder auch im Magen-Darm-Trakt aus Bittermandeln freigesetzt werden. Schon 50 mg HCN können tödlich sein. CN^- bindet sich mit hoher Affinität an dreiwertiges Eisen. In den Cytochromoxidasen der Atmungskette unterbricht dies die Sauerstoff-Verwertung. Eine innere Erstickung ist die Folge – mit sauerstoffbeladenen Erythrozyten im Blut (hellrote Färbung des venösen Blutes).

Kleine Mengen Cyanid vermag der Körper mit Hilfe der „Rhodanid-Synthetase" (Thiosulfat-Schwefel-Transferase), die besonders in der Leber vorhanden ist, in das relativ untoxische Thiocyanat (SCN^-, „Rhodanid") umzuwandeln. **Therapie**-Möglichkeiten sind: Intravenöse Zufuhr von Natrium-*thiosulfat*, um die Thiocyanat-Bildung zu fördern. Der Wirkungseintritt dieser Maßnahme ist langsam. Deshalb besteht die erste Maßnahme darin, durch i. v. Injektion des Methämoglobin-Bildners *Dimethylaminophenol (DMAP)* zweiwertiges Hämoglobin-Eisen rasch in dreiwertiges umzuwandeln, welches CN^- abzufangen vermag. Ein sehr gutes Antidot ist im Prinzip auch *Hydroxocobalamin*, weil auch CN^- mit hoher Affinität an dessen zentrales Cobalt-Atom anlagert, so daß Cyanocobalamin entsteht.

Toloniumchlorid (Toluidinblau). Ist das Hämoglobin-Eisen nicht zweiwertig, sondern dreiwertig, liegt das braun-farbige Methämoglobin vor. Dieses ist nicht zum O_2-Transport befähigt. Unter Normalbedingungen entsteht zwar ständig Methämoglobin, es wird aber unter Mitwirkung der Glucose-6-phosphat-Dehydrogenase reduziert. Substanzen, die die Methämoglobin-Bildung fördern (**B**), können jedoch zu einem tödlichen Sauerstoff-Mangel im Organismus und Tod an innerer Erstickung führen. Toloniumchlorid ist ein Redoxfarbstoff, der intravenös zugeführt wird und das Methämoglobin-Eisen in die reduzierte Form zurückführt.

Obidoxim ist ein Antidot gegen eine Vergiftung mit Insektiziden vom Organophosphat-Typ (S. 102). Durch Phosphorylierung wird die Acetylcholinesterase irreversibel gehemmt, was zur Überschwemmung des Organismus mit dem Überträgerstoff führt. Mögliche Folgen sind übersteigerte parasympathomimetische Effekte sowie ggf. Ganglienblockade und Störung der neuromuskulären Übertragung mit peripherer Atemlähmung.

Therapieprinzipien: 1. Abschirmung der muscarinischen Acetylcholin-Rezeptoren durch Atropin in hoher Dosierung, 2. Reaktivierung der vergifteten Acetylcholinesterase durch Obidoxim, das sich an das Enzym anlagert, den Phosphorsäure-Rest übernimmt, sich ablöst und so das Enzym von seiner Hemmung befreit.

Eisenhexacyanoferrat („Berliner Blau"), ein Antidot gegen Vergiftungen mit Thallium-Salzen (z. B. in Rattengift). Symptome sind zunächst gastrointestinale Störungen, danach Nerven- und Gehirn-Schäden sowie Haarausfall. Im Körper befindliche Thallium-Ionen werden in den Darm ausgeschieden, aber wieder rückresorbiert. Das unlösliche, kolloidale und nicht resorbierbare Berliner Blau bindet Thallium-Ionen. Es wird peroral zugeführt, um unmittelbar nach der Giftaufnahme das Thallium an der Resorption zu hindern oder um bei vorhandener Thallium-Belastung des Körpers in den Darm abgegebenes Thallium abzufangen und zur Ausscheidung zu bringen.

Antidota 295

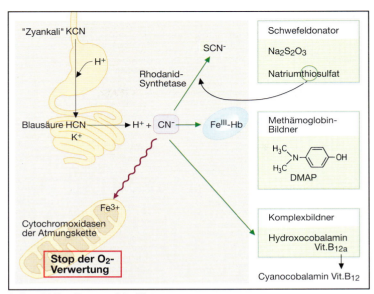

A. Cyanid-Vergiftung und Antidota

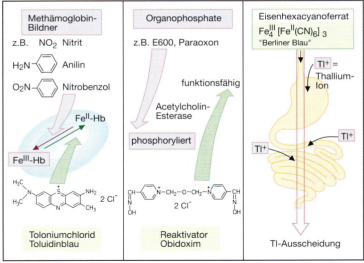

B. Gifte und Antidota

Angina pectoris

Die Schmerzattacke bei Angina pectoris zeigt einen vorübergehenden Sauerstoff-Mangel der Herzmuskulatur an. Der O_2-*Mangel* ist in der Regel Folge einer unzureichenden Durchblutung *(Ischämie)* durch eine Einengung größerer Herzkranz-(Coronar-)Arterien. Diese beruht

meist auf einer arteriosklerotischen Veränderung der Gefäßwand *(Coronarsklerose* mit Belastungsangina),

sehr selten auf einer krampfartigen Verengung einer morphologisch gesunden Coronararterie *(Coronarspasmus* mit Ruheangina),

häufiger auf einem Coronarspasmus in einem coronarsklerotisch erkrankten Gefäßabschnitt.

Therapieziel ist, den Zustand des O_2-Mangels zu verhindern, also die Durchblutung (O_2-Angebot) zu steigern oder den Durchblutungsbedarf (O_2-Bedarf) zu senken (**A**).

Größen, die das O_2-Angebot bestimmen. Treibende Kraft für den Blutstrom ist die *Druckdifferenz zwischen* dem Ursprung der Coronararterien *(Aortendruck)* und dem Mündungsort der Coronarvenen *(Druck im rechten Vorhof).* Dem Blutfluß stellt sich der *Strömungswiderstand* entgegen. Er besteht aus drei Komponenten. 1. Die *Weite der großen Coronargefäßabschnitte* ist normalerweise so groß, daß sie keinen nennenswerten Beitrag zum Strömungswiderstand leisten. Bei Coronarsklerose oder Coronarspasmus liegt hier das pathologische Strömungshindernis. Die häufige Coronarsklerose ist pharmakologisch nicht beeinflußbar, der seltenere Coronarspasmus kann durch geeignete Vasodilatantien (Nitrate, Nifedipin) behoben werden. 2. Die *Weite der arteriolären Widerstandsgefäße* reguliert die Durchblutung im coronaren Gefäßbett. Die Arteriolenweite wird durch den Gehalt des Myokard an O_2 und Stoffwechselprodukten bestimmt und stellt sich „automatisch" auf den Durchblutungsbedarf ein ((**B**), Gesunder). Diese *metabolische Autoregulation der Durchblutung* erklärt, weshalb bei einer Coronarsklerose der Angina pectoris-Anfall erst unter Belastung eintritt ((**B**), Patient). In Ruhe wird der pathologische Strömungswiderstand kompensiert durch eine entsprechende Abnahme des Strömungswiderstandes in den Arteriolen: die Durchblutung des Myokard ist ausreichend. Bei Belastung ist eine zusätzliche Weitstellung der Arteriolen nicht mehr möglich: Durchblutungsmangel und Schmerzen treten ein. Pharmaka, die die Arteriolen erweitern, sind nicht sinnvoll: in Ruhe droht wegen der überflüssigen Arteriolendilatation in gesunden Gefäßgebieten der Abstrom des Blutes hierhin – „steal effect" mit Provokation eines Angina pectoris-Anfalles. 3. Der innergewebliche Druck, die Wandspannung, lastet auf den Kapillaren. Während der systolischen Anspannung der Muskulatur kommt es zum Stillstand der Durchblutung; diese erfolgt überwiegend während der Diastole. Die *diastolische Wandspannung („Vorlast")* hängt vom Druck und vom Volumen ab, mit dem der Ventrikel gefüllt wird. Diese Komponente des Strömungswiderstandes senken Nitrate durch Verminderung des venösen Blutangebotes an das Herz.

Größen, die den O_2-Bedarf bestimmen. Die Herzmuskelzelle verbraucht die meiste Energie für die Kontraktion. Der O_2-Bedarf steigt mit einer Zunahme 1. der *Schlagfrequenz,* 2. der *Kontraktionsgeschwindigkeit,* 3. der *systolisch entwickelten Wandspannung („Nachlast");* diese hängt ab vom Ventrikelfüllungsvolumen und vom Druck, der systolisch entwickelt werden muß. Mit zunehmendem peripheren Widerstand steigen Aortendruck und damit der Auswurfwiderstand. Den O_2-Bedarf vermindern β-Blocker und Ca-Antagonisten sowie auch die Nitrate (S. 298).

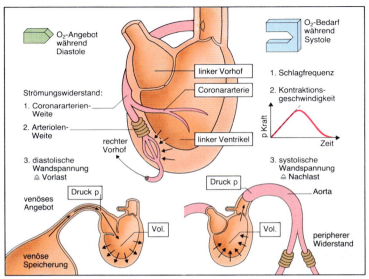

A. O₂-Angebot und O₂-Bedarf des Myokard

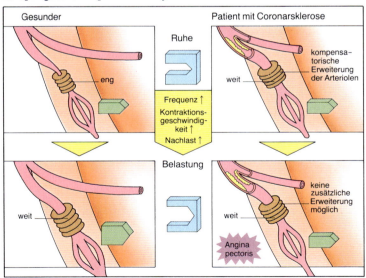

B. Pathogenese der Belastungsangina bei Coronarsklerose

Antianginosa

Als Antianginosa dienen Wirkstoffe aus drei Gruppen, deren pharmakologische Eigenschaften in anderen Tafeln ausführlicher dargestellt wurden: Organische Nitrate (S. 120), Ca-Antagonisten (S. 122), β-Blocker (S. 92 ff).

Organische Nitrate (A) steigern Durchblutung bzw. O_2-Angebot, weil bei der Abnahme des venösen Blutangebotes an das Herz die diastolische Wandspannung (Vorlast) sinkt. So gelingt es mittels Nitraten, selbst bei coronarsklerotischer Angina pectoris den Strömungswiderstand zu vermindern. Bei coronarspastischer Angina pectoris führt die vasodilatierende Wirkung auf Arterien zur Lösung des Coronarspasmus und zur Normalisierung der Durchblutung. Der O_2-Bedarf sinkt wegen Abnahme der beiden Größen, welche die systolische Wandspannung (Nachlast) bestimmen: des Ventrikelfüllungsvolumens und des Aortendrucks.

Calcium-Antagonisten (B) senken den O_2-Bedarf durch Verminderung des Aortendrucks, welcher eine Komponente der Nachlast ist.

Das Dihydropyridin *Nifedipin* hat dabei keinen kardiodepressiven Effekt; es kann zur Reflextachykardie mit vermehrtem O_2-Bedarf kommen. Die katamphiphilen Wirkstoffe *Verapamil* und *Diltiazem* sind kardiodepressiv. Die Senkung von Herzfrequenz und Kraft trägt einerseits zur Reduktion des O_2-Bedarfes bei, andererseits können Bradykardie, AV-Block oder Kontraktionsinsuffizienz die Herzfunktion gefährlich beeinträchtigen. Bei coronarspastischer Angina können Ca-Antagonisten den Spasmus lösen und die Durchblutung bessern.

β-Blocker (C) schirmen das Herz gegen den O_2-zehrenden Antrieb durch den Sympathikus ab, indem sie den über $β_1$-Rezeptoren vermittelten Anstieg von Frequenz und Kontraktionsgeschwindigkeit hemmen.

Anwendung der Antianginosa (D). Zur **Anfallsbehandlung** dienen Wirkstoffe, die nicht kardiodepressiv wirken und schnell aufgenommen werden können. Mittel der Wahl ist Glyceryltrinitrat (GTN, 0,8–2,4 mg sublingual; Wirkungseintritt in 1–2 min, Wirkdauer ca. 30 min). Auch Isosorbiddinitrat (ISDN) kann angewendet werden (5 bis 10 mg sublingual), seine Wirkung tritt im Vergleich zu GTN etwas verzögert ein, hält jedoch länger an. Schließlich ist auch Nifedipin geeignet (5–20 mg; Kapsel zerbeißen, Inhalt schlucken).

Zur dauerhaften, über den ganzen Tag anhaltenden **Anfallsprophylaxe** eignen sich *Nitrate* bedingt; denn zur Vermeidung einer Toleranzentwicklung („Nitrattoleranz") scheint die Einhaltung einer ca. 12stündigen Nitratpause sinnvoll. Pflegen die Anfälle tagsüber aufzutreten, kann morgens und mittags z. B. *ISDN* gegeben werden (z. B. je 60 mg in Retardform) oder auch sein Metabolit *Isosorbidmononitrat*. Wegen seiner präsystemischen Elimination in der Leber ist *GTN* für die orale Zufuhr kaum geeignet, die kontinuierliche Zufuhr mittels „Nitratpflaster" erscheint wegen der Toleranzentwicklung ebenfalls nicht empfehlenswert. Bei *Molsidomin* droht eine „Nitrattoleranz" offenbar weniger; es unterliegt aber Anwendungsbeschränkungen.

Bei der Auswahl eines *Ca-Antagonisten* ist der unterschiedliche Effekt von Nifedipin bzw. Verapamil und Diltiazem auf die Leistungsfähigkeit des Herzens zu berücksichtigen (s. o.).

Bei Gabe eines β-*Blockers* ist ebenfalls an die Einschränkung der Leistungsfähigkeit des Herzens zu denken, die sich aus der Hemmung des Sympathikus ergibt. Wegen der Blockade der vasodilatierenden $β_2$-Rezeptoren ist nicht auszuschließen, daß Vasospasmen leichter auftreten können. Daher wird eine Monotherapie mit β-Blockern nur bei coronarsklerotischer, nicht aber bei coronarspastischer Angina empfohlen.

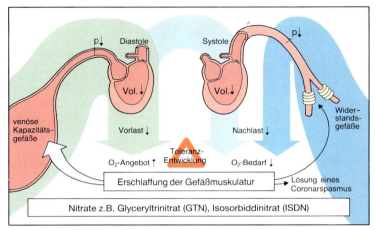

A. Wirkungen der Nitrate

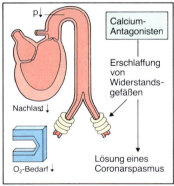

B. Wirkungen der Ca-Antagonisten

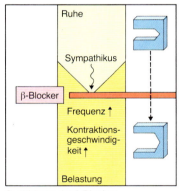

C. Wirkung der β-Blocker

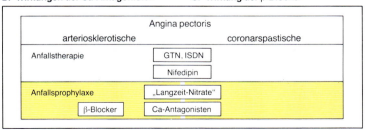

D. Zusammenstellung der Antianginosa sowie ihre Anwendungsgebiete

Hypertonie und Antihypertensiva

Eine arterielle Hypertonie (Bluthochdruck) beeinträchtigt meist nicht das Wohlbefinden des Betroffenen, führt aber auf die Dauer zu Gefäßschäden und Folgeerkrankungen (**A**). Die antihypertensive Therapie soll diesen vorbeugen und so die Lebenserwartung normalisieren.

Selten ist die Hypertonie die Folge einer anderen Erkrankung (z. B. Katecholamin-bildender Tumor: Phäochromozytom), meist ist eine Ursache nicht feststellbar: **essentielle Hypertonie**. Gelingt mittels **Gewichtsnormalisierung** und **kochsalzarmer Ernährung** keine ausreichende Blutdrucksenkung, sind Antihypertensiva indiziert. Prinzipiell kann eine Senkung des Herzminutenvolumens oder des peripheren Widerstandes zur Abnahme des Blutdruckes führen (blutdruckbestimmende Größen, S. 302). Verschiedene Wirkstoffe beeinflussen eine oder beide Größen. Die therapeutische Eignung der Pharmaka richtet sich nach Wirksamkeit und Verträglichkeit, die Entscheidung für einen bestimmten Wirkstoff fällt dann auf der Grundlage einer vergleichenden Nutzen-Risiko-Abwägung für die in Frage kommenden Wirkstoffe unter Berücksichtigung der individuellen Gegebenheiten des Patienten.

Bei den zur **Monotherapie** verwandten Substanzen ist beispielsweise zu berücksichtigen: β-Blocker (S. 92) empfehlen sich ganz besonders bei einem Bluthochdruck im jugendlichen Alter mit Tachykardie und hohem Herzminutenvolumen („Minutenvolumenhochdruck"); bei Neigung zu Bronchospasmen sind selbst die $β_1$-prävalenten β-Blocker kontraindiziert. Die Thiazid-Diuretika (S. 158) wären bei einem Hypertoniker mit gleichzeitig bestehender Herzinsuffizienz gut, bei Neigung zu Hypokaliämie hingegen schlecht geeignet. Liegt neben der Hypertonie eine Angina pectoris vor, wird die Wahl statt auf ein Diuretikum eher auf einen β-Blocker oder einen Ca-Antagonisten fallen (S. 122). Bei den Ca-Antagonisten ist zu beachten, daß Verapamil im Gegensatz zu Nifedipin kardiodepressive Wirkungen besitzt. Angemerkt sei, daß bisher nur für β-Blocker und Diuretika großangelegte Studien durchgeführt worden sind, die zeigten, daß die Blutdrucksenkung mit einer Abnahme von Morbidität und Mortalität verbunden ist.

Bei der **Kombinationstherapie** ist zu überlegen, welche Pharmaka sich sinnvoll ergänzen. Zur Kombination mit einem β-Blocker (Bradykardie, Kardiodepression durch Sympathikus-Blokkade) ist der Ca-Antagonist Nifedipin (Reflextachykardie) gut, der Ca-Antagonist Verapamil (Bradykardie, Kardiodepression) dagegen schlecht geeignet. Eine Monotherapie mit ACE-Hemmstoffen (S. 124) führt bei etwa 50% der Patienten zur ausreichenden Blutdrucksenkung, in Kombination mit einem (Thiazid-)Diuretikum (S. 154) steigt die Erfolgsquote auf 90%. Bei Gabe der Vasodilatantien Dihydralazin oder Minoxidil (S. 118) dienen β-Blocker zur Verhinderung der Reflextachykardie, Diuretika zur Hemmung einer Flüssigkeitsretention.

Die plötzliche Beendigung einer kontinuierlich durchgeführten Therapie kann eine überschießende Blutdruckerhöhung nach sich ziehen.

Pharmaka zur Behandlung einer hypertensiven Krise sind Nifedipin (Kapsel zerbissen, p. o.), Clonidin (p. o. oder i. v., S. 96), Dihydralazin (i. v.), Diazoxid (i. v., S. 118), Nitroprussid-Na (Infusion, S. 120). Nur bei Phäochromozytom ist der nicht selektive α-Blocker Phentolamin (S. 90) indiziert.

Antihypertensiva zur Behandlung während der Schwangerschaft sind $β_1$-prävalente β-Blocker, α-Methyl-Dopa (S. 96), bei Eklampsie (massiver Blutdruckanstieg mit ZNS-Symptomen) Dihydralazin (i. v.-Infusion).

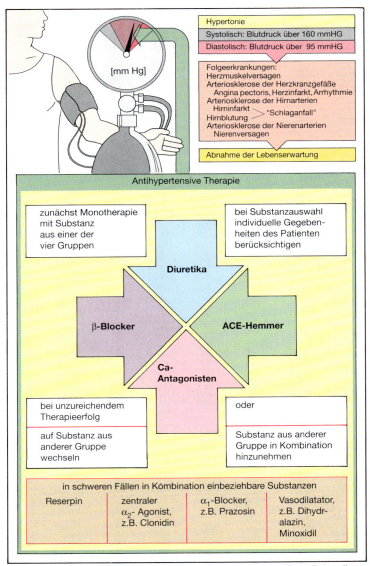

A. Arterielle Hypertonie und Möglichkeiten zu ihrer medikamentösen Behandlung

Formen der Hypotonie und ihre medikamentöse Behandlung

85% des Blutvolumens halten sich im venösen Gefäßsystem auf; wegen des dort herrschenden niedrigen Druckes (Mitteldruck ca. 15 mmHg) heißt es *Niederdrucksystem*. Die restlichen 15% füllen das arterielle Gefäßbett, wegen des hohen Druckes (ca. 100 mmHg) Hochdrucksystem genannt. Der Blutdruck im arteriellen System ist die treibende Kraft für die Durchblutung der Gewebe und Organe. Das aus diesen abströmende Blut sammelt sich im Niederdrucksystem und wird vom Herzen wieder in das Hochdrucksystem gepumpt.

Der arterielle Blutdruck (abgekürzt RR) hängt ab: **1.** von der pro Zeiteinheit vom Herzen in das Hochdrucksystem „eingepreßten" Blutmenge – das Herzzeitvolumen setzt sich zusammen aus dem pro Herzschlag ausgeworfenen Blutvolumen (Schlagvolumen) sowie der Herzfrequenz; das Schlagvolumen wird u. a. vom venösen Angebot bestimmt. **2.** vom Hindernis, welches dem Blutabstrom entgegenwirkt, d. h. vom peripheren Widerstand bzw. der Enge der Arteriolen.

Dauerhaft erniedrigter Blutdruck (syst. RR liegend < 105 mmHg). Die *essentielle, primäre Hypotonie* ist meist ohne Krankheitswert. Sollten Symptome wie Mattigkeit, Schwindel auftreten, ist anstelle von Pharmaka ein Kreislauftraining zu empfehlen.

Die *sekundäre Hypotonie* ist Folge einer Grundkrankheit. Diese gilt es zu behandeln. Liegt ein zu niedriges Schlagvolumen vor bei einer Myokard-Insuffizienz, kann ein Herzglykosid Kontraktionskraft und Schlagvolumen steigern. Ist das erniedrigte Schlagvolumen Folge eines Blutvolumen-Mangels, wird bei einem Blutverlust Plasmaersatzlösung, bei einem Aldosteron-Mangel ein Mineralocorticoid helfen. Bei Bradykardie kann ein Parasympatholytikum (oder ein elektrischer Herzschrittmacher) die Schlagfrequenz anheben.

Anfallsweise erniedrigter Blutdruck. *Orthostatische Regulationsstörung.* Beim Aufrichten von der liegenden in die stehende Position (Orthostase) versackt innerhalb des Niederdrucksystems Blut fußwärts, weil sich unter dem Druck der lastenden Blutsäule Venen der unteren Körperabschnitte erweitern. Der Abfall des Schlagvolumens wird durch Steigerung der Herzfrequenz teilweise kompensiert. Die dennoch verbleibende Reduktion des Herzzeitvolumens kann durch Erhöhung des peripheren Widerstands ausgeglichen werden, so daß Blutdruck und Organdurchblutung bewahrt werden. Eine orthostatische Regulationsstörung liegt vor, wenn die Gegenregulation nicht gelingt, so daß der Blutdruck abfällt, die Hirndurchblutung sinkt und demzufolge Beschwerden wie Schwindel, „Schwarzwerden vor Augen" oder gar Bewußtlosigkeit auftreten. Bei der *sympathikotonen Form* laufen die Sympathikus-vermittelten Reflexe intensiver ab (verstärkter Anstieg von Herzfrequenz und peripherem Widerstand, d. h. diast. RR), sie können dennoch nicht die Reduktion des venösen Angebotes kompensieren. Zur Prophylaxe ist daher die Gabe von Sympathikomimetika kaum erfolgversprechend. Wichtig wäre zunächst ein Kreislauftraining. Medikamentös ist eine Steigerung des venösen Angebotes auf zwei Wegen möglich. Eine Erhöhung der Kochsalz-Zufuhr vergrößert den Salz- und Wasser-Bestand und somit das Blutvolumen (Kontraindikation: z. B. Hypertonie, Herzinsuffizienz). Eine Konstriktion der venösen Kapazitätsgefäße wäre durch Dihydroergotamin auslösbar. Inwieweit dieser Effekt auch durch ein α-Sympathomimetikum therapeutisch erreicht werden kann, bleibe dahingestellt. Bei der sehr seltenen *asympathikotonen Form* dagegen sind Sympathikomimetika sicherlich sinnvoll.

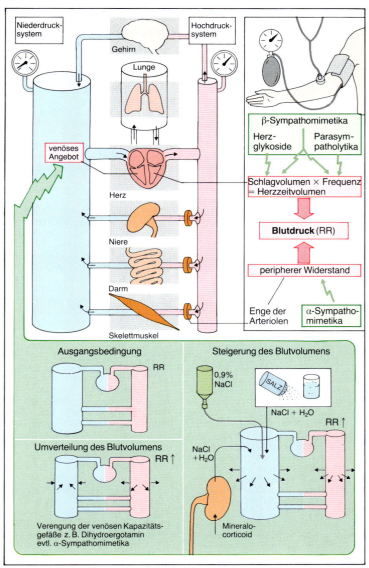

A. Möglichkeiten zur Steigerung eines niedrigen Blutdrucks

Gicht und ihre Behandlung

Ursache der Stoffwechselkrankheit Gicht ist eine Erhöhung der Blut-Konzentration des Purin-Abbauproduktes Harnsäure (**Hyperurikämie**). Anfallsweise kommt es zur Ausfällung von Na-Urat-Kristallen im Gewebe.

Der typische **Gichtanfall** besteht in einer sehr schmerzhaften Entzündung des Großzehen-Grundgelenks. Die Entzündung entwickelt sich erst aus dem „Bemühen" des Körpers, die Kristalle durch Phagozytose zu beseitigen (1–4). Neutrophile Granulozyten umfließen dank ihrer amöboiden Beweglichkeit die Kristalle und nehmen sie auf (2). Die phagozytotische Vakuole verschmilzt mit einem Lysosom (3). Die lysosomalen Enzyme vermögen das Na-Urat aber nicht abzubauen. Verschieben sich die Kristalle bei weiteren amöboiden Bewegungen, reißt die Membran des Phagolysosoms. Die Enzyme ergießen sich in den Granulozyten, zerstören diesen, schädigen das umliegende Gewebe, Entzündungsmediatoren wie z. B. Prostaglandine werden frei (4). Angelockte Granulozyten kommen hinzu, gehen auf die gleiche Weise zugrunde, die Entzündung verstärkt sich – ein Gichtanfall flammt auf.

Ziel der **Therapie des Gichtanfalls** ist die Unterbrechung der Entzündungsreaktion. Mittel der Wahl ist **Colchicin**, ein Alkaloid aus der Herbstzeitlosen (Colchicum autumnale). Es ist bekannt als Spindel-Gift, da es Mitosen in der Metaphase durch Hemmung der kontraktilen Spindelproteine fixiert. Seine Wirkung beim Gichtanfall beruht auf der Hemmung von kontraktilen Proteinen in den Neutrophilen, was deren amöboide Beweglichkeit und damit die Phagozytose verhindert. Häufigste *Nebenwirkungen* einer Therapie mit Colchicin sind Leibschmerzen, Erbrechen, Diarrhoe; wohl beruhend auf einer Mitose-Hemmung der sich normalerweise rasch teilenden Dünndarm-Epithelzellen. Colchicin wird meist oral zugeführt (z. B. stündlich 0,5 mg, bis die Schmerzen nachlassen oder Magen-Darm-Störungen auftreten; Maximaldosis 10 mg). Auch mit Säureantiphlogistika ist ein Gichtanfall behandelbar, z. B. **Indometacin** oder **Phenylbutazon**. In schweren Fällen können **Glucocorticoide** indiziert sein.

Zur **Prophylaxe von Gichtanfällen** soll die Harnsäure-Konzentration im Blut unter 6 mg/100 ml gesenkt werden.

Diät. Purin-(Zellkern-)reiche Nahrungsmittel sind zu meiden, z. B. innere Organe. Milch, Milchprodukte und Eier sind Purin-arm und empfehlenswert; Kaffee und Tee sind erlaubt, weil das Methylxanthin Coffein nicht in den Purinstoffwechsel eingeht.

Urikostatika verringern die Harnsäure-Produktion. **Allopurinol** sowie sein im Körper kumulierender Metabolit Alloxanthin (Oxypurinol) hemmen die Xanthin-Oxidase, welche die Harnsäure-Bildung aus Hypoxanthin über Xanthin katalysiert. Diese Vorstufen werden leicht renal eliminiert. Allopurinol wird oral zugeführt (300–800 mg/Tag). Es ist bis auf seltene allergische Reaktionen gut verträglich und zur Prophylaxe Mittel der Wahl. Zu Beginn der Therapie drohen Gichtanfälle, denen sich aber durch zusätzliche Gabe von Colchicin (0,5–1,5 mg/Tag) vorbeugen läßt. **Urikosurika** wie **Probenecid** oder **Benzbromaron** (100 mg/Tag) fördern die renale Harnsäure-Ausscheidung. Sie lasten das Säure-Rückresorptionssystem im proximalen Tubulus aus, so daß dieses für den Harnsäure-Transport nicht mehr verfügbar ist. Bei Unterdosierung wird nur das Säure-Sekretionssystem gehemmt, welches eine geringere Transportkapazität hat; dann ist die Harnsäure-Elimination unterbunden und ein Gichtanfall möglich. Bei Patienten mit Harnsäure-Steinen in den ableitenden Harnwegen sind Urikosurika kontraindiziert.

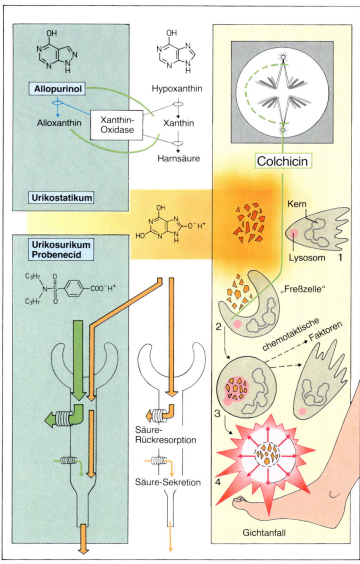

A. Gicht und ihre Therapie

Osteoporose

Osteoporose bedeutet eine Verminderung der Knochenmasse („Knochenschwund"), die Knochengrundsubstanz und Mineralstoffe gleichermaßen betrifft. Es kommt zu Einbrüchen der Wirbelkörper mit Knochenschmerzen, Rundrücken und Rumpfverkürzung. Von Frakturen sind häufig auch Oberschenkelhals und distaler Radius betroffen. Zugrunde liegt dem Knochenschwund eine Verschiebung des Gleichgewichts zwischen Knochenaufbau durch Osteoblasten und Knochenabbau durch Osteoclasten in Richtung des Abbaus. **Klassifizierung.** *Idiopathische Osteoporose:* Typ I: bei Frauen in der Postmenopause auftretend; Typ II: bei Männern und Frauen im Senium (> 70 Jahre). *Sekundäre Osteoporose,* im Gefolge von Grundkrankheiten (z. B. Morbus Cushing) oder durch Arzneimittel bedingt (z. B. Glucocorticoide, chronische Heparin-Therapie). Bei diesen Formen kann die Ursache beseitigt werden.

Postmenopausen-Osteoporose. Nach der Menopause setzt ein Knochenabbau-Schub ein. Je niedriger die Ausgangsknochenmasse, desto eher hat die Knochenmasse so weit abgenommen, daß Beschwerden auftreten.

Risikofaktoren sind: vorzeitige Menopause, mangelnde körperliche Tätigkeit, Zigarettenrauchen, Alkoholabusus, Untergewicht, Calcium-arme Ernährung.

Prophylaxe. Dem Knochenabbau-Schub nach der Menopause kann durch **Estrogen-**Gabe vorgebeugt werden. Vielfach werden konjugierte Estrogene angewandt, die aber eine geringe Bioverfügbarkeit besitzen (S. 248). Da bei alleiniger Estrogen-Zufuhr das Risiko für ein Endometrium-Karzinom erhöht ist, muß zusätzlich ein *Gestagen* gegeben werden (außer bei Zustand nach Hysterektomie), z. B. wie bei den oralen Kontrazeptiva vom Kombinationstyp. Unter dieser Therapie bleiben Monatsblutungen erhalten. Anders als bei der oralen Kontrazeption ist das Risiko für thromboembolische Erkrankungen nicht erhöht, sondern möglicherweise sogar vermindert. Die Hormon-Zufuhr kann sich über 10 Jahre und länger erstrecken. Die tägliche **Calcium-**Zufuhr sollte vor der Menopause 1 g betragen (enthalten in ca. 1 l Milch), danach 1,5 g.

Therapie. Die Neubildung von Knochen wird durch **Fluorid,** z. B. als *Natriumfluorid* zugeführt, induziert. Es stimuliert die Osteoblasten. Im Hydroxylapatit wird es anstelle der Hydroxy-Gruppe (S. 259) eingebaut, was den Abbau durch Osteoclasten erschwert. Um die Mineralisierung des neugebildeten Osteoid zu gewährleisten, muß für eine ausreichende Calcium-Zufuhr gesorgt werden – jedoch nicht gleichzeitig, da sonst im Darm unresorbierbares Calciumfluorid ausfällt. Diese Schwierigkeit besteht nicht bei Fluorid-Gabe in Form von Natrium-*Monofluorophosphat.* Da noch nicht gesichert ist, unter welchen Bedingungen die Knochenbruchneigung abnimmt, ist die Fluorid-Anwendung keine Routine-Therapie.

Calcitonin (S. 258) hemmt Osteoclasten-Tätigkeit und Knochenabbau. Als Peptid muß es mittels Injektion (oder auch über die Nasenschleimhaut) zugeführt werden. Lachs-Calcitonin ist wirksamer als Human-Calcitonin, weil es langsamer eliminiert wird.

Biphosphonate imitieren strukturell das körpereigene Pyrophosphat, das Ausfällung und Auflösung von Knochenmineral hemmt. Sie bremsen den Knochenabbau, aber auch die Knochenmineralisierung. Indikationen sind: Tumor-bedingter Knochenabbau, Hypercalcämie, Morbus Paget. Bei phasischer Anwendung im Wechsel mit Behandlungspausen ergaben sich Therapieerfolge bei Osteoporose. In diese Substanz-Gruppe gehören neben *Etidronsäure* auch Clodronsäure und Pamidronsäure.

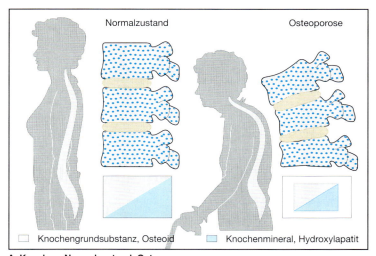

A. Knochen: Normalzustand, Osteoporose

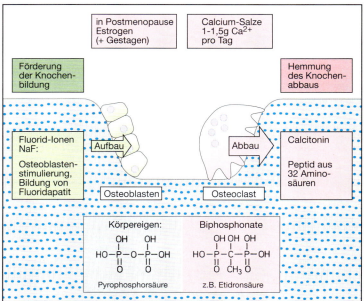

B. Osteoporose: Zusammenstellung pharmakologischer Möglichkeiten zu Prophylaxe und Therapie

Rheumatoide Arthritis und ihre Behandlung

Die **rheumatoide Arthritis** oder **chronische Polyarthritis** ist eine fortschreitende entzündliche Gelenkerkrankung, die schubweise immer mehr Gelenke, vorwiegend die kleinen Gelenke der Finger und Zehen, befällt. Wahrscheinlich liegt der rheumatoiden Arthritis eine pathologische Reaktion des Immunsystems zugrunde. Die Fehlreaktion kann durch verschiedene Bedingungen begünstigt oder ausgelöst werden (z. B. genetische Disposition, altersbedingter Verschleiß, Unterkühlung, Infektion). Die Noxe führt zu einer **Entzündung der Synovialmembran** (Gelenkinnenhaut), in deren Folge es zu einer Antigen-Freisetzung kommt, die das entzündliche Geschehen unterhält. Die Entzündung der Synovialmembran geht einher mit der Freisetzung von Mediatorsubstanzen der Entzündung, die u. a. chemotaktisch eine Auswanderung (Diapedese) phagozytierender Blutzellen (Granulozyten, Makrophagen) in das Synovialgewebe anregen. Aus den Phagozyten stammen destruktive Enzyme, welche die Gewebeschädigung vorantreiben. Die Entzündung dehnt sich u. a. aufgrund der Bildung von Prostaglandinen und Leukotrienen (S. 190) auf das gesamte Gelenk aus. Es kommt zu einer Knorpelschädigung und schließlich zur Zerstörung und Versteifung des Gelenks.

Pharmakotherapie. Die Symptome der Entzündung können durch **Prostaglandin-Synthese-Hemmstoffe** (S. 194; Nicht-steroidale Antirheumatika, NSAR, wie z. B. Diclofenac, Indometacin, Piroxicam) und durch **Glucocorticoide** (S. 242) akut gelindert werden. Bei der notwendigen **chronischen** Anwendung können sich als *Nebenwirkungen der NSAR* einstellen: ulzeröse Veränderungen der Magen- und Zwölffingerdarmschleimhaut, Beeinträchtigung der Nierenfunktion mit Natrium- und Wasserretention, Knochenmarkdepression (aplastische Anämie, Leukopenie), allergisch bedingte Exantheme der Haut, Analgetikum-Asthma; speziell bei Indometacin kommen noch zentrale Nebenwirkungen (Kopfschmerzen, Verwirrtheitszustände, Depression) hinzu. Das Fortschreiten der Gelenkdestruktion läßt sich aber weder mit NSAR noch mit Glucocorticoiden aufhalten.

Die andauernde Behandlung mit **Gold-Verbindungen** (i. m.: Aurothioglucose, Aurothiomalat; p. o.: Auranofin) oder mit **Chloroquin** kann zu einer Verringerung des Bedarfs an NSAR führen.

Gold, Chloroquin sowie **D-Penicillamin** (S. 292) werden als **Basistherapeutika** bezeichnet. Basistherapeutika bedeutet nicht, daß ein (erhoffter) Eingriff in den basalen Pathomechanismus möglich wäre, sondern daß auf der Basis einer Therapie mit diesen Stoffen auch noch eine Anwendung der akut wirksamen Mittel möglich ist und notwendig sein kann. Als Wirkungsmechanismus wird u. a. eine Hemmung der Makrophagen-Aktivität und der Freisetzung/Aktivität lysosomaler Enzyme diskutiert. Häufige Nebenwirkungen sind: Haut- und Schleimhautschäden, Nierenfunktionsstörung, Blutbildveränderungen. Diese erzwingen den Abbruch der Therapie bei mehr als $1/3$ der Patienten. In den letzten Jahren ist auch wieder vermehrt **Sulfasalazin** (S. 266) als Basistherapeutikum verwendet worden.

In sehr schweren Fällen wird versucht, durch Zytostatika (Azathioprin, Methotrexat, Cyclophosphamid; S. 290) die Autoimmunreaktion zu unterdrücken (**Immunsuppressiva**).

Die **chirurgische** Entfernung der entzündeten Synovia (**Synovektomie**) verschafft den Patienten häufig längere Phasen der Beschwerdefreiheit. Sie wird – wenn durchführbar – vorgezogen, da alle pharmakologischen Maßnahmen mit erheblichen Nebenwirkungen verbunden sind.

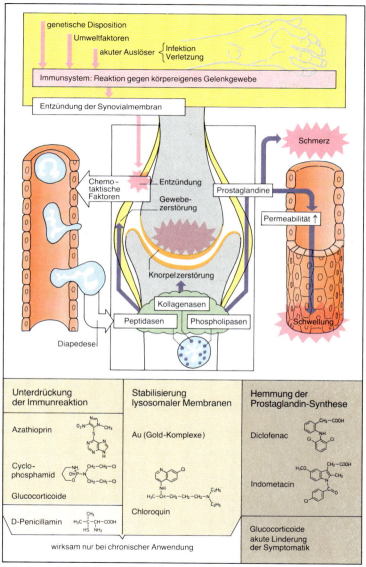

A. Rheumatoide Arthritis und ihre Behandlung

Migräne und ihre Behandlung

Bei Migräne handelt es sich um ein Beschwerdebild, das in erster Linie mit starken Kopfschmerzen und Übelkeit einhergeht und in Anfällen unregelmäßiger Frequenz von mehreren Stunden Dauer auftritt. Bei einem Teil der Patienten ist eine „Aura" typisch, die einen Anfall ankündigt und gekennzeichnet sein kann durch einen Gesichtsfeldausfall, der häufig die Form eines Gebildes mit gezackten Außenkonturen (Fortifikationsspektrum) hat; außerdem durch die Unfähigkeit, die Augen auf bestimmte Gegenstände zu fokussieren, durch eine Überempfindlichkeit des Geruchssinnes, durch Lichtscheu und einen ungewöhnlichen Heißhunger auf bestimmte Speisen. Die exakte Ursache dieser Beschwerden ist unbekannt, möglicherweise liegt dem Migräneanfall die lokale Freisetzung von Entzündungsmediatoren aus afferenten nocizeptiven Fasern zugrunde (neurogene Entzündung) oder eine Störung der Hirndurchblutung. Neben einer Disposition des Individuums bedarf es eines auslösenden Reizes für einen Migräneanfall, z. B. psychische Überforderung, Schlafmangel. Die Pharmakotherapie hat zwei Ziele: Durchbrechung eines Migräneanfalls und Vorbeugen gegen weitere Anfälle.

Anfallsbehandlung. Symptomatisch werden die Kopfschmerzen mit Analgetika (Acetylsalicylsäure = ASS, Paracetamol), die Übelkeit wird mit Metoclopramid (S. 144, S. 316) oder Domperidon behandelt. Wegen der mit dem Migräneanfall verbundenen Hemmung der Magenentleerung kann die Resorption von Arzneimitteln so stark verzögert sein, daß bei ihrer oralen Anwendung keine wirksamen Plasmaspiegel erzielt werden. Da Metoclopramid die Magenentleerung anregt, fördert es die Resorption der analgetischen Wirkstoffe und unterstützt so die schmerzlindernde Maßnahme. Wird ASS in Form ihres Lysinates intravenös zugeführt, ist ihre Verfügbarkeit gesichert. Daher ist die i. v. Gabe beim Migräneanfall empfehlenswert.

Erweisen sich Analgetika als nicht genügend wirksam, so kann dann in vielen Fällen mit Ergotamin oder Sumatriptan ein sich abzeichnender Anfall verhindert werden. Beide Substanzen wirken nur bei Migräne und nicht bei anderen Kopfschmerzformen. Möglicherweise liegt dieser speziellen Wirkung eine beiden Stoffen gemeinsame Erregung eines Subtyps des Serotonin-Rezeptors, des $5-HT_{1D}$-Rezeptors, zugrunde. Ergotamin weist darüber hinaus Affinität zu Dopamin-Rezeptoren (→ Übelkeit und Erbrechen) sowie zu α-Adrenozeptoren und $5-HT_2$-Serotonin-Rezeptoren (→ Vasokonstriktion, Steigerung der Plättchenaggregation) auf. Die vaskulären Nebenwirkungen können bei häufiger Anwendung zu schweren Durchblutungsstörungen führen (Ergotismus). Zudem kann Ergotamin bei zu häufiger Anwendung ($>1\times$ pro Woche) paradoxerweise selbst Kopfschmerzen auslösen, die – obgleich von anderem Charakter (Spannungskopfschmerz) – der Patient mit erneuter Einnahme von Ergotamin zu lindern versucht. Es ergibt sich ein Teufelskreis, der in einem chronischen Analgetika- und Ergotaminmißbrauch mit der Gefahr irreversibler Durchblutungsstörungen und Nierenfunktionsschädigung enden kann.

Ergotamin und Sumatriptan sind bei oraler Anwendung nur eingeschränkt bioverfügbar. Dihydroergotamin kann intramuskulär oder langsam intravenös und Sumatriptan subcutan appliziert werden.

Anfallsprophylaxe. Die regelmäßige Einnahme so unterschiedlicher Substanzen wie Propranolol oder Metoprolol (β-Blocker), Flunarizin (Histamin-, Dopamin- und Ca-antagonistische Wirkung), Pizotifen (strukturell einem trizyklischen Antidepressivum ähnlich), und Methysergid (Serotonin-Antagonist) kann die Häufigkeit schwerer Migräneanfälle reduzieren. Mittel der ersten Wahl ist einer der genannten β-Blocker.

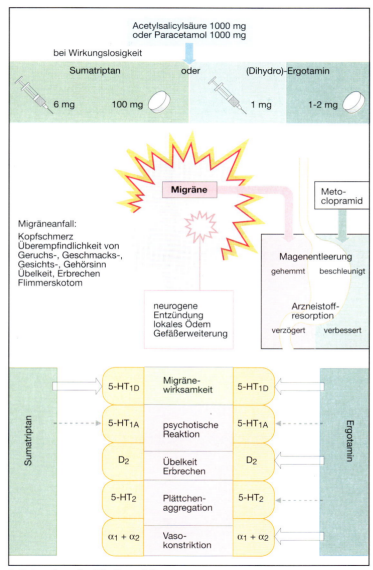

A: Behandlung des Migräneanfalls

Mittel bei Erkältungskrankheiten

Bei der **Erkältungskrankheit** – umgangssprachlich „Erkältung", „grippaler Infekt", „Grippe" (Grippe ist genau genommen die seltene Infektion mit Influenzaviren) – handelt es sich um eine akute, infektiöse Entzündung der oberen Luftwege. Die Symptome Niesreiz, Schnupfen (aufgrund Rhinitis), Heiserkeit (Laryngitis), Schluckbeschwerden und Halsweh (Pharyngitis, Tonsillitis), Husten mit zunächst serösem, dann schleimigem Katarrh (Tracheitis, Bronchitis), Muskelschmerzen, Fieber und Beeinträchtigung des Allgemeinbefindens können einzeln oder in verschiedenen Kombinationen gleichzeitig oder zeitlich versetzt auftreten. Die Bezeichnung „Erkältung" beruht auf der früher gehegten Vermutung, daß eine Abkühlung die Ursache dieser Beschwerden sei. Meist ist die Erkrankung durch Viren (Rhino-, Adeno-, Parainfluenzaviren) bedingt, die durch das beim Niesen und Husten produzierte „Aerosol" übertragen werden.

Therapeutische Maßnahmen. Eine kausale Therapie mit *Virustatika* ist derzeit nicht möglich. Die Symptome der Erkältung klingen spontan ab. Die Anwendung von Arzneimitteln ist nicht zwingend erforderlich. Die üblichen Maßnahmen mildern die *Symptome*.

Schnupfen. Die Sekretbildung könnte durch *Parasympatholytika* unterbunden werden. Andere Atropin-artige Wirkungen (S. 104 ff) müßten in Kauf genommen werden. Daher werden Parasympatholytika kaum eingesetzt, wahrscheinlich wird aber bei der Anwendung von *H₁-Antihistaminika* (Bestandteil vieler Erkältungsmittel) deren parasympatholytische Wirkung genutzt. Lokal angewandt (Nasentropfen) führen α-*Sympathomimetika* durch Vasokonstriktion zu einer Abschwellung der Nasenschleimhaut (Nasenatmung wieder möglich) und sekundär auch zu einer verminderten Sekretbildung (S. 90). Bei einer regelmäßigen Anwendung über einen längeren Zeitraum („Privinismus" S. 90) besteht die Gefahr einer Schädigung der Nasenschleimhaut.

Schluckbeschwerden, Halsschmerzen. Durch Lutschen von „Halspastillen", die *Oberflächenanästhetika* (Benzocain, Tetracain, S. 202) enthalten, kann zwar eine kurzfristige Beschwerdefreiheit erzielt werden, doch ist das Risiko einer Allergisierung zu bedenken.

Husten. Da das bei einer Erkältung im Bronchialtrakt vermehrt gebildete Sekret abge„hustet" wird, ist eine Unterdrückung dieses physiologischen Mechanismus nur dann sinnvoll, wenn ein Hustenreiz ohne Sekretproduktion (trockener Husten, Reizhusten) vorliegt. *Codein* und *Noscapin* (S. 206) unterdrücken den Husten, indem sie zentral den Hustenreflex unterbrechen.

Verschleimung. *Expektorantien* fördern das Abhusten von Bronchialschleim, indem sie den Schleim verflüssigen: entweder durch Spaltung von Schleimstoffen (Mukolytika wie z. B. N-Acetylcystein) oder durch Anregung der Produktion wäßrigen Schleims (z. B. heiße Getränke). Es ist fraglich, ob bei einer Erkältungskrankheit Mukolytika indiziert sind und ob die Expektorantien Bromhexin und Ambroxol die Konsistenz des Schleims wirksam verändern. Acetylcystein ist indiziert bei Mukoviszidose und wird dann als Aerosol inhaliert.

Fieber. *Antipyretische Analgetika* (Acetylsalicylsäure, Paracetamol, S. 192) sind nur bei hohem Fieber indiziert. Fieber ist die natürliche Reaktion des Körpers auf die Infektion und ein leicht kontrollierbarer Indikator für deren Verlauf.

„Gliederreißen", Kopfschmerzen. Die Wirkung der *antipyretischen Analgetika* läßt sich gegen die eine Erkältung begleitenden Kopf- und Gliederschmerzen nutzen.

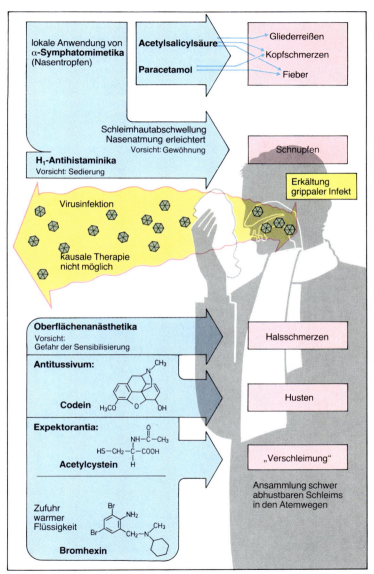

A. Mittel bei Erkältungskrankheiten

Antiallergische Therapie

Die *IgE-vermittelte allergische Reaktion* (S. 72) geht mit der Freisetzung von *Histamin* (S. 114) und Entstehung *anderer Mediatoren* (u. a. Leukotrienen, S. 190) aus Mastzellen einher. Folgen sind: *Erschlaffung der Gefäßmuskulatur;* die Gefäßerweiterung führt lokal, z. B. an der Augenbindehaut, zur Rötung, systemisch zum Blutdruckabfall (beim anaphylaktischen Schock). *Erhöhung der Gefäßpermeabilität* mit Flüssigkeitsaustritt in das Gewebe: Schwellung von Bindehaut, Nasen- („Heuschnupfen") oder Bronchialschleimhaut; Quaddelbildung an der Haut. *Kontraktion der Bronchialmuskulatur* mit Asthma bronchiale. *Anregung der Darmmuskulatur* mit Diarrhoe.

1. Mastzellstabilisierung. Cromoglykat verhindert die Mediator-Freisetzung, aber erst nach *chronischer Anwendung*. Es wird *lokal* zugeführt: Augenbindehaut, Nasenschleimhaut, Bronchialbaum (Inhalation), Darmschleimhaut (orale Zufuhr, nahezu keine Resorption). Indikation: *Prophylaxe von Heuschnupfen, allergischem Asthma,* auch von *Nahrungsmittelallergien.* Ähnlich wirkt Nedocromil.

2. Blockade der Histamin-Rezeptoren. An der Allergie sind vorwiegend H_1-Rezeptoren beteiligt. *H_1-Antihistaminika* (S. 114) werden meist oral angewandt. Ihr therapeutischer Effekt ist aber nicht selten enttäuschend. Indikation: *Heuschnupfen.*

3. Funktionelle Antagonisten der Allergiemediatoren

a) α-Sympathomimetika wie Naphazolin, Oxymetazolin, Tetryzolin werden an Bindehaut und Nasenschleimhaut lokal angewandt, wirken gefäßverengend und wegen der Durchblutungsminderung abschwellend und sekretionshemmend (S. 90), z. B. bei Heuschnupfen. Wegen der Gefahr der Schleimhautschädigung sollen sie allenfalls kurzfristig gegeben werden.

b) Adrenalin dient, i. v. zugeführt, als *wichtigstes Therapeutikum bei anaphylaktischem Schock:* es verengt Gefäße, senkt deren Permeabilität und erweitert Bronchien.

c) $β_2$-Sympathomimetika wie Terbutalin, Fenoterol, Salbutamol werden bei *Asthma bronchiale* verwandt; meist lokal durch Inhalation, im Notfall parenteral. Auch bei Inhalation können wirksame Mengen in den Kreislauf gelangen und die $β_1$-Rezeptoren am Herzen so stark stimulieren, daß die Frequenz steigt oder Rhythmusstörungen auftreten. Bei chronischer Anwendung droht die Empfindlichkeit der Bronchialmuskulatur zu sinken.

d) Theophyllin gehört zu den Methylxanthinen. Während Coffein (1,3,7-Trimethylxanthin, Thein) vorwiegend anregend auf das ZNS und verengend auf Hirngefäße wirkt, hat Theophyllin zusätzlich eine deutliche bronchienerweiternde, herzstimulierende, gefäßerweiternde und diuretische Wirkung. Die Effekte werden auf eine Phosphodiesterase-Hemmung (cAMP-Anstieg, S. 66) sowie eine antagonistische Wirkung an Adenosin-Rezeptoren zurückgeführt. Bei *Asthma bronchiale* kann Theophyllin zur Anfallsprophylaxe oral, zur Durchbrechung eines Anfalls parenteral gegeben werden. Bei Überdosierung drohen Krämpfe sowie Herzarrhythmie.

e) Ipratropium (S. 104) kann zur Bronchialerweiterung inhaliert werden, ist aber bei allergisch bedingter Bronchokonstriktion häufig nicht ausreichend wirksam.

f) Glucocorticoide (S. 242) wirken sehr gut antiallergisch, vermutlich greifen sie an verschiedenen Stellen in das Geschehen ein. Indikation: *Heuschnupfen, Asthma bronchiale* (möglichst lokale Anwendung mit Wirkstoffen mit hoher präsystemischer Elimination, z. B. Beclomethason, Budesonid) sowie *anaphylaktischer Schock* (i. v. in hoher Dosis).

Therapie spezieller Erkrankungen 315

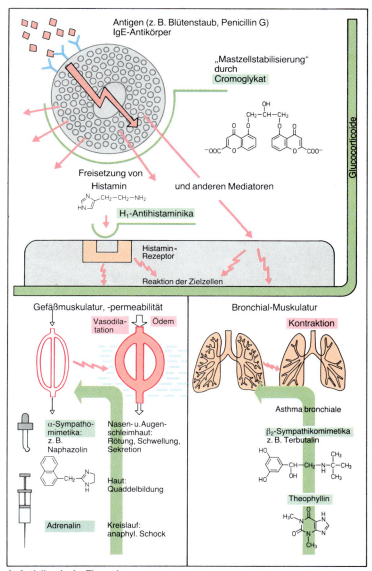

A. Antiallergische Therapie

Erbrechen und Antiemetika

Erbrechen ist eine rückwärts gerichtete Entleerung des Magens. Der Magenpförtner wird geschlossen, während Cardia und Speiseröhre erschlaffen, so daß unter dem Druck der sich anspannenden Muskulatur der Bauchdecke und des Zwerchfells der Mageninhalt zum Mund gepreßt wird. Der Zugang zur Luftröhre ist durch den Kehldeckel verschlossen. Dem Brechvorgang geht in der Regel eine Phase der Speichelsekretion und des Gähnens voraus. Die Koordination dieser Vorgänge erfolgt durch das **medulläre Brechzentrum,** welches durch verschiedene Reize erregt wird. Sie können vom **Gleichgewichtsorgan,** von **Auge, Nase, Zunge** oder **sensiblen Nervenendigungen** in der Schleimhaut des oberen Verdauungstraktes ausgehen. Außerdem können **psychische Erlebnisse** das Brechzentrum aktivieren. Die den **Kinetosen** (See- oder Reisekrankheit) und dem **Schwangerschaftserbrechen** zugrundeliegenden Mechanismen sind nicht geklärt.

Das Brechzentrum kann von polaren Stoffen nicht direkt erreicht werden, da es hinter der Blut-Hirn-Schranke gelegen ist. Indirekt können jedoch auch nicht hirngängige Substanzen über eine Erregung von **Chemorezeptoren in der Area postrema** das Brechzentrum aktivieren.

Antiemetische Therapie. Erbrechen kann eine sinnvolle Reaktion des Körpers z. B. bei einer Giftaufnahme durch den Mund sein. Antiemetika werden bei Kinetosen, bei Schwangerschaftserbrechen, zur Vermeidung des Arzneimittel-bedingten und des postoperativen Erbrechens sowie des Erbrechens bei einer Behandlung mit ionisierender Strahlung eingesetzt.

Kinetosen. Prophylaktisch angewandt können mit dem Parasympatholytikum Scopolamin (S. 106) und mit H_1-Antihistaminika (S. 114) vom Diphenylmethan-Typ (z. B. Diphenhydramin, Meclozin) die Symptome der Kinetose unterdrückt werden. Es eignen sich jedoch weder grundsätzlich alle Parasympatholytika, noch alle H_1-Antihistaminika. Die Wirksamkeit der genannten Antiemetika hängt von der aktuellen Situation des Individuum (Magenfüllung, Alkoholgenuß), von den Umgebungsbedingungen (z. B. Verhalten der Mitreisenden) und von der Art der Bewegung ab. Die Wirkstoffe werden 30 Min. vor Reiseantritt eingenommen und die Einnahme muß alle 4–6 Stunden wiederholt werden. Scopolamin kann auch mittels eines 6–8 Stunden vor Reiseantritt auf die äußere Haut aufgeklebten Pflasters einen bis zu 3 Tagen anhaltenden Schutz gewähren.

Schwangerschaftserbrechen
tritt insbesondere im ersten Drittel der Schwangerschaft auf; so fällt die pharmakologische Behandlung in die Zeit der höchsten Empfindlichkeit der Frucht gegenüber einer chemischen Schädigung. Deshalb sollten Antiemetika (Antihistaminika, evtl. Neuroleptika, S. 230) erst angewandt werden, wenn wegen des Erbrechens eine ernsthafte Störung des Elektrolyt- und Wasserhaushaltes droht, die auch den Embryo gefährdet.

Arzneimittel-bedingtes Erbrechen. Zahlreiche Arzneimittel lösen über Chemorezeptoren in der Area postrema Erbrechen aus. Diese Nebenwirkung kann durch Dopamin-Antagonisten (Levomepromazin, Haloperidol), 5-HT$_3$-Antagonisten (Ondansetron) oder Antagonisten mit gemischter Wirkung (Metoclopramid), evtl. in Kombination mit Glucocorticoiden (Dexamethason) abgemildert oder unterdrückt werden. Die Anwendung ist besonders wichtig im Rahmen einer zytostatischen Therapie, da viele Zytostatika emetisch wirken (S. 288).

Erbrechen **nach Operationen,** während einer **Strahlentherapie,** bei **Urämie** oder bei Erkrankungen, die mit einer Steigerung des **Hirndrucks** einhergehen, wird ebenfalls mit Neuroleptika oder Metoclopramid behandelt.

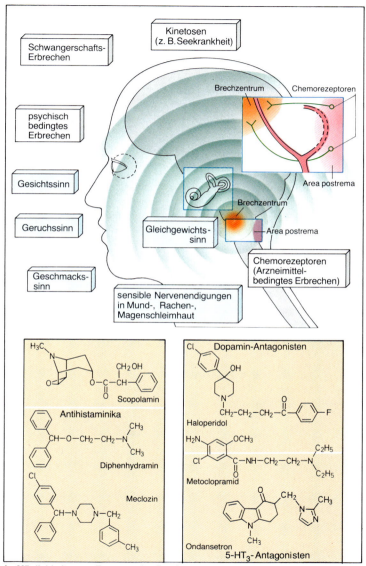

A. Möglichkeiten zur Erregung des Brechzentrums; Antiemetika

Weiterführende Literatur

Ammon, H.P.T. (1991), Arzneimittelneben- und Wechselwirkungen. 3. Aufl., Wissenschaftliche Verlagsgesellschaft, Stuttgart.

Arzneimittelkommission der Deutschen Ärzteschaft (1992), Arzneiverordnungen, 17. Aufl., Deutscher Ärzteverlag, Köln.

Derendorf, H., Garrett, E.R. (1987), Pharmakokinetik, Wissenschaftliche Verlagsgesellschaft, Stuttgart.

Fülgraff, G., Palm, D. (1992), Pharmakotherapie – Klinische Pharmakologie, 8. Aufl., Gustav Fischer Verlag, Stuttgart.

Forth, W., Henschler, D., Rummel, W., Starke, K. (1992), Allgemeine und spezielle Pharmakologie und Toxikologie, 6. Aufl., Wissenschaftsverlag, Mannheim.

Gilman, A.G., Goodman, L.S., Rall, T.W., Nies, A.S., Taylor, P. (1990), The Pharmacological Basis of Therapeutics, 8. Aufl., Pergamon Press, New York.

Kleinebrecht, J., Fränz, J., Windorfer, A. (1990), Arzneimittel in der Schwangerschaft und Stillzeit, 3. Aufl., Wissenschaftliche Verlagsgesellschaft, Stuttgart.

Kuschinsky, G., Lüllmann, H., Mohr, K. (1993), Kurzes Lehrbuch der Pharmakologie und Toxikologie, 13. Aufl., Georg Thieme Verlag, Stuttgart, New York.

Mutschler, E. (1991), Arzneimittelwirkungen, 6. Aufl., Wissenschaftliche Verlagsgesellschaft, Stuttgart.

Rahn, K.H., Meyer zum Büschenfelde, K.-H. (1989), Arzneimitteltherapie in Klinik und Praxis, Georg Thieme Verlag, Stuttgart, New York.

Roth, H.J., Fenner, H. (1988), Arzneistoffe, Georg Thieme Verlag, Stuttgart, New York.

Arzneimittelverzeichnis

Zur Nomenklatur. Mit den Begriffen *Wirkstoff* bzw. *Pharmakon* werden Substanzen bezeichnet, die Lebensvorgänge beeinflussen können – unabhängig davon, ob die Wirkung zum Nutzen oder zum Schaden eines Lebewesens ist. Auch ein Gift ist ein Pharmakon. Im engeren Sinne wird unter Pharmakon aber meist ein Stoff verstanden, der zu therapeutischen Zwecken angewandt wird. Eindeutig ist für eine solche Substanz die Bezeichnung *Arzneistoff*.

Ein Arzneistoff kann mittels verschiedener Namen gekennzeichnet werden:
– der chemischen Deklaration,
– dem Freinamen bzw. der INN-Bezeichnung,
– einem Handelsnamen.

Dies sei am Beispiel des Arzneistoffes Diazepam ausführlicher erläutert:

Die *chemische Deklaration* der Verbindung lautet 7-Chlor-1,3-dihydro-1-methyl-5-phenyl-2H-1,4-benzodiazepin-2-on. Diese zu verwenden, wäre unpraktisch.

Ein einfacherer Name ist Diazepam. Dies ist ein nicht gesetzlich geschützter Name, ein *Freiname*. Eine *INN-Bezeichnung* (INN = international nonproprietary name) liegt vor, wenn sich eine internationale Kommission auf einen Freinamen geeinigt hat.

Darreichungsformen, die Diazepam enthalten, wurden zuerst von der Firma Hoffmann-La Roche unter dem *Handelsnamen* Valium® auf den Markt gebracht. Dieser Name ist ein dauerhaft gesetzlich geschütztes Warenzeichen, was durch das hochgestellte ® kenntlich gemacht wird. Nachdem der Patentschutz für die Herstellung Diazepam-haltiger Arzneimittel abgelaufen war, durften auch andere Firmen Diazepam-haltige Präparate in den Handel bringen. Jede gab „ihrem" Präparat einen eigenen Namen. So existieren inzwischen (Stand 1994) in der Bundesrepublik Deutschland 14 Handelsnamen für Diazepam-haltige Präparate. Einige lassen den Inhaltsstoff unschwer erkennen, weil dem INN nur der Firmenname angefügt wird, z. B. Diazepam ratiopharm®. Ein auf diese Art benanntes Präparat heißt „Generikum". Andere Bezeichnungen sind Neuschöpfungen, wie z. B. Stesolid®.

Für umsatzstarke Arzneistoffe gibt es nicht selten 20–30 Handelspräparate! Die Zahl der Handelsnamen ist also erheblich größer als die Zahl der Arzneistoffe.

Im Taschenatlas werden der Übersichtlichkeit halber nur die INN-Bezeichnungen bzw. Freinamen zur Benennung der Wirkstoffe benutzt, in dem oben genannten Beispiel also der Name Diazepam.

Zur Benutzung der Verzeichnisse.
Die Verzeichnisse dienen zu folgenden Zwecken:

1. Der Leser will zu einem Wirkstoff ein Handelspräparat wissen, in dem der Stoff enthalten ist. Hier gibt das Verzeichnis „Wirkstoffname → Handelsbezeichnung" Auskunft.

2. Der Leser will für ein Handelspräparat wissen, welche pharmakologischen Eigenschaften der Inhaltsstoff hat. Zum Auffinden der Freinamen dient das zweite Verzeichnis „Handelsbezeichnung → Wirkstoffname". Für den Wirkstoff lassen sich dann mit Hilfe des Sachregisters die entsprechenden Textstellen finden.

Die Liste der aufgeführten Handelsnamen kann angesichts ihrer Vielzahl nicht vollständig sein. Bei Arzneistoffen, die unter mehreren Handelsnamen auf dem Markt sind, wird das Warenzeichen des Erstanbieters genannt und ggf. werden auch einige Namen von Zweitanbieter-Präparaten angegeben, die häufig verordnet werden. Handelsnamen, die den Wirkstoff eindeutig erkennen lassen, wurden nicht aufgenommen. Kombinationspräparate blieben bis auf wenige Ausnahmen unberücksichtigt. Arzneistoffe, die nur in Kombinationspräparaten enthalten sind oder für die es kein Handelspräparat gibt, von denen ein Apotheker aber eine Darreichungsform herstellen kann, sind mit dem Hinweis **DAB** (Deutsches Arzneibuch) versehen.

Die mit **A** und **CH** zusätzlich gekennzeichneten Handelsnamen sind speziell in Österreich und der Schweiz registriert. Ein fehlender Zusatz gibt an, daß die Warenzeichen in der Bundesrepublik Deutschland registriert sind; sie können, müssen aber nicht, auch in anderen Ländern unter diesem Namen verfügbar sein. Das Symbol (–) hinter einer Handelsbezeichnung bedeutet, daß das Präparat nicht mehr im Handel ist.

So manchen Handelspräparate-Namen wird der Leser im Register „Handelsbezeichnung → Wirkstoffname" nicht finden. Hier hilft die *Packungsinformation,* der *„Beipackzettel",* in welchem Freiname bzw. INN-Bezeichnung genannt sind. Dann kann mit Hilfe des Sachverzeichnisses der „Einstieg" in den Text geschehen.

Wirkstoffname	Handelsbezeichnung
A	
Acarbose	Glucobay®
Acebutolol	Neptal®, Prent® (A, CH)
Acenocoumarol	Sintrom® (-)
Acetazolamid	Diamox®, Glaupax®
N-Acetylcystein	Fluimucil®, Mucolyticum-Lappe®, Mucomyst® (A)
Acetyldigoxin	Novodigal®
Acetylsalicylsäure	Acetylo® (CH), Aspirin®, Colfarit®
Acetylsalicylsäure-Lysinat	Aspisol®
Aciclovir	Acic®, Zovirax®
Acitretin	Neotigason®
ACTH	Acethropan®
Actinomycin D	Lyovac-Cosmegen®
Adrenalin	Suprarenin®
Adriamycin = Doxorubicin	Adriblastin®
Ajmalin	Cardiorhythmino® (CH), Gilurytmal®
Alcuronium	Alloferin®
Allopurinol	Allo-puren®, Gichtex® (A), Zyloric®
Alprenolol	Aptol-duriles®
Alprostadil	Minprog®, Prostavasin®, Prostin VR® (CH)
Amantadin	PK-Merz®
Ambroxol	Ambril®, Bronchopront®, Mucosolvan®
Amethopterin = Methotrexat	Abitrexate® (A), Farmitrexat®, Lantarel®
Amikacin	Amikin® (CH), Biklin®
Amilorid	Midamor® (A; CH)
Amilorid + Hydrochlorothiazid	Amilorid comp ratiopharm®, Moduretic®

Wirkstoffname	Handelsbezeichnung
p-Aminomethylbenzoesäure	Potaba®
Aminoquinurid	Surfen® (-)
5-Aminosalicylsäure = Mesalazin	Claversal®, Salo-Falk®
Amiodaron	Cordarex®, Cordarone® (CH)
Amitriptylin	Laroxyl®, Saroten®
Amodiaquin	Camoquin®, Flavoquine®
Amoxicillin	Amoxypen®, Clamoxyl®
Amoxicillin + Clavulansäure	Augmentan®, Augmentin® (CH)
Amphetamin	Benzedrin® (-)
Amphotericin B	Ampho-Moronal®, Fungizone® (CH)
Ampicillin	Amblosin®, Binotal®
Amrinon	Wincoram®
Ancrod	Arwin®
Aprotinin	Antagosan®, Trasylol®
Articain	Ubistesin®, Ultracain®
Astemizol	Hismanal®
Atenolol	Tenormin®
Atracurium	Tracrium®
Atropin	DAB
Auranofin	Ridaura®
Aurothioglucose	Aureotan®
Aurothiomalat	Tauredon®
Azapropazon	Tolyprin®
Azathioprin	Imurek®
Azidothymidin = Zidovudin	Retrovir®
Azlocillin	Securopen®

B

Bacitracin + Neomycin	Nebacetin®
Baclofen	Lioresal®
Bamipin	Soventol®
Beclomethason	Beconase®, Sanasthmyl®
Befunolol	Glauconex®
Benserazid + Levodopa	Madopar®
Benzathin-Penicillin	Penadur® (CH), Retarpen® (A), Tardocillin®
Benzatropin	Cogentinol®
Benzbromaron	Desuric® (CH), Narcaricin®, Obaron® (CH)
Benzocain	Anaestherid® (A), Anaesthesin®
Benzylpenicillin = Penicillin G	Penicillin-„Grünenthal"®, Penicillin-Heyl®
Betaxolol	Betoptima®, Kerlone ®
Bezafibrat	Bezalip® (A), Cedur®
Bifonazol	Mycospor®, Mycosporin® (CH)
Biperiden	Akineton®
Bisacodyl	Dulcolax®, Laxanin N®, Laxbene®
Bisoprolol	Concor®
Bittersalz = Magnesiumsulfat	DAB
Bleomycin	Bleomycinum Mack®
Bopindolol	Wandonorm®
Botulinustoxin	Botrop®
Bromazepam	Durazanil®, Lexotanil®

Bromhexin	Bisolvon®
Bromocriptin	Parlodel® (A, CH), Pravidel®
Brotizolam	Lendorm® (A), Lendormin®
Budesonid	Burinex® (A, CH), Pulmicort®, Topinasal®
Bunitrolol	Stresson® (-)
Bupranolol	Betadrenol®
Buprenorphin	Temgesic®
Buserelin	Suprecur®, Suprefact®
Buspiron	Bespar®, Buspar® (CH)
Busulfan	Myleran®
Butizid	Saltucin®
N-Butylscopolamin	Buscopan®

C

Calcifediol	Dedrogyl®
Calcitonin	Calsynar®, Cibacalcin®, Karil®
Calcitriol	Rocaltrol®
Calcium-Carbonat	DAB
Camazepam	Albego® (-)
Capreomycin	Capastat® (A, CH), Ogostal® (-)
Captopril	Lopirin®, Tensobon®
Carazolol	Conducton®
Carbachol	Doryl®
Carbamazepin	Tegretal®, Tegretol® (A, CH), Timonil®
Carbenoxolon	Biogastrone® (-)
Carbidopa + Levodopa	Nacom®, Sinemet® (A, CH)
Carbimazol	Neo-Morphazole®, Neo-Thyreostat®
Carteolol	Arteoptic®, Endak®
Carvedilol	Dilatrend®, Querto®
Cascara sagrada	DAB
Cefalexin	Cepexin® (A), Ceporex® (CH), Ceporexin®, Oracef®
Cefmenoxim	Tacef®
Cefoperazon	Cefobid® (A), Cefobis®
Cefotaxim	Claforan®
Ceftazidim	Fortam® (CH), Fortum®
Ceftriaxon	Rocephin®
Celiprolol	Selectol®
Ceruletid	Takus®
Chenodesoxycholsäure	Chenofalk®
Chinidin	Chinidin-Duriles®, Kinichron® (CH), Optochinidin®
Chinin	Chinin-di-HCL „Buchler"®, DAB
Chloralhydrat	Chloraldurat®, Medianox® (CH)
Chlorambucil	Leukeran®
Chloramphenicol	Andomycin® (CH), Biophenicol® (A), Paraxin®
Chlorhexidin	Chlor-Hex® (CH), Chlorhexamed®, Hibiden® (A), Lemocin®
Chlormadinon	Gestafortin®

Chloroquin	Arthrochin® (A), Resochin®, Weimerquin®
Chlorphenoxamin	Systral®
Chlorpromazin	Chlorazin® (CH), Largactil® (A, CH), Megaphen® (-)
Chlorprothixen	Taractan®, Truxal®
Chlorthalidon	Hydro-long Tablinen®, Hygroton®
Chlorthalidon + Hydrochlorothiazid	Moduretic®
Cholecalciferol	Dekristol®, Vigantol®, Vigorsan®
Chorion-Gonadotropin, humanes	Choragon®, Pregnesin®, Primogonyl®
Ciclosporin	Sandimmun®
Cimetidin	Tagamet®
Ciprofloxacin	Ciprobay®, Ciproxin® (A, CH)
Cisaprid	Propulsin®
Cisplatin	Abiplatin® (A), Platiblastin®, Platinex®, Platinol® (A, CH)
Clarithromycin	Cyllind®, Klacid®
Clemastin	Tavegil®, Tavegyl® (A, CH)
Clemizol-Penicillin	Megacillin®
Clindamycin	Dalacin® (A, CH), Sobelin®
Clodronsäure	Bonefos®, Lodronat® (A), Ostac®
Clofazimin	Lampren®
Clofibrat	Regelan®
Clomethiazol	Distraneurin®
Clomifen	Clomid® (CH), Dyneric®, Pergotime®
Clonazepam	Rivotril®
Clonidin	Catapresan®, Dixarit®
Clostebol	Megagrisevit®
Clotiazepam	Trecalmo®
Clotrimazol	Canesten®, Fungizid®, Myco Cordes®
Clozapin	Leponex®
Cocain	DAB
Codein	Codicaps®, Codipront®
Colchicin	Colchicum-Dispert®
Colestipol	Cholestabyl®, Colestid® (CH)
Colestyramin	Quantalan®
Cortex Frangulae	DAB
Corticotropin-RH = Corticorelin	CRH-Ferring®
Cortisol	Ficortril®, Sanaderm® (CH)
Cortison	Cortone-Acetat® (A)
Cotrimoxazol	Bactrim®, Eusaprim®
Cromoglycat	Colimune®, Intal®, Lomupren®
Cyanocobalamin	B12-Vicotrat®, Cytobion®, Erycytol® (A), Vitarubin® (CH)
Cyclophosphamid	Cyclostin®, Endoxan®
Cyproteron	Androcur®
Cytarabin	Alexan®, Udicil®

Wirkstoffname → Handelsbezeichnung

D

Dantrolen	Dantamacrin®
Dapson	Dapson-Fatol®
Daunorubicin	Cerubidine® (CH), Daunablastin®
Deferoxamin	Desferal®
Dehydrocholsäure	in Kombinationspräparaten
Desipramin	Pertofran®
Desmopressin	Minirin®
Desogestrel + Ethinylestradiol	Marvelon®
Dexamethason	Auxiloson®, Decadron®, Fortecortin®
Dexetimid	Tremblex® (CH)
Dextran 40	Infucoll 40®, Longasteril 40®, Onkovertin N®
Dextran 60	Onkovertin 6%®
Diazepam	Tranquo-Tablinen®, Valium®
Diazoxid	Hyperstat® (CH), Hypertonalum®, Proglicem®
Diclofenac	Allvoran®, Diclophlogont®, Voltaren®
Dicloxacillin	Dichlor-Stapenor®
Diethylstilbestrol	Cyren A® (-)
Digitoxin	Digimed® (A), Digimerck®
Digoxin	Digacin®, Lanicor®, Lanoxin® (CH), Lenoxin®
Dihydralazin	Dihyzin®, Nepresol®
Dihydroergotamin	DET MS®, Dihydergot®
Dihydroergotoxin	Circanol®, Hydergin®
Diltiazem	Dilzem®
Dimenhydrinat	Dramamine® (CH), Emedyl® (A), Monotrean®, Vomex A®
Dimercaprol	Sulfactin® (-)
Dimercaptopropansulfonsäure	Dimaval®, DMPS-Heyl®
Dimethylaminophenol	4-DMAP-Ampullen®
Dimeticon	Ceolat ®, sab simplex®
Dimetinden	Fenistil®
Dinoprost	Minprostin $F_{2\alpha}$®
Dinoproston	Minprostin E_2®
Diphenhydramin	Benadryl N®, Benocten® (CH), Dermodrin® (A), Dormutil N®, nervo Opt N®
Diphenoxylat + Atropin	Reasec®
Disopyramid	Norpace®, Rythmodan® (A, CH), Rythmodul®
Dobutamin	Dobutrex®
Domperidon	Motilium®
L-DOPA + Benserazid	Madopar®
L-DOPA + Carbidopa	Nacom®, Sinemet® (A, CH)
Doxazosin	Cardular®, Diblocin®
Doxorubicin	Adriblastin®
Doxycyclin	Doxytem®, Vibramycin®, Vibravenös®
Doxylamin	Hoggar N®, Mereprine®, Sedaplus®
Droperidol	Dihydrobenzperidol®

E

Econazol	Epi-Pevaryl®, Gyno-Pevaryl®
Ecothiopat	Phospholinjodid® (-)
Eisenhexacyanoferrat	Antidotum Thallii-Heyl®
Enalapril	Pres®, Renitec® (A), Reniten® (CH), Xanef®
Enfluran	Ethrane®
Enoxacin	Gyramid®
Ephedrin	in Kombinationspräparaten
Ergometrin	DAB
Ergotamin	Ergo-Kranit mono®, Ergotamin Medihaler®, Ergotartrat® (A), Migril® (CH)
Erythromycin	Erycinum®
Erythromycin-ethylsuccinat	Monomycin®, Paediathrocin®
Erythromycin-stearat	Erythrocin®
Erythropoetin = Epoetin	Erypo®
Esmolol	Brevibloc® (-)
Estradiol	Estraderm TTS®
Estradiol-benzoat	Ovacyclin® (CH)
Estradiol-valerianat	Progynova®, Progynon-Depot®
Estratriol	Gynäsan®, Ortho-Gynest®, Ovestin®
Etacrynsäure	Edecrin® (A, CH), Hydromedin®
Ethambutol	EMB-Fatol®, Myambutol®
Ethinylestradiol	Progynon C®
Ethionamid	DAB
Ethoform = Benzocain	Anaestherid® (A), Anaesthesin®
Ethosuximid	Petinimid® (A, CH), Petnidan®, Pyknolepsinum®, Suxinutin®
Etidronsäure	Didronel® (A, CH), Diphos®, Etidronat®
Etilefrin	Effortil®, Eti-Puren®
Etofibrat	Lipo-Merz retard®
Etomidat	Hypnomidate®

F

F$_{ab}$-Fragmente	Digitalis-Antidot®
Famotidin	Ganor®, Pepcidine® (A, CH), Pepdul®
Felodipin	Modip®, Munobal®, Plendil® (A, CH)
Felypressin	Octapressin®
Fenfluramin	Adipomon® (CH), Ponderax®, Ponflural® (CH)
Fenoterol	Berotec®, Partusisten®
Fentanyl	Fentanyl-Janssen®
Fenticonazol	Lomexin®
Flecainid	Tambocor®
Flucloxacillin	Floxapen® (A, CH), Staphylex®
Fluconazol	Diflucan®
Flucytosin	Ancotil®
Fludrocortison	Astonin H®, Flurinef® (CH)
Flumazenil	Anexate®
Flunarizin	Amalium® (A), Sibelium®
Flunisolid	Inhacort®

Flunitrazepam	Rohypnol®
5-Fluorouracil	Flurblastin®
Fluoxetin	Fluctin®, Fluctine® (A, CH)
Flupentixol	Fluanxol®
Fluphenazin	Dapotum®, Lyogen®
Fluphenazin-decanoat	Lyogen depot®
Flutamid	Fugerel®
Fluvoxamin	Fevarin®
Folia Sennae	DAB
Folsäure	Folsan®, Folvite® (CH)
Foscarnet	Foscavir®
Fosinopril	Dynacil®, Fosinorm®
Fructus Sennae	DAB
Furosemid	Fusid®, Lasix®, Ödemase®

G

Gallamin	
Gallopamil	Procorum®
Ganciclovir	Cymeven®, Cymevene® (CH)
Gelatine-Kolloide	Gelafundin®, Haemaccel®
Gemfibrozil	Gevilon®
Gentamicin	Duragentam®, Garamycin® (CH), Refobacin®, Sulmycin®
Gewebe-Plasminogen-Aktivator	Actilyse®
Glaubersalz = Natriumsulfat	DAB
Glibenclamid	Duraglucon®, Euglucon®
Glucagon	Glucagon®
Glyceryltrinitrat	Nitracut® (CH), Nitroderm TTS®, Nitroglyn® (A), Nitrolent® (CH), Nitrolingual®, Nitrong® (A)
Gonadorelin	Kryptocur®, Relefact®, Relisorm-L® (CH)
Goserelin	Zoladex®
Griseofulvin	Fulcin®, Grisovin® (A, CH), Likuden®, Polygris®
Guanethidin	Ismelin® (-), in Kombinationspräparaten

H

Halofantrin	Halfan®
Haloperidol	Haldol®, Sigaperidol®,
Halothan	Fluothane®
Heparin	Calciparin®, Calciparine® (CH), Liquemin®, Thrombophob®, Vetren®
Heparin, niedermolekular	Fraxiparin®, Mono-Embolex®
Hexachlorcyclohexan	Jacutin®
Hexobarbital	DAB, Evipan® (-)
Hydrochlorothiazid	Diu-Melusin®, Esidrex® (A, CH), Esidrix®
Hydrocortison = Cortisol	Ficortril®, Sanaderm® (CH)
Hydromorphon	Dilaudid®

Hydroxocobalamin	Aquo-Cytobion®, Hepavit® (A), Hydroxo 5000® (CH), Neo-Cytamen® (A)
Hydroxyethylstärke	Expa-HAES® (A), HAES-steril®, Hemohes®, Plasmasteril® (A, CH)
17-α-Hydroxyprogesteroncapronat	Proluton Depot®

I

Ibuprofen	Aktren®, Brufen®, Dolo-Dolgit®, Tabalon®
Idoxuridin	Dendrit® (CH), Virexen® (CH), Zostrum®
Ifosfamid	Holoxan®
Iloprost	Ilomedin®
Imipramin	Tofranil®
Indometacin	Amuno®, Indo-Phlogont®, Indocit® (A, CH), Indomelan® (A), Indomet®
Interferon-α2a	Roferon A®
Interferon-α2b	Intron A®, Introna® (A)
Interferon-β	Fiblaferon ®
Ipratropium	Atrovent®, Itrop®
Isoconazol	Travogen®
Isofluran	Forene®
Isoniazid	Rimifon® (A, CH), Tebesium S®, Tyzide® (A)
Isoprenalin	Isoprel® (CH)
Isosorbiddinitrat	Cedocard® (CH), Iso-Mack®, Isoket®, Isordil® (CH)
Isosorbidmononitrat	Elantan®, Ismo®
Isotretinoin	Roaccutan®, Roaccutane® (CH)
Isradipin	Lomir®, Vascal®
Itraconazol	Sempera®

J

Josamycin	Josalyt® (A) ®, Wilprafen®

K

Kaliumcanrenoat	Aldactone zur Injektion®, Osyrol zur Injektion®, Spiroctan® (CH)
Kanamycin	Kanamytrex®
Ketamin	Ketanest®
Ketanserin	Sulfrexal® (CH)
Ketoconazol	Nizoral®

L

Lactulose	Bifiteral®, Duphalac® (CH), Laevilac®, Laevolac® (A)
Leinsamen	DAB

Leuprorelin	Carcinil®, Enantone®
Levomepromazin	Neurocil®, Nozinan® (A, CH)
Levomethadon = l-Methadon	L-Polamidon®
Lidocain	Lidocaton® (CH), Xylocain®, Xyloneural®
Lincomycin	Albiotic®, Lincocin® (CH)
Lindan	Jacutin®
Lisinopril	Acerbon®, Coric®, Prinil® (CH)
Lisurid	Cuvalit®, Dopergin®, Prolacam® (A, CH)
Lithium-acetat	Quilonium®
Lithium-carbonat	Hypnorex®, Quilonium retard®
Lomustin	CeCenu®, CiNU® (CH), Lomeblastin®
Loperamid	Imodium®
Lorazepam	Tavor®, Temesta® (A, CH), Tolid®
Lormetazepam	Ergocalm®, Loramed® (CH), Noctamid®
Lovastatin	Mevacor® (A), Mevinacor®
Lynestrenol	Exlutona®, Orgametril®
Lypressin	Postacton®, Vasopressin Sandoz®

M

Mannit	Osmofundin®
Maprotilin	Ludiomil®
Mebendazol	Pantelin® (A), Vermox®
Mebhydrolin	Omeril®
Meclozin	Bonamine®, Pereemesin® (CH), Peremesin®, Postafen®
Medroxyprogesteron	Clinofem®, Clinovir®, Farlutal®
Mefloquin	Lariam®
Melphalan	Alkeran®
Menadion	DAB
Mepindolol	Corindolan®
Mepivacain	Meaverin®, Mepicaton® (CH), Scandicain®
6-Mercaptopurin	Puri-Nethol®
Mesalazin	Claversal®, Salo-Falk®
Mesna	Mistabron® (A, CH), Mistabronco®, Mucufluid®, Uromitexan®
Mesterolon	Proviron®
Mestranol	Mestranol Jenapharm®
Metamizol = Novaminsulfon	Baralgin®, Lagalgin® (CH), Novalgin®
Metenolon	Primbolan® (A), Primobolan®
Metformin	Glucophage®
l-Methadon	L-Polamidon®
Methamphetamin	Pervitin® (-)
Methimazol	Favistan®
Methohexital	Brevimytal®, Brietal® (A, CH)
Methotrexat	Abitrexate® (A), Farmitrexat®, Lantarel®
Methoxyfluran	Pentrane® (-)
Methyldigoxin	Lanitop®
α-Methyldopa	Aldomet® (CH), Dopamet® (CH), Dopegyt®, Presinol®, Sembrina®
Methylergometrin	Methergin®

Methysergid	Deseril retard®
Metipranol	Beta-Ophthiole® (A), Betamann®, Timoptin® (CH)
Metoclopramid	Gastrosil®, MCP-ratiopharm®, Paspertin®
Metoprolol	Beloc®, Lopresor®, Prelis®
Metronidazol	Arilin®, Clont®, Flagyl®
Mexiletin	Mexitil®
Mezlocillin	Baypen®
Mianserin	Tolvin®, Tolvon® (A, CH)
Miconazol	Dactar®, Dactarin® (A, CH), Epi-Monistat®
Midazolam	Dormicum®
Minocyclin	Klinomycin®, Minocin® (A, CH)
Minoxidil	Linoten® (A, CH), Lonolox®
Misoprostol	Cytodec® (CH), Cytotec®
Moclobemid	Aurorix®
Molsidomin	Corvaton®, Duracoron®, Molsidolat® (A)
Morphin	MST-Mundipharma®

N

Nadolol	Corgard® (CH), Solgol®
Nalbuphin	Nubain®
Nalidixinsäure	Negram® (A, CH), Nogram®
Naloxon	Narcan® (CH), Narcanti®
Nandrolon	Anabolin® (CH), Anadur®, Deca-Durabolin®, Sanabolicum® (A)
Naphazolin	Privin®, Vistalbalon®
Naproxen	Proxen®
Natrium-Calcium-Pentetat	Ditripental-Heyl®
Natrium-picosulfat	Laxoberal®, Laxoberon® (CH)
Natriumfluorid	Zymafluor®
Natriummonofluorophosphat	Monotridin®
Natriumperchlorat	Irenat®
Natriumthiosulfat	Natriumthiosulfat „Köhler"®
Nedocromil	Tilade®
Neomycin	Bykomycin®, Kaomycin® (CH)
Neostigmin	Prostigmin®
Netilmicin	Certomycin®, Netromycin® (CH)
Nicardipin	Antagonil®
Nifedipin	Adalat®, Corinfar®, Duranifin®, Pidilat®
Nimodipin	Nimotop®
Nisoldipin	Baymycard®
Nitrazepam	Eatan-N®, Imeson®, Mogadan®, Mogadon® (A, CH)
Nitrendipin	Bayotensin®, Baypres® (CH)
Nitroglycerin = Glyceryltrinitrat	Nitracut® (CH), Nitroderm TTS®, Nitroglyn® (A), Nitrolent® (CH), Nitrolingual®
Nitroprussid-Natrium	Nipride® (A, CH), Nipruss®
Noradrenalin	Arterenol®
Nordiazepam	Vegesan® (CH), Tranxilium N®
Norethisteron	Micronovum®, Noristerat®, Primolut-Nor®

Norfloxacin	Barazan®, Noroxin® (CH), Zoroxin® (CH)
Nortriptylin	Nortrilen®
Noscapin	Capval®
Nystatin	Candio-Hermal®, Moronal®, Mycostatin® (A, CH)

O

Obidoxim	Toxogonin®
Ofloxacin	Tarivid®
Omeprazol	Antra®, Gastroloc®
Ondansetron	Zofran ®
Orciprenalin	Alupent®
Ornipressin	POR 8 Sandoz®
Oxacillin	Stapenor®
Oxatomid	Tinset®
Oxazepam	Adumbran®, Anxiolit® (CH), Praxiten®, Seresta® (CH), Sigacalm®
Oxiconazol	Myfungar®, Oceral®
Oxprenolol	Trasicor®
Oxymetazolin	Nasivin®
Oxytocin	Orasthin®, Syntocinon®

P

Pamidronsäure	Aredia®
Pancuronium	Pavulon® (CH)
Paracetamol	Acetalgin® (CH), Benuron®, Enelfa®, Kratofin® (A), Mono-Praecimed®
Paraffinum subliquidum	DAB
Paromomycin	Humatin®
Paroxetin	Seroxat®, Tagonis®
Penbutolol	Betapressin®
D-Penicillamin	Artamin® (A), Cuprimine® (CH), Mercaptyl® (CH), Metalcaptase®, Trolovol®
Penicillin G	Penicillin-„Grünenthal"®, Penicillin-Heyl®
Penicillin V	Antibiocin®, Isocillin®
Pentazocin	Fortalgesic® (CH), Fortral®
Pentobarbital	Nembutal® (A, CH)
Pentoxifyllin	Rentylin®, Trental®
Perchlorat (Natrium)	Irenat®
Perindopril	Coversum®
Pethidin	Dolantin®
Phencyclidin	Sernyl® (-)
Pheniramin	Avil®
Phenobarbital	Agrypnal® (A), Luminal®, Phenaemal®
Phenolphthalein	Agarol®, Darmol® (CH)
Phenoxybenzamin	Dibenzyline® (CH), Dibenzyran®
Phenprocoumon	Marcoumar® (A, CH), Marcumar®
Phentolamin	Regitin® (-)

Phenylbutazon	Butazolidin®, Demoplas®
Phenytoin	Epanutin®, Phenhydan®, Zentropil®
Physostigmin	Anticholium®
Phytomenadion	Konakion®
Pilocarpin	DAB
Pindolol	Betapindol® (CH), Durapindol®, Visken®
Piperacillin	Pipril®
Pirenzepin	Gastricur®, Gastrozepin®, Ulcoprotect®
Piretanid	Arelix®
Piroxicam	Felden®
Pizotifen	Mosegor®, Sandomigran®
Plicamycin	Mithramycin®
Polidocanol = Thesit	Aethoxysklerol®
Polymyxin B	Polymyxin B®
Pravastatin	Liprevil®, Pravasin®, Selipram® (A, CH)
Prazepam	Demetrin®
Praziquantel	Biltricide®, Cesol®, Cysticide®
Prazosin	Duramipress®, Minipress®, Polypress® (A), Prazac® (CH)
Prednisolon	Decortin H®, Deltacortril®, Ultracorten H® (CH)
Prednison	Decortin®, Ultracorten® (CH)
Prilocain	Xylonest®
Primaquin	Primaquine®
Primidon	Liskantin®, Mylepsinum®, Mysoline® (A, CH), Resimatil®
Probenecid	Probenecid Tabl. „Weimer"®
Procain	Novocain®, Sintocaine® (CH)
Procain-Penicillin	Hydropen® (A), Penicillin-Heyl forte®
Procainamid	Novocamid® (A), Procainamid Duriles®, Pronesthyl® (CH)
Progesteron	Progestogel®, Progestosol® (CH), Proluton® (A)
Proguanil	Paludrine®
Promethazin	Atosil®, Phenergan® (A, CH), Promkiddi®, Sominex® (CH)
Propaphenon	Rytmonorm®, Rytmonorma® (A)
Propofol	
Propranolol	Betranol® (CH), Dociton®, Inderal® (A, CH), Obsidan®, Propra-ratiopharm®
Propylthiouracil	Propycil®, Prothiucil® (A), Thyreostat II®
Propyphenazon	Isoprochin®
Protamin	Protamin „Roche"®
Pyrazinamid	Pyrafat®
Pyridinmethanol	Radecol®, Ronicol®
Pyridostigmin	Mestinon®
Pyridoxin	Benadon®, Hexobion®
Pyrimethamin	Daraprim®
Pyrimethamin + Sulfadoxin	Fansidar®

Q

Quinapril	Accupro®

R

Ramipril	Delix®, Vesdil®
Ranitidin	Sostril®, Zantac® (A), Zantic®
Reserpin	Reserpin Saar®, Serpasil® (-)
Ricinusöl	DAB
Rifampicin	Eremfat®, Rifa®, Rifoldin® (CH), Rimactan®
Rolitetracyclin	Reverin® (-)
Roxithromycin	Rulid®, Rulide® (A)

S

Salazasulfapyridin	Azulfidine®, Colopleon®, Salazopyrin® (A, CH)
Salbutamol	Broncho-Inhalat®, Sultanol®, Volmax® (CH)
Scopolamin	Boroscopol®, Scopoderm TTS®
Selegilin	Deprenyl®, Jumex® (A), Jumexal® (CH), Movergan®
Simethicon	Elugan®, Lefax®
Simvastatin	Denan®, Zocor®
β-Sitosterin	Sito-Lande®
Somatostatin	Somatostatin Ferring®, Stilamin®
Sorbit	Sorbitol-Infusionslösg.®
Sotalol	Sotacor® (A), Sotalex®
Spiramycin	Rovamycin®, Selectomycin®
Spironolacton	Aldactone®, Osiren® (CH), Osyrol®, Spiridon® (CH), Spiro Tablinen®
Streptokinase	Kabikinase®, Streptase®
Streptomycin	Strepto-Fatol®, Streptomycin „Grünenthal"®
Succinylcholin	Lysthenon®, Pantolax®
Sucralfat	Duracralfat®, Ulcogant®
Sulbactam	Combactam®
Sulfacarbamid	Euvernil® (-)
Sulfaguanol	Enterocura®
Sulfalen	Longum®
Sulfaloxin	Intestin-Euvernil(-)
Sulfamethoxazol	Gantanol® (CH)
Sulfasalazin	Azulfidine®, Colopleon®
Sulproston	Nalador®
Sumatriptan	Imigran®
Süßholzwurzel	DAB

T

Talinolol	Cordanum®
Temazepam	Levanxol® (A), Normison® (CH), Planum®, Remestan®
Terbutalin	Bricanyl®, Contimit retard®
Terfenadin	Teldane®, Triludan® (A)
Testosteron	Testoviron®
Tetracain	Gingicain®
Tetryzolin	Murine® (CH), Rhinopront®, Tyzine®, Visine® (CH), Yxin®
Thalidomid	Contergan® (-)
Theophyllin	Afonilum®, Bronchoretard®, Elixophylin® (CH), Euphyllin®
Thiamazol	Favistan®, Trapazole® (CH)
Thiopental	Pentotal® (CH), Trapanal®
Thiotepa	Thiotepa Lederle®
Thrombin	Beriplast®, Tachocomp®
Thyreotropin	Thyratrop®
Thyroxin	Eferox®, Eltroxin® (CH), Euthyrox®
Ticarcillin	Betabactyl®, Ticarpen® (A, CH)
Timolol	Chibro-Timoptol®, Timoptic® (CH)
Tinidazol	Fasigyn® (A, CH), Simplotan ®, Sorquetan®
Tioconazol	Fungibacid®, Mykontral®
Tobramycin	Gernebcin®, Oprazin® (CH), Tobramaxin®, Tobrasix® (A), Tobrex® (CH)
Tocainid	Xylotocan®
Tolbutamid	Artosin®, Rastinon®
Toloniumchlorid	Toluidinblau Amp. „Köhler"®
Tramadol	Tramal®
Tranexamsäure	Anvitoff®, Cyclokapron®, Ugurol®
Tranylcypromin	Parnate®
Triamcinolon	Delphicort®, Kenacort® (CH), Ledercort® (CH), Volon®
Triamcinolon-acetonid	Volon A®, Volonimat®
Triamteren	Dyrenium® (CH), Jatropur®
Triazolam	Halcion®
Trichlormethiazid	Esmarin®
Trifluoperazin	Jatroneural®
Triflupromazin	Psyquil®
Trifluridin	TFT-Thilo®, Trifuorthymidin®, Triherpine® (CH)
Triiodthyronin	Thybon®, Thyrotardin®, Cynomel® (CH)
Trimethoprim	Monotrim® (CH), TMB-ratiopharm®, Trimanyl®, Trimono®
Tropicamid	Mydriaticum Stulln®
Testosteron	Andriol®
d-Tubocurarin	DAB
Tyrothricin	Biotricin® (A), Tyrosolvetten®, Tyrosolvin® (CH), Tyrosur ®

U

Urokinase	Abbokinase® (A), Actosolv®, Alphakinase®, Ukitan® (CH)
Ursodesoxycholsäure	Cholit-Ursan®, Ursofalk®

V

Valproinsäure	Convulex®, Ergenyl®, Orfiril®
Vancomycin	Vancocin® (CH), Vancomycin CP Lilly®
Vecuronium	Norcuron® (CH)
Verapamil	Azupamil®, Isoptin®, Veramex®
Vidarabin	Vidarabin Thilo®
Vigabatrin	Sabril®
Vinblastin	Felbe®
Vincristin	Oncovin® (A, CH), Vincristin®

W

Warfarin	Coumadin®

X

Xantinolnicotinat	Complamin®
Xylometazolin	Balkis®, Olynth®, Otriven®

Z

Zidovudin	Retrovir®
Zolpidem	Bikalm®, Stilnox®
Zopiclon	Ximovan®

Handelsbezeichnung	Wirkstoffname

A

Abbokinase® (A)	Urokinase
Abiplatin® (A)	Cisplatin
Abitrexate® (A)	Methotrexat
Accupro®	Quinapril
Acerbon®	Lisinopril
Acetalgin® (CH)	Paracetamol
Acethropan®	ACTH
Acetylo® (CH)	Acetylsalicylsäure
Acic®	Aciclovir
Actilyse®	Gewebe-Plasminogen-Aktivator
Actosolv®	Urokinase
Adalat®	Nifedipin
Adipomon® (CH)	Fenfluramin
Adriblastin®	Doxorubicin
Adumbran®	Oxazepam
Aethoxysklerol®	Polidocanol
Afonilum®	Theophyllin
Agarol®	Phenolphthalein
Agrypnal® (A)	Phenobarbital
Akineton®	Biperiden
Aktren®	Ibuprofen
Albego® (-)	Camazepam
Albiotic®	Lincomycin
Aldactone zur Injektion®	Kaliumcanrenoat
Aldactone®	Spironolacton
Aldomet® (CH)	α-Methyldopa
Alexan®	Cytarabin
Alkeran®	Melphalan
Allo-puren®	Allopurinol
Alloferin®	Alcuronium
Allvoran®	Diclofenac
Alphakinase®	Urokinase
Alupent®	Orciprenalin
Amalium® (A)	Flunarizin
Amblosin®	Ampicillin
Ambril®	Ambroxol
Amikin® (CH)	Amikacin
Amilorid comp ratiopharm®	Amilorid + Hydrochlorothiazid
Amoxypen®	Amoxicillin
Ampho-Moronal®	Amphotericin B
Amuno®	Indometacin
Anabolin® (CH)	Nandrolon
Anadur®	Nandrolon
Anaestherid® (A)	Benzocain
Anaesthesin®	Benzocain
Ancotil®	Flucytosin
Andomycin® (CH)	Chloramphenicol

Andriol®	Testosteron
Androcur®	Cyproteron
Anexate®	Flumazenil
Antagonil®	Nicardipin
Antagosan®	Aprotinin
Antibiocin®	Penicillin V
Anticholium®	Physostigmin
Antidotum Thallii-Heyl®	Eisenhexacyanoferrat
Antra®	Omeprazol
Anvitoff®	Tranexamsäure
Anxiolit® (CH)	Oxazepam
Aptol-duriles ®	Alprenolol
Aquo-Cytobion®	Hydroxocobalamin
Aredia®	Pamidronsäure
Arelix®	Piretanid
Arilin®	Metronidazol
Artamin® (A)	D-Penicillamin
Arteoptic®	Carteolol
Arterenol®	Noradrenalin
Arthrochin® (A)	Chloroquin
Artosin®	Tolbutamid
Arwin®	Ancrod
Aspirin®	Acetylsalicylsäure
Astonin H®	Fludrocortison
Atosil®	Promethazin
Atrovent®	Ipratropium
Augmentan®	Amoxicillin + Clavulansäure
Augmentin® (CH)	Amoxicillin + Clavulansäure
Aureotan®	Aurothioglucose
Aurorix®	Moclobemid
Auxiloson®	Dexamethason
Avil®	Pheniramin
Azethropan®	Corticotropin-RH = Corticorelin
Azulfidine®	Sulfasalazin
Azupamil®	Verapamil

B

B12-Vicotrat®	Cyanocobalamin
Bactrim®	Cotrimoxazol
Balkis®	Xylometazolin
Baralgin®	Metamizol
Barazan®	Norfloxacin
Baymycard®	Nisoldipin
Bayotensin®	Nitrendipin
Baypen®	Mezlocillin
Baypres® (CH)	Nitrendipin
Beconase®	Beclomethason
Beloc®	Metoprolol
Benadon®	Pyridoxin
Benadryl N®	Diphenhydramin

Benocten® (CH)	Diphenhydramin
Benuron®	Paracetamol
Benzedrin® (-)	Amphetamin
Beriplast®	Thrombin
Berotec®	Fenoterol
Bespar®	Buspiron
Beta-Ophthiole® (A)	Metipranol
Betabactyl®	Ticarcillin
Betadrenol®	Bupranolol
Betamann®	Metipranol
Betapindol® (CH)	Pindolol
Betapressin®	Penbutolol
Betoptima®	Betaxolol
Betranol® (CH)	Propranolol
Bezalip® (A)	Bezafibrat
Bifiteral®	Lactulose
Bikalm®	Zolpidem
Biklin®	Amikacin
Biltricide®	Praziquantel
Binotal®	Ampicillin
Biogastrone® (-)	Carbenoxolon
Biophenicol® (A)	Chloramphenicol
Biotricin® (A)	Tyrothricin
Bisolvon®	Bromhexin
Bleomycinum Mack®	Bleomycin
Bonamine®	Meclozin
Bonefos®	Clodronsäure
Boroscopol®	Scopolamin
Botrop®	Botulinustoxin
Brevimytal®	Methohexital
Bricanyl®	Terbutalin
Brietal® (A, CH)	Methohexital
Brevibloc® (-)	Esmolol
Broncho-Inhalat®	Salbutamol
Bronchopront®	Ambroxol
Bronchoretard®	Theophyllin
Brufen®	Ibuprofen
Burinex® (A, CH)	Budesonid
Buscopan®	N-Butylscopolamin
Buspar® (CH)	Buspiron
Butazolidin®	Phenylbutazon
Bykomycin®	Neomycin

C

Calciparin®	Heparin
Calciparine® (CH)	Heparin
Calsynar®	Calcitonin
Camoquin®	Amodiaquin
Candio-Hermal®	Nystatin
Canesten®	Clotrimazol

Capastat® (A, CH)	Capreomycin
Capval®	Noscapin
Carcinil®	Leuprorelin
Cardiorhythmino® (CH)	Ajmalin
Cardular®	Doxazosin
Catapresan®	Clonidin
CeCenu®	Lomustin
Cedocard® (CH)	Isosorbiddinitrat
Cedur®	Bezafibrat
Cefobid® (A)	Cefoperazon
Cefobis®	Cefoperazon
Ceolat®	Dimeticon
Cepexin® (A)	Cefalexin
Ceporex® (CH)	Cefalexin
Ceporexin®	Cefalexin
Certomycin®	Netilmicin
Cerubidine® (CH)	Daunorubicin
Cesol®	Praziquantel
Chenofalk®	Chenodesoxycholsäure
Chinidin-Duriles®	Chinidin
Chinin-di-HCL „Buchler"®	Chinin
Chibro-Timoptol®	Timolol
Chlor-Hex® (CH)	Chlorhexidin
Chloraldurat®	Chloralhydrat
Chlorazin® (CH)	Chlorpromazin
Chlorhexamed®	Chlorhexidin
Cholestabyl®	Colestipol
Cholit-Ursan®	Ursodesoxycholsäure
Choragon®	Chorion-Gonadotropin, humanes
Cibacalcin®	Calcitonin
CiNU® (CH)	Lomustin
Ciprobay®	Ciprofloxacin
Ciproxin® (A, CH)	Ciprofloxacin
Circanol®	Dihydroergotoxin
Claforan®	Cefotaxim
Clamoxyl®	Amoxicillin
Claversal®	Mesalazin
Clinofem®	Medroxyprogesteron
Clinovir®	Medroxyprogesteron
Clomid® (CH)	Clomifen
Clont®	Metronidazol
Codicaps®	Codein
Codipront®	Codein
Cogentinol®	Benzatropin
Colchicum-Dispert®	Colchicin
Colestid® (CH)	Colestipol
Colfarit®	Acetylsalicylsäure
Colimune®	Cromoglycat
Colopleon®	Sulfasalazin
Combactam®	Sulbactam
Complamin®	Xantinolnicotinat
Concor®	Bisoprolol

Conducton®	Carazolol
Contergan® (-)	Thalidomid
Contimit retard®	Terbutalin
Convulex®	Valproinsäure
Cordanum®	Talinolol
Cordarex®	Amiodaron
Cordarone® (CH)	Amiodaron
Corgard® (CH)	Nadolol
Coric®	Lisinopril
Corindolan®	Mepindolol
Corinfar®	Nifedipin
Cortone-Acetat® (A)	Cortison
Corvaton®	Molsidomin
Coumadin®	Warfarin
Coversum®	Perindopril
Cuprimine(CH)	D-Penicillamin
Cuvalit®	Lisurid
Cyclokapron®	Tranexamsäure
Cyclostin®	Cyclophosphamid
Cyllind®	Clarithromycin
Cymeven®	Ganciclovir
Cymevene® (CH)	Ganciclovir
Cynomel® (CH)	Triiodthyronin = Liothyronin
Cyren A® (-)	Diethylstilbestrol
Cysticide®	Praziquantel
Cytobion®	Cyanocobalamin
Cytodec® (CH)	Misoprostol
Cytotec®	Misoprostol

D

Dactar®	Miconazol
Dactarin® (A, CH)	Miconazol
Dalacin® (A, CH)	Clindamycin
Dantamacrin®	Dantrolen
Dapotum®	Fluphenazin
Dapson-Fatol®	Dapson
Daraprim®	Pyrimethamin
Darmol® (CH)	Phenolphthalein
Daunablastin®	Daunorubicin
Deca-Durabolin®	Nandrolon
Decadron®	Dexamethason
Decortin H®	Prednisolon
Decortin®	Prednison
Dedrogyl®	Calcifediol
Dekristol®	Cholecalciferol
Delix®	Ramipril
Delphicort®	Triamcinolon
Deltacortril®	Prednisolon
Demetrin®	Prazepam
Demoplas®	Phenylbutazon

Denan®	Simvastatin
Dendrit® (CH)	Idoxuridin
Deprenyl®	Selegilin
Dermodrin® (A)	Diphenhydramin
Deseril retard®	Methysergid
Desferal®	Deferoxamin
Desuric® (CH)	Benzbromaron
DET MS®	Dihydroergotamin
Diamox®	Acetazolamid
Dibenzyline® (CH)	Phenoxybenzamin
Dibenzyran®	Phenoxybenzamin
Diblocin®	Doxazosin
Dichlor-Stapenor®	Dicloxacillin
Diclophlogont®	Diclofenac
Didronel® (A, CH)	Etidronsäure
Diflucan®	Fluconazol
Digacin®	Digoxin
Digimed® (A)	Digitoxin
Digimerck®	Digitoxin
Digitalis-Antidot®	F_{ab}-Fragmente
Dihydergot®	Dihydroergotamin
Dihydrobenzperidol®	Droperidol
Dihyzin®	Dihydralazin
Dilatrend®	Carvedilol
Dilaudid®	Hydromorphon
Dilzem®	Diltiazem
Dimaval®	Dimercaptopropansulfonsäure
Diphos®	Etidronsäure
Distraneurin®	Clomethiazol
Ditripental-Heyl®	Natrium-Calcium-Pentetat
Diu-Melusin®	Hydrochlorothiazid
Dixarit®	Clonidin
DMPS-Heyl®	Dimercaptopropansulfonsäure
Dobutrex®	Dobutamin
Dociton®	Propranolol
Dolantin®	Pethidin
Dolo-Dolgit®	Ibuprofen
Dopamet® (CH)	α-Methyldopa
Dopegyt®	α-Methyldopa
Dopergin®	Lisurid
Dormicum®	Midazolam
Dormutil N®	Diphenhydramin
Doryl®	Carbachol
Doxytem®	Doxycyclin
Dramamine® (CH)	Dimenhydrinat
Dulcolax®	Bisacodyl
Duphalac® (CH)	Lactulose
Duracoron®	Molsidomin
Duracralfat®	Sucralfat
Duragentam®	Gentamicin
Duraglucon®	Glibenclamid
Duramipress®	Prazosin

Handelsbezeichnung → Wirkstoffname   341

Duranifin®	Nifedipin
Durapindol®	Pindolol
Durazanil®	Bromazepam
Dynacil®	Fosinopril
Dyneric®	Clomifen
Dyrenium® (CH)	Triamteren

E

Eatan-N®	Nitrazepam
Edecrin® (A, CH)	Etacrynsäure
Eferox®	Thyroxin
Effortil®	Etilefrin
Elantan®	Isosorbidmononitrat
Elixophylin® (CH)	Theophyllin
Eltroxin® (CH)	Thyroxin
Elugan®	Simethicon
EMB-Fatol®	Ethambutol
Emedyl® (A)	Dimenhydrinat
Enantone®	Leuprorelin
Endak®	Carteolol
Endoxan®	Cyclophosphamid
Enelfa®	Paracetamol
Enterocura®	Sulfaguanol
Epanutin®	Phenytoin
Epi-Monistat®	Miconazol
Epi-Pevaryl®	Econazol
Eremfat®	Rifampicin
Ergenyl®	Valproinsäure
Ergo-Kranit mono®	Ergotamin
Ergocalm®	Lormetazepam
Ergotamin Medihaler®	Ergotamin
Ergotartrat® (A)	Ergotamin
Erycinum®	Erythromycin
Erycytol(A)	Cyanocobalamin
Erypo®	Erythropoetin = Epoetin
Erythrocin®	Erythromycin-stearat
Esidrex® (A, CH)	Hydrochlorothiazid
Esidrix®	Hydrochlorothiazid
Esmarin®	Trichlormethiazid
Estraderm TTS®	Estradiol
Ethrane®	Enfluran
Eti-Puren®	Etilefrin
Etidronat®	Etidronsäure
Euglucon®	Glibenclamid
Euphyllin®	Theophyllin
Eusaprim®	Cotrimoxazol
Euthyrox®	Thyroxin
Euvernil® (-)	Sulfacarbamid
Evipan® (-)	Hexobarbital
Exlutona®	Lynestrenol
Expa-HAES® (A)	Hydroxyethylstärke

F

Fansidar®	Pyrimethamin + Sulfadoxin
Farlutal®	Medroxyprogesteron
Farmitrexat®	Methotrexat
Fasigyn® (A, CH)	Tinidazol
Favistan®	Thiamazol
Favistan®	Methimazol
Felbe®	Vinblastin
Felden®	Piroxicam
Fenistil®	Dimetinden
Fentanyl-Janssen®	Fentanyl
Fevarin®	Fluvoxamin
Fiblaferon®	Interferon-β
Ficortril®	Cortisol
Flagyl®	Metronidazol
Flavoquine®	Amodiaquin
Floxapen® (A, CH)	Flucloxacillin
Fluanxol®	Flupentixol
Fluctin®	Fluoxetin
Fluctine® (A, CH)	Fluoxetin
Fluimucil®	N-Acetylcystein
Fluothane®	Halothan
Flurblastin®	5-Fluorouracil
Flurinef® (CH)	Fludrocortison
Folsan®	Folsäure
Folvite® (CH)	Folsäure
Forene®	Isofluran
Fortalgesic® (CH)	Pentazocin
Fortam® (CH)	Ceftazidim
Fortecortin®	Dexamethason
Fortral®	Pentazocin
Fortum®	Ceftazidim
Foscavir®	Foscarnet
Fosinorm®	Fosinopril
Fraxiparin®	Heparin, niedermolekular
Fugerel®	Flutamid
Fulcin®	Griseofulvin
Fungibacid®	Tioconazol
Fungizid®	Clotrimazol
Fungizone® (CH)	Amphotericin B
Fusid®	Furosemid

G

Ganor®	Famotidin
Gantanol® (CH)	Sulfamethoxazol
Garamycin® (CH)	Gentamicin
Gastricur®	Pirenzepin
Gastroloc®	Omeprazol
Gastrosil®	Metoclopramid

Gastrozepin®	Pirenzepin
Gelafundin®	Gelatine-Kolloide
Gernebcin®	Tobramycin
Gestafortin®	Chlormadinon
Gevilon®	Gemfibrozil
Gichtex® (A)	Allopurinol
Gilurytmal®	Ajmalin
Gingicain®	Tetracain
Glauconex®	Befunolol
Glaupax®	Acetazolamid
Glucagon®	Glucagon
Glucobay®	Acarbose
Glucophage®	Metformin
Grisovin® (A, CH)	Griseofulvin
Gynäsan®	Estratriol
Gyno-Pevaryl®	Econazol
Gyramid®	Enoxacin

H

Haemaccel®	Gelatine-Kolloide
HAES-steril®	Hydroxyethylstärke
Halcion®	Triazolam
Haldol®	Haloperidol
Halfan®	Halofantrin
Hemohes®	Hydroxyethylstärke
Hepavit® (A)	Hydroxocobalamin
Hexobion®	Pyridoxin
Hibiden® (A)	Chlorhexidin
Hismanal®	Astemizol
Hoggar N®	Doxylamin
Holoxan®	Ifosfamid
Humatin®	Paromomycin
Hydergin®	Dihydroergotoxin
Hydro-long Tablinen®	Chlorthalidon
Hydromedin®	Etacrynsäure
Hydropen® (A)	Procain-Penicillin
Hydroxo 5000® (CH)	Hydroxocobalamin
Hygroton®	Chlorthalidon
Hyperstat® (CH)	Diazoxid
Hypertonalum®	Diazoxid
Hypnomidate®	Etomidat
Hypnorex®	Lithium-carbonat

I

Ilomedin®	Iloprost
Imeson®	Nitrazepam
Imigran®	Sumatriptan
Imodium®	Loperamid

Imurek®	Azathioprin
Inderal® (A, CH)	Propranolol
Indo-Phlogont®	Indometacin
Indocit® (A, CH)	Indometacin
Indomelan® (A)	Indometacin
Indomet ®	Indometacin
Infucoll 40®	Dextran 40
Inhacort®	Flunisolid
Intal®	Cromoglycat
Intestin-Euvernil® (-)	Sulfaloxin
Intron A®	Interferon-α2b
Introna® (A)	Interferon-α2b
Irenat ®	Natriumperchlorat
Ismelin® (-)	Guanethidin
Ismo®	Isosorbidmononitrat
Iso-Mack®	Isosorbiddinitrat
Isocillin®	Penicillin V
Isoket®	Isosorbiddinitrat
Isoprel® (CH)	Isoprenalin
Isoprochin®	Propyphenazon
Isoptin®	Verapamil
Isordil® (CH)	Isosorbiddinitrat
Itrop®	Ipratropium

J

Jacutin®	Lindan
Jatroneural®	Trifluoperazin
Jatropur®	Triamteren
Josalyt® (A)	Josamycin
Jumex® (A)	Selegilin
Jumexal® (CH)	Selegilin

K

Kabikinase®	Streptokinase
Kanamytrex®	Kanamycin
Kaomycin® (CH)	Neomycin
Karil®	Calcitonin
Kenacort® (CH)	Triamcinolon
Kerlone®	Betaxolol
Ketanest®	Ketamin
Kinichron® (CH)	Chinidin
Klacid®	Clarithromycin
Klinomycin®	Minocyclin
Konakion®	Phytomenadion
Kratofin® (A)	Paracetamol
Kryptocur®	Gonadorelin

L

L-Polamidon®	Levomethadon = l-Methadon
Laevilac®	Lactulose
Laevolac® (A)	Lactulose
Lagalgin® (CH)	Metamizol
Lampren® (-)	Clofazimin
Lanicor®	Digoxin
Lanitop®	Methyldigoxin
Lanoxin® (CH)	Digoxin
Lantarel®	Methotrexat
Largactil® (A, CH)	Chlorpromazin
Lariam®	Mefloquin
Laroxyl®	Amitriptylin
Lasix®	Furosemid
Laxanin N®	Bisacodyl
Laxbene®	Bisacodyl
Laxoberal®	Natrium-picosulfat
Laxoberon® (CH)	Natrium-picosulfat
Ledercort® (CH)	Triamcinolon
Lefax®	Simethicon
Lemocin®	Chlorhexidin
Lendorm® (A)	Brotizolam
Lendormin®	Brotizolam
Lenoxin®	Digoxin
Leponex®	Clozapin
Leukeran®	Chlorambucil
Levanxol® (A)	Temazepam
Lexotanil®	Bromazepam
Lidocaton® (CH)	Lidocain
Likuden®	Griseofulvin
Lincocin® (CH)	Lincomycin
Linoten® (A, CH)	Minoxidil
Lioresal®	Baclofen
Lipo-Merz retard®	Etofibrat
Liprevil®	Pravastatin
Liquemin®	Heparin
Liskantin®	Primidon
Lodronat® (A)	Clodronsäure
Lomeblastin®	Lomustin
Lomexin®	Fenticonazol
Lomir®	Isradipin
Lomupren®	Cromoglycat
Longasteril 40®	Dextran 40
Longum®	Sulfalen
Lonolox®	Minoxidil
Lopirin®	Captopril
Lopresor®	Metoprolol
Loramed® (CH)	Lormetazepam
Ludiomil®	Maprotilin
Luminal®	Phenobarbital
Lyogen depot®	Fluphenazin-decanoat

Lyogen®	Fluphenazin
Lyovac-Cosmegen®	Actinomycin D
Lysthenon®	Succinylcholin

M

Madopar®	Benserazid + Levodopa
Marcoumar® (A, CH)	Phenprocoumon
Marcumar®	Phenprocoumon
Marvelon®	Desogestrel + Ethinylestradiol
MCP-ratiopharm®	Metoclopramid
Meaverin®	Mepivacain
Medianox® (CH)	Chloralhydrat
Megacillin®	Clemizol-Penicillin
Megagrisevit®	Clostebol
Megaphen® (-)	Chlorpromazin
Mepicaton® (CH)	Mepivacain
Mercaptyl® (CH)	D-Penicillamin
Mereprine®	Doxylamin
Mestinon®	Pyridostigmin
Mestranol Jenapharm®	Mestranol
Metalcaptase®	D-Penicillamin
Methergin®	Methylergometrin
Mevacor® (A)	Lovastatin
Mevinacor®	Lovastatin
Mexitil®	Mexiletin
Micronovum®	Norethisteron
Midamor® (A; CH)	Amilorid
Migril® (CH)	Ergotamin
Minipress®	Prazosin
Minirin®	Desmopressin
Minocin® (A, CH)	Minocyclin
Minprog®	Alprostadil
Minprostin $F_{2\alpha}$®	Dinoprost
Minprostin E_2®	Dinoproston
Mistabron® (A, CH)	Mesna
Mistabronco®	Mesna
Mithramycin®	Plicamycin
Modip®	Felodipin
Moduretic®	Chlorthalidon + Hydrochlorothiazid
Moduretic ®	Amilorid + Hydrochlorothiazid
Mogadan®	Nitrazepam
Mogadon® (A, CH)	Nitrazepam
Molsidolat® (A)	Molsidomin
Mono-Embolex®	Heparin, niedermolekular
Mono-Praecimed®	Paracetamol
Monomycin®	Erythromycin-ethylsuccinat
Monotrean®	Dimenhydrinat
Monotridin®	Natriummonofluorophosphat
Monotrim® (CH)	Trimethoprim
Moronal®	Nystatin

Mosegor®	Pizotifen
Motilium®	Domperidon
Movergan®	Selegilin
MST-Mundipharma®	Morphin
Mucolyticum-Lappe®	N-Acetylcystein
Mucomyst® (A)	N-Acetylcystein
Mucosolvan®	Ambroxol
Mucufluid®	Mesna
Munobal®	Felodipin
Murine® (CH)	Tetryzolin
Myambutol®	Ethambutol
Myco Cordes®	Clotrimazol
Mycospor®	Bifonazol
Mycosporin® (CH)	Bifonazol
Mycostatin® (A, CH)	Nystatin
Mydriaticum Stulln®	Tropicamid
Myfungar®	Oxiconazol
Mykontral®	Tioconazol
Mylepsinum®	Primidon
Myleran®	Busulfan
Mysoline® (A, CH)	Primidon

N

Nacom®	Carbidopa + Levodopa
Nalador®	Sulproston
Narcan® (CH)	Naloxon
Narcanti®	Naloxon
Narcaricin®	Benzbromaron
Nasivin®	Oxymetazolin
Nebacetin®	Bacitracin + Neomycin
Negram® (A, CH)	Nalidixinsäure
Nembutal® (A, CH)	Pentobarbital
Neo-Cytamen® (A)	Hydroxocobalamin
Neo-Morphazole®	Carbimazol
Neo-Thyreostat®	Carbimazol
Neotigason®	Acitretin
Nepresol®	Dihydralazin
Neptal ®	Acebutolol
nervo Opt N®	Diphenhydramin
Netromycin® (CH)	Netilmicin
Neurocil®	Levomepromazin
Nimotop®	Nimodipin
Nipride® (A, CH)	Nitroprussid-Natrium
Nipruss®	Nitroprussid-Natrium
Nitracut® (CH)	Glyceryltrinitrat
Nitroderm TTS®	Glyceryltrinitrat
Nitroglyn® (A)	Glyceryltrinitrat
Nitrolent® (CH)	Glyceryltrinitrat
Nitrolingual®	Glyceryltrinitrat
Nitrong® (A)	Glyceryltrinitrat

Nizoral®	Ketoconazol
Noctamid®	Lormetazepam
Nogram®	Nalidixinsäure
Norcuron® (CH)	Vecuronium
Noristerat®	Norethisteron
Normison® (CH)	Temazepam
Noroxin® (CH)	Norfloxacin
Norpace®	Disopyramid
Nortrilen®	Nortriptylin
Novalgin®	Metamizol
Novocain®	Procain
Novocamid® (A)	Procainamid
Novodigal®	Acetyldigoxin
Nozinan® (A, CH)	Levomepromazin
Nubain®	Nalbuphin

O

Obaron® (CH)	Benzbromaron
Obsidan®	Propranolol
Oceral®	Oxiconazol
Octapressin®	Felypressin
Ödemase®	Furosemid
Ogostal® (-)	Capreomycin
Olynth®	Xylometazolin
Omeril®	Mebhydrolin
Oncovin® (A, CH)	Vincristin
Onkovertin N®	Dextran 40
Onkovertin 6%®	Dextran 60
Oprazin® (CH)	Tobramycin
Optochinidin®	Chinidin
Oracef®	Cefalexin
Orasthin®	Oxytocin
Orfiril®	Valproinsäure
Orgametril®	Lynestrenol
Ortho-Gynest®	Estratriol
Osiren® (CH)	Spironolacton
Osmofundin®	Mannit
Ostac®	Clodronsäure
Osyrol zur Injektion®	Kaliumcanrenoat
Osyrol®	Spironolacton
Otriven®	Xylometazolin
Ovacyclin® (CH)	Estradiol-benzoat
Ovestin®	Estratriol

P

Paediathrocin®	Erythromycin-ethylsuccinat
Paludrine®	Proguanil
Pantelin® (A)	Mebendazol

Pantolax®	Succinylcholin
Paraxin®	Chloramphenicol
Parlodel® (A, CH)	Bromocriptin
Parnate®	Tranylcypromin
Partusisten®	Fenoterol
Paspertin®	Metoclopramid
Pavulon® (CH)	Pancuronium
Penadur® (CH)	Benzathin-Penicillin
Penicillin-Heyl forte®	Procain-Penicillin
Pentotal® (CH)	Thiopental
Pentrane® (-)	Methoxyfluran
Pepcidine® (A, CH)	Famotidin
Pepdul®	Famotidin
Pereemesin® (CH)	Meclozin
Peremesin®	Meclozin
Pergotime®	Clomifen
Pertofran®	Desipramin
Pervitin® (-)	Methamphetamin
Petinimid® (A, CH)	Ethosuximid
Petnidan®	Ethosuximid
Phenaemal®	Phenobarbital
Phenergan® (A, CH)	Promethazin
Phenhydan®	Phenytoin
Phospholinjodid® (-)	Ecothiopat
Pidilat®	Nifedipin
Pipril®	Piperacillin
PK-Merz®	Amantadin
Planum®	Temazepam
Plasmasteril® (A, CH)	Hydroxyethylstärke
Platiblastin®	Cisplatin
Platinex®	Cisplatin
Platinol® (A, CH)	Cisplatin
Plendil® (A, CH)	Felodipin
Polygris®	Griseofulvin
Polymyxin B®	Polymyxin B
Polypress(A)	Prazosin
Ponderax®	Fenfluramin
Ponflural® (CH)	Fenfluramin
POR 8 Sandoz®	Ornipressin
Postacton®	Lypressin
Postafen®	Meclozin
Potaba®	p-Aminomethylbenzoesäure
Pravasin®	Pravastatin
Pravidel®	Bromocriptin
Praxiten®	Oxazepam
Prazac® (CH)	Prazosin
Pregnesin®	Chorion-Gonadotropin, humanes
Prelis®	Metoprolol
Prent® (A, CH)	Acebutolol
Pres®	Enalapril
Presinol®	α-Methyldopa
Primaquine®	Primaquin

Primbolan® (A)	Metenolon
Primobolan®	Metenolon
Primogonyl®	Chorion-Gonadotropin, humanes
Primolut-Nor®	Norethisteron
Prinil® (CH)	Lisinopril
Privin®	Naphazolin
Probenecid Tabl. „Weimer"®	Probenecid
Procainamid Duriles®	Procainamid
Procorum®	Gallopamil
Progestogel®	Progesteron
Progestosol® (CH)	Progesteron
Proglicem®	Diazoxid
Progynon C®	Ethinylestradiol
Progynon-Depot®	Estradiol-valerianat
Progynova®	Estradiol-valerianat
Prolacam® (A, CH)	Lisurid
Proluton Depot®	17-α-Hydroxyprogesteroncapronat
Proluton® (A)	Progesteron
Promkiddi®	Promethazin
Pronesthyl® (CH)	Procainamid
Propra-ratiopharm®	Propranolol
Propulsin®	Cisaprid
Propycil®	Propylthiouracil
Prostavasin®	Alprostadil
Prostigmin®	Neostigmin
Prostin VR® (CH)	Alprostadil
Protamin „Roche"®	Protamin
Prothiucil® (A)	Propylthiouracil
Proviron®	Mesterolon
Proxen®	Naproxen
Psyquil®	Triflupromazin
Pulmicort®	Budesonid
Puri-Nethol®	6-Mercaptopurin
Pyknolepsinum®	Ethosuximid
Pyrafat®	Pyrazinamid

Q

Quantalan®	Colestyramin
Querto®	Carvedilol
Quilonium retard®	Lithium-carbonat
Quilonium®	Lithium-acetat

R

Radecol®	Pyridinmethanol
Rastinon®	Tolbutamid
Reasec®	Diphenoxylat + Atropin
Refobacin®	Gentamicin
Regelan®	Clofibrat

Regitin® (-)	Phentolamin
Relefact®	Gonadorelin
Relisorm-L® (CH)	Gonadorelin
Remestan®	Temazepam
Renitec® (A)	Enalapril
Reniten® (CH)	Enalapril
Rentylin®	Pentoxifyllin
Reserpin Saar®	Reserpin
Resimatil®	Primidon
Resochin®	Chloroquin
Retarpen® (A)	Benzathin-Penicillin
Retrovir®	Zidovudin
Reverin® (-)	Rolitetracyclin
Rhinopront®	Tetryzolin
Ridaura®	Auranofin
Rifa®	Rifampicin
Rifoldin® (CH)	Rifampicin
Rimactan®	Rifampicin
Rimifon® (A, CH)	Isoniazid
Rivotril®	Clonazepam
Roaccutan®	Isotretinoin
Roaccutane® (CH)	Isotretinoin
Rocaltrol®	Calcitriol
Rocephin®	Ceftriaxon
Roferon A®	Interferon-α2a
Rohypnol®	Flunitrazepam
Ronicol®	Pyridinmethanol
Rovamycin®	Spiramycin
Rulid®	Roxithromycin
Rulide® (A)	Roxithromycin
Rythmodan® (A, CH)	Disopyramid
Rythmodul®	Disopyramid
Rytmonorm®	Propaphenon
Rytmonorma® (A)	Propaphenon

S

sab simplex®	Dimeticon
Sabril®	Vigabatrin
Salazopyrin® (A, CH)	Salazasulfapyridin
Salo-Falk®	Mesalazin
Saltucin®	Butizid
Sanabolicum® (A)	Nandrolon
Sanaderm® (CH)	Hydrocortison
Sanasthmyl®	Beclomethason
Sandimmun®	Ciclosporin
Sandomigran®	Pizotifen
Saroten®	Amitriptylin
Scandicain®	Mepivacain
Scopoderm TTS®	Scopolamin
Securopen®	Azlocillin

Sedaplus®	Doxylamin
Selectol®	Celiprolol
Selectomycin®	Spiramycin
Selipram® (A, CH)	Pravastatin
Sembrina®	α-Methyldopa
Sempera®	Itraconazol
Seresta® (CH)	Oxazepam
Sernyl® (-)	Phencyclidin
Seroxat®	Paroxetin
Serpasil® (-)	Reserpin
Sibelium®	Flunarizin
Sigacalm®	Oxazepam
Sigaperidol®	Haloperidol
Simplotan®	Tinidazol
Sinemet® (A, CH)	Carbidopa + Levodopa
Sintocaine® (CH)	Procain
Sintrom® (-)	Acenocoumarol
Sito-Lande®	β-Sitosterin
Sobelin®	Clindamycin
Solgol®	Nadolol
Somatostatin Ferring®	Somatostatin
Sominex® (CH)	Promethazin
Sorbitol-Infusionslösg.®	Sorbit
Sorquetan®	Tinidazol
Sostril®	Ranitidin
Sotacor® (A)	Sotalol
Sotalex®	Sotalol
Soventol®	Bamipin
Spiridon® (CH)	Spironolacton
Spiro Tablinen®	Spironolacton
Spiroctan® (CH)	Kaliumcanrenoat
Stapenor®	Oxacillin
Staphylex®	Flucloxacillin
Stilamin®	Somatostatin
Stilnox®	Zolpidem
Streptase®	Streptokinase
Strepto-Fatol®	Streptomycin
Streptomycin „Grünenthal"®	Streptomycin
Stresson® (-)	Bunitrolol
Sulfactin® (-)	Dimercaprol
Sulfrexal® (CH)	Ketanserin
Sulmycin®	Gentamicin
Sultanol®	Salbutamol
Suprarenin®	Adrenalin
Suprecur®	Buserelin
Suprefact®	Buserelin
Surfen® (-)	Aminoquinurid
Suxinutin®	Ethosuximid
Syntocinon®	Oxytocin
Systral®	Chlorphenoxamin

T

Tabalon®	Ibuprofen
Tacef®	Cefmenoxim
Tachocomp®	Thrombin
Tagamet®	Cimetidin
Tagonis®	Paroxetin
Takus®	Ceruletid
Tambocor®	Flecainid
Taractan®	Chlorprothixen
Tardocillin®	Benzathin-Penicillin
Tarivid®	Ofloxacin
Tauredon®	Aurothiomalat
Tavegil®	Clemastin
Tavegyl® (A, CH)	Clemastin
Tavor®	Lorazepam
Tebesium S®	Isoniazid
Tegretal®	Carbamazepin
Tegretol® (A, CH)	Carbamazepin
Teldane®	Terfenadin
Temesta® (A, CH)	Lorazepam
Temgesic®	Buprenorphin
Tenormin®	Atenolol
Tensobon®	Captopril
Testoviron®	Testosteron
TFT-Thilo®	Trifluridin
Thiotepa Lederle®	Thiotepa
Thrombophob®	Heparin
Thybon®	Triiodthyronin
Thyratrop®	Thyreotropin
Thyreostat II®	Propylthiouracil
Thyrotardin®	Triiodthyronin
Ticarpen® (A, CH)	Ticarcillin
Tilade®	Nedocromil
Timonil®	Carbamazepin
Timoptic® (CH)	Timolol
Timoptin® (CH)	Metipranol
Tinset®	Oxatomid
TMB-ratiopharm®	Trimethoprim
Tobramaxin®	Tobramycin
Tobrasix® (A)	Tobramycin
Tobrex® (CH)	Tobramycin
Tofranil®	Imipramin
Tolid®	Lorazepam
Toluidinblau Amp. „Köhler"®	Toloniumchlorid
Tolvin®	Mianserin
Tolvon® (A, CH)	Mianserin
Tolyprin®	Azapropazon
Topinasal®	Budesonid
Toxogonin®	Obidoxim
Tracrium®	Atracurium
Tramal®	Tramadol

Tranquo-Tablinen®	Diazepam
Tranxilium N®	Nordiazepam
Trapanal®	Thiopental
Trapazole® (CH)	Thiamazol
Trasicor®	Oxprenolol
Trasylol®	Aprotinin
Travogen®	Isoconazol
Trecalmo®	Clotiazepam
Tremblex® (CH)	Dexetimid
Trental®	Pentoxifyllin
Trifuorthymidin®	Trifluridin
Triherpine® (CH)	Trifluridin
Triludan® (A)	Terfenadin
Trimanyl®	Trimethoprim
Trimono®	Trimethoprim
Trolovol®	D-Penicillamin
Truxal®	Chlorprothixen
Tyrosolvetten®	Tyrothricin
Tyrosolvin® (CH)	Tyrothricin
Tyrosur®	Tyrothricin
Tyzide® (A)	Isoniazid
Tyzine®	Tetryzolin

U

Ubistesin®	Articain
Udicil®	Cytarabin
Ugurol®	Tranexamsäure
Ukitan® (CH)	Urokinase
Ulcogant®	Sucralfat
Ulcoprotect®	Pirenzepin
Ultracain®	Articain
Ultracorten H® (CH)	Prednisolon
Ultracorten® (CH)	Prednison
Uromitexan®	Mesna
Ursofalk®	Ursodesoxycholsäure

V

Valium®	Diazepam
Vancocin® (CH)	Vancomycin
Vancomycin CP Lilly®	Vancomycin
Vascal®	Isradipin
Vasopressin Sandoz®	Lypressin
Vegesan® (CH)	Nordiazepam
Veramex®	Verapamil
Vermox®	Mebendazol
Vesdil®	Ramipril
Vetren®	Heparin
Vibramycin®	Doxycyclin
Vibravenös®	Doxycyclin

Vidarabin Thilo®	Vidarabin
Vigantol®	Cholecalciferol
Vigorsan®	Cholecalciferol
Vincristin®	Vincristin
Virexen® (CH)	Idoxuridin
Visine® (CH)	Tetryzolin
Visken®	Pindolol
Vistalbalon®	Naphazolin
Vitarubin® (CH)	Cyanocobalamin
Volmax® (CH)	Salbutamol
Volon®	Triamcinolon
Volon A®	Triamcinolon-acetonid
Volonimat®	Triamcinolon-acetonid
Voltaren®	Diclofenac
Vomex A®	Dimenhydrinat

W

Wandonorm®	Bopindolol
Weimerquin®	Chloroquin
Wilprafen®	Josamycin
Wincoram®	Amrinon

X

Xanef®	Enalapril
Ximovan®	Zopiclon
Xylocain®	Lidocain
Xylonest®	Prilocain
Xyloneural®	Lidocain
Xylotocan®	Tocainid

Y

Yxin®	Tetryzolin

Z

Zantac® (A)	Ranitidin
Zantic®	Ranitidin
Zentropil®	Phenytoin
Zocor®	Simvastatin
Zofran®	Ondansetron
Zoladex®	Goserelin
Zoroxin® (CH)	Norfloxacin
Zostrum®	Idoxuridin
Zovirax®	Aciclovir
Zyloric®	Allopurinol
Zymafluor®	Natriumfluorid

Sachverzeichnis

A

Abführmittel 166 ff
Acarbose 254
ACE s. Angiotensin converting enzyme
Acebutolol 94
ACE-Hemmstoffe 124
– Diuretika-Gabe 154
– bei Herzinsuffizienz 132
– bei Hypertonie 300
Acenocumarol, Strukturformel 145
Acetazolamid 158
– Strukturformel 159
Acetylcholin 34, 82, 98 ff, 178
– Abbau 100 f
– und Antidepressiva 224
– Freisetzung 100
– Ganglien 108
– Magensäurebildung 162
– und Neuroleptika 230
– Parkinsonismus 184
– Rezeptortypen 98 f
– Strukturformel 35, 101, 103, 183
– Synthese 100
Acetylcholinesterase 100, 102, 182
– und Muskelrelaxantien 180
– bei Organphosphatvergiftung 294
Acetylcholin-Rezeptor, muscarinischer 98
– nicotinischer 98
Acetylcoenzym A 38, 100
Acetylcystein, Strukturformel 313
N-Acetylcystein, Erkältungskrankheiten 312
– Paracetamol-Intoxikation 192
Acetyldigoxin 132
N-Acetylglucosamin 262
Acetylierer, schnelle und langsame 274
N-Acetylmuraminsäure 262
N-Acetyl-p-benzochinon 192
Acetylsalicylsäure 34, 142, 148, 192, 194, 196
– Erkältungskrankheiten 312
– Migräne 310
– Strukturformel 35, 149, 193, 195
– Thrombozytenaggregation 148
ACh s. Acethylcholin
Achalasie 126
Aciclovir 280
– Strukturformel 279
Acitretin 74
Acrolein 113
ACTH 236, 244
Acylaminopenicilline 264
Acyltransferase 38
Adenin, Strukturformel 291
Adenohypophyse 236
Adenosin-Rezeptoren-Theophyllin 314
Adenylatcyclase 66
ADH s. Adiuretin
Adiuretin 156, 160, 236
– und Lithium-Ionen 228
– Strukturformel 161
Adrenalin 82 ff, 134, 200
– Abgabe in das Blut 108
– Allergie 314
– und Antidepressiva 226
– Freisetzung 108
– und Lokalanästhesie 200
– Lokalanästhetika 198
– Strukturformel 87
Adrenozeptoren 82 ff
– α_2-Adrenoceptoren 82 f
– Agonisten 84 ff
– Antagonisten 90 ff
– Subtypen 84 f
Adriamycin 290
Adsorbentien 174
Adsorption von Viren 278
Adstringentien 174
Aerosol 12, 14
Affinität 56
Agonist 60
– inverser 60
– – Benzodiazepin-Rezeptoren 220
– partieller 94, 206
Ähnlichkeitsregel 76

Akromegalie 236
Aktionspotential, Myokard 136
Aktivität, intrinsische 60
– – sympathomimetische s. ISA
Albuterol s. Salbutamol
Alcuronium 180
Aldehyde 282
Aldosteron 156, 242
– Strukturformel 161, 243
Aldosteron-Antagonisten 160
Aldosteron-Inkretion 124
Alkaloid 4
Alkohol und Wärmeregulation 196
Alkohol-Dehydrogenase 44
Alkoholdelir 186
Alkylantien 290
Allergie 314
– Behandlung 314
Allergische Reaktion, Formen 72
Allopurinol 290, 304
– Strukturformel 305
Alloxanthin 304
Aloe 170, 172
Alphablocker s. α-Blocker
Alprenolol 95
Alprostadil 118
Altersdiabetes 256
Altinsulin 252
Aluminiumhydroxid 162
Amanita muscaria 234
Amantadin 184, 278
– Strukturformel 185, 281
– als Virustatikum 278
Ambroxol, Erkältungskrankheiten 312
Amethopterin 290
Amikacin 272, 274
Amilorid 160
– Strukturformel 161
Amine, biogene 114 f
p-Aminobenzoesäure 266
– Strukturformel 35, 267
7-Aminocephalosporansäure 264
Aminoglykosid 261, 270
Aminoglykosid-Antibiotika 272
p-Aminomethylbenzoesäure 146
6-Aminopenicillansäure 262
– Strukturformel 265
4-Aminophenazon 192
Aminopterin 290
Aminoquinurid 252

5-Aminosalicylsäure 266
p-Aminosalicylsäure 274
Amitriptylin 226
– Strukturformel 227
Ammoniak, Leberkoma 166
Amodiaquin 286
Amoxicillin 264
– Strukturformel 265
Amphetamin 88
– Depression 224
– Strukturformel 89
Amphiphilie 202
Amphotericin B 276
Ampulle 12
Amrinon 118
Anabolika 246
Analgetika 190
– antipyretische 190
– Opioide 204
Analgetikum-Asthma 192
Anämie, perniziöse 138
Anaphylaktische Reaktion 72
Anästhesie, dissoziative 214
Ancrod 146
Androgene 246
Androsteron 246
Angina pectoris 296
– – Nifedipin 298
– – Therapie 296 f
Angiotensin converting enzyme 34, 124
Angiotensin I, Strukturformel 35
Angiotensin II 124
– Strukturformel 35
Angiotensin III, Strukturformel 35
Angiotensinase A 34
Angiotensinogen 124
Anhalonium lewinii 234
Anilin 295
Anopheles-Mücke 286
Anorektika 88
Antagonismus, allosterischer 60
– chemischer 60
– funktioneller 60
Antagonist 60
– kompetitiver 60
– partieller 94, 206
Antazida 162
Anthelmenthika 284
Anthrachinon-Derivate 170

Anthrachinon-Glykosid-haltige Pflanze 172
Anthracyclin-Antibiotika 290
Anthranol 173
Anthron 173
Antiallergische Therapie 314
Antianämika 138 f
Antiandrogen Cyproteron 246
Antianginosa 298
Antiarrhythmika 134 f
- membranstabilisierende 134
- Na-Kanal blockierende 134
Antiarrhythmika-Klassen 136
Antibaby-Pillen 250
Antibakterielle Pharmaka 260 ff
- - Übersicht, Angriffspunkte 261
Antibiotika 260
- zytostatische 290
Anticholinergika 184
Antidepressiva, Nebenwirkungen 226
- trizyklische 224
Antidiabetika, orale 256
Antidota 292
Antiemetika 316
Antiepileptika 186
Antigen 72
Antihistaminika 114, 216
- H_1-Antihistaminika 114
- - Allergie 314
- - Erkältungskrankheiten 312
- - Kinetosen 316
- H_2-Antihistaminika 164
- als Hypnotika 216
- mukoziliärer Transport 14
Antihypertensiva 300
Antikoagulantien, orale 144
Antikonvulsive Wirkstoffe 186
Antikörper, bei allergischen Reaktionen 72
Antiköper-Fragmente 130
Antimalaria-Mittel 286
Antimetabolite, virustatische 278
- zytostatische 290
Antimykotika 276
Antinocizeptives System 188
Antiparasitäre Pharmaka 284
Antiparkinson-Mittel 184
Antipyretika 196
Antirheumatika, nichtsteroidale 194, 308

Antisepsis 282
Antisympathotonika 96
Antithrombin III 142, 144
Antithrombotika 142 ff
Antitussiva 206
Antivirale Arzneistoffe 278 f
Anxiolyse 230
Anxiolytika 220 f
Anziehung, elektrostatische 58
Äpfel, geriebene 174
Apoferritin 140
Apolipoproteine 153
Apparat, juxtaglomerulärer 124
Appetitzügler 88
Applikationsarten 18
Applikationsintervall 48
Arabinose, Strukturformel 279
Arachidonsäure 242
- Strukturformel 191
Area postrema 316
- under curve 46
Arecolin, Strukturformel 103
Arthritis 72
- Arzneimittelallergie 72
- rheumatoide 308
Arthus-Reaktion 72
Articain 202
- Strukturformel 203
Arzneimittelallergie 72
Arzneimittelentwicklung 6
Arzneimittelinteraktion 30
- Enzyminduktion 32
- Plasmaeiweißbindung 30
Arzneimittellehre, Aufgabe 3
Arzneimittelwirkungen, unerwünschte 70 ff
Arzneimittelzulassung 6
Arzneistoff 10
- radioaktiver 56
Arzneistoffdarreichung 8 ff
Arzneistoffherkunft 4 ff
Arzneistoff-Rezeptor-Interaktion 58 ff
Ascaris lumbricoides 284
Ascorbinsäure 140
- Eisenresorption 140
ASS s. Acetylsalicylsäure
Astemizol 114
Asthma bronchiale 314
- - und β-Blocker 92

- und nichtsteroidale Antirheumatika 194
Asthma-Anfall 72
Atemlähmung, periphere 180
Atenolol 94
- Strukturformel 95
Äther s. Diethylether
Atracurium 180
Atropa belladonna 105
Atropin 70, 98, 104f, 294
- bei Kombinationsnarkose 211
- mukoziliärer Transport 14
- bei Organphosphatvergiftung 294
- Strukturformel 105, 107
Atropin-Vergiftung 106
AUC s. Area under curve
Augentropfen 8
Auranofin 308
Aurothioglucose 308
Aurothiomalat 308
AV-Knoten 135
Axolemm 200
Axoplasma 200
Azapropazon, Strukturformel 195
Azathioprin 290
- Strukturformel 37, 309
Azidothymidin 278
Azlocillin 264

B

Bacitracin 261, 264
Baclofen 178
Bakterien, Resistenz 260
Bakteriostase 260
Bakterizidie 260
BAL 292
Ballaststoffe 166
Bamipin 114
Bandwürmer 284
Barbiturate als Hypnotika 216
- Narkose 214
- und Wärmeregulation 196
Basalmembran von Kapillaren 24
- Nierenglomerulus 40
Bateman-Funktion 46
Beclomethason 244
- Allergie 314
- und Inhalation 14
Befunolol 95

Belegzellen 162
Benserazid 184
Benzalkonium 283
Benzathin, Penicillin-Depotpräparat 262
Benzatropin 106, 184
- Strukturformel 185
Benzbromaron 304
Benzocain 202
- Erkältungskrankheiten 312
- Strukturformel 203
Benzodiazepin 186, 220f
- Abhängigkeit 220
- Abhängigkeitspotential 222
- als Hypnotika 216
- Lokalanästhetika 198
- als Myotonolytika 178
- Wirkung 220
Benzodiazepin-Rezeptoren 220
Benzothiadiazin-Diuretika 158
Benzothiazepin-Derivat 122
Benzpyren 113
- Strukturformel 37
Benztropin, Strukturformel 107
Benzylalkohol 282
Benzylpenicillin 262
Benzypren 36
Berliner Blau 294
Betablocker s. β-Blocker
Betäubungsmittel-Verschreibungsverordnung 88, 206
Betaxolol 95
Bezafibrat 152
Bifonazol 276
Biguanid-Derivat 256
Bilharziose 284
Bindung, kovalente 58
Bindungsarten 58
Bindungsuntersuchung 56
Bioäquivalenz 46
Biogene Amine 114 f
Biotransformation 34 ff
Bioverfügbarkeit 18, 46
- absolute 42
- relative 42
Biperiden 184, 232
Biphosphonate 306
Bisacodyl 170
- Strukturformel 173
Bisoprolol 94
Bittermandeln 294

Bittersalz 166
Blausäure 294
Blei-Vergiftung, Antidot 292
Bleomycin 290
Blitz-Nick-Salaam-Krampf 186
α-Blocker 90
β-Blocker 92f, 300
– Angina pectoris 298
– Differenzierung 94
– bei Hypertonie 300
– bei Tachykardie 134
– Thyreotoxikose 240
– Wirkung 92
– – Glaukom 92
Blutarmut 138
Blutdruck, bestimmende Größen 302
Blutgerinnsel s. Thrombose
Blutgerinnung 142
Blut-Gewebe-Schranken 24
Blut-Hirn-Schranke 24
Bluthochdruck, Therapie 300
Blut-Hoden-Schranke 24
Blutplättchen s. Thrombozyten
Blutverdünnung 148
Bopindolol 95
Botulinus-Toxin 178
Bradykinin 124
– Schmerzentstehung 188
Brausetablette 8
Breitspektrum-Antibiotikum 260
British anti-Lewisite 292
Bromazepam 223
Bromhexin, Erkältungskrankheiten 312
– Strukturformel 313
Bromocriptin 114, 126, 184, 236
Bronchialkarzinom, Zigarettenrauchen 112
Bronchodilatatoren 126
Brotizolam 223
– als Hypnotikum 218
Buccal 18
Buchheim, Rudolf 3
Budesonid 244
– Allergie 314
– und Inhalation 14
Bufotenin 234
Bunitrolol 95
Buprenorphin 208
Bürstensaum 22
Buserelin 236

– Strukturformel 237
Buspiron 116
– Strukturformel 117
Busulfan 290
Butizid 158
N-Butylscopolamin 104
– bei Koliken 126
– Strukturformel 107
Butyrophenone 230
Butyrylcholin-Esterase 100

C

Calcifediol 258
– Strukturformel 259
Calcitonin 258
– Osteoporose 306
Calcitriol 258
– Strukturformel 259
Calcium, Osteoporose 306
Calcium-Antagonisten 122
– bei Hypertonie 300
Calcium-ATPase 128
Calciumcarbonat 162
Calcium-Einstrom-Blocker 122
Calcium-Homöostase 258
Calcium-Kanal, Myokard 136
Calcium-Kanal-Blocker 122
Calcium-Kanalprotein 66, 128
– und G-Protein 66
Calcium-Komplexbildner 142, 258
– Hypercalcämie 258
Calciumsulfat als Füllstoff 8
Caliprolol 95
Calmodulin 84
Camazepam 223
cAMP 66, 84
Campylobacter pylori 164
Candida albicans 276
Cannabis indica 234
Canrenon 160
Capreomycin 274
Captopril 124
– Strukturformel 125
Carazolol 95
Carbachol 102
– Strukturformel 103
Carbamate 102
Carbamazepin 186
– Strukturformel 187

Carbenoxolon 164
- Strukturformel 165
Carbidopa, Strukturformel 185
Carbimazol, Strukturformel 241
Carboanhydrase-Hemmstoff 158
Carboxypenicilline 264
Cardidopa 184
Cardioprävalente β-Blocker 94
Cardiosteroide 130
Carminativa 176
Carteolol 95
Carvedilol 95
Cascara sagrada 170
Catecholamin-O-Methyl-Transferase s. COMT
CDCS s. Chenodesoxycholsäure
Cefalexin 264
- Strukturformel 265
Cefmenoxim 264
Cefoperazon 264
Cefotaxim 264
Ceftazidim 264
Ceftriaxon 264
Cellulose 166
Cephalosporinase 264
Cephalosporine 261, 264
Ceruletid 176
Cestoden 284
Chelat-Bildner 292
Chemolaxis 72
Chemotherapeutika 260
Chenodesoxycholsäure 176
- Strukturformel 177
Chianti 228
Chinin 286
4-Chinolon-3-carbonsäure 268
Chiralität 62
Chlor 283
Chloralhydrat 216
- als Hypnotika 216
Chlorambucil 290
Chloramphenicol 261, 270, 272
- Strukturformel 271
Chlorhexidin 282
Chlormadinonacetat 248
Chlormethylphenol 283
Chloroquin 286
- rheumatoide Arthritis 308
- Strukturformel 309
Chlorphenothan, Strukturformel 285
Chlorphenoxamin 114

Chlorpromazin 230
- Lokalanästhetika 202
- Strukturformel 37
Chlorprothixen 232
Chlortalidon 158
Cholecalciferol 258
- Strukturformel 259
Cholecystokinin 170, 176
Cholekinetika 176
Choleretika 176
Cholesterinsteine 176
Cholesterin-Stoffwechsel 152
Cholin 100
- Strukturformel 35
Cholin-Acetyl-Transferase 100
Cholinesterase, unspezifische 182
M-Cholinoceptor, Subtypen 100
N-Cholinoceptor (s. auch Nicotinrezeptor), Aufbau 64
Chorion-Gonadotropin, humanes 246
Chylomikronen 152
Cimetidin 114, 164
- Strukturformel 162
Ciprofloxacin 268
Cisaprid 116
- Strukturformel 117
Citrat 142
Citrovorum-Faktor 290
Clarithromycin 270
Claviceps purpurea 127
Clavulansäure 264
Clearance 44, 48
Clemastin 114
Clemizol, Penicillin-Depotpräparat 262
Clindamycin 261, 270
Clodronat 258
- Hypercalcämie 258
Clodronsäure 306
Clofazimin 274
- Strukturformel 275
Clofibrat 152
Clomethiazol 186
- Strukturformel 187
Clomifen 250
Clonazepam 223
Clonidin 96
- bei Hypertonie 300
- Strukturformel 97
Clostebol 246
Clostridium botulinum 178

Clostridium difficile 264
Clotiazepam als Hypnotikum 216
Clotrimazol 276
– Strukturformel 277
Clozapin 232
– Strukturformel 233
Co-Analgetika 226
Cocain 88
– Strukturformel 89
Codein 4, 206, 208
– Erkältungskrankheiten 312
– Strukturformel 313
Coffein 314
Colchicin 304
Colchicum autumnale 304
Colestipol 152
Colestyramin 152
– bei Herzglykosidvergiftung 130
Compliance 48, 50
COMT 82
Convallaria maialis 131
Coronarsklerose 296
Coronarspasmus 296
Corpus luteum 248
– striatum 184
Cortex frangulae 170
Corticorelin s. CRH
Corticotropin 236
Corticotropin-Freisetzungshormon 244
Cortisol 242
– Strukturformel 243
Cotrimoxazol 266
– Diarrhoe 174
Creme 16
CRH 236, 244
Cromoglicinsäure 114
Cromoglykat 314
– und Inhalation 14
– Strukturformel 315
Cross-over-Untersuchung 76
Cumarin-Derivate 142, 144
Cushing-Syndrom 242
Cyanid-Vergiftung, Antidot 294
Cyanocobalamin 138
Cyclooxigenase 148, 190, 192, 194
Cyclophosphamid 290
– Strukturformel 309
Cyclopyrrolon 216
Cycloserin 274
Cyclosporin A 290

Cyclothymie 224
Cyproteron 246
Cyproteronacetat 248
Cystinsteine 292
Cytarabin 290
Cytochrom P 450 32
Cytomegalie-Viren 278
Cytosin-Deaminase 276

D

D_2-Rezeptor-Agonist 184
Dantrolen 178
Dapson 274
– Strukturformel 275
Darm, Kapillaraufbau 24
Darmepithel 22
Darreichungsformen 8 ff
Daunotubicin 290
DDT 102, 284
– Strukturformel 285
Deactylierung 102
Decarbaminoylierung 102
Deferoxamin 292
Dehydratationslösung, orale 174
7-Dehydrocholesterin, Strukturformel 259
Dehydrocholsäure 176
Dephosphorylierung 102
Depression, endogene 224
Dermatika 16
Dermatophyten 276
Desalkylierungs-Reaktion 36
Desaminierung 36
Desinfektionsmittel 282
Desintegration 10
Desipramin 226
– Strukturformel 227
Desmopressin 160
– Strukturformel 161
Desogestrel 248
Desoxyribose, Strukturformel 279
Desulfierung 36
Dexamethason 186, 242
– Erbrechen 316
– Strukturformel 243
Dexetimid 62
– Strukturformel 63
Dextran 150
– Strukturformel 151

Diabetes, Altersdiabetes 256
– mellitus 252, 254
– – β-Blocker 92
– – Glucocorticoide 242
– – Insulin-bedürftiger 254
– – – Behandlung 254
Diacylglycerin 66
2,4-Diaminopyrimidin 266
Diarrhoe 174
– Behandlung 174
Diastomere 62
Diät, Diabetes mellitus 254, 256
– Gicht 304
Diazepam 223
– bei Herzinfarkt 128
– bei Kombinationsnarkose 211
– Pharmakokinetik 222
– Strukturformel 220, 223
Diazoxid 118
– bei Hypertonie 300
Diclofenac 194
– rheumatoide Arthritis 308
– Strukturformel 195
Dicloxacillin 264
Diethylaminoethanol, Strukturformel 35
Diethylether 210
– Strukturformel 213
Diethylstilbestrol 74
Diffusion, Membrandurchtritt 26
Digitalis 130f
– purpurea 131
Digitoxin 38, 132
– enterohepatischer Kreislauf 38
– Strukturformel 133
Digoxin 132
– Strukturformel 133
Dihydralazin 118
– bei Hypertonie 300
Dihydroergotamin 126, 146
– Migräne 310
Dihydrofolsäure 266, 286
– Strukturformel 267
Dihydrofolsäure-Reduktase 266
Dihydropyridin-Derivate 122
Dihydrotestosteron 246
– Strukturformel 247
Diltiazem 122
– Angina pectoris 298
– als Antiarrhythmikum 136
Dimenhydrinat 114

Dimercaprol 292
– Strukturformel 293
Dimercaptopropansulfonat, Strukturformel 293
Dimercaptopropansulfonsäure 292
Dimethylaminophenol 294
Dimethylpolysiloxan 176
Dimeticon 176
Dimetinden 114
Dinoprost 126
Dinoproston 126
Dipeptidyl-Carboxypeptidase 124
Diphenhydramin, Kinetosen 316
– Strukturformel 317
Diphenolomethan-Derivate 170f
Diphenoxylat 174
Dipole, momentane 58
Dipol-Ion-Interaktion 58
Disse'scher Raum 24, 32
Dissolution 10
Diuretika 154ff, 158, 300
– forciert wirkende 158
– bei Herzinsuffizienz 132
– bei Hypertonie 300
– Kalium-sparende 160
– Nebenwirkungen 154
– osmotische 156
– Thiazide 158
– Übersicht 154
DNS-Polymerase 278
Dobutamin 62, 114
Domperidon, Migräne 310
Dopa-Decarboxylase 184
– Hemmstoffe 184
Dopamin 82, 88, 184
– Antagonisten 114
– und Antidepressiva 224
– D_4-Rezeptor 232
– und Neuroleptika 230
– Parkinsonismus 184
– und Prolactin 236
– Strukturformel 115
– Wirkung 114
Dopamin-D_2-Agonisten 236
Dopamin-β-Hydroxylase 82
Dopamin-Rezeptoren 114
– Dopamin$_1$-Rezeptor 114
– Dopamin$_2$-Rezeptor 114
Doping 88
Doppelblind-Untersuchung 76
Dosis 48, 50

Dosis-Häufigkeits-Beziehung 52
Dosisintervall 50
Dosis-lineare Kinetik 68
Dosis-Wirkungs-Beziehung 52
Doxazosin 90
Doxorubicin 290
Doxycyclin 272
– Strukturformel 271
Dragée 10
Dreistufen-Präparat 250
Droge 4
Droperidol 210, 230
Drüsen, endokrine, Kapillaraufbau 24
Ductus arteriosus Botalli und Acetylsalicylsäure 192
Durchblutungsstörungen, β-Blocker 92
Durchfall 174
– Behandlung 174
Dynorphine 204
Dyskinesie, tardive 232

E

E 600 s. Paraxon
E 605 s. Parathion
EC^{50} 54
Econazol 276
Ecothiopat 102
EDRF 116, 120
EDTA 142, 292
– Strukturformel 293
Effekt, membranstabilisierender, β-Blocker 94
Eicosa-tetraen-Säure 190
Einphasen-Präparat 250
Einstufen-Präparat 250
Eisenhexacyanoferrat 294
Eisenmangel-Anämie 140
Eisensulfat 140
Eisenüberladung 292
Eisen-Verbindungen 140
Eisprung 248
– Förderung 250
– Verhinderung 250
Ektoparasiten 284
Elimination 32 ff, 46
– Exponentialfunktion 44
– hydrophile Stoffe 42

– lipophile Stoffe 42
– präsystemische 18, 42
– Veränderung 50
Empfindlichkeit, erhöhte 70
– unterschiedliche 52
Emulsion 8, 16
Enalapril 34, 124
– Strukturformel 125
Enalaprilat 124
Enantiomere 62
Enantioselektivität 62
Endoneuralraum 200
Endoparasiten 284
Endoperoxide 190
β-Endorphin 204
Endothel, Lebersinus 32
– Nierenglomerulus 40
– NO-Bildung 120
– Prostacyclin-Bildung 148
Endothelarten 24
Endothelium derived relaxing factor s. EDRF
Endozytose, rezeptor-vermittelte 26
Endplatte, motorische 178
Enfluran 212
Enkephaline 188, 204
Enoxacin 268
Entamoebia histolytica 268
Enterobius vermicularis 284
Enterohepatischer Kreislauf 38
Enzym, Ligand-gesteuertes 64
Enzyminduktion 32, 50
Ephedrin, Strukturformel 87
Epilepsie, Therapeutika 186
Epinephrin s. Adrenalin
Epoxidbildung 36
Erbrechen 316
– Behandlung 316
Ergocornin 126
Ergocristin 126
Ergocryptin 126
Ergometrin 126
Ergosterin 276
Ergotamin 126
– Migräne 310
– Strukturformel 127
Ergotismus 126
Erkältung 312
– Behandlung 312
Erythromycin 261, 270
– Strukturformel 271

Erythromycinsuccinat 34
Erythropoese 138
Erythropoetin 138
Erythrozytenaggregation 148
– Hemmung 148
Esmolol 95
Essigsäure, Kopplungsreaktion 38
– Strukturformel 35
Esterase 34
Esterspaltung 34
Estradiol 248
– Strukturformel 249
Estradiol-benzoat, Strukturformel 249
Estradiolvalerianat, Strukturformel 249
Estratriol 248
– Strukturformel 249
Estriol, Strukturformel 249
Estrogen 250
– konjugiertes 248
Estrogen-Antagonist 250
Estrogen-Gabe, Osteoporose 306
Estrogen-Präparate 248
Estron 248
– Strukturformel 249
Etacrynsäure 160
Ethambutol 274
– Strukturformel 275
Ethanol 44
– Adiuretin-Freisetzung 160
– als Desinfektionsmittel 282
– Eliminationskinetik 44
Ethinylestradiol 248, 250
– Strukturformel 249
Ethinyltestosteron, Strukturformel 249
Ethionamid 274
Ethisteron 248
Ethoform 202
Ethosuximid 186
– Strukturformel 187
Ethylendiaminessigsäure s. EDTA
Etidronsäure 306
– Strukturformel 307
Etilefrin, Strukturformel 87
Etofibrat 152
Etomidat 214
Eugenol 283
Exanthem 72
– Arzneimittelallergie 72

Expektorantien, Erkältungskrankheiten 312
Exponentialfunktion 44

F

F_{ab}-Fragmente 130
Famotidin 114, 164
– Strukturformel 162
Faulbaum 172
Faulbaum-Rinde 170
Felodipin 122
Felypressin 160
– Strukturformel 161
Fenfluramin 88
Fenoterol 84, 86, 126
– Asthma bronchiale 314
– Strukturformel 87
Fentanyl 204, 210
– bei Kombinationsnarkose 211
Fenticonazol 276
Ferritin 140
Fettpaste 16
Fibrin 143
Fibrinogen 143, 146
Fibrinolytika 142, 146
Ficksches Gesetz 26, 44
Fieber 72, 196
– Arzneimittelallergie 72
Finasterid 246
Fingerhut 131
First-pass-Effekt 18
Flächendesinfektion 282
Flachs, Samen 166
Fliegenpilz 234
Flimmerepithel 14, 22
Floh 284
Flucloxacillin 264
Fluconazol 276
Flucytosin 276
– Strukturformel 277
Fludrocortison 242
Flumazenil 220
Flunarizin, Migräne 310
Flunisolid und Inhalation 14
Flunitrazepam 223
Fluorid 306
5-Fluoruracil 276, 290
– Strukturformel 277
Fluoxetin 116, 226

Fluoxetin, Strukturformel 117, 227
Flupentixol 230, 232
– Strukturformel 233
Fluphenazin 230, 232
– Strukturformel 233
Flutamid 246
Fluvoxamin 226
Folia sennae 170
Folinsäure 290
Follikel-stimulierendes Hormon s. FSH
Folsäure 138
Folsäure-Analoga 290
Folsäuremangel-Anämie 138
Forciert wirkende Diuretika 158
Formaldehyd 283
Formatio reticularis 188
5-Formyl-Tetrahydrofolsäure 290
Foscarnet 278
Fosinopril 124
Freisetzungshormone 236
Fructus sennae 170
Frühdyskinesie und Neuroleptika 232
FSH 236, 246, 248, 250
Füllstoff 8
Furosemid, Hypercalcämie 258
– Strukturformel 159

G

GABA 178
– Antiepileptika 186
$GABA_A$-Rezeptor 64, 178, 220
$GABA_B$-Rezeptor 178
Galen, Claudius 2
Galenik s. Pharmazeutische Technologie
Gallamin 180
Gallekanälchen 32
Gallensäure 176
Gallensäuren-Synthese 152
Gallensteine 176
– Mittel zur Auflösung 176
Gallopamil 122
Ganciclovir 278
– Strukturformel 279
Ganglien 108f
– Parasympathikus 98
– Sympathikus 82

Ganglienblockade, Muskelrelaxantien 180
Ganglienblocker 108
Ganglienerregung 110
Ganglion ciliare 98
– oticum 98
– pterygopalatinum 98
– submandibulare 98
Ganglionäre Übertragung 108
Gastrin 162
Gastropathie und nicht steroidale Antirheumatika 194
Gehirn, Kapillaraufbau 24
Gelatine als Gelbildner 16
– als Kapselhülle 10
Gelatine-Kolloide 150
Gelbildner 16
Gelbkörper 248
Gemfibrozil 152
Gentamicin 270, 272
Gentamicin C_{1A}, Strukturformel 273
Gerbsäure 174
Gerinnungsfaktoren 142
Gerinnungskaskade 142
Geschlechtshormone 246ff
Geschwindigkeitskonstante 44
Gestagen 250
Gestagen-Präparat 248
Gestagenrezeptor-Antagonist Mifepriston 250
Gestoden 248
Gewebsthrombokinase 142
Gewöhnung, Opioide 206
Gicht 304
Gift 2, 70
Glaubersalz 166
Glaukom, Diuretika 156, 158
– Parasympathomimetika 102
Gleichgewichtsdissoziationskonstante 56
Gleitmittel 170
Glibenclamid 256
β-Globulin 30
Globulin, thyroxin-bindendes 30
Glomerulus-Kapillare 40
Glucocorticoide 242, 258, 314
– Allergie 314
– Gicht 304
– Hypercalcämie 258
– rheumatoide Arthritis 308
Glucoronide 38

Glucose, Strukturformel 167
Glucose-6-phosphat-Dehydrogenase-Mangel 70
α-Glucosidase 254
β-Glucuronidase 38
Glucuronide 38
Glucuronsäure, Kopplungsreaktion 38
– UDP-Glucuronsäure, Strukturformel 39
Glutamat 64, 214
Glutamin, Kopplungsreaktion 38
Glutaraldehyd 282
Glutathion 121
– Paracetamol-Intoxikation 192
Glycerin-Gelatine 12
Glyceryltrinitrat 120
– Angina pectoris 298
– Strukturformel 121
Glycin 64, 178
– Kopplungsreaktion 38
Glycyrrhetinsäure 164
Glykogenolyse 84
Glykoprotein, saures 30
Glykoside 130
GnRH 236, 246
– Strukturformel 237
GnRH-Zufuhr 250
Gold-Verbindungen 308
Gonadorelin 236, 246
Gonadorelin-Superagonisten 236
Gonadotropine 246, 248, 250
Goserelin 236
Grand-mal-Anfall 186
Grenzstrang 82
GRH 236
GRIH 236
Griseofulvin 276
Grubenotter, malaiische 146
GTN s. Glyceryltrinitrat
Guanethidin 96
– Strukturformel 97
Guanin, Strukturformel 279
Guanylatcyclase 120
Gürtelrose 278
Gynäkomastie durch Spironolacton 160
Gyrase-Hemmer 261, 268
Gyrus postcentralis 188

H

H^+, Schmerzentstehung 188
Hahnemann, Samuel 76
Halbwertzeit 44
Halluzinogene 234
Halofantrin 286
Haloperidol, Erbrechen 316
– Strukturformel 233, 317
Halothan 212
– bei Kombinationsnarkose 211
– Strukturformel 213
Hämodilution 148, 150
Hämoglobin 138
Hämosiderin 141
Hämosiderose 140
Hanfpflanze 4
Hapten 72
Harnsäure 304
– Strukturformel 305
Haschisch 4
Hauptwirkung 70
Haut 22
– und Dermatika 16
Hautdesinfektion 282
HCG 246, 250
HDL 152
Helicobacter pylori 164
Helleborus niger 131
Helminthen 284
Henle'sche Schleife 158
Heparin 142, 144
– niedermolekulares 146
– Strukturformel 145
Hepatozyt 32
Herbstzeitlose 304
Heroin 208
Herpes-simplex-Virusvermehrung 278
Herzarrhythmie 134
Herzglykosid als Antiarrhythmika 134
– bei Hypotonie 302
– Pharmakokinetik 132
– Vergiftung 130
– Wirkungsmechanismus 130
Herzinfarkt, Zigarettenrauchen 112
Herzinsuffizienz, β-Blocker 92
– Diuretika 154
Herzmuskel, Kapillaraufbau 24

Herzmuskelinsuffizienz, Behandlungsprinzipien 132
Herzwirksame Pharmaka 128 ff
Heuschnupfen 314
Hexachlorcyclohexan 284
– Strukturformel 285
Hexamethonium 108
Hexobarbital als Hypnotikum 216, 218
– Strukturformel 219
Hibernation, artifizielle 232
High density lipoprotein s. HDL
Hirninfarkt-Prophylaxe mit Acetylsalicylsäure 148
HIS-Bündel 135
Histamin 114, 314
– Antagonisten 114
– und Antidepressiva 224
– Magensäurebildung 162
– und Neuroleptika 230
– Schmerzentstehung 188
– Strukturformel 115
– Wirkung 114
Histamin-Freisetzung durch Tubocurarin 180
Histamin-Rezeptoren 114
H^+/K^+-ATPase 164
HMG 246, 250
HMG-CoA-Reduktase 152
– Hemmstoffe 152
Hohenheim, Theophrastus von 2
Homatropin 104
– Strukturformel 107
Homöopathie 76
Hormon, adrenocorticotropes s. ACTH
– antidiuretisches 160
– hypophysäres 236
– hypothalamisches 236
– somatotropes 236
5-HT s. Serotonin
Hydrochlorthiazid 158
– Strukturformel 159
Hydrocortison 242
Hydromorphon 204, 208
Hydroxocobalamin 138
– Cyanid-Vergiftung 294
4-Hydroxycumarine 144
Hydroxyethylstärke 150
– Strukturformel 151
Hydroxylapatit 306

Hydroxylierung 36
Hydroxymethylglutaryl-Coenzym-A-Reduktase 152
17α-Hydroxyprogesteron-Acetat 248
17α-Hydroxyprogesteron-Capronat 248
– Strukturformel 249
15-Hydroxy-Prostaglandin-Dehydrogenase 190
5-Hydroxy-Tryptamin s. Serotonin
Hypercalcämie, Therapie 258
Hyperlipoproteinämie 152
Hyperthermie 196
– maligne, Dantrolen 178
Hyperthyreose, Iod-induzierte 238
– und Thyreostatika 240
Hypertonie 300
– Diuretika 154
– Therapie 300
Hyperurikämie 304
Hypnotika 216f
Hypnozoiten 286
Hypoglykämie 254
Hypophysen-Hinterlappen-Hormone 236
Hypothyreose, Substitutionstherapie 238
Hypotonie, Behandlung 302
Hypoxanthin 304
– Strukturformel 305

I

Ibuprofen 194
– Strukturformel 195
Idoxuridin 278
– Strukturformel 279
IFN 278
IFN-α 278
IFN-β 278
IFN-γ 278
Ifosfamid 290
Iloprost 118
Imidazol-Derivate 276
Imidazopyridin 216
Imipramin 224, 226
– Lokalanästhetika 202
– Strukturformel 225, 227
Immunkomplex-Vasculitis 72
Immunogen 72

Immunreaktion 72
Immunsuppressiva 290
– rheumatoide Arthritis 308
Indometacin 194, 304
– Gicht 304
– rheumatoide Arthritis 308
Infekt, grippaler 312
– – Behandlung 312
Infektionskrankheit 260
Infiltrationsanästhesie 198
Influenza-A-Viren 278
Infusionslösung 12
Inhalation 14, 18
Inhalationsnarkotika 210
Injektionslösung 12
Injektionsnarkotika 210, 214
Inositoltriphosphat 66
Insektizide 102, 284
Instrumentendesinfektion 282
Insulin 252
Insulin-Präparate 252
Insulin-Rezeptoren 256
– Aufbau 64
Interaktion, hydrophobe 58
Interferon s. IFN
Intermediär-Insuline 252
Intramuskulär 18
Intravenös 18
Intrinsic factor 138
Intrinsische Aktivität 60
Inulin 28
Invasion 46
^{131}Iod 240
Iod, hohe Dosis 240
Iodmangel-Struma 238
Iodsalz-Prophylaxe 238
Iodtinktur 282
Ionenkanal, Ligand-gesteuerter 64
Ionenströme, Myokard 136
Ion-Ion-Interaktion 58
Ipratropium 104, 126, 314
– bei Brachykardie 134
– und Inhalation 14
– Strukturformel 107
ISA 94
ISDN s. Isosorbiddinitrat
ISMN s. Isosorbidmononitrat
Isoconazol 276
Isofluran 212
Isoniazid 274
– Strukturformel 275

Isoprenalin 86
– und Inhalation 14
– Strukturformel 95
Isopropanol 282
Isoproterenol s. Isoprenalin
Isosorbiddinitrat 120
– Angina pectoris 298
– Strukturformel 121
Isosorbidmononitrat 120
– Angina pectoris 298
Isotretinoin 74
Isradipin 122
Itraconazol 276

J

Jod s. Iod
Josamycin 270

K

K^D 56
Kalium bei Herzglykosidvergiftung 130
Kalium-Ionen, Schmerzentstehung 188
Kalium-Kanal, ACh-Wirkung 100
– ATP-gesteuerter 256
– und G-Protein 66
– Myokard 136
– und Vasodilatantien 118
Kaliumpermanganat 282
Kalium-sparende Diuretika 160
Kanamycin 270, 274
Kanzerogenität 6
Kapillarwand, Aufbau 24
Kapseln 10
Karaya-Gummi 166
Käse 228
Katechol 86
Katecholamin 86
– und Antidepressiva 226
– und Ketamin 214
– und Narkotika 212
Katecholamin-Wirkung 84
Ketamin 214
Ketanserin 116
Ketoconazol 276
17-Ketosteroide 246

Ketotifen 114
Kinetik, Dosis-lineare 68
Kinetosen 316
Kininase II 124
Kleie 166
Klinische Prüfung, Studienarten 76
Kochsalz bei Hypotonie 302
Kohle, medizinische 174
Kohlenwasserstoffe, polycyclische 113
Koliken 126
Kolloid 150
– Schilddrüse 240
Kombinations-Insuline 252
Kombinationsnarkose 210
Komplement 72
Kontaktekzem 72
Kontraktion, Herzmuskel 128
Kontraktur 130
Kontrazeptiva, orale 250
Konzentrations-Bildungs-Kurven 56
Konzentrations-Effekt-Beziehung 54
Konzentrations-Wirkungs-Beziehung 68
Kopplung, elektromechanische, Myokard 128
– – Skelettmuskel 178
Kopplungs-Ca^{2+} 130
Kopplungsreaktionen 38
Körpertemperatur 196
Krampfgift 178
Krätzmilbe 284
Krebs, Wirkstoff 288
Kreislauf, enterohepatischer 38
Kropf, Iodmangel 238
Kumulation 48, 50
Kumulationsgleichgewicht 48
Kupfer-Ionen, Elimination 292

L

Lachgas s. Stickoxydul
β-Lactam-Antibiotika 262 f
β-Lactamasen 264
β-Lactam-Ring 262
Lactatazidose 256
Lactulose 166
Lakritz 164
Lampenfieber 92
Langendorff-Präparation 128

Langerhans'sche Zellen 252
Langzeit-Insuline 252
Latamoxef 264
Laus 284
Laxantien 166 ff
– Darm-irritierende 168 ff
– Füllungsperistaltik-auslösende 166
– Mißbrauch 168
– osmotische wirksame 166
LDL 152
L-Dopa 184
– Strukturformel 185
Leber als Ausscheidungsorgan 32
– Kapillaraufbau 24
Leberkoma, Antibiotika-Gabe 272
– Lactulose 166
Leber-Sinus 32
Lecithin 20
Leinsamen 166
Leitungsanästhesie 198
Lepra, Wirkstoffe 274
Leuconostoc mesenteroides 151
Leucovorin 290
Leu-Enkephalin 204
Leukotrien 190, 242
– Leukotrien A_4, Strukturformel 191
– rheumatoide Arthritis 308
Leukotrien-Wirkung 190, 194
Leuprorelin 236
– Strukturformel 237
Levetimid 62
– Strukturformel 63
Levomepromazin, Erbrechen 316
Levomethadon 208
Levothyroxin 239
Leydig'sche Zwischenzellen 246
LH 236, 246, 248
Lidocain 134, 202
– bei Herzglykosidvergiftung 130
– Strukturformel 37, 135, 203
Ligand 56
Ligand-gesteuerter Ionenkanal 64
Ligand-gesteuertes Enzym 64
Lincomycin 270
Lindan 284
– Strukturformel 285
Liothyronin 239
Lipid-Pneumonie 170
Lipidsenker 152
Lipocortin 242
Lipodystrophie 252

Lipohypertrophie 252
Lipoproteine 152
Lipoprotein-Lipase 152
Lipoxigenase 190
Lisinopril 124
Lisurid 184
Lithium-Ionen 228
– bei Cyclothemie 228
– Thyreotoxikose 240
Lokalanästhetika 134
– chemische Struktur 202
– Diffusion 200
– Formen 198
– Nebenwirkungen 198
– Wirkungsmechanismus 198
Lomustin 290
Loperamid 174, 206
Lorazepam 223
Lormetazepam 223
Lösung 8
Lovastatin 152
Low density lipoprotein s. LDL
LSD s. Lysergsäurediethylamid
Lugol'sche Lösung 240
Luteinisierendes Hormon s. LH
Lymphknotenschwellung 72
– Arzneimittelallergie 72
Lymphokine 72
Lymphozyten bei allergischen Reaktionen 72
Lynestrenol 248
Lypolyse 84
Lypresin 160
Lysergsäure-Derivate 126
Lysergsäurediethylamid 116, 126, 234
– Strukturformel 235

M

Mabhydrolin 114
Madenwurm 284
Magengeschwür, Behandlung 162 f
Magensaftsekretion, Prostaglandine 190
Magnesiumhydroxid 162
Magnesium-Ionen, motorische Endplatte 178
Magnesiumstearat in Pudern 16
Magnesiumsulfat 166, 176

Maiglöckchen 131
MAK 212
Makrocortin 242
Makrolid-Antibiotika 270
Malaria 286
– Wirkstoff 286
Manie 228
Mannit 156, 166
– Strukturformel 167
MAO 82
– Hemmstoff 226
MAO-A 88, 184, 228
MAO-B 88, 184, 228
– Hemmstoff, Parkinsonismus 184
Maprotilin 226
Marihuana 4
Massen-Wirkungs-Gesetz 56
Mastzellen 72, 114
– und Heparin 144
Mastzell-Stabilisatoren 114
Matrixtablette 10
Mebendazol 284
– Strukturformel 285
Meclozin 114
– Kinetosen 316
– Strukturformel 317
Medroxyprogesteronacetat 248
– Strukturformel 249
Mefloquin 286
Mehrfachentnahmeflasche 12
Melancholie 224
Melphalan 290
Membrandurchtritt 26
Menadion 144
– Strukturformel 145
Menopausen-Gonadotropin, humanes 246
Menstruation, Prostaglandine 190
Meperidin s. Pethidin
Mepindolol 95
Mepivacain, Strukturformel 203
6-Mercaptopurin 290
– Strukturformel 291
Merozoiten 286
Mesalazin 266
– Strukturformel 267
Mescalin 116, 234
Mesna 290
Mestranol 248, 250
– Strukturformel 249
Metamizol 192, 196

Metamizol, Strukturformel 193
Metaprolol, Migräne 310
Met-Enkephalin 204
– Strukturformel 207
Metenolon 246
Meteorismus 176
Metformin 256
Methadon, l-Methadon 204, 208
– Strukturformel 207
Methämoglobin-Bildner 294
Methamphetamin 88
– renale Elimination 40
– Strukturformel 87
Methimazol, Strukturformel 241
Methohexital 214
Methotrexat 138, 290
Methoxyfluran 212
– Strukturformel 213
Methylcellulose als Gelbildner 16
N-Methyl-D-Aspartat 214
Methyldigoxin 132
α-Methyl-Dopa 96, 114
– bei Hypertonie 300
– Strukturformel 97
Methylergometrin 126
N-Methylierung 36
O-Methylierung 36
17-α-Methyltestosteron 246
Methyltestosteron, Strukturformel 247
Methylxanthine 314
Methysergid 126
– Migräne 310
Metipranol 95
Metoclopramid 114
– Erbrechen 316
– Migräne 310
– Strukturformel 317
Metoprolol 94
Metronidazol 268
– Strukturformel 269
Mexiletin, Strukturformel 135
Mezlocillin 264
Mianserin 226
Miconazol 276
Micromonospora-Arten 270
Midazolam 214
– bei Kombinationsnarkose 211
– Pharmakokinetik 222
– Strukturformel 223
Mifepriston 250

Migräne 310
– Behandlung 310
Milchsäure 283
Milchzucker als Füllstoff 8
Milrinon 132
Mineralcorticoid 242
– bei Hypotonie 302
Minipille 250
Minocyclin 272
Minoxidil 118
– bei Hypertonie 300
Mischfunktionelle Oxidase 32
Misoprostol 164
– Strukturformel 165
Mixtur 8
Moclobemid 88, 226
Mohnpflanze 4
Molsidomin 120
– Angina pectoris 298
Monoaminoxidase s. MAO
Monoglutamin-Folsäure 138
Mononarkose 210
Morbus Basedow 240
– Paget 306
– Wilson 292
Morphin 4, 70, 204, 208
– Atemdepression 70
– bei Diarrhoe 174
– Strukturformel 207, 209
Morphin-6-Glucuronid 208
Morphin-Wirkung, Mäuse 52
Morton, W.T.G. 210
Motorische Endplatte 178
Motorisches System 178 ff
Mukolytika, Erkältungskrankheiten 312
Mukosablock 140
Mukoziliärer Transport s. Transport, muköziliärer
Multivitamin-Präparat 138
– Folsäure-haltiges 138
Mundschleimhaut 22
Murein 262
Muscarin 98
Muscarin-Rezeptoren 100
Muscinol 234
Muskelrelaxantien 180 f
– depolarisierende 182
– nicht depolarisierende 180
Mutagenität 6
Mutterkorn 126

Mydriatika 104
Mykobakterien, Wirkstoffe 274
Myosin-Kinase 84
Myotonolytika 178

N

NA s. Noradrenalin
Na/Ca-Austausch 128, 130
Na$_2$Ca-EDTA 292
Na$_3$Ca-Pentetat 292
Nachlast 296
Nadolol 95
Na/Glucose-Cotransport 174
Na/K-ATPase 130
– Niere 156
Nalbuphin, Opioide 206
Nalidixinsäure 268
Naloxon 208
– Strukturformel 209
Nandrolon 246
Naphazolin 84, 90
– Allergie 314
– Strukturformel 315
Naproxen 194
– Strukturformel 195
Narcein 4
Narkose 210
Narkotika 210 ff
Narkotin s. Noscapin
Nasentropfen 8
Natriumhydrogencarbonat als Antazidum 162
– als Hilfsstoff 8
Natriumhypochlorit 282
Natrium-Kanal und Lokalanästhetika 198
– Myokard 136
– Skelettmuskel 182
Natrium-Kanal-blockierende Antiarrhythmika 134 f
Natrium-Monofluorphosphat 306
Natriumpicosulfat 170
– Strukturformel 173
Natriumsulfat 166
Natriumthiosulfat 120, 294
Naturprodukt 4
Naunyn, Bernhard 3
Nebennierenrinde 242
Nebennierenrinden-Atrophie 244

Nebennierenrinden-Hormone 242 f
Nebennierenrindeninsuffizienz 242
Nebenwirkungen 70 ff
Nedocromil 114, 314
Nematoden 284
Neomycin 272
Neostigmin 102, 180
– bei Kombinationsnarkose 211
– Strukturformel 103
Nephritis 72
– Arzneimittelallergie 72
Nervensystem, autonomes 80
– somatisches 80
– vegetatives 80
Nervus facialis 98
– glossopharyngeus 98
– oculomotorius 98
– vagus 98
Netilmicin 272
Neuritis 72
– Arzneimittelallergie 72
Neurohypophyse 236
Neuroleptanalgesie 210
Neuroleptanästhesie 210
Neuroleptika 114, 230
– Differenzierung 232
– bei Manie 228
– und Wärmeregulation 196
Neuroleptikum-Syndrom, malignes 232
Neuron, postganglionäres 82
– präganglionäres 82, 84
Nicardipin 122
Nicotiana tabacum 112
Nicotin 98, 108 ff
– Adiuretin-Freisetzung 160
– Strukturformel 111, 113
– Wirkung 110
Nicotinrezeptoren 100
– Aufbau 64
– Ganglien 108
– motorische Endplatte 178 ff
Nicotinsäure 152
Nicotinsäure-Derivate 118
Niederdrucksystem 302
Niere als Ausscheidungsorgan 40
– Diuretika 156
Nierendurchblutung und nichtsteroidale Antirheumatika 194
– Prostaglandine 190
Nifedipin 122

Nifedipin, Achalasie 126
- Angina pectoris 298
- bei Hypertonie 300
- Strukturformel 123
Nimodipin 122
Nisoldipin 122
Nitrate, organische 120, 298
- - Angina pectoris 298
Nitrat-Toleranz 120
Nitrazepam 223
- als Hypnotikum 216
- Strukturformel 37, 219
Nitrendipin 122
Nitrobenzol 295
Nitroglycerin 120
Nitroimidazol 261
Nitroimidazol-Derivate 268
Nitroprusid-Na bei Hypertonie 300
Nitrosamine 113
Nitrostigmin 102
NMDA-Rezeptor 214
NNR s. Nebennierenrinde
NO 100, 120
N_2O s. Stickoxydul
Nocizeption s. Schmerzentstehung
Noradrenalin 82 ff, 96
- und Antidepressiva 224 f
- Inaktivierung 82
- und Lokalanästhesie 200
- und Neuroleptika 230
- Strukturformel 37, 83
- Synthese 82
Nordiazepam, Pharmakokinetik 222
- Strukturformel 223
Norepinephrin s. Noradrenalin
Norethisteron 248
Norfloxacin 268
Nortriptylin 226
Noscapin 4, 206
- Erkältungskrankheiten 312
NSAR s. Antirheumatika, nichtsteroidale
Nucleokapsid 278
Nutzen-Risiko-Abwägung 70
Nystatin 276

O

Oberflächenanästhesie 198
Oberflächenanästhetika, Erkältungskrankheiten 312

Obidoxim 294
Obstipation 166
Ödemausschwemmung 154
Ofloxacin 268
- Strukturformel 269
Omeprazol 164
Ondansetron 116
- Erbrechen 316
- Strukturformel 117, 317
Opiate s. Opioide
Opioide 204 ff
- als Antidiarrhoika 174
- endogene 188, 204
- Herkunft 204
- Pharmakokinetik 208
- Wirkung 204
Opioid-Rezeptoren 204
Opioid-Sucht, Clomidin 96
Opium 208
Opium-Alkaloide 204
Opiumtinktur 4
- bei Diarrhoe 174
Orciprenalin, Strukturformel 87
Organe, isolierte 54
Organphosphate 102
Organphosphat-Vergiftung 294
- Antidot 294
Ornipressin 160
- Strukturformel 161
Osteoblasten 306
Osteoclasten 306
Osteoid 306
Osteomalazie 258
Osteoporose 306
Ovulationsförderung 250
Ovulationshemmer 250
Oxacillin 264
- Strukturformel 265
Oxalat 142
Oxatomid 114
Oxazepam 223
- Pharmakokinetik 222
- Strukturformel 223
Oxiconazol 276
Oxidase, mischfunktionelle 32
Oxidations-Reaktion 36
Oxymetazolin, Allergie 314
Oxypurinol 304
Oxytocin 126, 236

P

t-PA 146
PAB 266
PAMBA s. p-Aminomethylbenzoe-
 säure
Pamidronsäure 306
Pancuronium 180
– bei Kombinationsnarkose 211
– Strukturformel 181
Pankreas, Kapillaraufbau 24
Pankreasenzyme 176
Pankreatin 177
Pankreozymin 170, 176
Papaverin 4
Paracelsus 2, 70
Paracetamol 196
– Biotransformation 36
– Erkältungskrankheiten 312
– Migräne 310
– Strukturformel 37, 193
Paraffinöl in Salben 16
Paraffinum subliquidum 170
Paraoxon 102
– Strukturformel 103
Parasympathikus 104 f
– Agonisten 102
– Antagonisten 104 f
– Rezeptoren 98 f
– Wirkung 98
Parasympathisches Nervensystem s.
 Parasympathikus
Parasympatholytikum bei Brachykar-
 die 134
– Erkältungskrankheiten 312
– bei Hypotonie 302
– und Wärmeregulation 196
Parasympathomimetika, direkte 102
– indirekte 102
Parathion 102
– Strukturformel 37
Parathormon 258
Paraxon 102
Parenteral 12
Parkinson'sche Erkrankung 184
Paromomycin 272
Paroxetin 226
Partialladung 58
Partieller Agonist 94
– Antagonist 94
Paste 12, 16

Patienten-Compliance 48, 50
Pectin 174
Pediculosis 284
Pellets 10
Penbutolol 94
Penetration von Viren 278
D-Penicillamin 292
– rheumatoide Arthritis 308
– Strukturformel 293, 309
Penicillin 261 ff
– Penicillin G 72, 262
– – Allergie 72
– – Strukturformel 263, 265
– Penicillin V 264
– – Strukturformel 265
Penicillinase 264
Penicillinase-Hemmstoff 264
– Clavulansäure 264
Penicillium notatum 262
Pentazocin 204, 208
– bei Kombinationsnarkose 211
– Opioide 206
Pentetat 292
Pentobarbital 36
– Biotransformation 36
– als Hypnotikum 216
– Strukturformel 37, 217
Pentoxifyllin 148
Peptidase 34
Peptid-Synthetase 270
Peptidyltransferase 270
Perchlorat 240
Perindopril 124
Perineurium 200
Peroral 12, 18
Peroxidase, Schilddrüse 240
Peroxycarbonsäure 283
Pethidin 204, 206, 208
– bei Koliken 126
Petit-mal-Anfall 186
Peyotl 234
Pfortader 18
Pfortader-Strombett, Hypophyse 236
Phagolysosom 26
Phagosom 26
Phagozyten-System, mononukleäres
 140
Pharmaka, antibakterielle 260 ff
– antiparasitäre 284
– herzwirksame 128 ff
Pharmakodynamik 4

Pharmakokinetik 4, 6, 44 ff, 70, 222
- Aufnahme 18
- Bateman-Funktion 46
- Exponentialfunktion 44
- hepatische Elimination 32 ff
- Plasmaeiweißbindung 30
- renale Elimination 40
- Verteilung 28
Pharmakologie, Aufgabe 3
- Geschichte 2
Pharmazeutische Technologie 6, 8
α-Phase 46
β-Phase 46
Phasen der klinischen Prüfung 6
Phase-I-Reaktion 32, 34
Phase-II-Reaktion 32, 34, 38
Phenacetin, Strukturformel 37
Phencyclidin 234
Pheniramin 114
Phenobarbital 186
- Enzyminduktion 32
- renale Elimination 40
- Strukturformel 187
Phenole als Desinfektionsmittel 282
Phenolphthalein 170
Phenothiazine 230
Phenoxybenzamin 90
Phenoxymethylpenicillin 264
Phenprocoumon, Strukturformel 145
Phentolamin 90
- bei Hypertonie 300
Phenylbutazon 194
- Gicht 304
Phenylmercuriborat 283
Phenylphenol 283
Phenytoin 186
- bei Herzglykosidvergiftung 130
- Strukturformel 187
Phosphatidylcholin 20
- Strukturformel 21
Phosphatidylinonitol 20
Phosphatidylserin 20
3'-Phosphoadenin-5'-phosphosulfat, Strukturformel 39
Phosphodiesterase 66, 314
Phosphodiesterase-Hemmstoffe 118
- bei Herzinsuffizienz 132
Phospholipase A_2 190, 242
Phospholipase C 100
Phospholipid, Blutgerinnung 142
- in Lipoproteinen 153

Phospholipid-Doppelmembran 20
Phospholipid-Doppelschicht 22, 26
Physostigmin 102
- Strukturformel 103
Phytomenadion 144
- Strukturformel 145
Pille danach 250
Pilzinfektion, Wirkstoffe 276
Pindolol 94
- Strukturformel 95
Piperacillin 264
Pirenzepin 104, 164
- Strukturformel 107
Piroxicam, rheumatoide Arthritis 308
- Strukturformel 195
Pizotifen, Migräne 310
pK^a-Wert 40
Placebo 76
- klinische Prüfung 76
Placebo-kontrollierte Studie 76
Plantago-Samen 166
Plasmaeiweiß-Bindung 30
Plasmaersatzmittel 150
Plasmalemm 20
Plasmaspiegel-Zeit-Verläufe 44 ff
Plasmin 146
Plasmin-Hemmstoffe 146
Plasminogen 146
Plasminogen-Aktivatoren 146
Plasmodien 286
Plathelminthen 284
Plattenepithel 22
- unverhorntes 22
- verhorntes 22
Plattwürmer 284
Plazenta-Schranke 24, 74
Plicamycin, Hypercalcämie 258
Plummer 240
Polarität 58
Polidocanol 202
Polyarthritis, chronische 308
Polyen-Antibiotika 276
Polyethylenglykol 12
- als Gelbildner 16
Polyglutamin-Folsäure 138
Polymyxine 260 f
Postmenopausen-Osteoporose 306
Potenzierung, Homöopathika 76
Präinfarkt-Angina 148
Präsystemische Elimination 42

Pravastatin 152
Prazepam 223
Praziquantel 284
– Strukturformel 285
Prazosin 90
Prednisolon 242, 290
– Strukturformel 243
Pregnandiol, Strukturformel 249
PRH 236
PRIH 236
Prilocain 202
– Strukturformel 35, 203
Primaquin 286
Primärharn 40
Primidon 186
– Strukturformel 187
Privinismus 90
Probenecid, Ausscheidung von Penicillin 262
– Gicht 304
– Strukturformel 305
Procain 134, 202
– molekülgraphische Bilder 202
– Penicillin-Depotpräparat 262
– Strukturformel 135, 203
Procainamid 134
– Strukturformel 135
Prodrug 34
Prodynorphin 204
Proenkephalin 204
Progesteron 248
– Strukturformel 249
Proguanil 286
Prokinetikum 116
Promethazin 70, 114
Proopiomelanocortin 204
Propanolol 62
– Biotransformation 36
Prophyphenazon 192
Propofol 214
– bei Kombinationsnarkose 211
Propranolol 94
– Migräne 310
– Strukturformel 95
Propranotol, Strukturformel 37
Propylthiouracil, Strukturformel 241
Prospektive Studie 76
Prostacyclin 116, 148, 190
Prostacyclin-Analoga 118
Prostaglandin 190, 242
– rheumatoide Arthritis 308
– als Vasodilatantien 118
– zur Wehenauslösung 126
Prostaglandin E 126
Prostaglandin $F_{2\α}$ 126
– Strukturformel 191
Prostaglandin-Wirkung 190, 194
Prostata-Carcinom 236, 246
Prostatahypertrophie 246
Protamin 146, 252
Proteinbindung 30
G-Protein 64, 66
– Sympathikus 84
G-Protein-gekoppelte Rezeptoren 64
Proteinkinase A 66
Proteinkinase C 66
Proteinsynthese, Hemmstoffe 270
Proteinsyntheseregulierende Rezeptoren 64
Prothrombin 143
Prothrombin-Konzentrat 144
Prüfung, klinische 6
– – Phasen 6
– präklinische 6
Pseudoallergie 192
– und nichtsteroidale Antirheumatika 194
Pseudocholinesterase 182
Psilocin 234
Psilocybe mexicana 234
Psilocybin 116, 234
Psychedelika 234
Psychotomimetika 234
Puder 12, 16
Purkinje-Faser 135
Pyrazinamid 274
– Strukturformel 275
Pyridinmethanol 152
Pyridostigmin 102
Pyridoxin und Isoniazid 274
Pyridylcarbinol 152
Pyrimethamin 286
Pyrogene 12, 196
Pyrophosphat 306

Q

Quellmittel bei Diarrhoe 174
Quellstoffe bei Obstipation 166
Quinapril 124

R

Racemat 62
Rachitis 258
Ramipril 124
Randomisierte Studie 76
Ranitidin 114, 164
– Strukturformel 162
Ranvier'sche Schnürringe 198
Raucherbein 112
Raucherhusten 112
Raumdesinfektion 282
Rauwolfia-Pflanze 96
5α-Reduktase 246
Reduktions-Reaktion 36
Regionalanästhesie 210
Reifung von Viren 278
Re-Infarkt-Prophylaxe 148
Reisekrankheit 316
Rektal 18
Release inhibiting 236
Releasing hormone 236
Remanenz 282
REM-Schlafphase 216
Renin 124
Renin-Angiotensin-Aldosteron-System 118, 124, 154
– Diuretika-Gabe 154
Reserpin 96, 114
– Strukturformel 97
Resistenz von Bakterien 260
Resistenz-Plasmid 260
Resorption 10
– Exponentialfunktion 44
Resorptionsquote 22
Respirationstrakt 22
– Inhalation 14
Retardierung 10
Retard-Kapseln 10
Retard-Tabletten 10
Retikulum, endoplasmatisches, glattes 32
– – rauhes 32
– sarkoplasmatisches 128
Reye-Syndrom 192
Rezeptor 20
– α-Rezeptor 82ff
– – $α_1$-Rezeptor 84f
– – $α_2$-Rezeptor 82f, 96
– β-Rezeptor 84f
– G-Protein-gekoppelter 64, 66
– M-Rezeptor 100
– – M_1-Rezeptor 104
– – – Magenschleimhaut 164
– – M_2-Rezeptor 100
– – M_3-Rezeptor 100
– N-Rezeptor s. Nicotinrezeptor
Rezeptorarten 64
– proteinsyntheseregulierende 64
Rezeptor-Bindungsarten 58
Rezeptor-Bindungsmessung 56
Rhabarber 172
Rhabarber-Wurzel 170
Rhizoma rhei 170
Rhodanid-Synthetase 294
Rhythmus, zirkadianer, Cortisol-Inkretion 244
Ribosom 270
Ricinolsäure 170
– Strukturformel 171
Ricinus communis 171
Ricinusöl 170
– Strukturformel 171
Rifampicin 261, 268, 274
– Strukturformel 275
Rinder-Insulin 252
mRNS 270
tRNS 270
RNS-Polymerase, DNS-abhängige 268
Rohopium 4
Rolitetracyclin 272
Roter Fingerhut 131
Roxithromycin 270
Rückenmark, Kapillaraufbau 24
Rundwürmer 284

S

Saft 8
Salazosulfapyridin 266
Salbe 12, 16
Salbutamol 84, 86
– Asthma bronchiale 314
Salicylsäure, Strukturformel 35, 195
Salicylursäure 194
Saluretika 154ff
Saugwürmer 284
Säureantiphlogistika 194
– enterohepatischer Kreislauf 38
Scabies 284

Schilddrüse und Wärmeregulation 196
Schilddrüsenhormon 238
Schilddrüsenhormon-Rezeptor 64
Schimmelpilz 262
Schizonten 286
Schizophrenie 230
Schlafbereitschaft 218
Schlafmittel 216 f
Schlafmittelabhängigkeit 216
Schlafmohn 5
Schlafschwelle 218
Schlafstörung 218
Schleifen-Diuretika 158
Schlemm'scher Kanal 105
Schmalspektrum-Antibiotikum 260
Schmerz, Behandlungsmöglichkeiten 188
Schmerzentstehung 188
Schmerzmittel s. Analgetika
Schmerzrezeptor, Prostaglandine 190
Schmiedeberg, Oswald 3
Schockniere, Prophylaxe 154
Schranken des Körpers, äußere 22
– – innere 24
Schwangerschaft, Arzneimitteleinnahme 74
– und Stillzeit 74
Schwangerschaftserbrechen 316
Schwefelsäure 38
– Kopplungsreaktion 38
Schweine-Insulin 252
Schweißdrüsen, Innervation 80
Schwermetall-Intoxikation, Antidota 292
Scopolamin 106, 234
– Kinetosen 316
– Strukturformel 317
Secal cornutum 126
Secale-Alkaloide 126
Seekrankheit 106, 316
Selegilin 88, 184
– Strukturformel 185
Senna 170, 172
Sequenz-Präparat 250
Serotonin 116
– und Antidepressiva 224
– Vorkommen 116
Serotonin-Rezeptoren 116
Serotonin-Wirkungen 116
Sertürner, F.W. 4

Serum-Cholinesterase 182
Serumkrankheit 72
Signaltransduktion 64
Siliciumdioxid in Pudern 16
Simeticon 176
Simile-Prinzip 76
Simultan-Präparat 250
Simvastatin 152
Sinusbradykardie 134
Sinusknoten 135
Sinustachykardie 134
β-Sitosterin 152
Skelettmuskel 178
Slow reacting substances of anaphylaxia 190
Somatostatin 236
Sorbit 156, 166
Sotalol 95
Spacer 14
Spasmolyse 126
Spätdyskinesie 232
Spermatogenese, Stimulation 246
Spezifität, mangelnde 70
Spinalanästhesie 198, 210
Spindelgifte 288
Spiramycin 270
Spironolacton 160
– Strukturformel 161
Sporozoiten 286
Sprengstoff 8
Spulwurm 284
Stachelsaumbläschen 26
Stärke 150
– als Hilfsstoff 8
– in Pudern 16
Status epilepticus 186
Sterilisation 282
Steroid-Diabetes 242
Steroidhormon-Rezeptor 64
STH 236
Stickoxydul 212
– bei Kombinationsnarkose 211
Stickstofflost 290
– Strukturformel 291
Stickstoffmonoxid 120
Stillzeit, Arzneimitteleinnahme 74
Störung, extrapyramidalmotorische und Neuroleptika 232
Straubsches Schwanz-Phänomen 52
Streptokinase 146
Streptomyces-Arten 270

Streptomycin 270, 274
- Strukturformel 275
g-Strophanthin 132
- Strukturformel 133
Struktur-Wirkungs-Beziehung, Sympathomimetika 86
Struma, Iodmangel 238
Strychnin 178
Studien, klinische Arten 76
Stuhlverstopfung 166
Subcutan 18
Sublingual 18
Substantia nigra 184
Succinylcholin 182
- bei Kombinationsnarkose 211
- Strukturformel 183
Succinyldicholin 182
Succus liquiritiae 164
Sucht, Kriterien 206
Sucralfat 164
- Strukturformel 165
Suggestivkraft 76
- als therapeutisches Mittel 76
Sulfadoxin 286
Sulfaguanol 267
Sulfalozin 267
Sulfamethoxazol 266
Sulfapyridin 266
- Strukturformel 267
Sulfasalazin 266
- Strukturformel 267
Sulfonamid 261, 266
Sulfonamid-Diuretika 158
Sulfonylharnstoffe 256
Sulfotransferase 38
Sulfoxidbildung 36
Sulproston 126
Sumatriptan 116
- Migräne 310
- Strukturformel 117
Suppositorien 12
Suspension 8
Süßholzwurzel 164
Suxamethonium 182
Sympathektomie, pharmakologische 96
Sympathikus 80 ff
- Agonisten 86
- Antagonisten 90 ff
- Aufbau 82
- Rezeptoren 84
- Überträgerstoffe 82
- und Vasodilatantien 118
- Wirkungen 80
Sympathisches Nervensystem s. Sympathikus
α-Sympatholytika s. α-Blocker
β-Sympatholytika s. β-Blocker
Sympathomimetika, direkte 84 f
- bei Hypotonie 302
- indirekte 86, 88
- Struktur-Wirkungs-Beziehung 86
α-Sympathomimetika 84 ff
- Erkältungskrankheiten 312
β-Sympathomimetika 84 ff
- bei Herzinsuffizienz 132
$β_2$-Sympathomimetika 126
Synapse, adrenerge 82
- cholinerge 100
Synapsin 100
Synergismus, allosterischer 60
Synzytiotrophoblasten 74
System, antinocizeptives 188

T

T_3 238
T_4 238
Tabak 112
Tabakrauchen 112
Tabletten 8
Tachyphylaxie 88
Talinolol 95
Talkum in Pudern 16
Tawara-Schenkel 135
Tee, schwarzer 174
Temazepam 223
- als Hypnotikum 216
Tenside 282
Teratogenität 6, 74
Terbutalin, Asthma bronchiale 314
- Strukturformel 315
Terfenadin 114
Tertatolol 95
Tertiärfollikel 248, 250
Testosteron 246
- Strukturformel 247
Testosteron-Derivate 246
Testosteron-Enantat 246
Testosteron-Heptanoat 246
- Strukturformel 247

Testosteron-Propionat 246
- Strukturformel 247
Testosteron-Undecanoat 34, 246
- Strukturformel 247
Tetanus-Toxin 178
Tetracain 202
- Erkältungskrankheiten 312
Tetracycline 261, 270, 272
Tetrahydrocannabinol 234
Tetrahydrofolsäure 138, 266, 290
- Strukturformel 267
Tetrahydrofolsäure-Synthese, Hemmstoffe 266
Tetryzolin 84, 90
- Allergie 314
Thalidomid 74
Thallium 294
Thein 314
Theophyllin 118, 126, 314
- Strukturformel 127, 315
Therapeutische Breite 70
- Systeme, transdermale 12
Thiamazol, Strukturformel 241
Thiamide 240
Thiazid-Diuretika 158
Thiocyanat 294
Thioharnstaff-Derivate 240
Thiopental 214
Thio-TEPA 290
Thioxanthene 232
Thrombin 143, 146
Thrombolyse 146
Thrombose 142 ff
- und Diuretika 154
- Prophylaxe 142
- Therapie 142 ff
Thromboxan 148
Thromboxan A_2 190
Thrombozyten 142, 148
Thrombozytenaggregation, Hemmung 148
Thrombozytenfaktor 3: 142
Thymeretika 224
Thymidin, Strukturformel 279
Thymidin-Kinase 280
Thymin, Strukturformel 279
Thymol 283
Thymoleptika 224
Thyreoglobulin 240
Thyreoidea-stimulierendes Hormon s. TSH

Thyreostatika 240
Thyreotropin 236
Thyroxin 238
- Strukturformel 239
Ticarcillin 264
Tierexperiment 3, 6
Tight junction 22
Timolol 94
Tinidazol 268
Tinktur 4
Tioconazol 276
Tissue plasminogen activator s. t-PA
Titanoxid in Salben 16
Tobramycin 272
- Strukturformel 271
Tokolyse 126
Tolbutamid 256
- Strukturformel 257
Toleranzerhöhung, Opioide 206
Tollkirsche 105 f
Toloniumchlorid 294
Toluidin, Strukturformel 35
Toluidinblau s. Toloniumchlorid
Topoisomerase II 268
Toxikologische Untersuchung 6
Tractus neospinothalamicus 188
- palaeospinothalamicus 188
Tramadol 206
Tranclypromin 226
Tranexamsäure 146
- Strukturformel 147
Transcobalamin 138
Transcortin 30
Transdermal 18
Transferrin 30, 140
Transkriptase, reverse 278
Transkription 268
Translation 270
Transpeptidase 264
Transport, Membrandurchtritt 26
- mukoziliärer 14
- - Zigarettenrauchen 112
Transportprotein 20
Transzytose, Membrandurchtritt 26
Tranylcypromin 88
Tranzytose 24
Trematoden 284
TRH 236, 238
Triamcinolon 242
- Strukturformel 243
Triamteren 160

Triamteren, Strukturformel 161
Triazolam 223
– als Hypnotikum 216, 218
– Strukturformel 217
Triazol-Derivate 276
Trichine 284
Trichinella spiralis 284
Trichlormethiazid 158
Trichomonas vaginalis 268
Trifluoperazin 232
Trifluperazin 230
– Strukturformel 233
Triflupromazin 230
– Strukturformel 233
Trifluridin, Strukturformel 279
Triglyceride 152
Triiodthyronin 238
– Strukturformel 239
Trimetaphan 98, 108
Trimethoprim 261, 266
– Strukturformel 267
Tropflösung 8
Tropicamid 104
TSH 238
TSH-Rezeptoren 240
Tuberkulose, Wirkstoffe 274
d-Tubocurarin 98, 180
– Strukturformel 181
Tubuli, transversale 128
Tyramin 228
Tyrosin 82
Tyrosinkinase 64
Tyrothricin 260
Tyrothucin 261

U

Überdosierung 70
Überempfindlichkeit 70
Übertragung, neuromuskuläre 178
Überzug-Tablette 10
UDCS s. Ursodesoxycholsäure
Ulcera, peptische 162 f
– – und nichtsteroidale Antirheumatika 194
Umverteilung 214
Uncoating von Viren 278
Uracil, Strukturformel 277
Uridin-diphosphat 38
Urikostatika 304

Urikosurika 304
Urokinase 146
Ursodesoxycholsäure 176
– Strukturformel 177
Urtikaria 72
Uterus, Prostaglandine 127, 190

V

Vaginaltablette 12
Valproinsäure 186
– Strukturformel 187
Vancomycin 261, 264
Vanillinmandelsäure 82
Varicella-zoster-Viren 278
Varikosität 82
Vaseline in Salben 16
Vasodilatantien 118 ff
– Übersicht 118
Vasopressin 160
– Strukturformel 161
Vasopressin-Derivate und Lokalanästhesie 200
Vecuronium 180
Verapamil, Angina pectoris 298
– als Antiarrhythmikum 134, 136
– bei Hypertonie 300
– Strukturformel 123
Vergiftung, Gegenmittel 292
Verpamil 122
Verteilung 22 ff, 46
– Wirkstoff 28
Verteilungsvolumen 44
– apparentes 28
Verum 76
Very low density lipoprotein s. VLDL
Verzögerungs-Insuline 252
Vidarabin 278
– Strukturformel 279
Vigabatrin 186
Vinblastin 288
Vinca rosea 288
Vinca-Alkaloide 288
Vincristin 288
Viomycin 274
Virustatika 278 f
Vitamin-A-Säure 74
Vitamin B_6 und Isoniazid 274
Vitamin B_{12} 138

Vitamin C, Eisenresorption 140
Vitamin D 258
– Strukturformel 259
Vitamin-D-Hormon 258
Vitamin K 144
– Antagonisten 144
– Strukturformel 145
VLDL 152
Vollwirkdosis 132
Vorhofflimmern 134
Vorlast 296
Vorsatzkammer 14

W

Van der Waals'sche Bindung 58
Wachs als Tablettenüberzug 10
Wandspannung, diastolische 296
– systolische 296
Warfarin, Strukturformel 145
Wärmeregulation 196
Wärmeregulationszentrum, Prostaglandine 190
Wasserräume des Körpers 28
Wasserstoffperoxid 282
Weckamine 88
Wehenauslösung 126
Wehenhemmung 126
Wepfer, Johann Jakob 3
Wiederaufnahme, neuronale 82
Wirkorte, Übersicht 20
Wirkstoff (s. auch Arzneistoff) 10
Wirkstoff-Freisetzung 10
Wirkstoffverteilung 28
Wismut-Verbindung, kolloidale 164
Wollfett in Salben 16
Wundstarrkrampf 178
Würmer 284

X

Xanthin-Oxidase 304
Xantinolnicotinat 152
Xenon 212
Xylometazolin 84, 90

Z

Zäpfchen 12
Zelle, Enterochromaffin-artige 114, 162
– enterochromaffine 116
Zellmembran 20
Zelluloseacetat 10
Zellwandsynthese, Hemmstoffe 262
Zentrum, asymetrisches 62
Zerstäuber 12, 14
Zidovudin 278
– Strukturformel 281
Zigarettenrauchen 112
Zink-Ionen 252
Zinkoxid in Salben 16
ZNS, Kapillaraufbau 24
Zollinger-Ellison-Syndrom 164
Zolpidem 216
Zona occludens 22
Zoplicon 216
Zuckeralkohole 166
Zuckerkrankheit 254
Zweiphasen-Präparat 250
Zweistufen-Präparat 250
Zwölffingerdarmgeschwür, Behandlung 162f
Zyankali 295
Zylinderampulle 12
Zytostatika 288
– alkylierende 290
Zytotoxische Reaktion 72

Notizen

Notizen

Notizen

Notizen

Notizen